ALINEACIÓN DE YOGA
Principios y Práctica

Una guía anatómica para la alineación, la mecánica postural, y la prevención de lesiones de yoga

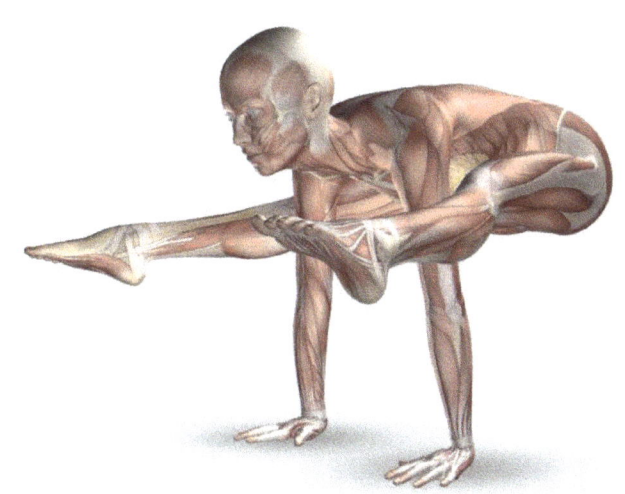

Steven Weiss, MS, DC, ERYT, C-IAYT

AlignYoga 108™

Reservados todos los derechos. Ninguna parte de esta publicación puede reproducirse, almacenarse en un sistema de recuperación o transmitirse de ninguna manera ni por ningún medio electrónico, mecánico, de fotocopia, de grabación o de otro tipo sin el permiso previo por escrito del titular de los derechos de autor, AlignYoga108.

Principios y práctica de la alineación del yoga©
Una guía anatómica para la alineación, la mecánica postural y la prevención de lesiones de yoga.

ISBN: 978-0-9893272-8-2   Formato de impresión en color

Publicado por: AlignYoga108   Steven Weiss, DC, C-IAYT   2024

Personal de edición:
Debra Gitterman
Esther Veltheim
Ronni Geist y GeistWriters

Traducción y edición al español:
Editor   Gizelle Cabrera
Software   Traductor OnlineDox

Diseño: Ronni Geist, escritores de Geist

Diseño de portada:
Carol Weiss,   Danny Media

Ilustraciones:
Ben Schikowitz

Foto de cubierta:
Pargeter, Wise, posición de yoga de figura femenina en 3D, Shutterstock 287266130

Fotografía:
Walter Fritz
Esther Veltheim
Carol Weiss
Steven Weiss
Laurie Troost

Modelos fotográficos:
Jaye Martin
Kristin Neisler
Catalina Descalza
Karina Woodley
Steven Weiss
Kate Honig
Janie Pieper

Fuentes fotográficas adicionales: Shutterstock, Wikimedia Creative Commons

Para pedidos de libros e información sobre talleres, visite: InjuryfreeYoga.com
¡Danos like en facebook!

Tabla de Contenido

Prefacio		1
Introducción		3
Capítulo 1	**Yoga y Alineación**	5
	Hatha	6
	Aproximaciones sucesivas	6
	Sthira Sukham Asanam	7
	Yoga Asana: un "sistema de entrega de alineación"	7
	La alineación no es un estilo más sino la base de todo estilo	8
Capítulo 2	**La alineación y los sistemas corporales**	9
	El sistema nervioso	9
	Fibras musculares y miofascia	10
	Mecánica corporal	10
	Densidad osea	10
	Bienestar	10
	Síndrome de adaptación general	11
	Reparación y cicatrización de tejidos	11
	Actividad de ondas cerebrales	11
	El cuerpo energético	12
	Condiciones de salud interna	12
	"No puedes ser neutral en un tren en movimiento"	12
Capítulo 3	**Raja Principios del Yoga**	13

	Yamas y Niyamas		13
	Yamas	Restricciones, reglas y control de la conducta	14
	Ahimsa	Sin hacer daño	14
	Asteya	No robar	14
	Satya	Verdad y sabiduría	15
	Brahmacharya	Evitar el uso innecesario de energía	15
	Aparigraha	No posesividad	15
	Niyamas	Habilidades y prácticas básicas para la vida	15
	Shaucha	Limpieza de cuerpo y mente	16
	Santosha	Contentamiento	16
	Tapas	Austeridad y resistencia	16
	Svadhyaya	Estudio espiritual y conciencia de la vida	16
	Ishvarapranidhana	Rendirsea la sabiduría universal	16

Capítulo 4	**Cimientos y Orientaciones de las Caderas**	**17**
	Las fundaciones dan libertad	17
	Bisagras	17
	Cimientos	17
	Caderas abiertas y cerradas	18
	"Solo puede haber una... orientación de la cadera"	19
	Ejemplos de posturas en cada categoría de orientación de la cadera	20
	Excepciones a la regla	20
	Vinculación de poses en un flujo	20
Capítulo 5	**Principios de Alineación e Integración**	**21**
	El último acto de equilibrio de Hatha: movimiento frente a estabilidad	22
	Interdependencia	22
	Arquitectura humana	22
	"Primero hay una montaña..."	23
	La intención del "bebé oso"	23
	¿Qué es el esfuerzo "correcto"?	23
	Iniciar el movimiento desde las regiones de menor movilidad	24
	Curvas espinales: convexas vs. cóncavas	24
	La periferia del cuerpo se mueve más rápido que en el centro	25
	Haciendo un inventario de movilidad	26
	La jerarquía del giro	26
	Hipermovilidad	27
	"Los huesos se aproximan, los músculos se extienden" BKS Iyengar	28
	Espacio parafisiológico	29
	Eje central de una articulación	29
	Consejos de estiramiento	29
	La calidad de Samasthiti	29
	Samasthiti – más allá del equilibrio	30
	¿Practicas como un oso o un mono?	31
	Mudanzas con Samasthiti	31
	Identificando fortalezas y debilidades	32
	Heyam Dukham Anagatam	32
	La alineación no es un "estilo" de yoga	32
	Las tres R para evitar en asana: alcanzar, redondear, rodar	33
	Los principios más básicos y esenciales de la alineación	33
	Cuadrar las caderas	35
	Resumen de los principios del Capítulo 5	35
Capítulo 6	**La forma sigue la funcion**	**37**
	Forma vs. Acción	37
	Tejidos estructurales	38
	Conceptos básicos de estiramiento	38
	Diafragmas	39
	Los diafragmas y Bandhas se alinean con el eje central	39
	Fundamentos de las curvas de la columna	40
	Latigazo	40
	Confusión sobre la función de curva	41
	Manejo de las curvas de la columna en la práctica de asanas	41
	Paschimottanāsana - Plegado hacia adelante sentado	42

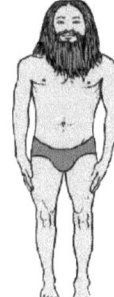
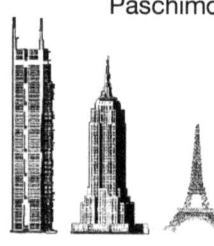

Capítulo 7	Anatomía y Fisiología - Tejido Conectivo	**43**
	Conoce tu medio	43
	Componentes del tejido conectivo	43
	Sustancia del suelo	44
	Fibras de tejido conjuntivo - Colágeno	44
	Fibras de tejido conjuntivo - Elastina	45
	Fibras de tejido conjuntivo - Reticular	45
	Fascia	45
	Miofascia	46
	Tendones	46
	Tendinitis	46
	Bursas	47
Capítulo 8	**Anatomía y Fisiología – Ligamentos**	**49**
	Acción de micro-plisado de los ligamentos	49
	Acción envolvente	50
	Cómo funciona la acción de los ligamentos	50
	Tomando el calor - Fricción	50
	Un poco hace mucho: fibra de elastina y flexibilidad	50
	Dos de tres es suficiente para el rendimiento de los ligamentos	51
Capítulo 9	**Anatomía y Fisiología – Músculo**	**53**
	Sarcómeros y Miocitos	54
	Estirar es para siempre	54
	Velocidad, tiempo y calor	55
	Fuerza, fuerza y eficiencia	55
	Tres tipos de contracción muscular	56
	La regla del 10%	56
	Potencial para la eficiencia muscular	57
	Músculos que desbloquean el poder de otro	57
	Estriramiento excesivo	57
	Mezclar yoga con atletismo... ¡tal vez!	58
	Reflejos tendinosos y de estiramiento profundos	59
	Cicatriz	60
	Estiramiento y Habituación	60
	Fibras de contracción rápida y lenta	61
	Músculos y envejecimiento	62
	El valor del yoga para los músculos envejecidos	62
	Envolver y abrazar los músculos hasta el hueso	63
	¿El estiramiento observa Brahmacharya y Ahimsa?	63
Capítulo 10	**Anatomía y Fisiología – Cartílago y Hueso**	**65**
	Cartílago	62
	Cartílago hialino	63
	Hueso	63
	Densidad osea	63
	Osteoporosis y Osteopenia	64
	Cualidades de absorción del hueso	64
	Remodelación ósea y el valor de una buena postura	65

Capítulo 11	**Alinear por diseño**	**71**
	¿Necesita GPS?	72
	La cuadrícula de alineación	73
	Alineación simple triple "S" (cráneo, escápulas, sacro)	74
	Las costillas flotantes	74
	Diseño y función	75
	Deslizamiento anterior del coxis; Punta de deslizamiento de la parte posterior del esternón; Presione el ombligo hacia adentro	75
	¡Ciérralo!	75
	La belleza en su sencillez	76
	Bloqueo y carga: estabilización paso a paso para la alineación	76
Capítulo 12	**Anatomía de la pelvis y las articulaciones sacroilíacas**	**77**
	El acetábulo	77
	Los huesos "asentados"	78
	¡La pelvis se balancea!	79
	Sínfisis del pubis: la articulación anterior de la pelvis	79
	Articulaciones sacroilíacas: las articulaciones posteriores de la pelvis	79
	Las articulaciones sacroilíacas son amortiguadores	80
	Función sacra: un caso abierto y cerrado	81
	Función sacroilíaca	81
	El sacro como trampilla	82
	Insulto y lesión de las articulaciones sacroilíacas	82
	Bomba sacra	82
	Algo más para masticar: el TMJ	83
	Ecuador del cuerpo - la unión sacro-cóccix	83
Capítulo 13	**Articulaciones pélvicas y sacroilíacas: principios de alineación**	**85**
	El perineo	85
	Pasar de la Mula	85
	Alineación integradora pélvica	86
	Paso uno: Liberación de cadera hacia adentro	87
	Paso dos: Deslizamiento anterior del coxis	87
	Baddha Konāsana y la articulación sacroilíaca magullada	87
	Causas de las lesiones sacroilíacas	88
	Evaluación de la función de las articulaciones sacroilíacas:	88
	Marchando en su lugar	88
	Evaluación de las articulaciones sacroilíacas: Observando el balanceo	89
	Terapéutica sacroilíaca	90
	Puente terapéutico de Apoyo: Setu Bandha	90
	Asana que abre las articulaciones sacroilíacas	91
	Gomukhāsana – Pose de cara de vaca	91
	Garudāsana - Postura del águila	91
	Posturas de torsión cuando las articulaciones sacroilíacas son inestables	91
	Asana y terapia para estabilizar las articulaciones sacroilíacas	92
	Estabilización de la correa sacroilíaca	92
	Baddha Konāsana - Ángulo atado	92
	Virāsana y Supta Virāsana con manta o bloque sacro	93
	Direcciones de alineación central All Fours Pose	94

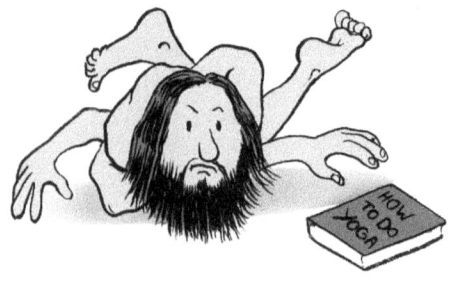

Capitulo 14	**Alineación integradora de la pelvis**	**95**
	Liberación de cadera hacia adentro - Paso uno	95
	Efectos de "La liberación de cadera hacia adentro"	96
	Deslizamiento anterior del coxis - Segundo paso	96
	Efectos del deslizamiento del coxis anterior	97
	Encontrar el punto ideal	97
	Ponerse pantalones ajustados: cómo lograr la integración pélvica	98
	El dispensador Human Pez®	98
	"Caminar a tope" hacia atrás	100
	Posiciones pélvicas	100

Capítulo 15	**La caja torácica inferior**	**101**
	Métodos padra comprometer la integración de la caja torácica inferior	102
	Visualizando Integración e la caja torácica inferior	102
	Deslice el proceso de xifoides hacia atrás;	102
	Desliza el cóccix anterior; Presione el ombligo hacia adentro	102
	Otros métodos útiles	102
	Urdhva Dhanurāsana	103
	Ustrāsana	103
	Bhujangāsana	103
	Aldo Mukha Vrksāsana	104

Capitulo 16	**La alineación de sentarse**	**105**

Capitulo 17	**La articulación de la cadera**	**107**
	¿Estás de acuerdo con esto?	107
	¿A qué distancia están pies cuando están separados al ancho de las caderas?	108
	Un ajuste perfecto	108
	El columpio de las cosas	109
	Las caderas se mueven en tres ejes de movimiento	109
	Cuidado con la brecha: profundizar el pliegue de la cadera	109
	Evita el pellizco	110
	Prasarita Padottanasana	111
	Ángulo atado de Baddha Konāsana	111
	La postura del Molinete: Agnistambhāsana	111
	¡En un mundo sesgado externamente, la rotación interna es el rey!	112
	Virāsana, Supta Virāsana	113

Capitulo 18   Extensión de cadera   115

El rango de movimiento limitado de la cadera	115
Experimentando los límites de la extensión de cadera	116
La extensión limitada de la cadera puede lesionar la columna lumbar	116
Músculos de la extensión de la cadera	118
Estiramiento de cuádriceps	118
Estiramiento del músculo iliopsoas	119
Circunstancias extenuantes	119
Músculos biarticulares	120
Flexión antes de extensión: la pelvis anterior	120

Capitulo 19   Alineación de las Piernas   121

Alineación general de las piernas	122
Beneficios de la alineación de piernas en la práctica del yoga	122
El Ángulo Q	122
Compensación por un granángulo Q	123
Especificaciones de la alineación de piernas	123
Espinillas hacia adelante - Muslos hacia atrás	124
Espinillas en los muslos separados	124
Contracción longitudinal	125
¿Me estas tomando el pelo?	125
Exploraciones de Asana: Espinillas hacia adentro - Muslos separados	125
Exploraciones de Asana: Espinillas hacia adelante - Muslos hacia atrás	127
Tiras de sandalias romanas	128
Asistencia de estabilización Tadāsana	128
Inhibición recíproca	129
¡Levanta las rótulas!	129
Coactivación	129
Contracción concéntrica vs. excéntrica	130
Caminar bien: Evitar empujar la cadera hacia adelante	130

Capitulo 20   Los músculos isquiotibiales   133

Más jamón, menos cuerda: relación músculo-tendón	133
Anatomía básica de los músculos isquiotibiales	134
La función de los músculos isquiotibiales	134
Semimembranoso	134
Semitendinoso	134
Bíceps femoral cabeza larga	135
Bíceps femoral cabeza corta	135
¿Por qué los músculos isquiotibiales tensos causan dolor de espalda?	135
Consejos y refinamientos para los músculos isquiotibiales	136
Extensión de cadera-isquiotibiales, no extensión de rodilla-cuádriceps	136
Uttanasana: una estrategia en dos etapas	136
Estiramiento de isquiotibiales sentado	138
Puntos a considerar con la terapia de yoga	139
Terapia de estiramiento de polos de isquiotibiales	139
Terapia con correa Janu Sirsāsana	140
Rehabilitación de tendones isquiotibiales	140
"El veneno es la cura"	140

Capitulo 21	**Principios de alineación de la rodilla**	**141**
	Músculos que flexionan las rodillas	142
	Extensión	142
	Estadísticas de lesiones de rodilla	142
	Rotación	142
	Posiciones vulnerables de la rodilla	143
	Menisco - el cartílago de la rodilla	143
	Rodar y deslizarse	143
	Ligamentos de la rodilla - Cruces y tiras	144
	Hiperextensión de las rodillas	145
	En el redil	145
	Instrucciones detalladas para la alineación de la rodilla en asana	146
	La sentadilla	146
	Terapia de menisco	147
	Torsión tibial	147
	Evitar la torsión tibial Mantener la rodilla como una simple bisagra	148
	¡Oh, mi Pose de Diosa!	148
	Terapia de torsión tibial	148
	Preparación para palomas Eka Pada Rajakapotāsana	149
	"X" y "O"	149
	Terapia valgo/varo	150
	La rótula	151
	Quiste de Baker	151
	Anjaneyāsana vs. Zancada baja (Crescent)	152
	"¿No parece que siempre va…	152
Capitulo 22	**El tobillo**	**153**
	La articulación del astrágalo	153
	"T" invertida	154
	Detalles de la alineación del tobillo en bipedestación	154
	¡Sin arrugas!	154
	Los poderosos músculos de la pantorrilla	155
	Uso de músculos accesorios para reducir	155
	la formación de hoz en el pie	155
	Movimientos del tobillo	155
	Ligamentos del tobillo	156
	El esguince ha surgido	156
	RICE (arroz), más	156
	Directrices generales para la respuesta de cicatrización	157
	de los tejidos blandos	157
	Soporte de tobillo	157
	Articulación del astrágalo colapsada y pronación del pie	158
	Posturas de equilibrio de pie para la rehabilitación del tobillo	158
Capitulo 23	**El pie**	**159**
	¡Sin caballitos, por favor!	159
	Músculos de los arcos	160
	Cómo los pies controlan remotamente la postura	161
	Detalles adicionales sobre la mecánica del pie	162
	"No te quedes tan cerca de mí" La Policia	162
	Eversión e inversión	163
	Fascitis plantar	163
	Sugerencias para la rehabilitación de la fascitis plantar	164
	Juanetes	164
	Caminar con giros	166
	El arco alto	166

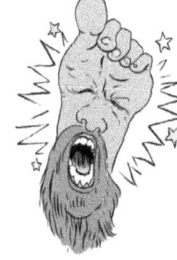

Capitulo 24	**Anatomía de la columna vertebral**	**167**
	Arquitectura de una vértebra	168
	Disco espinal	168
	Ruptura, hernia, abultamiento	168
	Locura de corte	168
	Dolor de espalda: ¿mecánico o químico?	170
	El efecto del sistema inmunitario en las lesiones de disco	170
	El efecto Valsalva: Sin aliento en Yogasana	171
	¿En cuántas direcciones se mueven las vértebras?	172
	Movimiento facetario independiente	173
	Hipermovilidad, clics y grietas	173
	Movilidad: ¿la maldición o la cura?	174
	Cambios en las curvas de la columna a lo largo de la vida	175
	La zona de muerte"	175
	Escoliosis Curvas peligrosas por delante	176
	Escoliosis y movilidad	177
	Principios yóguicos esenciales para la escoliosis	177
	Escoliosis y terapia de yoga	177
	Mapeando la columna vertebral	179
	Movilidad espinal desequilibrada	180
	Mantén la curva lumbar intacta	180

Capitulo 25	**La columna lumbar**	**181**
	Movimiento de la columna lumbar	181
	Los ligamentos ilio-lumbares	181
	¡Bebé feliz, de verdad!	181
	¿Rígido o no rígido? ¡Esa es la pregunta!	181
	Estenosis espinal	183
	Cuando rendirse	184
	Postura redondeadas	184
	Síndrome cruzado inferior	185
	Punta de la pelvis, meneo de la columna	185
	Músculos del torso inferior	186
	¡No aplastes el huevo!	186
	Los oblicuos abdominales	187
	Mantenga el eje central alineado al girar	188
	Paquete de seis abdominales	188
	El "agujero negro" del vientre	180
	Espondilolistesis	189
	Puente soportado para espondilolistesis	189
	Ciática	190
	Dolor de espalda relacionado con los músculos	191
	Muévase suavemente fuera de las flexiones hacia atrás	192
	Tadasana, torcer, y luego unir	192

Capitulo 26	**Glúteos de Yoga**	**193**
	Una columna lumbar plana pero flexible puede iniciar un	194
	Síndrome cruzado inferior	194
	Saltando a la acción	194
	Dolor en el trasero de yoga	194
	El reflejo de enderezamiento	195
	Pasos para reducir la postura de yoga a tope	196

Capitulo 27	**El músculo psoas**	**197**
	Iliopsoas	198
	El esquivo psoas	198
	La naturaleza dual del psoas	199
	Inclinación anterior de la pelvis, liberación de la cadera	199
	hacia adentro y estiramiento del psoas	199
	Inclinación pélvica posterior, deslizamiento del cóxis anterior	200
	y contracción del psoas	200
	Fuerza del psoas en asana	200
	Músculos isquiotibiales y psoas	201
	Un músculo psoas corto y tenso	201
	El estiramiento del psoas aumenta la movilidad	202
	de la articulación sacroilíaca	202
	Asana para estirar el psoas	202
	El psoas y los órganos abdominales	203
	¿Cuál es el sonido de un chasquido de cadera?	204
	Estiramiento del músculo iliopsoas	204
Capitulo 28	**La columna torácica**	**205**
	Rango de movimiento en la columna torácica	206
	La caja torácica	206
	La duodécima vértebra torácica	207
	Mover la columna torácica	207
	Cifosis - la espalda redondeada	208
	Expansión de pecho	209
	Curva torácica plana	209
	¿Redondear la parte superior de la espalda? ¡No bajo mi vigilancia!	209
	"¡Lo que es redondo rodará!"	211
	Encogimiento de hombros	211
	Caja torácica de balancín	212
	Extensión de la columna torácica con bloqueos	212
	Savāsana se basa en Tadāsana, no en Mrtāsana	213
	Savasana como "entrenamiento de intervalos de energía"	214
	Savāsana, la postura del cadáver	214
Capitulo 29	**La respiración y los bandhas**	**215**
	El diafragma torácico - músculo principal de la respiración	215
	El diafragma durante la respiración.	216
	Costillas inferiores sobresalientes	216
	Los abdominales	217
	Acción eficaz del diafragma	218
	Respiración paradójica	218
	Respiración nasal	218
	Respiración bucal y estrés	219
	El corazón del yogui	220
	Presión arterial y yoga	220
	Técnicas avanzadas de respiración yóguica	221
	Respiración básica en tres partes	221
	Respiración alterna por foasa nasales	222
	Kumbhaka: Retención de la respiración	222
	Los bandhas	223
	Bandhas desde un punto de vista anatómico	224
	Ujjayi Pranayama - el aliento victorioso	224
	¿Qué tan fuerte es el llamado Ujjayi a la victoria?	225
	El efecto Valsalva y la respiración	225
	Bandhas menos intensas	225

Capitulo 30	Anatomía del hombro	227
	Movilidad del hombro	227
	Los tres componentes mecánicos del hombro	228
	La articulación gleno-humeral	228
	Comparación de las "cavidades" de la cadera y los hombros	229
	Tendón del bíceps braquial	229
	El espacio libre articular requiere rotación externa	230
	Vulnerabilidad del hombro	231
	La clavícula y sus dos articulaciones	232
	¡No es una declaración de moda!	232
	La articulación acromio-clavicular	232
	La articulación esterno-clavicular	233
	La "articulación" escápulo-torácica	234
	La escápula - datos curiosos	234
	A dónde van las palmas, así van los omóplatos	235
	¡Mantén tus alas de ángel plegadas!	235
	Hombros y postura	236
	Síndrome cruzado superior	236
	Serrato anterior	236
	Desafíos del serrato anterior	237
	Dorsal ancho	237
	El manguito rotador	238
	Acciones del manguito rotador	239
	Lesión del manguito rotador	239
	Liberación profunda de la articulación del hombro	240

Capitulo 31	Alineación Integrativa de los Hombros	241
	Función del ligamento del hombro	242
	Repaso: principios de alineación para hombros/cuerpo entero	242
	Pasos previos a la alineación del tórax y la caja torácica	243
	para la alineación del hombro	243
	Pasos detallados para la alineación integrativa del hombro	244
	Evite encogerse de hombros	246
	Ejemplos de asanas para demostrar la alineación de los hombros	247
	Caminar con el hombro	249
	Lista de verificación para la integración y alineación del hombro	250

Capitulo 32	Las extremidades superiores	251
	Salir en una extremidad	251
	Requisitos previos para los principios de las extremidades superiores	252
	Iniciar movimientos desde el core	252
	Los huesos se dibujan en la línea media; los músculos se extienden	252
	Latissimus dorsi: Usa los músculos centrales de la parte superior	252
	de la espalda para levantar los brazos	252
	Los músculos tríceps giran hacia la línea media	253
	Usa el músculo tríceps para extender los cocos	253
	Samasthiti: igual tensión y equilibrio	254
	El codo	254
	Flexión de codo	255
	Extensión de codo	255
	Hiperextensión del codo	256
	Los "ojos" de los codos	256
	El antebrazo	256
	Terminología anatómica	257
	Alineación de las extremidades superiores	257

	Colocando las manos	257
	Los dedos medios se alinean con la costura del pantalón	241
	Los codos se alinean con la caja torácica lateral del cuerpo	241
	La contrarrotación del brazo proporciona estabilidad: Toalla torcida	259
	¿Qué tan separados están los brazos en las posturas	259
	de equilibrio de brazos?	259
	Ángulo de transporte	259
	Continuando con el ángulo de transporte	260

Capitulo 33   Las muñecas y las manos — **261**

	Muñecas y manos en brazos equillibrando asana	262
	Arco del talón de la palma	263
	Colocación de la mano en cuatro pasos para soportar peso	264
	Refinamientos adicionales para la colocación de la mano	264
	Los dedos como "estabilizadores"	264
	Dedos de araña	265
	Flexión de la muñeca	265
	Extensión de muñeca: menos de lo que piensas	265
	Abrigo de la muñeca	266
	Síndrome del túnel carpiano	267
	Consejos rápidos para reducir la tensión en la muñeca	268
	Terapia "Brazos de Popeye™"	269
	Postura de la esfinge	269

Capitulo 34   La cabeza y el cuello — **271**

	Un acto de equilibrio	271
	La columna cervical	272
	Atlas, la primera vértebra cervical (C1)	272
	El eje (C2)	272
	El compartimento anterior del cuello	273
	¿Puedes ver las clavículas?	273
	Fundación para la cabeza y el cuello	273
	Postura de cabeza y cuello	273
	Manejo de la curva cervical	274
	Latigazo cervical e inestabilidad de la columna cervical	274
	Hipermovilidad	275
	¿Es segura la postura de la cabeza?	275
	Alineación esencial para soportar peso	276
	¿Dónde se coloca la cabeza para Sirsasana Uno?	277
	Consideraciones para la parada de cabeza	278
	Musculatura del cuello	278
	El hueso hioides	279
	Alineación del hioides: la garganta sonriente de Buda	279
	Soporte del hombros - Postura del arado - Postura del puente	280
	Prueba de lápiz	280
	Acciones sutiles para mover el cuello	280
	Jalandhara bandha Cómo alinear la cabeza	281
	Movimientos terapéuticos del cuello	281
	Procedimiento de "cuello de tortuga"	281
	Fácil en los ojos	283
	Mirada suave	283
	Almohada para los ojos para Savāsana	283
	Pasos rápidos de alineación para la cabeza y el cuello	283
	¡Eso es todo! ¡Lo hiciste! ¡Felicidades!	284

Notas al pie – Referencias – Agradecimientos	285
Material de origen adicional	291
Agradecimientos Fotográficos	292
Agradecimientos	294
Sobre el Autor	295

Prefacio

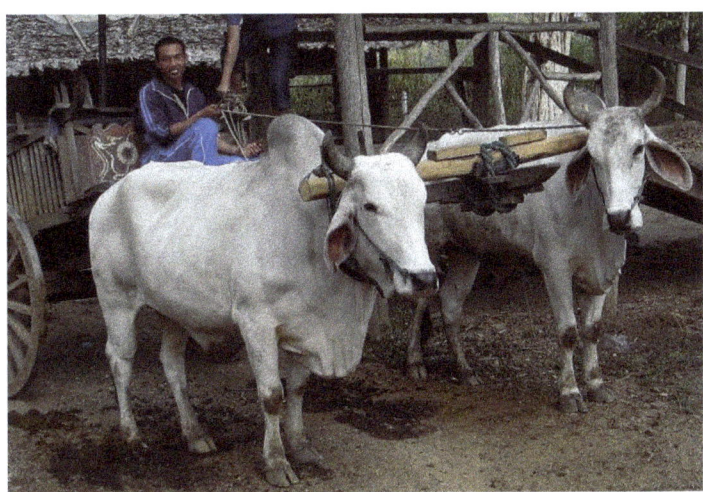

El término yoga deriva de la palabra raíz sánscrita Yuj con su significado interpretado: unir, controlar, disciplinar. Yoga y yugo comparten esta misma raíz. Una representación clásica del yoga es el arnés que une a los dos bueyes de una carreta tirada por bueyes. Un buey representa el cuerpo y el otro la mente. El yoga es el yugo entre el cuerpo y la mente que permite una relación cooperativa ininterrumpida. El espíritu ocupa el asiento del conductor. Con suerte, la naturaleza del Espíritu de uno es compasiva y puede brindar una hábil tutela sobre nuestra integración cuerpo/mente.

Yoga se ajusta a un sistema conocido como *Totalismo*. Esta teoría argumenta que para hacer cualquier cosa, ¡debemos saberlo todo! Esto se aplica directamente a los principios de alineación del yoga. Para una correcta alineación en nuestras posturas, debemos dominar muchos detalles y matices. Dado que esencialmente podemos aprender solo un concepto a la vez, el verdadero dominio de la alineación del yoga solo se puede lograr después de la práctica, la paciencia y la experiencia.

Este libro emplea la anatomía como base para la alineación y la mecánica postural, no un enfoque ritualizado transmitido a través de una tradición en particular.

Para que la anatomía se aplique a las asanas, cada región específica del cuerpo y su relación con el todo deben explorarse con todas las sutilezas. Ciertamente, existe un estudio mucho más profundo de la anatomía mucho más allá de lo que se cubre en este texto. Se le anima a explorar todos los temas que despierten su curiosidad. Todo el conocimiento adicional solo se sumará a su comprensión de la alineación del yoga y elevará su práctica personal de yoga o sus habilidades de enseñanza.

A lo largo de este libro, hay muchas referencias cruzadas y se repite alguna información. Esto no es un descuido. Cuando los principios de alineación de una región en particular no puedan entenderse completamente sin revisar su relación con otras regiones, se volverán a presentar. Si su método de lectura es abrir el libro a un tema específico, esta revisión posterior será útil. De lo contrario, el libro se lee más como una novela que como un libro de instrucciones. Se recomienda empezar por el principio, leyendo de principio a fin. Las secciones de anatomía y fisiología pueden ser un reto para algunos estudiantes. Si ese es su caso, se recomienda darles una lectura superficial la primera vez y, con suerte, volver a esos capítulos en un punto posterior o como referencia al material en los capítulos posteriores.

Qué es y qué no es este libro

Los principios de alineación presentados en este libro se aplican a todos los estilos y prácticas de yoga. No son un conjunto ritualizado de instrucciones transmitidas a través de una tradición de yoga específica que cualquiera deba seguir. Dado que la mayoría de los conceptos anatómicos para la práctica del yoga se originaron a partir de las enseñanzas de Sri BKS Iyengar y fueron seguidos por Anusara Yoga, se hace referencia con frecuencia a esos sistemas y parte de su lenguaje. Sin embargo, los principios presentados en este libro no contradicen las enseñanzas de ninguna escuela o tradición de yoga. El objetivo es mantener todos los principios genéricos y universalmente aplicables, ayudándole a desarrollar una mayor habilidad y comprensión de su propio enfoque y aumentar su conocimiento del papel del yoga en la vitalidad y su aplicación a la terapéutica.

Mi esperanza es que comiences este viaje con una mente de principiante en blanco y libre de apego a lo que esperas encontrar o creencias que esperas reforzar.

La anatomía puede variar, pero la mecánica corporal rara vez lo hace

Puede haber muchas variaciones menores en la anatomía humana. Nuestro esqueleto y musculatura pueden variar en tamaño, forma, ubicación o incluso en la existencia misma de una parte. Todas las excepciones no pueden ser cubiertas en este texto. Si siente que un principio de alineación en particular no coincide con lo que sabe sobre su propio cuerpo, respete su juicio. Sin embargo, un concepto errónea de algunos yoguis es que, debido a las variaciones en la anatomía, los principios de alineación no pueden aplicarse universalmente a todos los estudiantes y en todas las asanas. A pesar de cualquier variación en la anatomía o de una lesión, la fisiología y la mecánica de los músculos, las articulaciones y los ligamentos, incluidas las diferencias sutiles en los ángulos de los huesos u otras discrepancias atípicas, rara vez anularán los principios básicos de alineación. Es poco probable que las instrucciones de este libro estén contraindicadas, pero cuando así sea, se indicarán estas excepciones.

Reconocimiento a mis maestros

Siguiendo las tradiciones de enseñanza oral de arriba hacia abajo del yoga, la información y la terminología utilizadas en este libro se recopilan de innumerables maestros, investigaciones, talleres y mentores. Mucho pensamiento original ocupa las páginas también. Se compartirá el crédito apropiado para mis maestros y su inspiración, siempre que sea posible. Sin embargo, los agradecimientos no son un respaldo a ninguna tradición de yoga específica.

Introducción

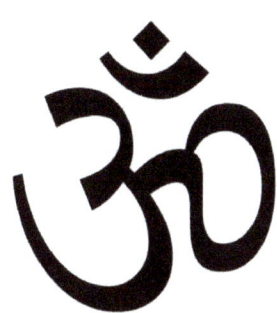

Con emoción y humildad, comparto en este libro observaciones compiladas durante mis cuarenta años de yoga y práctica profesional, investigación y descubrimiento. Desde el punto de vista único de ser doctor en quiropráctica y terapeuta de yoga, he explorado la mecánica postural y la alineación durante innumerables interacciones prácticas que me dieron una vívida conciencia no solo de nuestras diferencias sino también de las similitudes subyacentes que todos compartimos. Con muy pocas excepciones, todos los cuerpos humanos se adhieren a la misma mecánica y un único conjunto genérico de principios de alineación. La anatomía humana puede abarcar toda la gama, desde individuos con una flexibilidad similar al caucho en un extremo hasta nuestros hermanos más rígidos en el otro. Una cosa sigue siendo la misma: la alineación es fundamental. Hasta el nivel celular, la alineación organiza la esencia misma de la vida y juega un papel directa en la salud y la vitalidad.

En rehabilitación física, la alineación es un factor primario y crítico que determina si los resultados serán favorables o no. Yoga asana puede potencialmente ocupar un lugar entre otras terapias físicas. Puede ofrecer un enfoque de rehabilitación sofisticado y, lo que es más importante, fortalecedor, siempre que cumpla con un criterio esencial: la aplicación exitosa de la alineación. Para lograr esto, asana no necesita ser avanzado. En la aplicación real, las posturas básicas son terapéuticamente más beneficiosas ya que establecer una alineación precisa es menos desafiante. Es la alineación, no el nivel avanzado de una asana específica, lo que determina el valor terapéutico de las asanas de yoga.

Algunos lectores pueden estar menos interesados en el yoga como terapia y este libro no es una exploración completa de ese tema. Sin embargo, en la vida de todos, ocurren lesiones. Un conocimiento práctico de cómo aplicar el yoga como terapia será una herramienta poderosa para la recuperación.

Más allá del interés que uno pueda tener en la terapia de yoga, la alineación de asanas es necesaria para avanzar y refinar la práctica personal. La alineación no es una ocurrencia tardía; ni separada, exclusiva, o cualidad reservada sólo para prácticas avanzadas. Es esencial en todos los niveles de la práctica. Permite que asana profundice más sin dejar de ser eficiente y seguro.

El yoga ha entrado en el escenario principal del panorama cultural. Su influencia es vasta. En décadas anteriores, cuando la popularidad del yoga emergía por primera vez en Occidente, su práctica era inseparable de sus raíces védicas e hindúes.

A pesar de sus rigurosas disciplinas, el yoga encontró un hogar poco probable dentro de una contracultura rebelde. Para algunos yoguis "expertos", una desviación de esas raíces parece incrédula. Con eso, hay una prisa débil pero frenética por precisar definitivamente qué es yoga y qué no es. Pero los estilos de vida y los comportamientos están en constante evolución y el yoga se está adaptando rápidamente a las necesidades del mundo en el que habita. Su adaptabilidad es quizás su cualidad más valiosa y, en última instancia, nos beneficiamos al no restringir su camino.

Sin embargo, abandonar la sabiduría de la filosofía yóguica y sus principios ancestrales devaluaría la práctica. Sus ricas enseñanzas distinguen al yoga de ser simplemente otro régimen de ejercicios de piso. El yoga ha introducido una forma holística de vida y una conciencia espiritual para muchas personas al tiempo que brinda un enfoque más elegante a la aptitud física. Practicar con alineación trae esa sabiduría antigua a la alfombra.

A pesar de todo de un sistema de creencias en particular, qué tan rápido o lento se practica, la temperatura de la habitación o los nombres asignados a las posturas: la alineación es esencial. La alineación cruza todas las líneas filosóficas e ideológicas. Una práctica de yoga asana que no está alineada limita todo su potencial de afirmación de la vida y eso no es aceptable en ninguna tradición.

La alineación no se logra simplemente extendiendo un tapete o comprando la última ropa. Descargar un canto conmovedor puede abrir el corazón pero no las caderas. Practicar la alineación del yoga requiere esfuerzo. Requiere la voluntad de aplicar la alineación con precisión dedicada en todo momento. Con paciencia, la alineación evoluciona más allá de ser algo externo, conjunto mecanizado de acciones externas y entra en el reino de la intuición.

Este libro introduce un concepto de *Alineación Integrativa*. Como su nombre lo indica, la Alineación Integrativa alinea cada parte del cuerpo en relación con todo el ser. Se acerca la naturaleza mecánica del cuerpo, no como un conjunto de partes aisladas y estáticas, sino orgánicas y fluidas y en constante negociación de vectores de fuerzas externas con las tensiones internas del cuerpo.

Los mejores maestros de yoga

Descubrir a nuestros mejores maestros de yoga, los que guían nuestra vida y nuestra práctica, no requiere un peregrinaje a la India. Esos maestros se pueden encontrar dentro de nosotros mismos. Dos maestros poderosos son el dolor y las lesiones. Representan al *Sat Guru Tattwa*, el guía interior hacia el conocimiento personal. Más que algo para ser maldecido, el dolor y las heridas pueden iluminar el camino hacia el empoderamiento y la liberación.

Las lesiones y el dolor resultante informan la alineación. Cuando una postura está correctamente alineada, el dolor disminuirá. Si un área lesionada puede alinearse y ejercitarse sin producir dolor, se cura a un ritmo acelerado. Sin alineación, la curación puede verse impedida o pueden desarrollarse compensaciones no deseadas.

Algunas tradiciones de yoga ven el cuerpo como un templo, aunque temporal, en el que mora el Espíritu. El cuidado de nuestra exquisita forma corporal ofrece un tributo al Espíritu. Es el humilde acto de "barrer los pisos del templo".

La responsabilidad de todos los maestros de yoga, tanto nuestros maestros internos como los que eligen pararse al frente de una clase, es hacer que la práctica de asanas sea una experiencia que mejore la salud. El camino yóguico debe estar libre de todos los peligros, a lo largo del cual podemos esperar que nos lleve la guía de nuestros maestros.

1 Yoga y Alineación

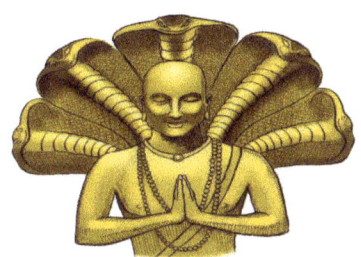

Desde sus orígenes en el sur de Asia hace casi 5000 años, el yoga ha surgido y se ha reinventado como la práctica de fitness y bienestar de más rápido crecimiento en el mundo.[1,2] Entre 2012 y 2017, la cantidad de practicantes solo en los EE. UU. aumentó en un 55%.[3] Las clases de yoga se ofrecen junto con Pilates y kickboxing en prácticamente todos los gimnasios, escuelas y clubes de salud. Muchos de los conceptos básicos del yoga sobre la salud y el bienestar reciben altos niveles de aceptación y atraen investigaciones de buena fe en ciencia, medicina y psicología. De particular aceptación es el valor del yoga para abordar la aptitud física y la flexibilidad.

El estudio de yoga se ha convertido en un valioso centro para el crecimiento personal y el potencial humano. Es un lugar donde los estudiantes se reúnen en una comunidad consciente y solidaria. Las antiguas filosofías del yoga ofrecen sabiduría que ayuda a navegar las abrumadoras demandas de la cultura moderna y los inesperados desafíos creados por el exceso material y la desconexión espiritual. Muchos estudiantes llegan a clase, a menudo sin darse cuenta de que están profunda y profundamente agotados. La creciente popularidad del yoga es un testimonio de su capacidad para remediar el ritmo de vida acelerado que, a pesar de las pandemias, se ha convertido en la norma de hoy.

En los principales medios de comunicación y en la cultura popular, el yoga a menudo se clasifica como un deporte. Esta "toma de control" ha presentado un serio desafío para algunos practicantes que anhelan regresar a la verdadera naturaleza del yoga. Pero si realmente miramos su registro histórico, mucho de lo que ocurre en la colchoneta en las clases populares de yoga de hoy en día es en realidad un

derivado de los ejercicios físicos escandinavos, popularizados en Europa a mediados del siglo XIX. Los británicos trajeron estos regímenes a la India para que los usaran sus reclutas militares; Muchachos indios siendo reclutados para el servicio colonial. Estos ejercicios finalmente se hicieron populares en el sistema de "cultura física" de la YMCA de la India. Esto no es diferente a los programas de "Boot Camp" en los gimnasios norteamericanos de hoy.

Como método para acondicionar el cuerpo durante largos períodos de tiempo sentado, este régimen militar encajaba perfectamente con la práctica del yoga. Grandes yoguis de la época, como T. Krishnamacharya y Sivananda Saraswati, integraron estos ejercicios en las enseñanzas tradicionales hindúes de asana.[4] La historia nos recuerda que las grandes ideas a menudo surgen de orígenes poco probables. Rara vez llegan preempaquetados y completamente actualizados.

Por supuesto, muchos practicantes quieren que el yoga sea mágico e irradie su sabiduría eterna. Algunos esperan que sea una solución completa e integral para la totalidad de los problemas de la vida. Este deseo es irreal. La buena noticia, sin embargo, es que el yoga apunta de manera confiable en la dirección correcta.[5]

El regalo que trae el yoga y lo que lo hace único y diferente de otros ejercicios físicos es la intención que se trae a la forma en que se practica. Los textos clásicos, como los Yoga Sutras de Patañjali, de 2000 años de antigüedad, elevan este esfuerzo físico del popular mantra deportivo "sin dolor, sin ganancia" a uno de "sin dolor, sin dolor"; un enfoque que puede centrar su enfoque en la humildad y el respeto por el cuerpo.

Hatha

Hatha se refiere esencialmente a la práctica básica de yoga de hoy. Hatha es un sistema de yoga formulado hace casi 500 años por Yogi Swatmarama en su texto clásico *Hatha Yoga Pradipika*. La mayoría de las tradiciones populares de yoga que se practican hoy en día tienen su origen en Hatha. De los términos sánscritos ha, que significa sol, y tha, que significa luna, Hatha se esfuerza por unificar la energía de los opuestos, particularmente la del cuerpo y la mente.

En palabras de Sri BKS Iyengar, "La práctica del yoga no es solo la preparación para el despertar espiritual; el despertar es inherente a la práctica misma."[6]

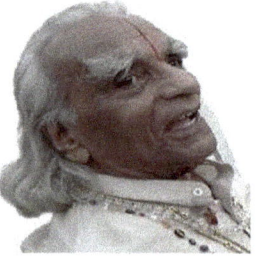

Iyengar consideraba cada postura individual como una "plantilla arquetípica". Cuando se alinea con precisión dentro de las limitaciones de estas formas, como encajar en un cortador de galletas, se logra una conexión con algo más grande que la postura.

Iyengar expresó además: "Yoga es ecuanimidad. La ecuanimidad es alineación y sin alineación no hay ecuanimidad".[7] Siguiendo su perspectiva, la ecuanimidadpuede considerarse como la combinación de equilibrio e integración. Llevar la alineación a la práctica proporciona una herramienta esencial que transforma las asanas de un simple ejercicio de suelo en una poderosa exploración de la conciencia mente-cuerpo.

Sri BKS Iyengar fue uno de los pioneros más influyentes en la alineación del yoga y en el desarrollo del yoga como terapia. El trabajo de su vida acumuló un consorcio profundo de instrucciones que muchos maestros siguen punto por punto. El sistema de *Anusara Yoga* tomó los conceptos de Iyengar e introdujo un conjunto universal de principios que se volvieron más fáciles de enseñar y utilizar. Esta revisión enfatizó que el mismo conjunto de principios de alineación se aplica fácilmente en cada asana. De esta forma, Anusara revolucionó la práctica del yoga.

Aproximaciones sucesivas

La profesora y educadora de yoga Anusara, Betsey Downing, PhD, utiliza el término aproximaciones sucesivas para reconocer perspicazmente la alineación como un proceso continuo que se vuelve más refinado y exigente cada vez que practicamos. A menudo repetirá una asana varias veces consecutivas, invitando a los estudiantes a profundizar gradualmente la postura cada vez para una expresión más completa.

> La práctica de asanas es una oportunidad para descubrir, establecer y mantener la alineación fundamental a medida que el cuerpo se mueve a través de formas y movimientos cada vez más complejos

Sthira Skham Asanam   Un asiento firme y cómodo

Tanto las posturas individuales como los grupos de posturas se denominan asana. La práctica de asanas lleva a los estudiantes a movimientos y formas cada vez más complejos. Cuando las asanas se unen en un flujo continuo, esto es un vinyasa. En sánscrito, asana se traduce como sentarse, el asiento o el lugar o la posición de una postura. Desde un punto de vista clásico, el propósito de asana es desarrollar la capacidad de sentarse sin esfuerzo y quieto durante largos períodos de tiempo necesarios en las prácticas yóguicas avanzadas de meditación y *Pranayama*.[6]

Pocos de los yoga sutras de Patañjali pueden aplicarse directamente a la práctica de asanas. Esto sugiere que no existió una práctica estructurada o fue codificada durante la época de la compilación de los sutras de mil años de antigüedad. Quizás el más relevante, *Sthira Sukham Asanam*, uno de los primeros yoga sutras, aconseja que *Asanam*, la postura de sentarse, sea firme (*Sthira*) y cómoda (*Sukham*).

Yoga Asana   Un "sistema de entrega de alineación"

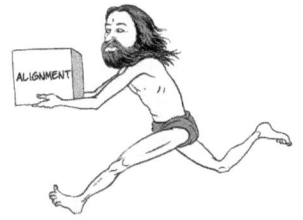

En sí mismo, no hay nada inherentemente mágico, divinamente protector o terapéutico en asana. La alquimia que los yoguis a menudo experimentan a partir de su práctica no surge de algo sobrenatural o incrustado en la forma de las posturas. Del mismo modo, tampoco hay nada peligroso subyacente a las formas asana.

En última instancia, lo que determina el beneficio o la lesión es la alineación precisa y si se ha integrado o no en las posturas. La "magia" de asana surge de lo que desencadena de forma innata la alineación.

Los grandes logros en el desempeño humano, como ser un concertista de piano, un bailarín de ballet o un golfista o tenista competente, requieren atención constante a los detalles más pequeños y dedicación a la forma impecable. La acción sin esfuerzo que demuestran los maestros es el resultado de su disciplina implacable y ardua labor. Cada campo tiene su propio sistema de alineación que crea un gran rendimiento.

Una práctica de yoga hábil es disciplinada. Se adhiere al diseño sofisticado del cuerpo humano. Cada asana es una oportunidad para poner a prueba los principios de alineación. El éxito será evidente y casi inmediato, ya que proporciona una sensación palpable de integración, elegancia y refinamiento.

Sin embargo, el yoga no es la panacea. Practicar asana puede causar lesiones tan fácilmente como sanar. Los ortopedistas informan un número creciente de lesiones directamente atribuibles a la práctica del yoga. La Comisión de Seguridad de Productos del Consumidor descubrió que las lesiones comunes causadas por el yoga incluyen tensión repetitiva y traumatismos en los tejidos blandos como resultado del estiramiento excesivo. Las lesiones articulares en la columna vertebral y las extremidades son comunes. Los estudios también indican un aumento de los costos de atención médica y una mayor utilización de los servicios terapéuticos directamente atribuibles a las lesiones causadas por la práctica del yoga.[7]

¿Por qué tantas distensiones, desgarros y lesiones por compresión resultan de la práctica del yoga? Si el yoga asana se declara como una práctica espiritual y restauradora de la salud, parece contradictorio que sea potencialmente peligrosa.

La respuesta es que, en última instancia, las prácticas que no incorporan la alineación son las que están causando lesiones. No es la apariencia de una asana lo que desencadena su valor; en cambio, el poder del yoga reside en *la intención* aplicada, en cualquier nivel que practiques.

La mayoría de las lesiones ocurren al entrar y salir de las posturas; cuando los cimientos no son seguros y estables.[8] Esto hace que las prácticas de yoga con transiciones fluidas entre asana o vinyasa sean un desafío mayor. La alineación no puede ser una ocurrencia tardía. Cuanto más avanzada se vuelve una práctica, mayor es la responsabilidad de utilizar una alineación precisa. Incluso las correcciones más sutiles a la alineación cambian profundamente el resultado de asana.

Algunos practicantes de yoga son reacios a centrarse en la alineación durante su práctica. Ven su tiempo en el tatami como una experiencia sagrada, creyendo que la preocupación por la alineación es la antítesis de una experiencia intuitiva y espiritual. Sienten que la alineación hace que la práctica de asanas sea demasiado intelectual.

Sin embargo, el espíritu solo o un enfoque de la mente *sobre* el cuerpo no logra seguir las enseñanzas más básicas del yoga.* El yoga requiere "escuchar" al cuerpo, no dominarlo. El cuerpo se comunica con gran detalle y no sólo intelectualmente. Las emociones, por ejemplo, son una forma primaria de lenguaje corporal. La alineación ofrece una interacción recíproca entre los diversos tipos de comunicación cuerpo/mente.

* Desde mi propia experiencia, la espiritualidad aumentó a medida que crecía la conciencia de la alineación. La apertura de mis caderas reveló una mayor apertura a la vida y una mayor sensación de bienestar. La alineación produjo libertad en mi columna que luego abrió mi corazón. Mi práctica es más sagrada con mi sacro mejor conectado a tierra.

La alineación no es un estilo más sino la base de todo estilo

Existen numerosos estilos de yoga, la mayoría adoptando sus propios nombres y formas de expresar cada asana. Richard Rosen, un instructor senior de yoga Iyengar de Oakland, California, investigó la literatura védica y su correspondencia con el texto de 1934 de Krishnamacharya, el *Yoga Makaranda*. Propuso que hay aproximadamente 84 lakhs de asanas potenciales. Con un lakh igual a cien mil, esto sugiere que hay 8.4 millones de asanas. Por supuesto, aprenderlos todos es inútil. Krishnamacharya profesó realizar menos de mil. Afortunadamente, solo hay un conjunto de principios de alineación, con base anatómica, necesarios para realizar cualquier asana que se pueda encontrar. Aprender los principios de la alineación no solo es realista, sino que proporciona una recompensa inmediata.

A primera vista, las innumerables posibilidades de asanas pueden proporcionar la total libertad para diseñar cualquier pose o vincular cualquier serie de posturas en un flujo mientras permanece dentro del ámbito del yoga. La creatividad, aunque muy respetada, debe respetar el diseño anatómico y biomecánico del cuerpo. En cambio, esta liberación requiere una adherencia aún mayor a los principios de alineación. Sin una ejecución hábil y precisa de la alineación, las asanas no reflejan la intención del yoga, sino que se convierten en la causa de lesiones y traumas.

La apariencia exterior o forma de asana no siempre se corresponde con las acciones realizadas para realizar la pose. En prácticamente todas las asanas, hay acciones que son opuestas a su apariencia exterior. Inicialmente, esto puede parecer contra-intuitivo. Sin embargo, los principios de alineación revelarán las diferencias críticas entre la forma y la función anatómica y se volverán obvios, cómodos e intuitivos.

> El cuerpo no se modifica para cumplir con el nombre o la apariencia de una asana
> La asana adapta su apariencia para seguir los límites y el diseño del cuerpo

2 Sistemas de alineación y carrocería

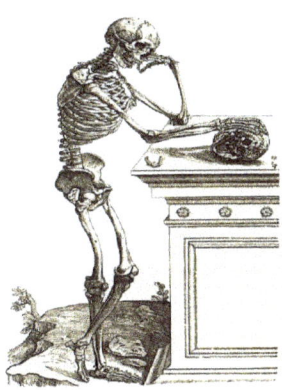

El cuerpo "ama" la alineación. Además de crear apariencias elegantes para nuestras posturas de yoga, la alineación trae beneficios esenciales para nuestra salud y bienestar. Cuando el cuerpo se realinea, se genera una especie de reinicio fisiológico que permite que los diversos sistemas del cuerpo funcionen de manera más efectiva y se integren mejor al todo. La resiliencia para mantener la alineación a través de los cambios constantes y las adaptaciones posturales realizadas en la práctica del yoga aumenta nuestra vitalidad.

Los muchos elementos de la ciencia del yoga abordan la salud, desde la dieta hasta la higiene, a través de un rico cuadro de prácticas védicas y tratamientos holísticos. Los beneficios de la alineación en asana se extienden más allá de su importancia estructural al influir también en muchos otros sistemas corporales.

El sistema nervioso

El sistema nervioso influye en cada una de las aproximadamente treinta billones de células del cuerpo humano. Forma una red de comunicación entre el cerebro y el cuerpo; en todas partes, desde los músculos hasta los órganos vitales y los capilares más pequeños. Todas las funciones mecánicas y orgánicas dependen de la retroalimentación directa a través del sistema nervioso. La alineación permite mantener el equilibrio y la conciencia espacial (propiocepción) de manera eficiente. Una columna vertebral bien alineada es esencial para una función nerviosa óptima. Cuando están mal alineados, los nervios y otros tejidos blandos que ocupan el espacio entre las vértebras están comprometidos físicamente y pueden interferir con las transmisiones electroquímicas del nervio por todo el cuerpo.

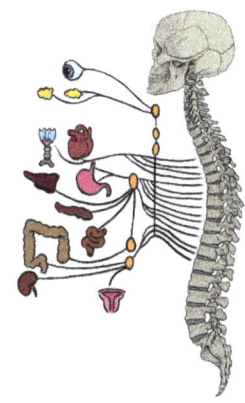

Fibras musculares y miofascia

Cuando los músculos se contraen, introducen fuerzas que viajan a través de las articulaciones que afectan. Las fibras musculares se alinean de forma oblicua a las fuerzas que generan, proporcionando la mayor eficiencia muscular. Una buena alineación postural permite un rendimiento muscular óptimo. La miofascia, el revestimiento rico en colágeno que envuelve cada fibra muscular, reacciona a la tensión estructural.

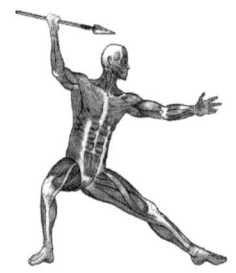

La mala alineación hace que la miofascia se tuerza y se esfuerce, reduciendo el funcion y la eficiencia muscular. La mala alineación aumenta la susceptibilidad del músculo a las lesiones, incluido el daño a los tendones y ligamentos. (Detalles en los Capítulos 7, 8 y 9)

Mecánica corporal

Una amplia gama de operaciones mecánicas ocurre simultáneamente en el cuerpo. Todos dependen de la alineación para un rendimiento seguro y eficiente. El cuerpo como un todo se alinea en relación con sus ejes y cimientos principales. Cada articulación se centra en sus propios ejes de rotación. Estas alineaciones brindan la mayor facilidad de movimiento y permiten el mejor manejo de las fuerzas de gravedad y el golpe del talón que atraviesan el cuerpo.

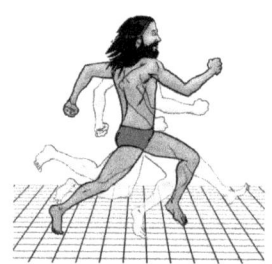

En el yoga, como en todos los regímenes de ejercicio, la alineación y una base estable se establecen primero antes de que se involucren la fuerza, la flexibilidad y la agilidad. Intentar desarrollar conjuntos de habilidades o aumentar la masa muscular cuando el cuerpo está desalineado crea una mala adaptación, lo que provoca estrés y lesiones.

Densidad osea

El cuerpo en movimiento está constantemente negociando la presión hacia abajo de la gravedad con las fuerzas hacia arriba del golpe del talón. Al mismo tiempo, el tejido óseo está siendo estimulado por las contracciones de los músculos que se adhieren a su superficie. Los nervios ubicados dentro de los huesos brindan una leve estimulación eléctrica a las muchas capas de hueso. Todas estas fuerzas afectan directamente la densidad ósea. La alineación postural distribuye el impacto de estas diversas fuerzas proporcionalmente, lo que ayuda a mantener uniforme la densidad ósea.

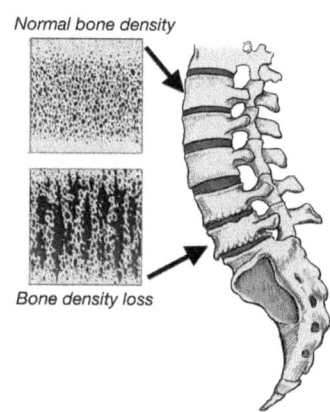

Bienestar

Los estudios han demostrado que la práctica del yoga puede aumentar los niveles de neurotransmisores. Endorfinas que positivamente afectan el estado de ánimo, mejoran la confianza en uno mismo y aumentan la satisfacción con la vida aumentan con el yoga.[1] Sorprendentemente, estos neuroquímicos están presentes en concentraciones más altas en lugares a lo largo de la columna vertebral que corresponden a los vórtices (centros de energía) asociados con el sistema de chakras.[2] La alineación correcta aumenta los niveles de neurotransmisores que producen estos estados positivos del ser. Por el contrario, la mala postura y la alineación incorrecta inundan el cuerpo con neuroquímicos que desencadenan el estrés.

Síndrome de adaptación general

El trabajo del premio Nobel canadiense Hans Selye, PhD. infiere que la mala alineación es una de muchasfactores estresantes que desencadenan una respuesta corporal llamada *Síndrome de Adaptación General*. En presencia de desequilibrios posturales o tensión muscular descontrolada, se liberan hormonas del estrés. La respuesta al estrés aumenta la demanda de los sistemas vasculares y hormonales. La mala alineación crónica puede provocar agotamiento suprarrenal y, finalmente, debilitar un sistema inmunitario sobrecargado. Esto aumenta el potencial de que se desarrollen procesos patológicos no controlados.

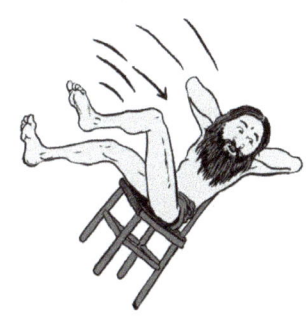

La respuesta al estrés de una mala alineación es comparable a la reacción de caerse hacia atrás de una silla, ¡una y otra vez!

Los accesorios de yoga son excelentes herramientas. También brindan contacto físico directo que reduce la respuesta al estrés y calma el sistema nervioso; una respuesta similar a envolver a un bebé. El tacto y el contacto pueden atenuar los reflejos, es decir, disminuir sus respuestas reactivas. Esto permite un estiramiento más profundo. Apoyar una parte del cuerpo que está suspendida, como colocar un bloque debajo de la frente o una manta debajo de las nalgas o las piernas, reduce la respuesta de estrés de "colgar en el aire" en los músculos, las glándulas y los nervios.

Reparación y cicatrización de tejidos

La alineación estimula la reparación de fibras microscópicas y la formación de nuevas células sanas en todas las estructuras de tejido conectivo del cuerpo. El contacto cercano entre las células al alinear los tejidos es esencial para el proceso de curación en estructuras como la piel, los músculos, los huesos, los discos espinales y la fascia. La alineación efectiva disminuye la formación de tejido cicatricial, reduce la inflamación y previene los cambios degenerativos.

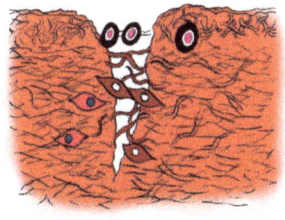

Actividad de ondas cerebrales

Se ha demostrado que las técnicas de respiración yóguicas reducen las ondas cerebrales beta de alta actividad y aumentan las ondas alfa, theta y delta, el tipo que refleja un estado relajado y contemplativo. Practicando se ha demostrado que el yoga reduce la ansiedad con cambios positivos medidos directamente en la actividad de las ondas cerebrales. Se proporcionan más detalles en el Capítulo 29.

Con la alineación se produce una calma general del sistema nervioso. Cuando los tejidos del cuerpo no están tensos y están integrados con un contacto saludable entre sí, la actividad de las ondas cerebrales está más equilibrada. Como en el ejemplo con los accesorios de yoga, se produce una actividad de ondas cerebrales más tranquila cuando los músculos se "abrazan" al hueso, replicando el envoltorio y el arrullo de un bebé que induce a la relajación, la seguridad y el sueño.

> Asana que sigue el diseño natural del cuerpo es Espíritu en movimiento.
> Al respetar las reglas de la anatomía y la mecánica, la práctica de asanas sigue siendo una expresión profunda de la búsqueda espiritual

El cuerpo energético

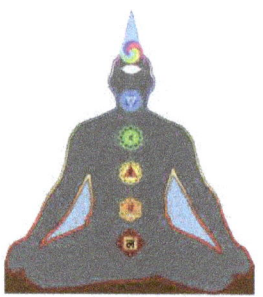

Aunque no se considera anatómico, esta discusión es notable y valiosa para aquellos que deseen profundizar su estudio de la filosofía yóguica. Los textos sánscritos antiguos que componen *Los Vedas*, o Libros del Conocimiento, representan un mapa de 72.000 ríos energéticos llamados *Nadis*. Estos canales recorren todo y alrededor del cuerpo, transmitiendo Prana, la fuerza energética de la vida. Situados en el eje central del cuerpo se encuentran los *Chakras*, que son los focos primarios de la energía pránica.

Un flujo sin obstáculos de Prana fomenta la salud, la vitalidad y la curación. Los chakras alineados a lo largo del eje central del cuerpo permiten que la energía pránica fluya libremente hacia arriba.

Si los canales de Nadi están bloqueados, el flujo pránico se restringe y se forman Granthis, nudos energéticos. Un Granthi puede desarrollarse en cualquier Nadi o Chakra. La alineación previene la formación de Granthi. Desde el suelo pélvico hasta la parte superior del cráneo, los Chakras se alinean verticalmente con el eje central.

Tres nudos principales pueden ocurrir en los canales Chakral:

- Brahma Granthi - bloquea las acciones instintivas; ubicado en el piso de la pelvis, entre el ano y los genitales, el chakra Muladhara
- Vishnu Granthi - bloquea la energía emocional/del corazón; ubicado en el pecho y el corazón, el chakra Anahata
- Rudra Granthi - bloquea el pensamiento intelectual; ubicado en la frente media en la región del "tercer ojo", el chakra *Ajna*

Condiciones de salud interna

Los estudios que utilizan biorretroalimentación, grupos de control y estudios científicos por pares han brindado un apoyo legítimo a la práctica del yoga para reducir la hipertensión y el estrés.[3] También se ha demostrado que el yoga reduce el deterioro cognitivo después de la diabetes 2 y ha mostrado algún efecto en la estabilización del azúcar en la sangre.[4]

"¡No puedes ser neutral en un tren en movimiento!"   Howard Zinn

Una postura está alineada o desalineada; debe ser uno o el otro. Una asana estará alineada o moviéndose en la dirección de la alineación; de lo contrario, está desalineado o se mueve en la dirección del desalineamiento. No hay término medio, punto de descanso o posición neutral. Neutral es por defecto, es alineación como se expresa en la postura de Tadāsana. El equilibrio y el equilibrio son cualidades que se producen cuando la postura está alineada.

Identificar la alineación es una práctica en sí misma. Una práctica de yoga, independientemente de la fuerza o la flexibilidad del estudiante, no puede avanzar con seguridad si hay una desalineación dentro de la asana. El valor terapéutico del yoga está disponible solo cuando las posturas están alineadas. Cuanto más precisa sea la alineación, más probable es que se logren las recompensas curativas deseadas.

3 Raja Principios del Yoga

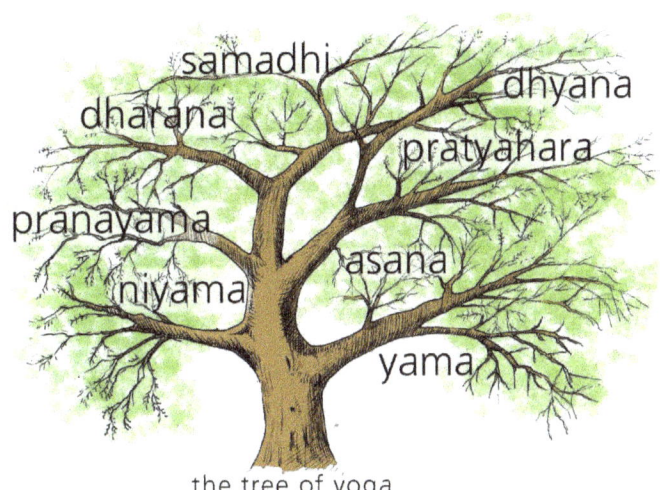
the tree of yoga

En los Yoga Sutras de Patañjali, el yoga se representa como un árbol con ocho ramas extendidas. Recibe el nombre de Astañga, combinando las palabras astha, que significa ocho, y añga, que significa miembro. El árbol representa un marco metafórico de valores éticos, físicos y espirituales. El árbol del yoga también simboliza Raja Yoga, la "unión real" de prácticas que desafían el cuerpo y la mente a lo largo de un camino reglamentado hacia la liberación espiritual. El yogui "trepa" al árbol, desarrollando maestría en las prácticas representadas por cada rama. El objetivo final es la ascensión a la copa del árbol y alcanzar el Samadhi, el estado post-meditativo de absorción total en el momento presente con completa integración y totalidad.

Asana, la práctica de las posturas, reside en el tercer miembro inferior. Para practicar asana, uno debe ascender al árbol, estableciendo un punto de apoyo seguro sobre las dos ramas de abajo, Yama y Niyama. Sin la encarnación de estas ramas, el viaje yóguico se verá frustrado.

El profesor de yoga Richard Freeman, en su libro Mirror of Yoga afirma: "El apoyo que se construye a partir de las dos primeras ramas, Yamas y Niyamas, es una red interactiva de amabilidad y capacidad de respuesta tanto para uno mismo como para los demás".[1]

Yamas y Niyamas

Lo que diferencia a las asanas de otros tipos de ejercicios de piso es que las asanas de yoga no son simplemente una práctica física, pero uno que está integrado en un sistema más amplio dedicado a una mayor conciencia espiritual. Los principios de Yama y Niyama proporcionan una filosofía de pautas éticas, de manera similar a los Diez Mandamientos. Guían nuestro comportamiento e interacción con las personas y la forma en que tratamos al mundo. Los principios de los dos miembros inferiores no son sólo filosóficos; también dirigen la base real para la práctica física de asanas. Yama y Niyama están siempre presentes en la esterilla de yoga, proporcionando una influencia constante. Integrando plenamente los principios de Yama y Niyama en asana garantiza la seguridad, la dignidad y el acceso directo al valor terapéutico del yoga.

Yamas — Restricciones, reglas y controles sobre el comportamiento

En una historia védica, Yama fue el primer mortal en morir y luego se convirtió en el dios de la muerte. Practicando buenas obras mantuvo alejado a Yama. Los Yamas, atribuidos a los escritos de Patañjali, se refieren a restricciones de pecados y castigos, aunque las interpretaciones contemporáneas son menos severas. Algunos eruditos afirman que hay casi veinte principios. Más comúnmente, los Yamas consisten en cinco restricciones de comportamiento, que ofrecen un código de conducta que detalla las reglas de "no hacer" para la interacción ética.

- Ahimsa — No violencia, no dañar
- Asteya — No robar, no reclamar
- Satya — Verdad, pureza y sabiduría
- Brahmacharya — Evitar el gasto innecesario de energía
- Aparigraha — No posesividad, no codicia, liberarse de las garras del ego

Ahimsa — No hacer daño, no violencia

El principio más fundamental del yoga es no hacer daño., ser no violento y evitar lesiones. Es fácil entender cómo este principio se aplica externamente al tratamiento de los demás seres sintientes y nuestras elecciones en la dieta y el estilo de vida. Es menos obvio que Ahimsa también se aplica a la práctica de asanas. Practicar con Ahimsa significa no forzar acciones que hieren. Eso requiere el conocimiento de lo que causa daño. Los estudiantes de yoga con experiencia en deportes y otros sistemas de ejercicio que apoyan la mentalidad de "sin dolor, no hay ganancia" a menudo van más allá de lo seguro límites, estabilidad y comodidad. No es raro que los estudiantes se estiren demasiado en las poses e ignoren las señales de advertencia críticas; todo resultando en lesiones.

La alineación es una herramienta esencial para la práctica sin daño de Ahimsa. Asana no fuerza las articulaciones más allá de sus limitaciones ni estira los tejidos más allá de su capacidad. Practicar yoga sin alineación es peligroso, dañino y un camino directo hacia las lesiones. El yoga no alineado es lo opuesto a Ahimsa.

Asana que sigue el diseño natural del cuerpo es Espíritu en movimiento. Respetando las reglas de la anatomía y la mecánica, la práctica de asanas sigue siendo una profunda expresión de búsqueda espiritual.

Asteya — No robar, no reclamar

Aunque Asteya normalmente no viene a la mente como aplicable a la práctica de asanas, es esencial observarla. Asteya se viola cuando permitimos que una región más fuerte o más flexible del cuerpo domine a una región menos capaz, reclamando o robando el éxito de la postura mientras negamos a la región deficiente la verdadera oportunidad de desarrollarse.

Padmāsana

Por ejemplo, un yogui con una flexibilidad de cadera inadecuada para realizar correctamente **Padmāsana**, la postura del loto, podría torcer peligrosamente las rodillas y torcer los tobillos para reclamar el éxito postura robando la flexibilidad de los tobillos. Una postura de loto ejecutada con seguridad no tiene arrugas en los tendones de Aquiles y los tobillos no se doblan hacia adentro. Las rodillas están protegidos por presionando inferiormente a través de los talones internos.

> La alineación promueve la curación
> La desalineación causa lesiones

Dhanurāsana, Arco orientado hacia arribaes una pose de extensión de cadera. Debido a que las caderas anatómicamente solo se extienden 10° con las rodillas dobladas, la postura a menudo se reclama cooptando la hiperextensión fácilmente accesible de la parte inferior de la espalda.

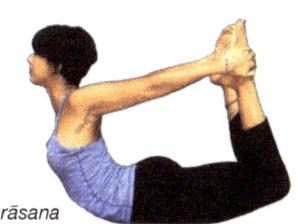
Dhanurāsana

Satya — Verdad, pureza y sabiduría

Las asanas forzadas o mal alineadas no tienen una verdad inherente o pureza en su naturaleza, ni apoyan la sabiduría anatómica del cuerpo. Una mala alineación no expresa Satya. Satya es el cambio de "trabajar duro" a "trabajar inteligentemente". Cuando hay verdad y sabiduría en la práctica, se libera todo el potencial de asana. La alineación es la expresión pura de Satya donde el yoga sin alineación es descuidado.

Brahmacharya — Evitar el gasto innecesario de energía

Hay muchas maneras de interpretar este principio. El término literalmente significa ocupar un asiento en el carro de Brahma, el dios hindú que representa el espíritu absoluto y la creación, y elevándose por encima de las intrigas y maquinaciones de la vida. Brahmacharya dirige a los estudiantes a adoptar una visión desapasionada del mundo y las acciones triviales del yo personal. También puede interpretarse como abstinencia sexual.

Aplicado a la práctica de asanas, Brahmacharya es la intención de usar nuestra energía sabiamente, no desperdiciarla ni abusar de ella. Brahmacharya significa no esforzarse demasiado en asana y ser eficiente en cada acción y postura. Brahmacharya se expresa directamente mediante *el proceso kinesiológico de eficiencia muscular*, lo que significa obtener la mayor potencia con la menor cantidad de energía. A lo largo de este libro se hace referencia a la eficiencia y puede considerarse que es Brahmacharya en acción. La alineación y la integración son necesarias para seguir la eficiencia y, por lo tanto, son expresiones directas de Brahmacharya en la práctica de asanas.

Aparigraha — No posesividad, no codicia, liberar el control del ego

Fíjate si tu primer instinto es juzgar, comparar o competir con otros estudiantes. Estos esquemas del ego pueden empujar nuestra práctica más allá de los niveles seguros o, por el contrario, producir un sentimiento de hundimiento de inadecuación y derrota.

Aparigraha permite que el ego sea poderosamente motivador, pero usado sabiamente. Aporta receptividad y una "fuerza blanda" a nuestra práctica. Mantener una mirada profunda y receptiva durante la asana es Aparigraha en la práctica.

Iniciar el movimiento desde las extremidades, en lugar del torso, es un ejemplo de nuestra naturaleza habitual impulsada por el ego. Practicando asana con movimientos iniciados pueden humillar nuestro aferramiento inconsciente al ego.

Niyamas — Habilidades para la vida, prácticas y disciplinas

Niyamases bozar un conjunto de habilidades para la vida, observancias y prácticas. Niyamas establece un conjunto de reglas de "hacer" a seguir para una vida consciente.

Shaucha	Limpieza y pureza de cuerpo y mente
Santosha	Satisfacción en el lugar de uno y con los logros de uno
Tapas	Austeridad, resistencia; acumulación de "calor"
Svadhyaya	Estudio espiritual y conciencia de la vida.y puesto en practica
Ishvarapranidhana	Amor, respeto y entrega a la sabiduría innata y universal

Shaucha — Limpieza y pureza de cuerpo y mente

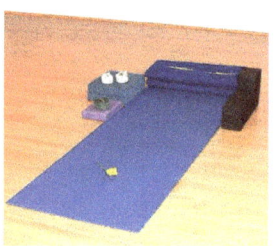

Shaucha va más allá de las prácticas de limpieza y el uso de ropa limpia. También se refiere a mantener la colchoneta, los accesorios y todo el espacio de yoga limpio y ordenado. Alinear los tapetes en el aula entre sí y no bloquear la vista del maestro de los demás estudiantes también refleja esta práctica.

Los estudiantes que llevan años doblando mantas en las clases de Iyengar conocen bien esta expresión de Shaucha. Como disciplina similar al zen, libera la mente de las distracciones. Shaucha también se observa directamente en la práctica de *Kriya* yoga, un sistema ritualizado de limpieza e higiene corporal profunda.

Santosha — Satisfacción en el lugar de uno y los logros de uno

Santosha está encontrando paz y satisfacción, cada día, en cada práctica, en cada postura y en cada momento. Santosha se cultiva cuando reconocemos la gratitud en cada pequeño logro y reconocemos los privilegios y oportunidades en nuestras vidas que incluyen la práctica del yoga.

Tapas — Austeridad, resistencia, acumulación de "calor"

La calidad de las Tapas se expresa manteniendo el rigor, el enfoque, la pasión y la intensidad. La alineación precisa es una expresión de Tapas. El yoga caliente, en temperatura, utiliza y puede mejorar las Tapas de uno. Trayendo "corazón" y el enfoque a la práctica del yoga es Tapas. En la postura real, un pecho que presiona hacia adelante es Tapas.

Svadhyaya — Estudio espiritual y conciencia de la vida

Aplicar los conocimientos adquiridos del estudio espiritual a las asanas de yoga. Implementar los principios de Yama y Niyama es la práctica de Svadhyaya. La conciencia de las sensaciones que emite el cuerpo durante la práctica, gestionando la debilidad y el dolor, y mantener la perspectiva entre el poder y el placer son Svadhyaya.

Ishvarapranidhana — Amor, respeto y entrega a la sabiduría innata y universal

Al rendirse a los desafíos interminables, junto con las muchas oportunidades que ofrece la práctica de asanas, Se alcanza Ishvarapranidhana. El yogui cultiva la paciencia y acepta la naturaleza de la práctica, que nunca es completa y quizás infinita. ¡La práctica hace la práctica!

Otro ejemplo de Ishvarapranidhana es establecer una confianza inquebrantable en el poder curativo interno del cuerpo y la capacidad de asana para desatarlo. Ignorar la alineación es irrespetuoso y carece de amor propio.

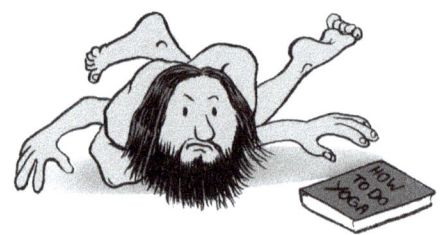

¡Trauma-Yama no es una rama del árbol del yoga!

4 Cimientos y Orientaciones de las Caderas

Las fundaciones dan libertad

La práctica del yoga nos lanza y nos libera de la rigidez, no solo en el cuerpo estructural, sino también en la mente y el espíritu. Al igual que con el espíritu humano, la libertad florece mejor cuando puede mantener una sensación de arraigo, incluso cuando se eleva.

Muchos de los enfoques nuevos y creativos del yoga han traído elementos de la danza y la gimnasia a la práctica de asanas. Con eso, parte del enfoque se ha desplazado las posturas individuales a *vinyasa*, la transición entre las posturas. Esto hace que las bases estables sean aún más importantes. Como con el pájaro volador, la base no siempre es evidente en la apariencia externa de la asana y se oscurece fácilmente a medida que las transiciones entre posturas se vuelven más complicadas. Aunque los cimientos son más fáciles de establecer en una asana única y básica, las prácticas avanzadas y de vinyasa aún pueden involucrar de manera efectiva los cimientos posturales necesarios. El mantenimiento de las bases permite una práctica elegante y aparentemente sin esfuerzo. Similar a un rascacielos, la base es quizás el elemento arquitectónico más crítico del cuerpo.

Bisagras

Al iniciar movimientos importantes, el cuerpo tiene lugares específicos desde donde gira:

- Las posturas de flexión hacia adelante giran desde las caderas con el cuerpo doblado como una navaja.
- Los hombros forman un eje horizontal estable en la parte posterior del cuerpo desde donde se articulan los brazos. Las rodillas y los codos articulan anterior y posterior; la rotación de la extremidad anterior no domina la bisagra.

Cimientos

La arquitectura del cuerpo contiene múltiples cimientos, cada uno establecido individualmente pero integrado con todos los demás y con el cuerpo como un todo.

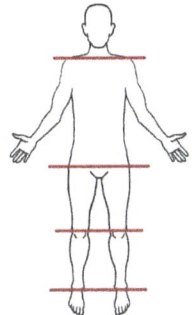

- Los pies sientan las bases para las piernas.
- Las piernas crean la base para la pelvis.
- La pelvis forma la base de la columna vertebral.
- Los hombros y la parte superior de la espalda proporcionan la base para la cabeza y el cuello.

Cada postura de yoga alinea todos los cimientos entre sí para establecer una estructura estable e integrada, la mayoría de las veces comenzando desde el suelo y luego hacia arriba. Si un estudiante se fatiga mientras sostiene una asana, libere la pose hasta la última base que pueda ser estable. Esto honra el cuerpo y ayuda a evitar lesiones.

Caderas abiertas y cerradas

Este principio comúnmente desconocido o mal entendido es vital para la alineación del yoga. La base de cada asana se basa solo en una de dos orientaciones aceptables: *Cadera abierta* o *Cadera cerrada*. Cada asana, ya sea de pie, sentado o invertido, debe utilizar una de estas dos opciones. Las piernas y los pies también se coordinarán y seguirán la misma orientación que las caderas.

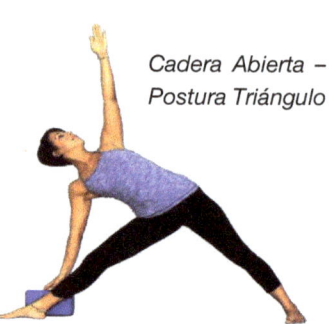

Cadera Abierta – Postura Triángulo

Cadera abierta Los cimientos se alinean en dos dimensiones: horizontal y vertical. La dirección principal del movimiento en las posturas de cadera abierta es la flexión lateral (de lado a lado), a lo largo del plano *frontal*, moviéndose como si se deslizara entre dos paneles de vidrio. Las piernas se abren de lado a lado.

Forman una línea recta desde el frente del hueso del talón (tobillos) hasta el centro de las cavidades de la cadera. Las posturas de cadera abierta generalmente se alinean con el lado más largo de la colchoneta.

Las posturas de **cadera abierta** son excelentes asanas para aumentar la flexibilidad de la cadera. Una base perfectamente posicionada no siempre es alcanzable para los estudiantes con flexibilidad de cadera limitada pero, como con todas las asanas, la intención y el esfuerzo para establecer la base correcta, no la apariencia final de la asana, es lo que determina una buena alineación.

En las posturas de cadera abierta, la distancia ideal de lado a lado (lateral) entre las dos piernas se alcanza cuando cada tobillo está verticalmente debajo de la muñeca de cada brazo extendido. El pie trasero se coloca paralelo con la parte posterior de la colchoneta, no hacia adentro, lo que indeseablemente desplazará el muslo y la articulación trasera de la cadera por delante del tobillo.

Cadera cerrada las poses se alinean de anterior a posterior a lo largo del plano sagital. Las caderas, las piernas y los pies intentan mirar completamente hacia adelante. Sin embargo, a medida que aumenta la distancia entre las patas delanteras y traseras, la capacidad de cuadrar completamente las caderas hacia adelante se vuelve más desafiante. Una vez más, la intención correcta crea alineación.

La distancia de adelante hacia atrás entre las piernas en las posturas de cadera cerrada es más corta que la distancia en las posturas de cadera abierta. La distancia se acorta en un 75-85%, se reduce entre uno y dos pies de largo.

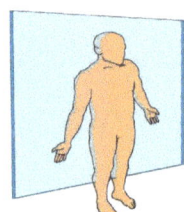 *Plano frontal (coronal)*   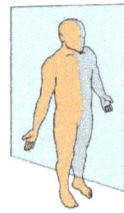 *Plano sagital*

En asana de cadera cerrada, para cuadrar las caderas con la parte delantera de la colchoneta, los ligamentos de la cadera trasera deben estar sueltos. Esto requiere la rotación interna de la cavidad de la cadera. La rotación interna aumenta de manera importante la rotación externa y ayuda al pie trasero a girar para mirar más hacia adelante y aplanarse completamente sobre la colchoneta.

En **Parsvottanāsana** y **Virabhadrāsana Uno**, no se espera que el pie trasero mire completamente hacia adelante. Sin embargo, debe volverse hacia adentro hasta cierto punto; de lo contrario, la cadera rotará externamente cuando la pelvis se cuadre hacia adelante. La rotación externa aprieta los ligamentos, lo que restringe la movilidad y crea una torsión insegura en las articulaciones de la cadera y la rodilla. Para aflojar aún más los ligamentos, los músculos cuádriceps de la parte anterior del muslo se contraen con firmeza. Además, al ensanchar ambas articulaciones internas de la cadera, se aumenta la movilidad por medio de una "aducción relativa". Los detalles se exploran en Capítulo 14.

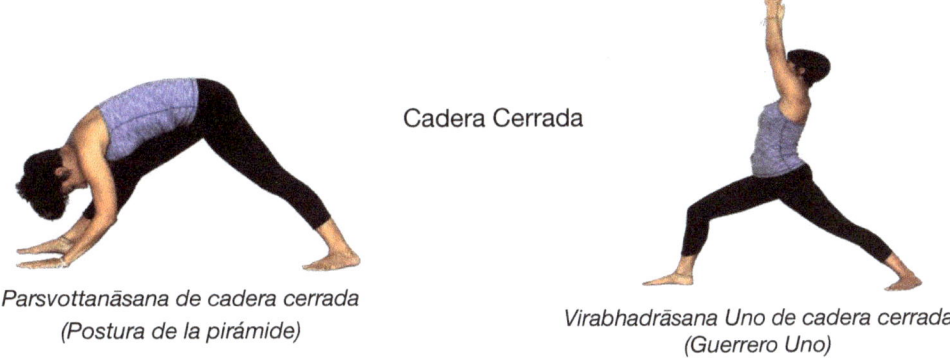

Cadera Cerrada

Parsvottanāsana de cadera cerrada
(Postura de la pirámide)

Virabhadrāsana Uno de cadera cerrada
(Guerrero Uno)

"Solo puede haber una... orientación de la cadera" [1]

Cada postura de yoga se basa en una de las dos cimientos. Los yoguis se encuentran en problemas cuando, al iniciar una postura, no establecen su fundamento en base a la correcta orientación de la cadera.

Una confusión común es suponer que las posturas de yoga están directamente vinculadas entre sí porque comparten nombres similares. A menudo, no tienen la misma orientación de cadera. Por ejemplo, Warrior One es una pose de cadera cerrada y Warrior Two es de cadera abierta. Requieren fundamentos opuestos.

La postura del triángulo es de cadera abierta y el triángulo girado es una postura de cadera cerrada. La transición de una postura a otra sin reajustar la alineación de los pies, las piernas y la distancia de la cadera puede causar una tensión y un trauma significativos. Estas desalineaciones ocurren con frecuencia en las prácticas de vinyasa y causan lesiones inducidas por el yoga.

Comience cada asana colocando los pies y las piernas en coordinación con la orientación de la pose: abierta o cerrada. Se brindarán detalles adicionales sobre los pasos mecánicos específicos que aumentan el rango y la flexibilidad de las caderas en el Capítulo 14.

La rodilla delantera en **Virabhadrāsana Uno** intenta flexionar a 90°. A medida que se profundiza, una orientación completa de la cadera hacia adelante es más desafiante. Coloque primero la pata trasera, recta y con rotación interna. Luego, doble la rodilla delantera mientras desliza la cabeza del fémur hacia atrás en la cadera. Ensanche ambos muslos internos para aumentar la flexibilidad de la cadera. Consejo importante: Deslice la parte delantera de la cadera hacia atrás para cuadrar la pelvis. Para completar la asana, contrae isométricamente los músculos a lo largo de la cadera y la rodilla laterales, creando una rotación externa "relativa".

Las posturas de pie son muy efectivas para abrir la cadera. En asana de cadera abierta, alinee los pies de talón a talón en lugar de talón delantero a la planta media del pie trasero si la flexibilidad es limitada. Esto alinea mejor la cadera trasera sobre el tobillo, lo que mejora la flexibilidad de la cadera. En asana de cadera cerrada, separe la distancia entre los pies al menos a la distancia de un puño. Esta señal puede no ser necesaria para los yoguis que tienen caderas razonablemente flexibles.

Ejemplos de posturas en cada categoría de orientación de la cadera

Posturas de cadera abierta

- Triángulo — Utthita Trikonāsana
- Guerrero Dos — Virabhadrāsana Dos
- Ángulo lateral extendido — Utthita Parsvakonāsana
- Media Luna — Ardha Chandrāsana
- Pliegue hacia adelante de gran angular — Prasarita Padottanāsana

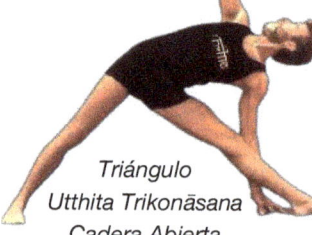

*Triángulo
Utthita Trikonāsana
Cadera Abierta*

Posturas de cadera cerrada

- Triángulo girado — Parivrtta Trikonāsana
- Guerrero Uno — Virabhadrāsana Uno
- Postura de la pirámide — Parsvottanāsana
- Guerrero Tres — Virabhadrāsana Tres
- Estocada — Anjaneyāsana

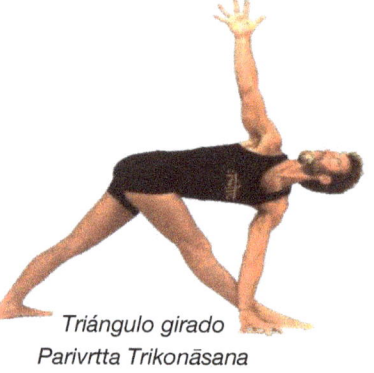

*Triángulo girado
Parivrtta Trikonāsana
Cadera Cerrada*

Excepciones a la regla

En algunas asanas, algunas tradiciones de yoga establecen una base entre las dos orientaciones. El mejor ejemplo es **Janu Sirsāsana,** Pose de cabeza de rodilla. A veces se enseña con una base diagonal entre las orientaciones abierta y cerrada. Y, aunque la Postura del Guerrero Humilde se alinea mejor con una base de Cadera Abierta, algunas tradiciones instruirán de manera diferente.

La mayoría de los otros casos serán excepciones que son raras y exclusivas de ese estilo particular de yoga. A menudo, incluso cuando hay una excepción, una dirección de la orientación de la cadera seguirá siendo predominante sobre la otra.

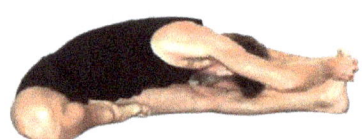

Janu Sirsāsana

Vinculación de poses en un flujo

Algunas prácticas de asanas fluyen en una secuencia de posturas, o vinyasa. Surya Namaskar, El Saludo al Sol, es el vinyasa más conocido. Prácticamente cualquier grupo de posturas se puede vincular entre sí. Sin embargo, si las orientaciones de la cadera cambian de una postura a otra, se deben proporcionar las instrucciones de alineación correctas. Cuanto más rápido cambia un vinyasa de las bases de la cadera abiertas a las cerradas, más difícil se vuelve establecer bases claras y definidas para cada postura individual. Los cimientos no se abandonan, independientemente de la velocidad del flujo. Los estudiantes con menos experiencia pueden desorientarse por los cambios rápidos en las posiciones de la cadera, incapaces de negociar los cambios abruptos en las posiciones de las piernas y los pies y, a menudo, atrapados con una base inadecuada o falta de base. Clases que tienen asanas complejas y de base variable.las secuencias deben proporcionar pistas de alineación hábiles y precisas. Las vinyasas que agrupan asanas con las mismas orientaciones de cadera pueden funcionar mejor para los estudiantes regulares, aunque quizás sean aburridas para los estudiantes y maestros avanzados. Cuanto más se adhiera la forma externa de asana a la anatomía y la mecánica del cuerpo, comenzando por los cimientos, más fácil será desarrollar una práctica que sea segura y terapéutica.

5 Principios de Alineación e Integración

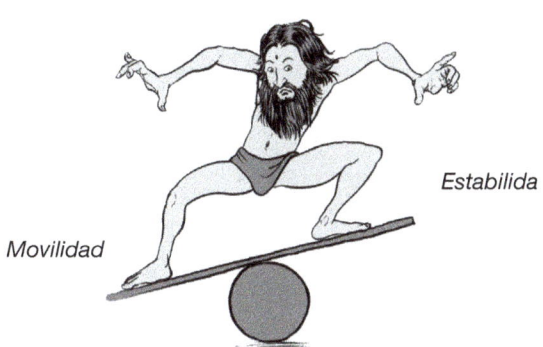

¿Cuál es la mejor manera de desarrollar sus habilidades de alineación? ¿Será suficiente examinar imágenes de posturas de yoga en libros, blogs o diarios, o mirar videos de YouTube? ¿Se pueden recordar las instrucciones una vez escuchadas en una clase o taller y, lo que es más importante, se puede confiar en ellas? ¿Coincide la orientación con su nivel de habilidad y condición física?

Un protocolo de alineación debe ser fiable y reproducible. Debería aumentar constantemente sus habilidades y refinar su práctica. Los principios de alineación deben ser consistentes con la anatomía humana y la mecánica postural. Los resultados serán evidentes en flexibilidad, fuerza, equilibrio, resistencia y coordinación.

Cuando la suma de las partes funciona armoniosamente y con fluidez, la Alineación Integrativa está en funcionamiento. Con él, la práctica de un principiante puede demostrar la gracia y el refinamiento típicos de un practicante avanzado. Al principio, puede parecer una tarea abrumadora de aprender, pero las acciones en sí mismas no son demasiado complejas. La retroalimentación positiva se recibe constantemente si el proceso se toma con calma y paso a paso.

Hay una pregunta común y persistente, "si puede haber variaciones en la anatomía, ¿cómo se puede aplicar un conjunto de principios de alineación a todos?" Las anomalías anatómicas en la estructura humana son tan comunes que se podría decir que la anormalidad es la norma. Existe una amplia variedad en formas, formas y tamaños. Sin embargo, los principios de alineación se basan menos en la anatomía que en la función. La función, o la mecánica del cuerpo, rara vez cambia. Los estudiantes que tienen variaciones en su anatomía que pueden alterar la mecánica del cuerpo por lo general han sido muy conscientes de ellas a lo largo de su vida, aunque esto es bastante raro. El uso de accesorios de yoga permite muchas modificaciones.

Esencialmente, todos los cuerpos humanos siguen el mismo "manual del propietario". La alineación no cambia de persona a persona o de pose a pose. En cambio, es un conjunto confiable de principios genéricos que se aplican a todos los estudiantes, en cada tradición y estilo de yoga. La alineación integradora se basa en las acciones internas y la mecánica del cuerpo humano, no en las formas y apariencias externas, a menudo conflictivas, que puede tomar una asana.

El último acto de equilibrio de Hatha: Movilidad vs. Estabilidad

Asana realiza un acto de equilibrio perpetuo entre movilidad y estabilidad. La movilidad requiere flexibilidad. La estabilidad requiere fuerza. Las acciones específicas de alineación aumentan la movilización o la estabilización. Un aspecto del yoga que lo convierte en una "práctica" es el arte de determinar lo que requiere cada momento, ya sea con movilidad o estabilidad, y conocer las técnicas necesarias para lograr el objetivo. Utilizar correctamente los principios de alineación garantiza estar sincronizado con la acción deseada.

Interdependencia

Cada parte o región del cuerpo se mueve de forma independiente según su propio diseño único. Al mismo tiempo, todas las partes mantienen una relación integrada con todas las demás partes. Esto se llama interdependencia.

La interdependencia permite que el cuerpo sea dinámico, fluido y responda a las posiciones y tensiones siempre cambiantes que debe negociar. Esencialmente, la mecánica corporal es un sistema sofisticado de engranajes y ruedas orgánicos, poleas y palancas que influyen no solo en las grandes articulaciones y los músculos, sino también en todas las estructuras hasta el nivel celular. Las relaciones entre las regiones del cuerpo no son estáticas ni fijas, ni están obligadas a realizar rígidamente un conjunto predeterminado de acciones en relación unas con otras.

Algunos patrones de interdependencia son obvios. Por ejemplo: los hombros contribuyen a la función de los manos y las muñecas. Aquellos que usan el teclado muchas horas al día pero no son conscientes de la alineación correcta de los hombros pueden desarrollar fatiga muscular del brazo con el potencial de tendinitis y problemas de muñeca.

Por el contrario, la interdependencia puede activar una mecánica corporal inadecuada. Por ejemplo: en la Postura del Bailarín, **Naṭarājāsana**, la cadera trasera se extiende. Existe una relación de interdependencia entre la extensión de la cadera y la extensión de la columna lumbar. Si las dos acciones ocurren sin la mecánica y la alineación adecuadas, es probable que se presente una hiperextensión lumbar y una posible compresión del disco y de la raíz nerviosa.

Ver el cuerpo a través de la lente de la interdependencia puede generar mucho valor integrador. Esto ocurre en la única forma originaria e interdependiente de todas las asanas - **Tāḍāsana**, la Postura de la Montaña.

Arquitectura humana

Estructura humana sigue un diseño arquitectónico subyacente. Al igual que con un plano del edificio, el borrador proporciona cimientos estables que suministran apoyo y soporte de carga óptimos. Las asanas de yoga también siguen un modelo que permite el soporte estructural y las modificaciones para la flexibilidad. Este diseño guía al yogui hacia posturas que ofrecen resiliencia y longevidad y resisten lesiones y averías.[1]

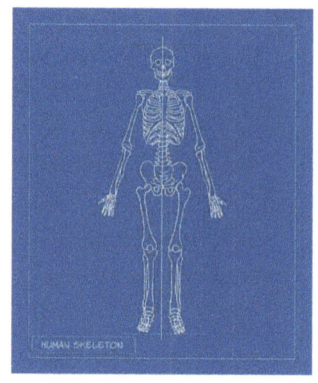

Las posturas básicas de yoga siguen de cerca el modelo del cuerpo. Cuanto más simple sea la postura, más fácil se puede establecer la alineación sin los desafíos adicionales del equilibrio, la fuerza o la hiperflexibilidad. Dado que la alineación es fundamental para la rehabilitación y la curación, la terapia de yoga emplea principalmente posturas básicas de yoga.

¡Si no se puede seguir el plano, la estructura no se puede construir de manera segura!

"**Primero hay una montaña, luego no hay montaña, luego hay**". Donovan

Tadāsana, Postura de la Montaña, es el modelo para la alineación en cada asana. Los pasos que forman Tadāsana crean la postura que entrega el máximo apoyo y eficiencia mecánica.[2] Algunos sistemas de trabajo corporal reconocen a Tadāsana como la postura "neutral".

Se puede argumentar con justicia que solo hay una asana en el yoga: la postura de la montaña, que se puede expresar en 8,4 millones de formas.

A medida que las posturas avanzan hacia configuraciones más complejas, el plano de la postura de la montaña se oscurece. Esto agrega otra faceta al yoga como siendo una práctica de descubrimiento, ya que busca encontrar a Tadāsana en cada una de sus exquisitas manifestaciones.

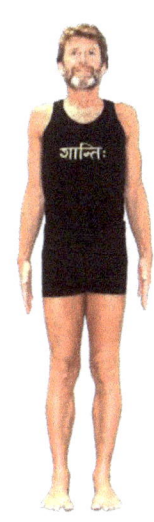
Tadāsana

La intención del "bebé oso"

En Astronomía, existe un concepto llamado Goldilocks [3] Zone. Distingue regiones en los universos que cumplen con los criterios precisos necesarios para que exista la vida. Presentan las condiciones "perfectas". La práctica del yoga tiene su propio osito bebé, el estándar "perfecto". Los estudiantes de yoga se enfrentan constantemente a la difícil situación de descubrir cuan profundamente moverse en una asana para que sea un desafío y, al mismo tiempo, permanezcan seguros. La profesora de yoga Suzie Hurley de Tacoma Park, MD les dice a sus alumnos: "No se trata de lo lejos que vayas; ¡así es como llegas lejos!"[4]

Kofi Busia es un maestro de yoga, erudito en sánscrito y uno de los primeros estudiantes occidentales de BKS Iyengar. Sus clases de yoga en Santa Cruz, CA, son bien conocidas por as posturas mantenidas durante mucho tiempo. Mientras se desafía con una parada de cabeza de diez minutos, Busia puede incitar a la clase con una pregunta conmovedora o koan: "Si ya has salido de la postura, ¿por qué has salido? Pero, si todavía estás en la pose, ¿por qué todavía estás en ella? Preguntas desconcertantes como estas llenan las mentes de los estudiantes que intentan encontrar el término medio pacífico entre esforzarse demasiado y darse por vencido. Como en el famoso cuento infantil *los tres osos,* el viaje yóguico plantea las preguntas, *"¿Qué es demasiado? ¿Qué es muy poco? ¿Qué es lo correcto?* El arte de la práctica del yoga reside en dominar el grado de esfuerzo "correcto".

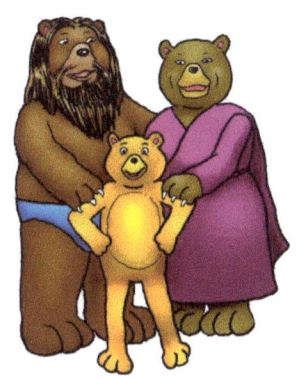

¿Qué es el esfuerzo "correcto"?

Las posturas de yoga son más seguras y terapéuticas cuando no exceden la capacidad del estudiante para mantener una base estable y sólida. El yogui debe mantener su alineación en las regiones más desafiadas del cuerpo mientras mantiene su postura general completamente integrada. La práctica de asanas que no se adhiere a estas pautas básicas se convierte, lamentablemente, en una experiencia traumática. En el Capítulo 9, se comparte un punto de vista fisiológico donde el grado de esfuerzo no debe exceder el 10% más allá de una base actual o un nivel estable. Este número, como se discutirá, se basa en las propiedades inherentes del tejido conectivo y su proteína principal, el colágeno.

Iniciar el movimiento desde las regiones de menor movilidad

Asana coordina los movimientos de múltiples regiones del cuerpo al construir una pose. Al alinear una asana, comience primero con las regiones menos móviles y quizás las más desafiantes. Por lo general, serán aquellos más cercanos al núcleo donde la movilidad es más sutil.

Ejemplos de coordinación de movimientos desde las regiones menos móviles:

La columna torácica superior es inflexible en comparación con los hombros altamente móviles. Comience el movimiento de los hombros y las extremidades superiores ensanchando la parte anterior del tórax. Esto moviliza la columna torácica superior. Luego, al movimiento le siguen los aspectos más móviles: las articulaciones de los hombros y luego las extremidades. Ensanchar el pecho a veces se expresa como que conduce o "derrite el corazón".

Los músculos isquiotibiales tienen una doble acción: un amplio rango de flexión de la rodilla y un rango mucho menor de extensión de la cadera. En la secuencia de perro de tres patas a perro salvaje, la pierna levantada permanece recta, las caderas giran verticalmente a medida que se extiende la cadera de pierna recta. Entonces la rodilla se dobla. Finalmente, el talón de la rodilla flexionada presiona hacia abajo para aumentar la rotación interna y, por lo tanto, la movilidad de la cadera. Si se flexiona la rodilla antes de que se extienda la cadera, el rango de extensión de la cadera se reduce hasta en un 50%.

La flexibilidad de las curvas de la columna se reduce a medida que se profundizan. Al mover la columna, primero alargue y enderece las curvas de la columna. Esto descomprime la columna vertebral y aumenta su movilidad.

Inicie el movimiento desde el núcleo. Muévase primero desde las regiones del cuerpo más cercanas a la línea media (núcleo). Luego, mueva las regiones periféricas después de que el núcleo esté completamente acoplado. Esto evita que las partes del cuerpo que se mueven más rápido y libremente exploten las limitaciones de las más lentas. Por ejemplo: primero mover desde el pecho, luego la cintura escapular, los brazos y finalmente las manos. Aunque los bailarines saben que somos más expresivos con nuestras extremidades, el yoga se centra en el interior y está conectado a tierra.

> **Convexidad**: lado exterior de la curva   **Concavidad**: lado interior de la curva
> Al mover la columna, alargue la concavidad y contraiga la convexidad

Curvas de la columna vertebral: convexa vs. cóncava

El siguiente concepto puede parecer contrario a la intuición, pero probablemente cambiará para siempre la forma en que involucra la columna. El lado convexo de una curva se mueve más lejos y más rápido que su lado cóncavo. A medida que se alarga la convexidad, es más móvil, aunque sus músculos alargados se debilitan. En la cavidad, la curva se comprime, volviéndose menos móvil pero con músculos más cortos y más fuertes. Al doblar, alargue la concavidad (lado que se dobla hacia). Contrae y acorta los músculos de la convexidad, presionando el lado convexo hacia la concavidad. Esto evita la compresión del disco y del nervio. Cuando se usa el yoga como terapia para la escoliosis (curvatura lateral), este concepto es invaluable.

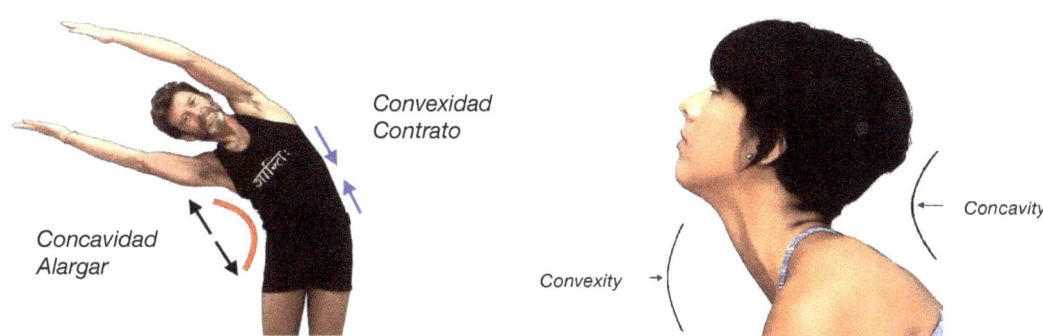

La convexidad de la columna torácica redondea la parte superior de la espalda. El pecho es cóncavo con fuertes músculos que dominan la parte superior de la espalda y limitan su extensión. En comparación, las regiones cervical y lumbar tienen una concavidad posterior, lo que favorece la extensión. Moviendo la región menos móvil en posturas de "flexión hacia atrás" (extensión), inicie la asana desde la parte superior de la columna torácica. La extensión torácica continúa a lo largo de la postura mientras que la siguiente región menos móvil, la columna lumbar, se une. La columna cervical, la región espinal más móvil, sigue a continuación. Se aplican "frenos" en la parte baja de la espalda y el cuello para evitar una extensión excesiva. Esto se hace a través del sistema Bandha. Cómo aplicar los Bandhas por sus beneficios mecánicos se discutirá en varios puntos del libro.

Por costumbre y comúnmente por instrucción de los maestros, la cabeza, el cuello e incluso los ojos inician erróneamente posturas de flexión

hacia atrás. Desafortunadamente, se pasa por alto la región menos móvil, la columna torácica.

La periferia del cuerpo se mueve más rápido que en el centro [5]

La luna, al ser periférica a la tierra, viaja a velocidades imposibles en la tierra, especialmente en su centro. Para los humanos, las regiones más cercanas a la línea media del cuerpo tienen menos movilidad y se mueve más lentamente que las regiones más alejadas del núcleo. Al iniciar una postura, muévete y alinéate, comenzando desde la línea media del cuerpo. Continúe hacia afuera con el resto del cuerpo.

Si dominan las regiones periféricas de movimiento más fácil y no se utilizan los poderosos músculos centrales, se producen lesiones, especialmente si se trata de un patrón habitual y crónico.

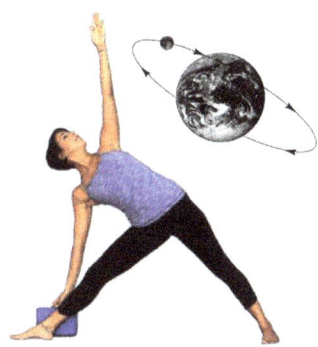

Utthita Trikonāsana

En **Utthita Trikonāsana**, la postura del triángulo, los estudiantes entusiastas suelen llevar la mano por encima de la cabeza mucho antes de que la columna torácica, el pecho y los hombros se abran y se apilen verticalmente. En su lugar, inicia la postura del Triángulo alargando el lado inferior del cuerpo, desde la cadera hasta la axila. Luego, presione el tórax anterior (extensión torácica) y gire la columna torácica, girando desde el corazón. En la medida de lo posible, los hombros se apilan verticalmente. Después del compromiso completo de la columna y los hombros, la parte superior del brazo se extiende con la mano en línea con el pecho; la palma "sosteniendo el corazón".

El brazo no se extiende posterior más allá del hombro. Eso forzaría a la cabeza del húmero a ser empujada anteriormente a una posición en la que el hombro es más débil. Esta es una causa común de lesión en el hombro.

En **Urdhva Hastāsana**, Postura de la montaña con los brazos sobre la cabeza, primero alarga los lados del cuerpo, desde las caderas hasta las axilas. Esto extiende la columna torácica. Los brazos se elevan utilizando el principio de Alineación Integrativa de Hombros. Consulte el Capítulo 31 para obtener muchos detalles sobre cómo levantar los brazos con la alineación correcta.

Parsvakonāsana, Ángulo lateral extendido, se enfoca en la flexión lateral (flexión lateral) del torso. A menudo, los estudiantes flexionan incorrectamente la columna hacia delante de la rodilla delantera antes de colocar el torso en posición. Una vez que ha comenzado la flexión anterior más fácil de realizar, es más difícil realizar la flexión lateral. La flexión lateral es necesaria para colocar los hombros verticalmente de forma segura, girar el pecho hacia arriba y mantener los brazos alineados con los hombros.

Haciendo un inventario de movilidad

Al configurar una postura, el primer paso es establecer una base estable. Las posturas de pie forman su base con los pies. En posturas sentadas, es la pelvis. La forma específica en que se alinea cada base se analizará a lo largo del libro en los capítulos que analizan esa región en particular.

Una vez que la base es estable, la flexibilidad es el enfoque. Este es un proceso paso a paso. La movilidad articular y la flexibilidad muscular se evalúan y "clasifican" desde las más limitadas hasta las que se mueven con mayor libertad. A medida que se mueven las regiones menos móviles, observe si hay una mayor tensión o compensación en la alineación en cualquier otra parte del cuerpo. El compromiso continúa de menor a mayor movilidad hasta que finalmente, la región con mayor libertad de movimiento participa en la pose.

A primera vista, este enfoque de evaluación puede parecer correctivo y tedioso. Es sin embargo, comparable a un Yoga Nidra autoguiado, la práctica de meditación que brinda atención y conciencia a las sutilezas de cada parte del cuerpo. La evaluación personal y la paciencia con los procedimientos paso a paso son habilidades que vale la pena dominar. El experimentado piloto de línea aérea revisa una lista de verificación antes de cada vuelo. Los concertistas de piano de clase mundial se preparan con escalas básicas antes de cada actuación. Pero tenga la seguridad de que con el tiempo, los esfuerzos mentales agobiantes se desvanecen y el tedio se vuelve casi inconsciente y las acciones instintivas.

La jerarquía del giro

El giro sentado es una postura excelente para explorar la iniciación paso a paso del movimiento que comienza con la región menos móvil.

Una conciencia importante con respecto a todas las poses giradas es que los giros se realizan completamente en la columna y no en los hombros o la pelvis, independientemente de la facilidad con la que puedan participar. La pelvis permanece estable, actuando como un extremo conectado a tierra. La columna se alarga, desde el coxis hasta la parte superior del cráneo para aumentar su espacio articular antes de girar.

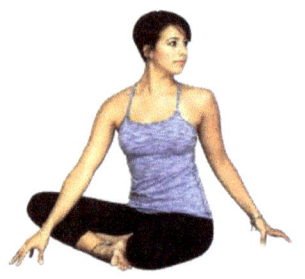

La columna torácica superior, la región menos móvil, inicia el giro. Los hombros se mueven en sincronía con la columna torácica, sin superar su velocidad o distancia. La columna torácica inferior suele ser la siguiente región menos móvil en acoplarse, seguida de la columna lumbar media, la región cervical media y, por último, las vértebras cervicales superiores. Finalmente, los ojos, al ser la parte del cuerpo más móvil, son los últimos en moverse en la dirección del giro.

Las señales de enseñanza que dirigen a los estudiantes a mirar en la dirección del giro o estirarse en esa dirección antes de que se enganche el núcleo, son inútiles. A menos que el objetivo sea una exploración neuromuscular deliberada como la que se usa en el Método Feldenkrais® o un sistema similar, no es una mecánica corporal apropiada ni segura.

Las posturas giradas son útiles para revelar una reducción de la fluidez espinal o movimientos erráticos y excesivos que no están sincronizados con el resto de la columna. La mala postura, la desalineación o los hábitos defectuosos en la mecánica corporal suelen ser la causa. Las lesiones o anomalías anatómicas también alteran la fluidez de la columna. Esta conciencia puede ser útil cuando se aplica yoga asana como terapia. Algunas áreas hipermóviles pueden requerir estabilización en lugar de movimiento. Forzar el movimiento en estas áreas puede no ser apropiado, se produzca o no dolor.

Todo yogui debe ser consciente de cualquier anomalía anatómica que pueda tener y comprender completamente la naturaleza y el alcance de cualquiera de sus lesiones.

Hipermovilidad

Una articulación que se mueve más allá de los rangos de su diseño sin ningún tipo de resistencia se considera *hipermóvil*. Si una articulación se mueve menos de su capacidad, es hipomóvil. El rango articular dentro de los límites normales es "perfecto".

La hipermovilidad no es una mecánica corporal "normal". Su origen a menudo tiene un componente genético o es el resultado de una lesión. También puede resultar de movimientos traumáticos repetitivos que estiran demasiado los ligamentos y tendones y eventualmente deterioran el cartílago y los discos. Las articulaciones hipermóviles se mueven fácilmente más allá de lo que normalmente es seguro. No solo las estructuras de apoyo de una articulación se estiran demasiado y se debilitan, sino que otras regiones del cuerpo pueden verse obligadas a compensar debido a su interdependencia. Estas compensaciones pueden tensar o lesionar regiones que parecen no estar relacionadas con las articulaciones reales. Observar la alineación desde una perspectiva de todo el cuerpo puede detectar desequilibrios y cualquier compensación en desarrollo.

La ilustración de una bisagra de puerta suelta es similar a lo que sucede con las articulaciones del cuerpo. El movimiento excesivo y aberrante y la desalineación eventualmente dañarán las estructuras de soporte circundantes. Las áreas aparentemente no relacionadas también pueden sufrir daños.

Para que funcionen correctamente y no sean una fuente continua de lesiones, es necesario identificar las articulaciones hipermóviles y controlar su inestabilidad. Las articulaciones hipermóviles siempre deben mantenerse alineadas, especialmente cuando se aplica fuerza durante la contracción muscular o el estiramiento profundo. Contraer (apretar) los pequeños músculos que rodean las articulaciones hipermóviles puede reducir la inestabilidad articular. Al clasificar la jerarquía de movimiento, las articulaciones hipermóviles se activan en último lugar, siempre que sea posible.

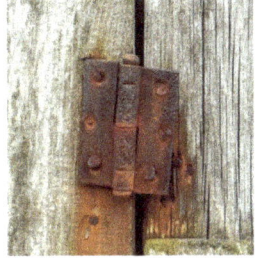

Las articulaciones hipermóviles a menudo se inflaman y eventualmente degeneran. Como resultado, su hipermovilidad se revierte, volviéndose hipomóviles debido a la osteoartritis, irónicamente un mecanismo protector de las articulaciones. La práctica de asanas de yoga es una excelente terapia para la artritis siempre que la alineación sea precisa. Las modificaciones a las poses y la práctica a menudo son necesarias para adaptarse a la gravedad de la condición, como reducir la intensidad y cualquier movimiento repetitivo o agresivo de las articulaciones dañadas.

Se necesita un esfuerzo consciente para no explotar la hipermovilidad. La estabilización es el enfoque principal. Intentar limitar los movimientos excesivos en las articulaciones hipermóviles es más desafiante que aumentar el movimiento en las menos móviles. Esto puede considerarse la práctica de Asteya.

"Los huesos se aproximan, los músculos se extienden" [6]   BKS Iyengar

"¡Alcance, estire, alargue, extienda!" Estas son indicaciones populares que los profesores de yoga usan para alentar a los estudiantes a profundizar sus posturas. En la superficie, estas instrucciones parecen sencillas y tienen sentido. Sin embargo, tras una inspección más cercana, a menudo son contrarios a la mecánica corporal.

Extender los brazos y las piernas hacia afuera hace que las articulaciones se "micro" separen. Aunque esto aumenta la movilidad, cambia las responsabilidades de soportar peso de los huesos a los tejidos blandos que soportan las articulaciones. Los tendones, diseñados para anclar el músculo al hueso, se estiran demasiado. Los ligamentos pueden desgarrarse o romperse. Ni los tendones ni los ligamentos pueden estirarse demasiado de forma segura. Una vez que se estiran demasiado, los tendones pierden su eficiencia en la transferencia de fuerza muscular. Los ligamentos se aflojan y no pueden proporcionar estabilización. Estos cambios son permanentes. No se restauran una vez que los tejidos sanan. La sobreextensión y el estiramiento repetitivos son una causa básica de la degeneración de las articulaciones y la osteoartritis.

El esqueleto es análogo a la estructura de una casa. Ambas estructuras brindan soporte interno y estabilidad. Así como las paredes de yeso no soportan la casa, los tejidos estructurales blandos del cuerpo (músculos, fascia, ligamentos o tendones) no están diseñados para soportar el peso del cuerpo humano.

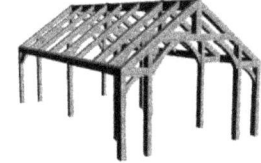

Para aplicar este concepto a la práctica de asanas, deslice (retraiga) muscular y enérgicamente los huesos hacia sus articulaciones y hacia el eje central del cuerpo. Una vez que la postura está firmemente apoyada en el esqueleto, la tensión muscular que se utilizó para empujar los huesos hacia adentro se ablanda y se libera hacia afuera, lo que permite que los músculos principales se alarguen hacia la periferia. Este es el principio según las instrucciones de BKS Iyengar.

La forma más eficiente y segura de estirar o contraer los músculos es involucrar los músculos abdominales, no los tendones ni los ligamentos. Los músculos proporcionan energía. Los huesos proporcionan estabilidad estructural. Los tendones transfieren el poder del músculo a través de los huesos. Los ligamentos ayudan a las articulaciones en lo que sea necesario: flexibilidad o estabilidad. (Consulte el Capítulo 8 para obtener más detalles sobre la anatomía y la función del ligamento)

Retraer los huesos en sus articulaciones y hacia el núcleo es una rehabilitación eficaz para los tendones inflamados (tendinitis). "Abrazar" los músculos a los huesos, como si envolviera la región completamente en un pañal, reduce la tensión en los músculos y la fascia. "Abrazar" proporciona una protección cuando se levantan cosas pesadas. También aumenta la estimulación mecánica y eléctrica del tejido óseo para aumentar su densidad y prevenir la pérdida ósea.

Espacio parafisiológico

La mayoría de las articulaciones esqueléticas son *articulaciones sinoviales*. El espacio entre las articulaciones, llamado espacio parafisiológico, permite que el líquido sinovial lubrique las superficies articulares y reduzca la fricción, particularmente cuando las articulaciones están en movimiento. Este pequeño espacio y su fluido están completamente encapsulados, creando una cámara presurizada que ayuda a soportar el peso del cuerpo y responde a las muchas fuerzas de compresión que maneja.

Puede surgir confusión con este concepto y la instrucción anterior de retraerse en las articulaciones. La retracción muscular de los huesos estabiliza y presuriza las articulaciones sin producir una compresión excesiva. La compresión excesiva puede dañar las articulaciones. Por ejemplo: saltar repetidamente hacia atrás a una postura de plancha con los brazos rectos en lugar de Chaturanga, con los brazos doblados que absorben el impacto, será excesivo.

Mantener el espacio parafisiológico en los hombros y las caderas es especialmente importante para evitar daños en el labrum, los collares de cartílago o las juntas que rodean las articulaciones. Una articulación sana naturalmente tiene su espacio requerido para no dañar el labrum pero con una compresión excesiva, especialmente cuando se combina con la rotación, pueden ocurrir desgarros. La retracción articular también fortalece los pequeños músculos estabilizadores de las articulaciones. Ablandan o ayudan a los músculos más grandes a medida que se alargan o contraen desde sus vientres carnosos y hacia la periferia.

Eje central de una articulación

Las articulaciones funcionan de manera más segura y con rangos completos de movimiento cuando están centradas y alineadas con precisión en sus ejes centrales individuales. Serán más estables y podrán manejar mejor las fuerzas de soporte de peso.

El eje central puede variar en tamaño desde un tamaño milimétrico, como en las caderas, hasta entre 1 y 2 pulgadas, como en las articulaciones de los como hombros.

Consejos de estiramiento

- Los músculos cortos tienen más fuerza y son más eficientes que los músculos largos, pero sacrifican una mayor amplitud y flexibilidad. Por ejemplo, los músculos maseteros de la mandíbula, los músculos más cortos y poderosos del cuerpo, tienen un rango y una flexibilidad muy limitados.

- Para aumentar la fuerza, un músculo lesionado, envejecido o debilitado se acortará. Esto hace que se vuelva menos flexible, reduciendo su rango de movimiento. Desde el punto de vista de la supervivencia, vale la pena cambiar la flexibilidad por más fuerza. (Consulte el Capítulo 9 para obtener detalles sobre el estiramiento y la fisiología muscular)

- Los músculos que se adhieren a la concavidad de una curva serán más cortos, más fuertes y menos flexibles. Los músculos a lo largo de la convexidad se alargan y debilitan. Esto se puede observar mejor en la escoliosis, una condición que muestra una curvatura lateral excesiva. (Más detalles en el Capítulo 24)

- Inicie el estiramiento desde los vientres gruesos y carnosos de los músculos, continuando hacia las inserciones de los tendones en las articulaciones. No inicie el estiramiento desde los tendones.

- La contracción también ocurre en el vientre del músculo. El vientre muscular masivo transfiere su poder al tendón para mover la articulación. Si el tendón inicia la contracción, la fuerza puede desgarrar el tendón en su inserción ósea, especialmente si la contracción es rápida o demasiado enérgica.

- Estirar (alargar) un músculo mientras se contrae se denomina *contracción excéntrica*. Al principio puede parecer contrario a la intuición abrir un ángulo articular mientras se contraen los músculos, pero es seguro y se usa en todas las asanas y terapéuticamente en la rehabilitación.

- Muévete desde el núcleo; enseñar desde el núcleo.

La calidad de Samasthiti

Equilibrio de pie, quietud equilibrada

Del sánscrito:
- Sama: Igual, erguido, recto
- Sthiti: Quietud, firmeza, de pie

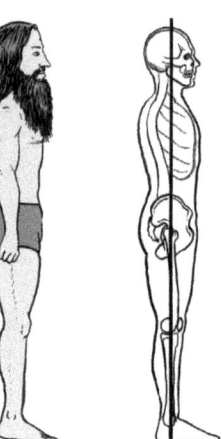

Alineación a través del Eje Central Coronal

En la tradición de Astañga Yoga, Samasthiti se usa indistintamente con **Tadāsana**, la postura de la Montaña. El término encarna un uso aún mayor.

Samasthiti es la característica o cualidad de asana cuando demuestra equilibrio y equilibrio. Se logra cuando se igualan toda la tensión y el tono musculares y energéticos, a lo largo de cada superficie corporal correspondiente y en todas las direcciones, hasta los bordes exteriores de cada lecho ungueal.

La longitud real de los músculos y otros tejidos no tiene por qué ser igual, y rara vez lo es. Samasthiti se logra en la calidad de su tono y tensión.

Samasthiti es un objetivo importante y un referente en cada asana que significa su gracia y seguridad. Juega un papel esencial para aquellos estudiantes que tienen escoliosis.

Samasthiti – más allá del equilibrio

Aunque generalmente se asume que la estructura humana es equilibrada, la asimetría y las desproporciones son numerosas. Ser diestro o zurdo por sí solo crea muchos desequilibrios en todo el cuerpo. La aplicación de Samasthiti dondequiera que se encuentren desequilibrios puede mejorar en gran medida la seguridad y el rendimiento de asana.

Algunos ejemplos:
- La musculatura del pecho y la parte anterior de los hombros son aproximadamente un 30% más fuertes que los músculos opuestos de la espalda. Las articulaciones de los hombros también son aproximadamente un 30% más flexibles en los movimientos de la parte delantera del cuerpo en comparación con los movimientos que se extienden hacia la espalda. Esto se corresponde con las actividades del estilo de vida humano predominantemente en la parte delantera del cuerpo. Pero a menos que los músculos de la parte superior de la espalda se mantengan fuertes, la columna se redondeará. Con el tiempo, se establecen cambios degenerativos. Para remediar el desequilibrio y fortalecer la parte superior de la espalda, mueva las extremidades superiores desde los músculos de la espalda y no desde el poderoso pecho. Los detalles se exploran en el Capítulo 31 y otros.

- Los músculos de la pantorrilla son un 30-40% más fuertes que la musculatura delgada de la parte frontal y lateral de la espinilla. La fuerza de la pantorrilla aumenta cuando los pies están en punta. En su lugar, presione los talones hacia abajo, no los dedos de los pies, para fortalecer los músculos frontales y laterales. Involucre los pies "neutros o de yoga" en la mayoría de las asanas, con o sin carga de peso, presionando hacia abajo a través de los talones internos y levantando los dedos laterales.

- Los levantadores de pesas expertos no solo desarrollan los músculos del pecho, sino que también equilibran su rutina con filas, vuelo inverso y jalones para fortalecer los músculos de la espalda. Esto también es Samasthiti.

¿Practicas como un oso o un mono?

El dominio del 30% de la parte delantera del cuerpo frontal en nuestras actividades de la vida tiene el carácter de usar la parte superior del cuerpo en forma de abrazo de oso. Por el contrario, un mono que se balancea por las copas de los árboles utiliza la fuerza de la musculatura de la parte superior de la espalda, en particular su poderoso dorsal ancho (los romboides están desarrollados sólo marginalmente). Para encontrar a Samasthiti, considere practicar yoga como un mono en lugar de como un oso moviéndose desde la parte superior de la espalda. Aprender a mover los brazos desde atrás, levantando los músculos de las axilas, es un cambio de práctica.

Mudanzas con Samasthiti

Samasthiti se experimenta moviendo una articulación con tensión equilibrada desde todas las direcciones opuestas. Los movimientos controlados y precisos se realizan de la misma manera que uno llevaría una olla llena de agua hirviendo de manera segura a través de una habitación, sin querer inclinarse, tambalearse o derramarse. Practique esta cualidad de Samasthiti en posturas de equilibrio, como Tree Pose, **Vrksāsana**.

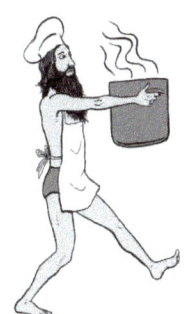

Como ejemplo de falta de Samasthiti, una instrucción frecuente para la alineación de los hombros es deslizarlos hacia atrás con un solo movimiento simple. Sin embargo, el aspecto exterior del hombro se mueve más lejos y más rápido que el interior. Como resultado, la cabeza humeral rueda hacia delante y rota externamente. Una cabeza humeral anterior es vulnerable a lesiones. La rotación externa restringe la flexibilidad. En su lugar, deslice el hombro hacia atrás desde la cara interna de la cabeza humeral, utilizando los músculos que forman la pared interna de la axila. Una vez que se inicia esta acción, aplique un esfuerzo equivalente al hombro exterior.

Ejemplos en los que Samasthiti no se aplica de forma incorrecta con resultados indeseables:

- Una yoguini levanta o patea para hacer la parada de manos desde su lado más ágil y habitual, pero nunca practica el levantamiento desde la pierna opuesta, que es más desafiante.

- Un yogui flexible, pero menos fuerte, explota su flexibilidad profundizando rápidamente en la forma final de una asana antes de establecer una base sólida y estable.

- Un yogui puede pasar fácilmente de una postura a otra en un vinyasa, pero no puede mantener las posturas durante períodos prolongados. ¿Modificará su práctica para desarrollar la fuerza para mantener las posturas por más tiempo o solo practicará flujos rápidos que le permitan saltarse la fuerza requerida?

- Una yogini flexible puede abrir sus caderas en flexión y extensión hacia adelante como en Hanumanāsana (División de cadera completamente cerrada), pero no puede rotar externamente las caderas para colocar la rodilla sobre el tobillo como en Agnistambhāsana (Pose de troncos de fuego). ¿Abordará sus limitaciones practicando asanas de rotación de cadera o las evitará y continuará explotando solo las posturas de flexión/extensión?

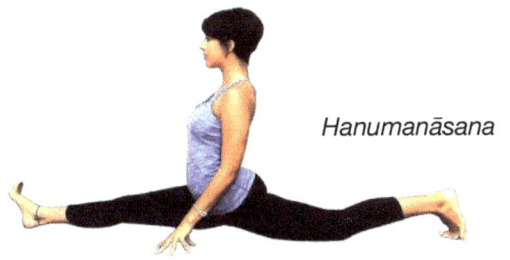

Hanumanāsana

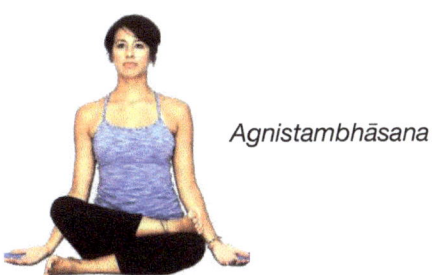

Agnistambhāsana

Identificando fortalezas y debilidades

La práctica del yoga puede despojarnos de nuestras fachadas, revelando tanto nuestras fortalezas como nuestras debilidades.

"¡Siempre ponga su mejor pie adelante!" es una proclamación familiar rara vez cuestionada. Parece natural aprovechar las fortalezas personales para tener éxito. Sin embargo, este paso en falso puede explicar muchas lesiones que ocurren tanto en el yoga como en los deportes y la razón por la cual algunos atletas

no logran alcanzar su potencial. Desde un punto de vista yóguico, la dependencia excesiva y la explotación de las fortalezas sobre las debilidades no respaldan un sistema equilibrado. Al explotar nuestras habilidades y logros existentes, nuestras capacidades menos desarrolladas pierden su oportunidad de progresar. Este "robo" de potencial viola el principio de Asteya.

El yoga se practica mejor identificando humildemente la naturaleza de nuestras debilidades, limitaciones y desafíos. Si iniciamos asana desde nuestras áreas más recalcitrantes y eliminamos cualquier obstáculo para su desarrollo, nuestra práctica general de yoga mejorará enormemente. Samasthiti se puede restablecer en el cuerpo.

Si podemos dejar de lado el impulso de alcanzar el listón más alto prematuramente a cualquier costo, identificar nuestras limitaciones sin juzgar y concentrarnos únicamente en su resolución, nuestro viaje persoal se convierte en uno de gracia.

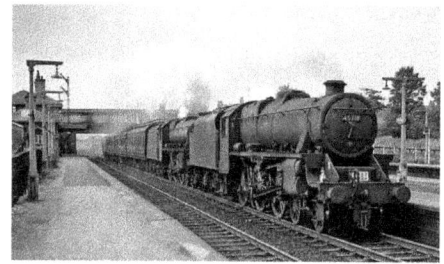

Al igual que con un tren que viaja, no es el automóvil más rápido sino el más lento el que determina la calidad y el ritmo del viaje. Aumentar la potencia o la eficiencia del motor no puede superar las restricciones inherentes causadas por un automóvil trasero que tiene un eje oxidado o un cojinete roto.

Heyam Dukham Anagatam

"Los dolores que están por venir pueden ser, y deben ser, prevenidos".

Esta frase en sánscrito es uno de los Yoga Sutras de Patañjali, codificado hace casi 2200 años. Este axioma aconseja que la práctica de asanas no debe ser la causa del trauma, sino que debe ser protectora y preventiva de lesiones. Este edicto y los principios rectores de Yama y Niyama (descritos en el Capítulo 3) establecen las reglas básicas para la práctica segura e integrada del yoga.

La alineación no es un "estilo" de yoga

El término "basado en la alineación" se usa a menudo e intenta describir un estilo de yoga distinto de otros enfoques. Sin embargo, el uso de este término es erróneo. La alineación no es un estilo único ni pertenece a una tradición específica. Es una herramienta fundamental esencial en todos los enfoques de la práctica de asanas. Todas las asanas en todas las tradiciones requieren una base firme y un cuerpo integrado y alineado con precisión. Los principios de alineación o cualquier señal específica utilizada para instruirlos no están reservados para un tipo particular de práctica, sino que se aplican a todas las formas que toma una postura de yoga.

Los estudiantes tienen muchas razones para practicar yoga. Algunos desean mejorar su flexibilidad. Otros desean aumentar la fuerza central y la resistencia. Algunos yoguis disfrutan de la gracia física que ayuda a cultivar mientras reducen las maquinaciones (malestares) que pueden agitar una práctica de meditación sentada. La capacidad y el control de la respiración pueden ser otro objetivo valioso. El yoga aumenta el flujo sanguíneo, mejora la función de los órganos y la desintoxicación del cuerpo, lo que lo convierte en un enfoque invaluable para aumentar la vitalidad y la longevidad.

El yoga aumenta el flujo sanguíneo, mejora la función de los órganos y la desintoxicación del cuerpo, lo que lo convierte en un enfoque invaluable para aumentar la vitalidad y la longevidad.

La práctica del yoga también es una oportunidad para pasar una hora o dos cada día administrando una forma hábil de terapia para las lesiones existentes o para prevenir las posibles. Para que sea eficaz, se requiere dedicación a la aplicación de la alineación en asana.

Ciertamente, los estudiantes deben elegir cualquier estilo de práctica que les atraiga. En teoría, cualquier pose en cualquier tradición se puede realizar correctamente. La responsabilidad de la beca es aprender y desarrollar las habilidades adecuadas para una práctica auspiciosa. Una práctica exitosa se enfoca en la intención aplicada y no en el logro de una apariencia final perfecta para una pose.

> Para algunos estudiantes su "fuerza" es su fuerza física. Para otros, su "fuerte" es la flexibilidad
> El objetivo no es diseñar una práctica que explote excesivamente uno sobre el otro

Las Tres R para evitar en asana: alcanzar, redondear, rodar

Estos movimientos que ocurren normalmente, particularmente cuando se inicia una asana, pueden parecer naturales e inofensivos pero, desafortunadamente, deterioran la mecánica del cuerpo y causan lesiones si continúan hasta la postura final.

- Alcanzar: en su lugar, deslice las extremidades hacia el centro; pasar primero de las estructuras centrales menos móviles.
- Redondeo: una columna redondeada es menos móvil, más débil y compromete la mecánica de la cadera y el hombro.
- Rodar: rodar el hombro hacia adelante restringe la movilidad y puede causar lesiones en el manguito de los rotadores.

Los principios más básicos y esenciales de la alineación

Si el tiempo es limitado en un entorno de clase regular, estos principios básicos se pueden instruir y aplicar. Ofrecen refinamiento y seguridad inmediatos en todos los niveles de la práctica. Todos los siguientes principios se ampliarán en detalle a lo largo del libro.

El pecho está en la parte delantera del cuerpo y los hombros en la espalda

El tórax se expande hacia delante. Las clavículas se alargan lateralmente. Las cabezas internas de los huesos del brazo se deslizan hacia atrás. Los bordes laterales de los hombros, ubicados en la parte posterior de la pared interior de la axila, se deslizan hacia la columna vertebral.

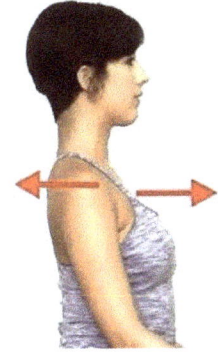

Los hombros se alinean entre sí

Las caderas se alinean entre sí. Ni el hombro ni la cadera se elevan más ni se desplazan hacia adelante o hacia atrás en relación con el otro.

Los brazos se alinean con los hombros. Las piernas se alinean con las caderas

Los brazos se unen a los omóplatos en la parte posterior del cuerpo y funcionan como estructuras de la parte posterior del cuerpo. Cuando los brazos se levantan hacia adelante, las cabezas humerales se deslizan hacia atrás en sus articulaciones. Los brazos se levantan tirando de los músculos debajo de las axilas hacia abajo y hacia la espalda.

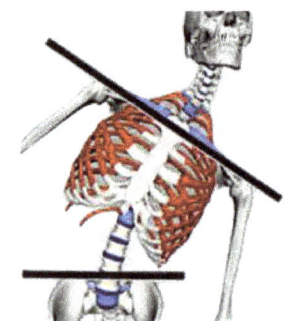

Las piernas se alinean con las articulaciones de la cadera, los huesos púbicos. Las cabezas femorales se deslizan hacia atrás en las elcavidades de la cadera en cada pose y movimiento.

Los giros ocurren en la columna, no en los hombros o las caderas

Los giros no tienen lugar en los hombros altamente flexibles. Los giros no compensan la alineación de las caderas. La pelvis permanece cuadrada y las caderas alineadas entre sí mientras la columna se retuerce, comenzando desde su sección menos móvil.

Cada pose tiene solo una base de cadera posible: Abierta o Cerrada

Las caderas, las piernas y los pies en ángulo recto con la parte delantera de la colchoneta o con los lados. Todas las asanas primero establecen una base clara, ya sea abierta o cerrada.

Mantener un Eje Central recto y alineado

El núcleo del cuerpo es su mismo centro, tanto de adelante hacia atrás (plano sagital) como de lado a lado (plano coronal). Las curvas de la columna se equilibran a lo largo del eje central. Los Bandhas y los diafragmas se orientan hacia el eje central.

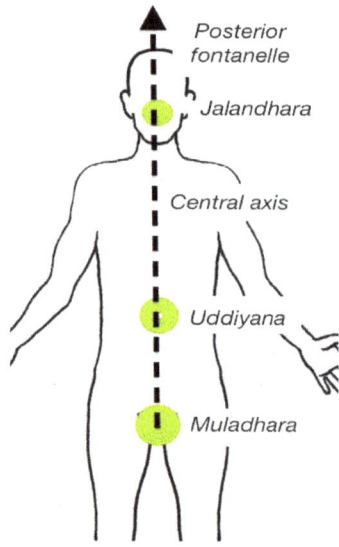

Al entrar o salir de una asana, el cuerpo puede, a veces, estar desalineado. Esto se corrige a medida que la postura avanza hacia su posición final. Por ejemplo: al atar los brazos, un hombro puede rodar inicialmente hacia adelante del otro para atar, pero después de eso, los hombros se vuelven a alinear entre sí.

La apariencia final de una asana no siempre muestra una alineación perfecta. Sin embargo, si se intenta una asana con la intención de moverse en las direcciones de la alineación correcta, se realiza bien.

Cuadrar las caderas

Aunque no es un término anatómico, "cuadrar" las caderas se usa comúnmente para describir la alineación de cada lado de la pelvis con el otro. Pueden mirar hacia adelante en asana de cadera cerrada o alinearse de lado a lado en asana de cadera abierta. Permanecen horizontales entre sí, incluso cuando cambia la orientación de la cadera.

Resumen de los principios de alineación e integración del Capítulo 5

- Alineación Integrativa: establece la posición de cada parte del cuerpo para una función ideal. Cada parte se integra en un cuerpo completo coordinado, unificado y funcional
- El movimiento frente a la estabilidad son los dos estados que el cuerpo hace malabarismos en todo momento
- Interdependencia: cada región del cuerpo se alinea de forma independiente pero permanece integrada con todas las demás partes
- Tadāsana (Mountain Pose) contiene todos los principios de alineación necesarios para todas las demás posturas
- Alineación Integrativa: establece la posición de cada parte del cuerpo para una función ideal. Cada parte se integra en un cuerpo completo coordinado, unificado y funcional
- El movimiento frente a la estabilidad son los dos estados que el cuerpo hace malabarismos en todo momento
- Interdependencia: cada región del cuerpo se alinea de forma independiente pero permanece integrada con todas las demás partes
- **Tadāsana** (Mountain Pose) contiene todos los principios de alineación necesarios para todas las demás posturas
- El arte de la práctica es determinar cuándo profundizar en una pose y cuándo retroceder
- Iniciar el movimiento desde las regiones de menor movilidad. Comience con las regiones menos móviles y continúe hasta que participen las más móviles
- Los giros ocurren en la columna vertebral; no los hombros o las caderas
- Hipermovilidad: Una articulación que se mueve más allá de su rango de movimiento diseñado; es fácilmente sujeto a lesiones
- Convexa vs. cóncava: las curvas rectas son más móviles pero menos estables y menos fuertes. Las curvas cóncavas y comprimidas son menos flexibles pero sus músculos son más eficientes y fuertes. Las curvas que son demasiado profundas pueden comprimir los discos y los nervios espinales. Alargue la curva cóncava y contraiga el lado convexo al moverse desde la columna
- Los músculos más cortos tienen más fuerza y son más eficientes que los músculos más largos, pero menos flexibles
- Los músculos envejecidos se acortan para aumentar su eficiencia general
- La periferia del cuerpo se mueve más rápido que el centro
- Muévase desde el núcleo para un movimiento integrado
- Los huesos se aproximan, los músculos se extienden
- La forma más eficiente y segura de estirar o contraer un músculo es iniciar la acción desde el vientre del músculo, no desde el tendón o los ligamentos. Continúe estirando extendiéndose hacia afuera desde el vientre del músculo y hacia sus inserciones tendinosas
- El espacio parafisiológico es el microespacio natural en las articulaciones sinoviales; permite que la lubricación y la movilidad de las articulaciones se produzcan sin compresión
- Las articulaciones funcionan de manera más segura y completa cuando están centradas y alineadas a lo largo de su eje central

- *Contracción excéntrica*, estirarse mientras se contrae, es una valiosa herramienta terapéutica
- La cualidad de Samasthiti: igual longitud, tensión y equilibrio a lo largo de cada superficie corporal opuesta
- Samisthiti se establece en cada postura
- Fortalecer y comprometer los músculos de la parte superior de la espalda con más intención de encontrar Samasthiti
- Los músculos de la pantorrilla son un 30% más fuertes que la musculatura de la espinilla frontal y lateral. Presione a través de los talones internos y levante los dedos externos para fortalecer los músculos frontales y laterales de la espinilla
- Practicar yoga como un mono que se balancea desarrolla músculos más fuertes en la parte superior de la espalda. Evite dominar asana de la musculatura del pecho que abraza al oso
- Controlar el movimiento de una articulación desde todas las direcciones posibles de forma equilibrada e integrada
- Heyam Dukham Anagatam: El yoga puede prevenir el dolor y las lesiones
- La alineación no es un "estilo" de yoga, sino fundamental para cada estilo y tradición
- Caderas cuadradas tanto horizontal como verticalmente

> La alineación es la intención y la comprensión de la acción que el estudiante debe realizar
> No se trata de conseguir una apariencia exterior

6 La forma sigue la función

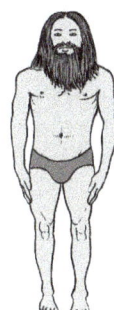
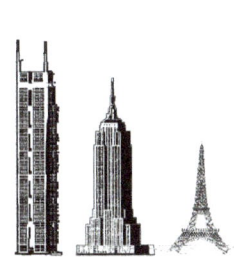

Los campos de la biología, la arquitectura y la ingeniería defienden el dicho del siglo XIX de que "la forma sigue a la función".[1] Afirma que las cosas se ven como se ven debido a lo que hacen. Un impulsor principal de cómo la forma toma forma es la predilección de la naturaleza por la eficiencia. Nuestra forma humana es el resultado impredecible de innumerables adaptaciones, muchas de las cuales se esfuerzan por lograr un diseño eficiente y efectivo, incluso si a primera vista pueden parecer contrarias a la intuición. Pero, de hecho, una buena alineación es una indicación instintiva de vitalidad e incluso atractivo. ¡La mala alineación postural puede haber señalado tanto a los antiguos depredadores como a los procreadores potenciales el valor de un individuo para ir adelante y multiplicarse o ser la comida de esa tarde!

Yoga asana puede tomar innumerables formas. Muchos son arbitrarios. Muchos son el comienzo de actividades rituales, adquiriendo nombres que son mitológicos, simbólicos o de otro origen que el humano: piense en Pez o Camello. La apariencia externa de muchas asanas no expresa inmediatamente una alineación postural auspiciosa.

Nuestro pensamiento necesita ser cambiado. En lugar de que el cuerpo se adapte al nombre de la asana, la asana necesita adaptarse al cuerpo. La función, nuestra anatomía y la mecánica postural determinan la profundidad, el diseño y la apariencia de cada asana. La práctica de asanas nunca debe obligar al cuerpo a operar en contra de las limitaciones de nuestra anatomía. Los individuos tienen su propia capacidad en flexibilidad o fuerza. Si la forma de su asana sigue su función, sobresaldrán mucho más y sin lesiones.

Forma vs. Función (también llamada Acción)

El proverbio, "lo que está dentro es lo que cuenta" es apropiado para la práctica del yoga. No es la forma exterior o la apariencia de una asana lo que la hace refinada y segura. En cambio, el valor de asana se logra aplicando correctamente nuestra anatomía interna y funciones fisiológicas, o lo que simplemente se puede llamar "acciones".

Las formas externas de asana a menudo son poses estilizadas transmitidas a través de una tradición yóguica o, a veces, simplemente por la preferencia personal de un maestro. Sin embargo, las acciones internas de una pose no varían según el estilo o la elección. Las acciones internas son principios de alineación bien definidos y consistentes con la mecánica corporal.

> El cuerpo no se adapta a la pose; la pose se adapta al cuerpo

Es posible que todas las asanas imaginables se realicen de manera segura. Sin embargo, cuanto más se desvía la forma de la función anatómica subyacente, mayor es la probabilidad de lesión. Cuanto más se acerquen la forma y la acción, más asanas terapéuticas quedarán. Con ese razonamiento, la terapia de yoga se administra más fácilmente mediante el uso de formas básicas de asanas.

Esta conciencia destaca una responsabilidad fundamental de la enseñanza del yoga: no causar daño. El enfoque de las instrucciones debe cambiar de simplemente describir la forma de la pose a una que enseñe desde un punto de vista mecánico basado en la acción. Si la forma de una asana avanza o se desvía más allá de ser fácil de mantener, anatómicamente alineada, las instrucciones y las indicaciones deben ser precisas y exigentes.

Este libro proporciona orientación tanto a estudiantes como a profesores y las herramientas necesarias para alinear las posturas con precisión. Gran parte de la información utiliza nuevas investigaciones de la fisiología del ejercicio y la biomecánica que no se desarrollaron cuando el yoga apareció por primera vez en la escena cultural actual. Aunque los primeros principios védicos contienen mucha brillantez, los aspectos físicos de las asanas de yoga son relativamente nuevos.

Tejidos estructurales

Aparte de los músculos, los tejidos estructurales del cuerpo se componen principalmente de una clase de material orgánico llamado tejido conectivo. El tejido conectivo toma muchas formas, cada una diseñada para cumplir un conjunto específico de funciones. El hueso, por ejemplo, se forma a partir de tejido conectivo. El hueso debe ser rígido y firme para proporcionar un marco estable sobre el cual se suspenda el cuerpo humano. Dado que este marco rígido también debe ser móvil, son necesarias las articulaciones entre los huesos. Para permitir que las articulaciones funcionen, se tuvo que desarrollar otra forma especializada de tejido conectivo, los ligamentos. La anatomía y fisiología de los diversos tejidos conectivos se revisarán en los cuatro capítulos que siguen a este.

Conceptos básicos de estiramiento

A menudo se piensa que el estiramiento es función exclusiva del tejido muscular. Otros tejidos estructurales también juegan un papel importante. Comprender la capacidad de estos diferentes componentes y cómo utilizarlos permite que la flexibilidad se desarrolle de manera efectiva y sin lesiones.

El siguiente cuadro ilustra que el tejido muscular se estira más fácilmente. El tejido muscular, sin embargo, está rodeado por miofascia, que forma una manga rica en colágeno de tejido conectivo que envuelve y une cada hebra de músculo, desde las fibrillas más pequeñas hasta las fibras más grandes. La miofascia puede estirarse con seguridad hasta solo el 10% de su longitud en reposo, considerablemente menos que el potencial de casi el 200% del tejido muscular.

La *miofascia* es el factor limitante en el estiramiento. Las lesiones causadas por estiramiento excesivo y que a menudo se supone que son el resultado de un traumatismo muscular, tienen más probabilidades de ser lesiones en la miofascia.[2]

Los tendones anclan los músculos a los huesos. Compuestos principalmente de colágeno, los tendones son cables gruesos e inflexibles que transfieren el poder de las contracciones musculares a través de las articulaciones. Al igual que con la miofascia, los tendones no están diseñados para estirarse. Pueden estirarse con seguridad solo el 4% donde se adhieren a los huesos y el 8% donde se unen con el músculo. En la práctica del yoga, el estiramiento excesivo de los tendones es una lesión común, conocida como tendinitis.

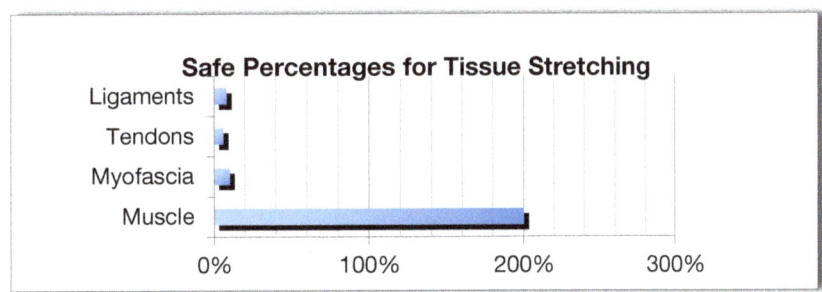

El tejido del ligamento tampoco se estira en un grado significativo. Los ligamentos deben proporcionar estabilidad a las articulaciones, uniendo hueso con hueso. Mantienen las articulaciones alineadas y evitan movimientos aberrantes. Pero los ligamentos también deben permitir la movilidad y rangos completos de movimiento articular. Para hacerlo, han desarrollado una estrategia para permitir tanto la estabilidad como la movilidad. La fisiología del tejido del ligamento se explora en el Capítulo 8.

Diafragmas

Se considera que una estructura es un diafragma si, como un trampolín, está suspendida, sin estar completamente en contacto con sus estructuras subyacentes. Los diafragmas se componen de una malla de músculo y tejido conectivo. Las cavidades (espacios) a menudo están presentes por encima o por debajo de ellos. El más conocido es el diafragma torácico. Es el músculo principal de la respiración. Separa las cavidades torácica y abdominal. Otros tejidos que funcionan como un diafragma son la fascia plantar, el perineo, el paladar blando, la fascia de la palma de las manos y los tímpanos. Cuando el cuerpo está alineado e integrado, los tejidos diafragmáticos no soportan un peso significativo y mantienen una tensión mínima y constante.

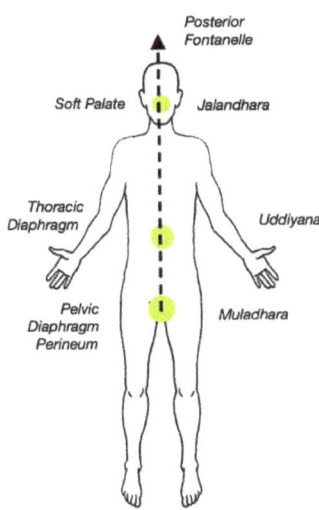

En la práctica del yoga, los diafragmas se corresponden con los bandhas; lugares donde se concentra la energía pránica. Se cree que la energía pránica se transmite a través de los diafragmas, vibrando como las membranas auditivas de un altavoz de alta fidelidad.

Se cree que las palmas de las manos y las plantas de los pies, con sus cualidades de diafragma, son sitios por donde entra y sale Prana del cuerpo. Más detalles sobre los Bandhas se presentan en los Capítulos 14 y 29.

Algunos estudiantes pueden descartar los Bandhas por ser demasiado "esotéricos". Usar el término es innecesario pero, como se demostrará, juegan un papel vital y fisiológico en la alineación y la mecánica postural.

Los diafragmas y Bandhas se alinean con el eje central

Junto con sus diafragmas correspondientes, tres bandhas principales están ubicados a lo largo del Eje Central del cuerpo. Cuando los diafragmas se activan muscularmente, también se activan sus bandhas asociados. A medida que los diafragmas se alinean y elevan, la banda se eleva enérgicamente, impulsando a Prana hacia arriba y eventualmente saliendo a través de la fontanela posterior, ubicada en la parte superior/posterior del cráneo.

- Suelo pélvico (perineo)   Mula Bandha
- Dafragma torácico   Uddiyana Bandha
- Paladar blando (techo flotante de la boca)   Jalandhara Bandha

Fundamentos de las curvas de la columna

La postura de la montaña se considera la postura neutral y predeterminada del cuerpo. La cantidad de curva que exhibe la columna vertebral en su postura neutral es el resultado tanto de la genética como de los intentos del cuerpo de adaptarse al estrés de la vida, los hábitos y las lesiones. Las curvas de la columna no son estáticas. Cambian constantemente para adaptarse a los movimientos y posiciones cambiantes del cuerpo. Los cambios en la profundidad de las curvas afectan directamente el equilibrio entre movilidad y estabilidad en la columna.

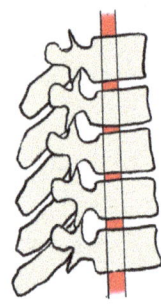

Curva plana

Mayor movilidad - menos estable - menos apoyo

Curva profunda

Menos móvil - más estable - más comprimido

Algunos yoguis tienen naturalmente la columna vertebral más recta que el promedio y tienen curvas más planas. Las espinas dorsales más rectas tienen una mayor flexibilidad, pero son más inestables y, a menudo, hipermóviles. Para compensar la inestabilidad, las curvas opuestas en otras partes de la columna a menudo se profundizan. Un ejemplo es la profundización de la curva lumbar para compensar el efecto de una curva torácica superior plana para permitir una columna vertebral más resistente.

Esta compensación en la asana de flexión hacia atrás puede causar, sin saberlo, una compresión del disco lumbar.

Algunos estudiantes con una curva lumbar plana creen falsamente que su columna es rígida e inflexible. Pero, de hecho, cuando la columna lumbar es plana, a menudo es demasiado flexible. Esta confusión se puede resolver cuando, en la clásica secuencia Gato-Vaca, el yogui puede cambiar fácilmente su curva de plana a profunda. Si es así, la rigidez que experimentan no es causada por una pérdida de movilidad real de la columna, sino por la debilidad y el estiramiento excesivo de los músculos de la parte inferior de la espalda que normalmente acompañan a una columna lumbar aplanada.

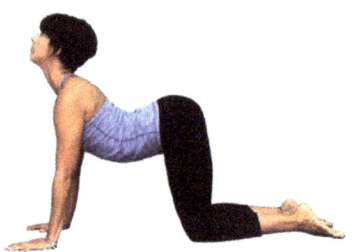

Postura del Gato

Latigazo

Una lesión traumática que sacude con fuerza la cabeza hacia adelante y hacia atrás puede hacer que la curva cervical se aplane o incluso se invierta, lo que hace que se vuelva inestable e hipermóvil. Los espasmos musculares severos que acompañan a las lesiones por latigazo cervical son el intento del cuerpo de reforzar mejor el cuello, que es incapaz de sostener la cabeza sin ayuda. La hipermovilidad, traumática o adquirida habitualmente, aumenta el riesgo de daño debilitante a los discos y nervios espinales cervicales.

Confusión sobre la función de curva

Cuando una caña de pescar se dobla, su extremo distante está más cerca y es más fácil alcanzarlo. Lo primero que se podría pensar es que el poste se vuelve más flexible cuando se redondea. Lo que realmente sucede es que cuando el poste se dobla, se vuelve más rígido y menos flexible, aumentando su energía potencial. A medida que el polo se endereza, libera energía cinética, que se utiliza para atraer al pez.

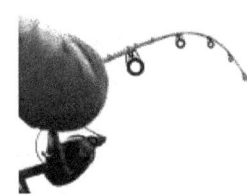

Cuando está completamente recto, el bamboleo del poste demuestra total flexibilidad y un estado de energía neutral. Una confusión similar surge con las curvas de la columna y su energía mecánica. En los pliegues hacia adelante, redondear la curva de la parte superior de la espalda podría permitir a los estudiantes llegar más fácilmente al suelo, pero se reduce la flexibilidad de la columna torácica. Un alcance más profundo de la mano puede ser sólo el resultado de hombros desalineados y redondeados hacia adelante. La curva lumbar se aplana en una postura inclinada hacia adelante. Esto aumenta la movilidad pero estira demasiado y debilita los ligamentos y músculos. Si la curva lumbar se ve obligada a aplanarse con regularidad, las vértebras se vuelven hipermóviles e inestables. Los músculos de soporte se estiran, debilitan y son propensos a sufrir espasmos. Los patrones de disfunción pueden ascender en cascada por la columna y crear compensaciones no deseadas. Si esto es habitual, se producirá una degeneración estructural, transformando la columna lumbar de hiperlaxitud a hipolaxitud como resultado de condiciones de desgaste como la *osteoartritis*, la *espondilitis anquilosante* y la *estenosis* espinal.

El envejecimiento afectará la columna vertebral y sus curvas. Algunas personas parecen encogerse. Esto refleja un patrón común: la curva cervical se profundiza, la curva torácica se redondea y la curva lumbar se aplana. Esto puede ir acompañado de múltiples fracturas y vértebras colapsadas. Los músculos a lo largo del lado convexo de la curva se debilitan. La degeneración espinal es el intento del cuerpo de proteger y reducir el daño al delicado sistema nervioso.

Una columna inferior plana reduce la estabilidad en la parte inferior de la espalda. Las posturas de extensión son esenciales para el yogui que envejece. Fortalecen los músculos de la parte superior de la espalda. El aumento de la fuerza abdominal, logrado en la posición completa y especialmente en la mitad del barco, **Navāsana**, ayuda a estabilizar la columna lumbar.

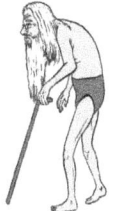

Para la mayoría de las condiciones que causan cambios estructurales, el yoga es una valiosa ayuda para la rehabilitación. Los estudiantes mayores se benefician de todos los esfuerzos de alineación y del uso de poses ondulantes, incluso si al principio parecen frustrantes o ineficaces.

Utkatāsana (Postura de la silla) y **Asthangāsana** (Rodillas-Pecho-Barbilla) mejoran de manera efectiva todas las curvas de la columna. El compromiso de Bandha juega un papel importante en estas asanas. Además, las cabezas humerales se deslizan profundamente en las articulaciones de los hombros y el tórax presiona hacia delante. El ombligo se desiliza hacia adentro. Cómo involucrar a los Bandhas y los detalles sobre el envejecimiento de la columna en los Capítulos 24, 25, 29.

Manejo de las curvas de la columna en la práctica de asanas

Los humanos tienen un estilo de vida frontal. Además de sentarse en sillas, a menudo mal, la columna se adapta a hábitos posturales inferiores. La pelvis se inclinará hacia atrás, lo que hará que la curva lumbar se aplane y la curva torácica se redondee. Redondear la parte superior de la espalda aumenta la fuerza y la eficiencia en la parte delantera superior del cuerpo y debilita los músculos de la parte superior de la espalda.

La parte superior de la espalda no debe redondearse en posturas alineadas. En cambio, la columna torácica se alarga y los hombros permanecen sobre la espalda del cuerpo.

La primera directiva en asana es establecer una base estable. A partir de ahí, la columna se alarga longitudinalmente, aumentando ligeramente el espacio entre las vértebras, lo que reduce la compresión y aumenta la movilidad. La columna continúa alargándose mientras se profundiza en asana. Una vez alcanzada la posición deseada, cesa el alargamiento y las curvas de la columna se profundizan ligeramente, volviendo a una posición neutra.

En las posturas que implican soportar peso, las curvas pueden continuar profundizándose más allá de lo neutral para brindar estabilidad adicional. Si las curvas de la columna no se profundizan sino que permanecen alargadas y planas durante el levantamiento de objetos pesados, es fácil que se produzcan lesiones. Los detalles sobre la mecánica espinal se presentan en los capítulos 24, 25, 28.

Cuando la columna torácica se redondea, su movilidad, ya limitada por su anatomía, se reduce considerablemente. Esta posición obliga a los hombros a redondearse también hacia adelante, lo que inhibe su rango completo de movimiento. Esto aumenta la probabilidad de lesiones, especialmente en el manguito de los rotadores. Los estudiantes asumen erróneamente que tienen los hombros "apretados" cuando el problema real es la inmovilidad de la columna torácica superior.

Los efectos fisiológicos de redondeadoLos hombros son significativos: el pecho se colapsa y la respiración completa se ve disminuida. La tensión vascular aumenta en los principales vasos sanguíneos del tórax, el cuello y el corazón. La amplia base para la cabeza y el cuello creada por la cintura escapular se estrecha y se inclina hacia delante. Los bandhas y diafragmas de la región no pueden alinearse a lo largo del Eje Central del cuerpo.

Paschimottanāsana   Sentado Plegado hacia delante

La acción principal en todas las asanas de plegado hacia adelante es la flexión de la articulación de la cadera. No es flexión de la columna ni estiramiento de las manos hacia los pies. En pliegue hacia adelante, el torso mantiene la alineación de Mountain Pose durante el mayor tiempo posible con todas sus curvas naturales y neutrales intactas. La columna se alarga activamente mientras la postura se profundiza. Las clavículas se ensanchan y el pecho se presiona hacia adelante. Después de que las caderas se hayan flexionado por completo, generalmente determinada por la flexibilidad de los isquiotibiales, el torso puede soltarse suavemente hacia los muslos mientras continúa presionando el tórax hacia adelante y alargando la columna torácica. Una vez que se alcanza el pliegue máximo hacia adelante sin que la parte superior de la espalda se redondee o la parte inferior de la espalda se aplane, la postura puede liberarse de manera segura a su forma final clásica al "entregar" toda la tensión muscular, sin tratar de mantener las curvas.

La flexibilidad limitada de los músculos isquiotibiales es un desafío predominante en las posturas de plegado hacia adelante. La tensión de los isquiotibiales restringe la inclinación hacia adelante de la pelvis, lo que limita la formación de la curva lumbar. Con inflexibilidad de los isquiotibiales, o si hay condiciones artríticas en la columna vertebral, es mejor permanecer erguido y mantener cierto grado de curva mientras se salta la posición de rendición final. Intentar doblar profundamente con la espalda redondeada puede dañar los isquiotibiales o la columna vertebral.

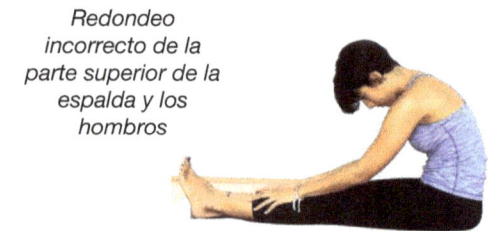

Redondeo incorrecto de la parte superior de la espalda y los hombros

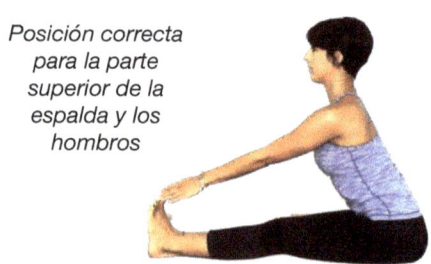

Posición correcta para la parte superior de la espalda y los hombros

7 Anatomía y fisiología Tejido conectivo

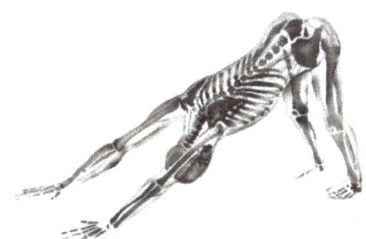

Conoce tu medio

Todo artesano o diseñador involucrado en procesos creativos recopila un amplio conocimiento de los materiales e instrumentos que utiliza en su trabajo. Las tolerancias y compatibilidades de los materiales deben entenderse bien para cambiar lo informe en expresiones de belleza orgánica. Esto también es cierto en el arte del yoga. El conocimiento de la anatomía y la fisiología cultiva la sabiduría que reside en el núcleo de una práctica magistral de asana.

El componente más básico de todas las estructuras del cuerpo es el tejido conectivo. Comprender su naturaleza estructural y mecánica tiene una aplicación directa a los principios de alineación del yoga.

La vida comienza sin forma como un agregado de tejido conectivo embrionario. Nuestro cuerpo emerge de una sopa espesa y primordial, cubierta por los elementos inceptivos del tejido conectivo, muy parecido a cómo se imagina una criatura del pantano de ciencia ficción, empapada de savia y algas. A lo largo de nuestro desarrollo y continuando durante toda la vida, el tejido conectivo rodea y se adhiere a cada estructura del cuerpo. Cubre cada vaso, órgano, hueso y músculo, formando un capullo contiguo de pies a cabeza. El tejido conectivo entreteje las fibras musculares en el hueso de manera tan completa que una contracción muscular severa a menudo fractura el hueso antes de liberar el tendón del músculo.

Los ligamentos y los tendones, el cartílago y el hueso, la miofascia y la fascia, y la piel son todos tejidos conectivos. El músculo es una clase distinta y separada de tejido y no se considera tejido conectivo, aunque los componentes del tejido conectivo están completamente entretejidos en su estructura general.[1]

Componentes del tejido conectivo

El tejido conectivo se compone de tres elementos primarios: células, fibras y sustancia fundamental. El porcentaje de cada uno de estos elementos en el tejido determina su tipo y su función.

Sustancia del suelo
- Agua
- Azúcares
- Proteínas

Células
- fibroblastos
- Células inmunes
- Células grasas

Fibras
- Fibras de colágeno [2]
  - Tendones tipo 1
  - Cartílago tipo 2
  - Hueso tipo 3
  - Tipo 4 Lámina muscular/membrana celular
- fibras de elastina
- fibras reticulares

Los minerales se infiltran en la matriz del tejido conjuntivo. El tipo y la concentración aportan distintas cualidades al tejido, transformándolo en estructuras únicas, como cartílago o hueso.

Sustancia del suelo

La sustancia fundamental es un gel acuoso similar al pegamento que forma la estructura base de todos los conectivos tejido. Actúa como una red difusa y pegajosa que sostiene y sostiene los otros componentes del tejido conectivo. Es una suspensión viscosa compuesta principalmente de agua y compuestos de proteína y azúcar llamados proteoglicanos y glicosaminoglicanos. La sustancia fundamental es 85% agua en los tejidos infantiles pero se reduce a 70% en los adultos, perdiendo constantemente el contenido de agua con el envejecimiento. El tejido conectivo tiene un suministro de sangre limitado y depende de la naturaleza acuosa y viscosa de la sustancia fundamental para funcionar como un sistema circulatorio primitivo que transporta los nutrientes necesarios. También funciona como un sistema nervioso rudimentario, proporcionando una extensa red de comunicación electroquímica a través de todos los tejidos del cuerpo. [3]

La vaina miofascial que rodea cada fibra muscular se compone de tejido conectivo. La sustancia fundamental recubre abundantemente las superficies internas de la miofascia para proporcionar lubricación para la movilidad muscular. Cuanto mayor sea la cantidad de sustancia fundamental en el tejido conectivo, más flexible será.

Fibras de tejido conectivo

Fibras de colágeno

El colágeno es la proteína más abundante en el cuerpo. Existe en concentraciones muy altas en el tejido conectivo. Las fibras de proteína de colágeno proporcionan una gran resistencia a la tracción, pero no pueden estirarse de manera significativa. Los componentes básicos del colágeno son dos aminoácidos, prolina y glicina. Estas proteínas se unen para formar largas cadenas que se envuelven en forma de triple hélice. Las fibras de colágeno son ásperas, con hebras pequeñas y sueltas.

Las proyecciones en forma de gancho llegan a las fibras circundantes y se entrecruzan con ellas; así es como se inhibe el estiramiento. Este diseño contrasta con el tejido muscular que se compone de un mecanismo de enlace cruzado diseñado con tensiones más suaves que impulsan las fibras para promover el movimiento, no para limitarlo.

Para ser poderosa, similar a un cable y resistente a la tracción (resistente al estiramiento), la fibra de colágeno promedio puede estirarse no más del 10% más allá de su longitud en reposo antes de romperse y rasgarse. El colágeno también se daña si se comprime, riza o dobla repetidamente. Una vez estirado y desgarrado, los cambios en la longitud del colágeno son permanentes. Las arrugas de nuestra piel son un ejemplo de estiramiento permanente del colágeno.

Aún así, muchas estructuras basadas en colágeno requieren flexibilidad en su función. Para lograr esto, tejidos como los ligamentos se envuelven estratégicamente alrededor de sus articulaciones y microplisados: un proceso microscópico de plegado y desplegado en ubicaciones prediseñadas. Estas características de diseño crean un "pseudo-estiramiento" que no daña las fibras de colágeno. En el Capítulo 8 se presentan más detalles sobre la fisiología de los ligamentos.

Hay cuatro tipos principales de colágeno, aunque se han identificado al menos dieciséis. La mayoría solo estira el 10% de su longitud en reposo sin romperse. Uno de los oscuros tipos de colágeno es significativamente más elástico que los demás. Una persona que herede un alto porcentaje de este tipo de colágeno tendrá más flexibilidad que la norma y quizás pueda exhibir habilidades de tipo contorsionista.[4]

Fibras de elastina

La elastina es una proteína similar a un resorte que retrocede compuesta de fibras elásticas. Mientras que las fibras de colágeno hacen que el tejido conectivo sea rígido e inflexible, la elastina aporta un grado de elasticidad al tejido conectivo. La elastina o elasticina (después de la pubertad) se encuentra en estructuras como la piel, la linfa, los vasos sanguíneos, el corazón, los pulmones, los intestinos, los tendones y los ligamentos, y en los músculos.

Las fibras de elastina pueden alargarse hasta 1,5 veces su longitud y volver a su tamaño y forma originales y hasta un 200 % antes de romperse. Las fibras de elastina son suaves con una configuración de doble hélice. En consecuencia, el músculo se forma principalmente a partir de fibras de elastina, distintivamente diferentes de sus vecinos de tejido conectivo.[5]

Fibras reticulares

Las fibras reticulares son hilos delgados y delicadamente tejidos que forman la malla suave que sostiene el tejido linfático y la médula ósea. En lugar de clasificarse por separado, a veces se clasifican junto con las fibras de colágeno tipo 3.

Fascia

Derivado del término latino para banda o vendaje, la fascia forma vainas de membrana resistente hechas de fibras de colágeno densamente empaquetadas. La fascia es el marco subyacente y el sistema de soporte para el cuerpo. Encierra y delinea los bordes alrededor de cada estructura dentro del cuerpo, desde los vasos más pequeños hasta los órganos y huesos más grandes.

El diseño envolvente de Fascia le permite transmitir y distribuir impulsos nerviosos y hacer circular nutrientes vitales a los tejidos locales.

Las fibras de colágeno en la fascia generalmente se organizan en dirección longitudinal, paralelas a las estructuras que envuelven. Este diseño proporciona un soporte estructural efectivo a todos los tejidos que rodean. La alta composición de colágeno en la fascia limita su capacidad de estirarse más allá del 10 % de su longitud en reposo.

En algunos lugares, la fascia puede ser horizontal o perpendicular a las estructuras circundantes, como en el diafragma torácico, el suelo pélvico, el paladar blando, las palmas de las manos y las plantas de los pies. En estos lugares, la fascia es una estructura más independiente y puede funcionar con una elasticidad similar a la de un trampolín.

Aún así, fascia tiene demasiada flexibilidad para soportar un peso significativo, proporcionando solo un grado moderado de apoyo.[6] Por ejemplo: la fascia plantar sostiene el pie, permitiéndole saltar y formar sus arcos. Si los huesos del pie se separan o si la musculatura intrínseca del pie se debilita, la fascia no puede soportar el peso adecuado. La fascia se estira demasiado y los arcos colapsan. Cuando la fascia se ve obligada a proporcionar cantidades excesivas de soporte estructural, se hincha, inflama o desgarra; lo que se llama fascitis plantar.

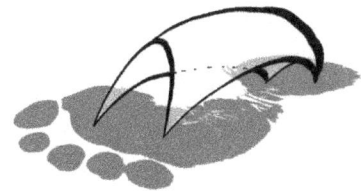

Miofascia

Un subgrupo de fascia, la miofascia se asocia específicamente con el tejido muscular. Comprende el 30% de la masa total de un músculo. Los filamentos musculares más pequeños, llamados fascículos, hasta los haces de fibras más grandes están todos envueltos en miofascia. La miofascia une las fibras musculares. Ayuda a difundir los impulsos de la contracción muscular y reduce la fricción que se acumula entre las fibras musculares.

En el centro del músculo, el vientre muscular, las fibras miofasciales están sueltas y dispuestas al azar. En los extremos del músculo, se vuelven progresivamente más densos, más apretados y más paralelos en su alineación. En los extremos cónicos de los músculos, las vainas de varias capas de la miofascia se unen en un tendón sin costuras.

Cuando un músculo se estira, el límite de su longitud está controlado por el alto contenido de colágeno contenido en las múltiples capas de la miofascia. La resistencia al colágeno genera más del 40 % de la resistencia general al estiramiento.[7]

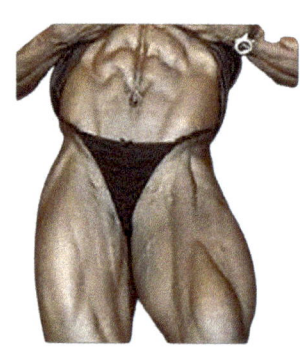

En los regímenes de levantamiento de pesas y fisicoculturismo, a medida que las fibras musculares se agrandan, sus vainas miofasciales las comprimen. Esto produce más definición pero reduce la flexibilidad general. Para rectificar la "ligadura muscular", un programa de estiramiento dedicado es una herramienta necesaria para el atleta.

Tendones

A medida que el músculo y la miofascia se estrechan hacia sus uniones óseas, las vainas miofasciales individuales que cubren cada una de las fibras musculares se unen para formar un cordón común o tendón. Los tendones son gruesos, fibrosos y con forma de cable. El alto porcentaje de fibras de colágeno densamente empaquetadas en los tendones proporciona una gran resistencia a la tracción (resistencia al estiramiento). Su función es anclar los músculos a los huesos y transferir el poder de contracción a través de la articulación. Cuando el músculo se contrae, el tendón tira y levanta el hueso.

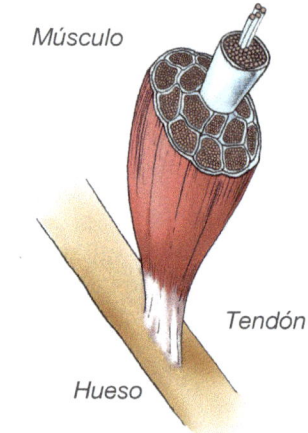

Elasticidad limitada del tendón es necesaria para el funcionamiento mecánico eficiente de la articulación. El rango de flexibilidad del tendón es del 8% donde el tendón se origina en el músculo y solo del 4% donde se une al hueso.

Tendinitis

Los tendones generalmente no están diseñados para estirarse más allá de su tolerancia limitada. Un pequeño número de fibras musculares migran hacia los extremos cónicos del tendón, proporcionando un tejido contráctil mínimo y una capacidad marginal para estirarse y contraerse. Esto proporciona fluidez en su relación con su músculo. El uso excesivo puede resultar fácilmente en tensión en el tendón. Si se estira demasiado, las mangas miofasciales que cubren el tendón se desgarran e inflaman, una condición común conocida como tendinitis.

Normalmente, las fibras musculares que se estrechan en las vainas de los tendones pueden deslizarse libremente, de forma similar a una pajilla de plástico cubierta holgadamente dentro de su envoltorio. Si los revestimientos de los tendones se inflaman o estiran demasiado, pueden rasgarse como un envoltorio de papel mojado y apelmazado.

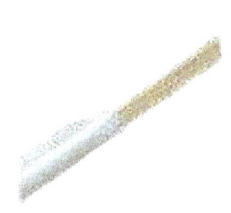

La inflamación prolongada o repetitiva o el desgarro extenso de un tendón harán que se estire demasiado y se afloje de forma permanente. Por lo general, provoca dolor con el uso, pierde eficiencia y es menos capaz de transferir energía. Esto hace que su músculo se debilite. Desafortunadamente, la tendinitis a menudo no se cura con toda su eficacia previa a la lesión, lo que resulta en una pérdida funcional permanente.

Los lanzadores de béisbol a menudo experimentan tendinitis en los brazos de lanzamiento, lo que provoca laxitud del tendón. Algunos se han sometido a un procedimiento quirúrgico que acorta el tendón para restaurar parte de su fuerza de tensión perdida.

Una terapia de yoga para la tendinitis es entablillar una correa apretada a través de un tendón lesionado. Esto simula una unión más cercana al músculo y reduce el tirón mecánico y la tensión en el tendón inflamado o desgarrado.

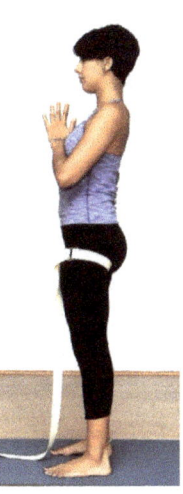

La crioterapia, el uso de hielo, reduce la inflamación. Es el primer paso para proteger el tendón del daño. Debido a que los microdesgarros reaparecen durante la rehabilitación, la terapia con hielo puede continuar mucho más allá de los primeros días.

Bursas

En algunas articulaciones, hay múltiples tendones musculares que se cruzan entre sí a corta distancia mientras ejercen poderosas fuerzas de diferentes vectores. Las bursas son una salida natural de la miofascia, llenas de un líquido similar al suero. Las bursas actúan como espaciadores entre los tendones individuales para reducir la fricción que se puede acumular entre los huesos y los tendones. Hay aproximadamente 150 bursas en todo el cuerpo, ubicadas en lugares de alta fricción y sometidos a esfuerzos mecánicos. Las bursas pueden inflamarse o dañarse por una tensión excesiva o por una desalineación de las articulaciones. La bursitis es una condición extremadamente dolorosa. El movimiento de la articulación afectada exacerba el dolor.

La bursitis responde a la terapia con hielo, que reduce la inflamación. La alineación conjunta también es muy importante. Cuando se alinea con precisión, la musculatura de la articulación se equilibra en el área lesionada, lo que permite que la bursa irritada se calme y finalmente se recupere. Cuando es grave, es posible que sea necesario aspirar el líquido.

Los principios de alineación integradora presentados en este libro son herramientas excelentes para el estudiante de yoga que sufre de bursitis. A menudo, la introducción de ligeros ajustes en la alineación de una articulación inflamada reducirá inmediatamente el dolor y mejorará la movilidad. Como con toda terapia de yoga, prestar cuidadosa atención al dolor y las acciones que reducirlo proporciona la mejor guía.

8 Anatomía y fisiología Ligamentos

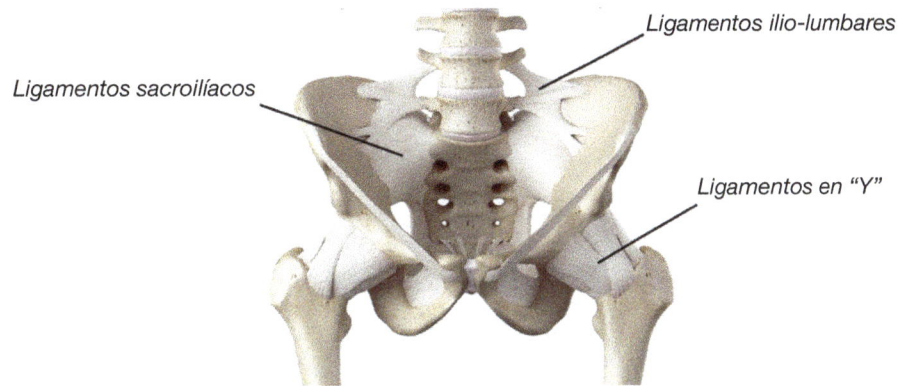

Ligamentos sacroilíacos
Ligamentos ilio-lumbares
Ligamentos en "Y"

En comparación con las imágenes animadas que representan nuestro esqueleto completamente articulado, nuestro marco real, desnudo hasta los huesos, si se deja desatendido, simplemente existiría como una pila aleatoria de huesos. Reensamblado, el esqueleto se une a través de un complejo sistema de articulaciones y palancas óseas, capaces tanto de movimiento como de estabilidad. Para coordinar con rapidez y fluidez entre estas dos demandas opuestas sobre las articulaciones, evolucionó un complejo sistema de ligamentos.

Los ligamentos esqueléticos son correas gruesas y fibrosas que unen hueso con hueso a través de las articulaciones. Están posicionados para permitir la estabilidad de las articulaciones al tiempo que permiten rangos de movimiento completos y seguros. Compuesto principalmente de fibras de colágeno, el ligamento promedio puede estirarse hasta aproximadamente el 8% de su longitud en reposo. Como se describe en el capítulo 7, las fibras de colágeno proporcionan a los ligamentos una excelente resistencia al estiramiento, pero que no perdonan cuando se estiran en exceso, se doblan o se doblan de manera inadecuada.

Acción de micro-plisado de los ligamentos

Para proporcionar flexibilidad o estabilidad sin dañar este tejido no elástico rico en colágeno, se construye una serie de pliegues extremadamente pequeños o micropliegues en el diseño de los ligamentos. Los pliegues son similares a las persianas de ventana tipo acordeón que permiten que los ligamentos se acorten o alarguen de forma segura, sin estirarse, plegándose o desplegándose en lugares predeterminados.

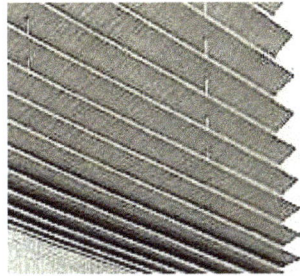

Sombra de ventana plisada

Los ligamentos se aflojan:	Flexión	Rotación Interna	Aducción
Los ligamentos se tensan:	Extensión	Rotación Externa	Anducción

Acción envolvente

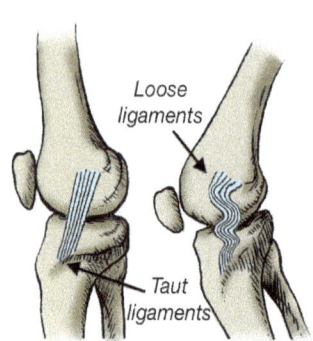

También a nivel "micro", los ligamentos enrolle y desenrolle al mismo tiempo que la acción de microplisado. Al enrollarse y envolverse más apretados, se tuercen firmemente alrededor de la junta, volviéndose tensos e inflexibles para brindar estabilidad. Desenrollar y desenvolver afloja la articulación para permitir la flexibilidad.

Cómo funciona la acción de los ligamentos

Cuando los ligamentos se micropliesan (doblan) y se desenvuelven, aflojan y sueltan la articulación para permitir el movimiento. Los ligamentos se aflojan cuando una articulación se mueve en tres direcciones: rotación interna, flexión y aducción. Cuanto más se engancha cada dirección, más flexible es la junta.

Cuando los ligamentos se desdoblan (desdoblan), se tensan y envuelven una articulación, produciendo estabilidad. El desplisado y la envoltura ocurren cuando las articulaciones se mueven en las direcciones de rotación externa, extensión y abducción.

Los movimientos articulares pueden ser gruesos (grandes) o mínimos con ambos efectuando los ligamentos. Los movimientos pueden ser acciones físicas, concéntricas. Otras veces, son solo acciones isométricas o excéntricas (tensión al estirar), que pueden ser percibidas como una intención "energética".

Este cuadro describe las direcciones del movimiento de las articulaciones que aflojan o tensan los ligamentos. Este cuadro se seguirá presentando a lo largo del libro. Ilustra cómo la anatomía y la fisiología influyen directamente en la mecánica corporal, vital para la práctica del yoga. Estas instrucciones específicas y sus efectos pueden ser inicialmente confusos; por favor revíselos a menudo!

Tomando el calor – Fricción

La fricción es creada por las fibras de colágeno del ligamento cuando se pliega y se despliega, lo que produce una cantidad considerable de calor. El calor ayuda a los ligamentos en la movilización articular cuando permanece dentro de las cantidades naturales. El calor puede ser inflamatorio y potencialmente puede dañar las superficies cartilaginosas de las articulaciones encapsuladas por los ligamentos. El calor es más beneficioso para el tejido muscular que para los ligamentos y sólo marginalmente útil para los tendones.

Cuanto mayor es el contenido de fibra de colágeno en un tejido, más calor se produce. Los ligamentos contienen un poco más de elastina que los tendones, lo que proporciona a los ligamentos más movimiento y menos acumulación de calor. Aunque la proporción de colágeno a elastina entre ligamentos y tendones es marginal, contribuye a una diferencia cualitativa crítica entre la fisiología articular y muscular.

Un poco hace mucho: fibras de elastina y flexibilidad

Pequeños aumentos en el número de fibras de elastina en los ligamentos producen un aumento significativo en la flexibilidad. La proporción de colágeno a elastina en un ligamento es consistente con las demandas mecánicas de las articulaciones que soporta. Ejemplos de ligamentos con alta elasticidad son las secciones cervicales del *ligamenta flavum* y el *ligamenta nuchae* ubicados a lo largo de la columna vertebral en el cuello y la parte superior de la espalda.

El alto contenido de elastina de estos ligamentos aumenta su capacidad de estiramiento hasta un 25 % de su longitud en reposo, notablemente más allá del 8 % de capacidad de estiramiento.los ligamentos normalmente se muestran.

En algunos animales de cuatro patas, como las vacas y los perros, estos dos ligamentos son grandes y están bien desarrollados para soportar el peso de la cabeza en una posición suspendida, mientras que su contenido de elastina permite un rango de movimiento mucho más amplio que el que requieren los humanos.

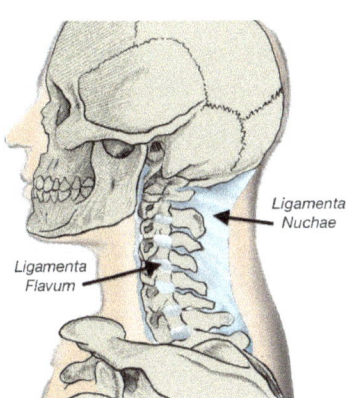

Por el contrario, los ligamentos colaterales de la rodilla tienen menos elastina y una elasticidad mínima. La movilidad se basa casi exclusivamente en la mecánica de envoltura y microplisado. La hiperextensión habitual de la rodilla estirará demasiado y debilitará los ligamentos. Las rodillas hinchadas crónicas también estiran demasiado los ligamentos y los debilitan permanentemente. Estas lesiones en los ligamentos reducen la cantidad de fibras de colágeno y dejan las fibras de elastina más intactas; y con eso, menos estabilidad a las articulaciones.

Las predisposiciones genéticas pueden alterar la proporción de colágeno a elastina. Ligeras diferencias afectan significativamente la flexibilidad. La relación entre la herencia y la flexibilidad es evidente, aunque no ha habido ninguna correlación científica concluyente en las diferencias raciales y la anatomía de los ligamentos.

Dos de tres es suficiente para el rendimiento de los ligamentos

En la expresión completa de **Virabhadrāsana Dos** (Guerrero Dos), la rodilla delantera se flexiona en un ángulo de 90°. Muchos estudiantes encuentran desafiante este aspecto del Guerrero Dos ya que los músculos de sus muslos se "queman" y se fatigan rápidamente. Para crear esta postura, la rodilla delantera está en flexión. La flexión afloja los ligamentos y no proporciona apoyo y los músculos deben trabajar más. La rodilla debe flexionarse o será una asana diferente. Sin embargo, existen otras dos direcciones de movimiento que pueden compensar y tensar los ligamentos para proporcionar la estabilidad necesaria: abducción y rotación externa. Para activar la abducción, pase la rótula sobre el lado del dedo pequeño del pie. Además, alinee la nalga externa con la rodilla externa. La rotación externa puede activarse isométricamente contrayendo la musculatura que corre a lo largo de la cara externa de la rodilla y la cadera.

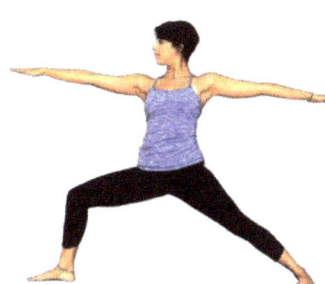
Virabhadrāsana Dos

En **Baddha Konāsana**, Pose de ángulo atado, su posición sentada flexiona lasarticulaciones de la cadera, lo que permite una de las direcciones para una mayor flexibilidad. Las otras dos direcciones en las que se abren las articulaciones de la cadera en la postura, la abducción y la rotación externa, restringen, sin embargo, el aflojamiento de los ligamentos y la flexibilidad de las articulaciones. Cuanto más profundo se mueve la asana, mayor es el efecto que tienen la rotación externa y la abducción al tensar los ligamentos y limitar la movilidad.

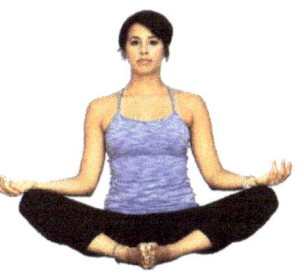
Baddha Konāsana

Para aumentar la laxitud de los ligamentos, refuerce la flexión de la cadera deslizando cada hueso del fémur más adentro de su cavidad y profundizando el pliegue de la cadera anterior.

Los ligamentos se aflojan cuando se mueven en rotación interna y aducción. Añade rotación interna "relativa" levantando los glúteos desde los pliegues de los glúteos, en una dirección oblicua que los levante hacia arriba y hacia atrás (superior y posterior). Al mismo tiempo, enrolle la parte interna de los muslos internamente. La aducción "relativa" se agrega ensanchando las ingles internas. Al principio, estas acciones pueden parecer contrarias a la intuición de la postura, pero con el tiempo, se convierten en la forma natural de realizar todas las posturas de apertura de cadera.

En **Virabhadrāsana Uno**, Pose de Guerrero uno, uno de los principales desafíos es cuadrar ambas caderas con el frente de la colchoneta. La cadera de la pierna trasera tiende a quedarse atrás de la cadera delantera, especialmente cuando se intenta presionar el pie trasero uniformemente a través de sus cuatro esquinas. La cadera trasera (pierna) se extiende, una dirección que tensa los ligamentos y restringe el rango de la articulación. Para rectificar, con firmeza, levante hacia arriba el muslo, lo que se logra contrayendo los cuádriceps.

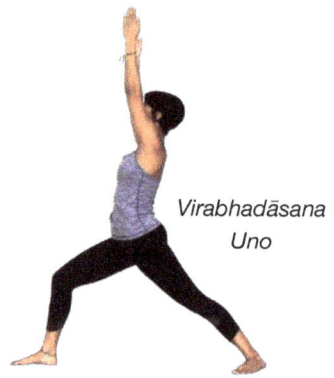

Virabhadāsana Uno

Esto crea una flexión de cadera "relativa". Rota internamente la cadera aumentando los cuádriceps mirando hacia delante. Junto con esta acción, amplíe el espacio entre las dos caderas para activar la aducción.

Después de colocar la pierna trasera para alinear mejor las caderas, la cadera delantera se desliza hacia atrás. Active la flexión de la pierna delantera deslizando el fémur en su cavidad. Profundice el pliegue anterior de la cadera y gire internamente desde la cadera sin enrollar la rótula internamente. Una vez que la cuadratura ha alcanzado su máximo, se requiere estabilidad. Al igual que con Pose de Guerrero dos, deslice la rótula lateralmente sobre el lado del dedo meñique del pie y contraer isométricamente la musculatura que corre a lo largo de la cara exterior de la rodilla y la cadera.

Vrksāsana, la postura del árbol, es una postura de equilibrio popular. El peso-La pata de apoyo debe ser sólida y estable. Para apoyar la estabilidad en la pierna estirada e inmóvil, contraiga isométricamente los músculos alrededor de toda la rodilla y la parte externa de la cadera en las direcciones de rotación externa y abducción.

Al levantar la rodilla delantera, inicialmente mantenga la rodilla mirando hacia adelante. Flexione profundamente en la cadera, tirando de la cabeza del fémur profundamente en su cavidad. Ruede y deslice la rodilla medialmente hacia la línea media para la rotación interna y la aducción.

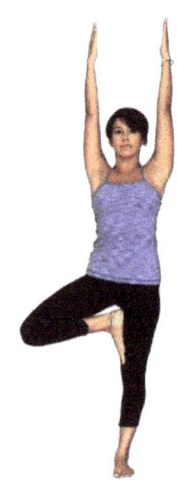

Una vez que el pie levantado se coloca contra la parte interna del muslo de la pierna de pie, la cadera y la pierna también se estabilizan con abducción y rotación externa. Apriete los aspectos externos de ambas articulaciones para una mayor estabilización muscular. Asegúrese de que la cabeza del fémur permanezca profundamente en su cavidad.

Vrksāsana

9 Anatomía y fisiología Músculo

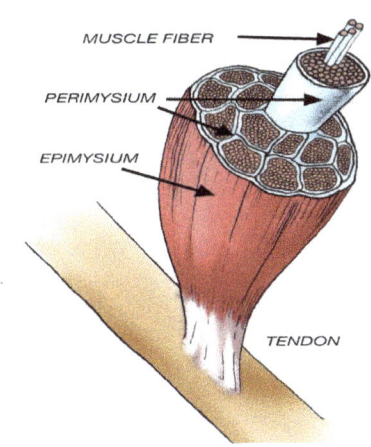

Hay tres tipos de tejido muscular identificados en todos los animales: liso, esquelético y cardíaco. Los músculos lisos se encuentran en las paredes de los órganos internos. Impulsan los alimentos a lo largo del tracto gastrointestinal. También alinean los grandes vasos sanguíneos; sus contracciones regulan el diámetro de los vasos sanguíneos. El músculo cardíaco es similar en función y diseño al músculo liso, pero exclusivo del tejido cardíaco. Aunque no está científicamente confirmado, se cree que algunos yoguis han podido controlar este tipo de músculos. Tan esenciales como son, estos dos tipos de músculos no son directamente el enfoque de la alineación del yoga.

El tipo de músculo que es fundamental para la alineación de las asanas es el músculo esquelético. El músculo esquelético se involucra constantemente en asana, fluctuando entre el estiramiento para la flexibilidad y la contracción para la fuerza. Aunque el tejido muscular es una categoría de tejido conectivo, no puede funcionar sin su compatriota íntimo del tejido conectivo, la miofascia.

La configuración de un músculo esquelético se asemeja a la de un cable de teléfono grueso. Su estructura interna consta de diminutas hebras o filamentos de tejido muscular llamados fascículos. Cada uno está envuelto por finas vainas de miofascia. Los grupos de filamentos se forman en fibras. Las fibras se unen en pequeños paquetes. Los pequeños haces se forman en haces cada vez más grandes y finalmente se convierten en el propio músculo.

Los músculos más masivos y fuertes que proporcionan mayor potencia tienen un gran número de fibras agrupadas. Los músculos más pequeños, como los de la mano que proporcionan los movimientos motores delicados y finos, contienen menos fibras por haz.

La miofascia crea una elaborada relación entretejida entre el tejido muscular y la miofascia. La miofascia que rodea las fibras musculares más externas se llama epimisio. Los haces de fibras musculares más cercanos al hueso están cubiertos por perimisio.[1]

Sarcómeros y Miocitos

Derivado de la palabra griega para "parte carnosa", los sarcómeros son las unidades contráctiles del tejido muscular. Se basan en proteínas y se encuentran en el citoplasma de las células musculares (miocitos). Las células musculares son largas y fibrosas, adoptando una forma tubular fusiforme. Los sarcómeros se pueden ver microscópicamente configurados con bandas oscuras y claras alternas. Hay dos secciones en una célula muscular: el mioplasma, donde se ubican las cadenas de sarcómeros, y el sarcoplasma, el citoplasma exterior similar a un gel de la célula muscular, que no es contráctil. La porción contráctil de un sarcómero está compuesta por miofilamentos hechos de dos proteínas. La proteína miosina forma bandas "A" gruesas y oscuras que se encuentran de extremo a extremo entre dos líneas "Z". La actina, la otra proteína, forma los miofilamentos más delgados que forman las bandas "I". La contracción muscular se produce por la superposición de las proteínas. Pequeñas hebras en forma de gancho salen de la miosina y se adhieren a la actina para tirar y, por lo tanto, acortar el ancho de la célula. Cuando los músculos se estiran, las hebras se abren y liberan los miofilamentos de proteína superpuestos, lo que permite que los sarcómeros se alarguen.

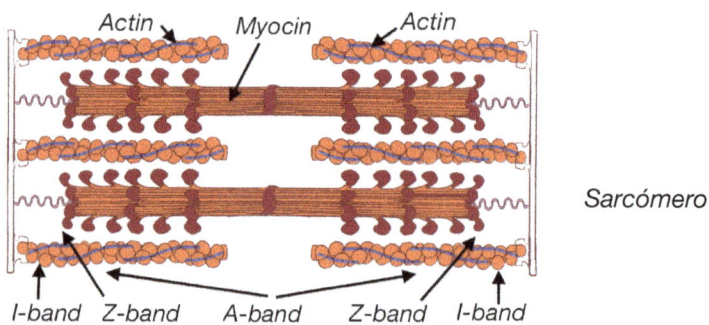

Sarcómero

Las fibras musculares tienen un promedio de 3-30 cm de longitud a 10-1000 μm de diámetro. Las fibras musculares individuales rara vez se extienden por toda la longitud de un músculo. En cambio, forman colectivamente una red de fibras superpuestas, casi al azar, que se extienden a lo largo de los huesos. Las fibras generalmente se alinean oblicuamente a la línea de fuerza que un músculo ejerce sobre una articulación. Esta orientación proporciona la mayor fuerza y eficiencia.

Independientemente del tamaño, cada fibra y sarcómero funcionan de la misma manera. Cuando un músculo se estira, algunas de sus fibras se alargan mientras que otras permanecen en reposo y "siguen la marcha". Su longitud final depende del número de fibras que participen.

Cuantas más fibras enganchadas, mayor es la longitud. El principio es el mismo para la contracción muscular. La fuerza general depende del número de fibras que se contraen, lo que se denomina reclutamiento.[2] Se especula que el reclutamiento de fibras aumenta cuando aumenta el "enfoque y la intención" de un individuo. Esto se puede observar con los levantadores de pesas olímpicos; su intenso enfoque permite que se involucre una mayor cantidad de fibras y sus actuaciones sobresalgan.

Estirar es para siempre

Una fibra muscular alcanza su estiramiento máximo cuando todos sus sarcómeros están completamente elongados. El sarcoplasma gelatinoso se expande en el espacio adicional creado por el estiramiento. La expansión de las células musculares se llama elástica o *alargamiento plástico* y, teóricamente, puede repetirse indefinidamente.

Si un músculo se estira repetidamente o se mantiene durante un período prolongado, se produce una elongación permanente de las células musculares.[3]

Aunque las fibras musculares tienen una capacidad casi ilimitada para alargarse, es el revestimiento miofascial entretejido entre cada célula muscular el determinante real. Dado que la miofascia solo puede estirarse con seguridad hasta el 10 % de su longitud en reposo, el tejido muscular no puede superar esa limitación sin riesgo de traumatizar la miofascia.

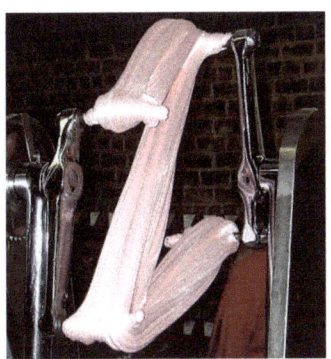

El alargamiento plástico es como estirar un caramelo: lenta, repetidamente, y calentada.

Velocidad, tiempo y calor

Como se mencionó, cuando se mantiene un estiramiento durante un largo período de tiempo, el sarcoplasma de las células musculares se expande en el espacio que se crea y el músculo y su miofascia se alargan permanentemente. Por el contrario, cuando un músculo se estira y se relaja rápidamente, su longitud y forma permanecen esencialmente sin cambios. Rebotar o soltar esporádicamente un músculo mientras se está estirando desencadena muchos de los reflejos neurológicos que protegen al músculo de que se desgarre cuando se contrae rápidamente pero inhibe el alargamiento permanente a largo plazo. Si el objetivo es la elongación de un músculo corto y tenso, los estiramientos lentos y prolongados son los más efectivos, quizás necesarios.

La cantidad de tiempo necesaria para que la elongación plástica sea más efectiva varía entre individuos. Los estiramientos prolongados para la mayoría de los estudiantes alcanzan el máximo beneficio y se estabilizan a los cinco minutos de estiramiento constante. Si se repite regularmente en las prácticas diarias, se puede producir una elongación muscular permanente.

Una estrategia común, principalmente en la tradición Iyengar, es mantener un estiramiento lento por un período más corto, de treinta segundos a un minuto, y repetirlo, generalmente tres veces consecutivas. Algunos maestros encuentran que esta estrategia más corta pero repetitiva produce resultados positivos. El mejor enfoque para cada estudiante es su propia exploración personal. La rigidez de los músculos isquiotibiales es un excelente lugar para probar estas opciones.

Calentar antes de la clase con estiramientos lentos y profundos produce un calor beneficioso creado por las vainas miofasciales ricas en colágeno y el plegamiento/desplegamiento de las fibras de colágeno en los tendones musculares.

El alargamiento permanente del tejido muscular viene con una advertencia. El alargamiento plástico puede disminuir la potencia general de un músculo. Además, la alineación precisa es esencial. Los músculos se alargan a lo largo de la línea de fuerza que se aplica. Estirar demasiado y alargar un músculo en una dirección no deseada o desalineada reduce su eficiencia. Una mala alineación reduce la resistencia a la tracción de los tendones y ligamentos. Estirar un músculo lesionado mientras está mal alineado agravará e interferirá con su curación.

Fuerza, fuerza y eficiencia

Se considera fuerza a la cantidad de fuerza que puede ejercer un músculo, independientemente del gasto energético. La eficiencia lleva las cosas a otro nivel. Mide el equilibrio relativo entre la fuerza muscular y la cantidad de energía gastada. La eficiencia es la práctica de Brahmacharya; obtener el mayor valor del menor desperdicio de energía. El yoga favorece la eficiencia sobre la fuerza absoluta. ¡Piense en Prius sobre Hummer!

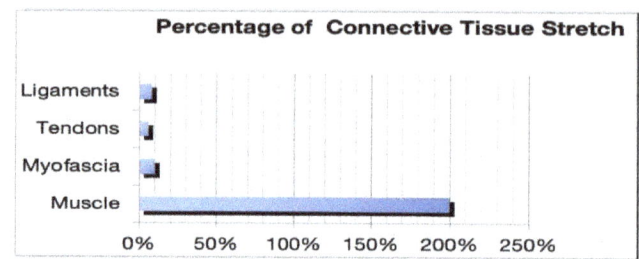

Tres tipos de contracción muscular

Las contracciones musculares actúan directamente sobre las articulaciones en dos direcciones básicas:
- Flexión: Reduce el ángulo de la articulación acercando los huesos
- Extensión: Aumenta el ángulo de la articulación al alejar los huesos entre sí

La flexión o extensión puede ocurrir con estos tres tipos de contracción:

1. Contracción concéntrica: el músculo se acorta en dirección opuesta a la resistencia.
   Ejemplo: contracción al acercar el peso
2. Contracción excéntrica: el músculo se alarga en la misma dirección que la resistencia.
   Ejemplo: pérdida de peso mientras se contrae
3. Contracción isométrica: el músculo se contrae pero permanece fijo en longitud y posición.
   Ejemplo: sin movimiento de peso

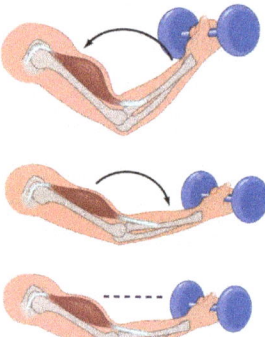

La contracción concéntrica es el tipo más comúnmente imaginado. El músculo se acorta a medida que se contrae. Con la contracción excéntrica, el músculo se alarga a medida que se contrae. Es igualmente importante pero menos obvio. En el ejemplo de la pose del árbol. Pierna levantada: la contracción concéntrica del músculo iliopsoas flexiona la cadera para levantar el pie. Pierna de pie: la contracción excéntrica del iliopsoas resiste la flexión de la cadera y estabiliza la pierna.

La contracción excéntrica a veces se denomina estiramiento de resistencia. Un músculo se alarga mientras se contrae y fortalece. Esto se utiliza como una herramienta de rehabilitación para músculos lesionados, débiles o rotos. Diferente a esto es el estiramiento pasivo, donde los músculos se alargan sin ninguna contracción. Por lo general, se usa en posturas restaurativas como en Yin Yoga, terapia de yoga y durante algunas asistencias. La contracción isométrica se usa más exclusivamente cuando se mantiene una asana firme y quieta.

El capítulo 19 explorará la contracción muscular y su aplicación precisa en la alineación del yoga. Se presentarán temas como inhibición recíproca, antagonista vs. sinergista y coactivación.

La regla del 10%

Entre profesionales y entrenadores del ejercicio, se observa que las actividades físicas como correr, estirarse y levantar pesas pueden provocar lesiones cuando el aumento de la demanda supera el 10% del nivel base actual para esa actividad. Esta regla se corresponde con la fisiología miofascial y su límite para el alargamiento de tejido sin lesión es del 10%. Si la práctica de yoga se mantiene dentro del 10% de la demanda de una clase a otra, es mejor que permanezca libre de lesiones. Este es un principio valioso para una práctica segura. No debe confundirse con el concepto de potencial de eficiencia muscular del 20% que se analiza en la siguiente sección.

Potencial para la eficiencia muscular

La contracción de la fibra muscular es más eficiente cuando se estira al 20% de su longitud en reposo. Esto es similar a alargar una banda elástica. El estiramiento aumenta su energía potencial. Más allá del "punto óptimo" del 20%, la eficiencia disminuye como resultado de la separación de las proteínas del sarcómero más allá de su capacidad para superponerse lo suficiente y proporcionar la máxima contracción.[5] La miofascia sigue siendo el factor limitante del estiramiento.

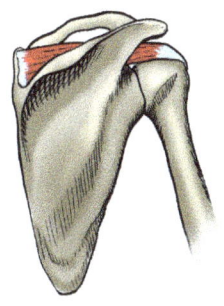

Supraespinoso

Músculos que desbloquean el poder de otro

Los músculos más cortos son generalmente más eficientes que los más largos.

Para mover una articulación desde su posición neutra, en reposo, algunos músculos más grandes no tienen el poder para iniciar el movimiento por sí mismos. En su lugar, confían en músculos cortos y altamente eficientes que actúan como "llaves" para desbloquear los músculos grandes.

Por ejemplo: el supraespinoso, un músculo del manguito rotador, tiene una relación de tipo clave con el músculo deltoides superpuesto más grande al iniciar la abducción del hombro.

Esta relación se puede observar fácilmente en alguien con una lesión en el manguito rotador de un supraespinoso desgarrado y no puede abducir el brazo del costado del cuerpo. Otro ejemplo es la relación entre el músculo ancóneo y el tríceps braquial en la extensión del codo. El músculo poplíteo, ubicado detrás de la rodilla, desbloquea los músculos isquiotibiales e inicia la flexión y rotación de la rodilla. En cada caso, los músculos eficientes más pequeños desbloquean el poder de los más grandes.

En la enfermedad o el envejecimiento, la masa muscular disminuye, lo que resulta en una pérdida general de fuerza. El músculo compensará acortándose para aumentar su eficiencia. A medida que los músculos se acortan, la flexibilidad del cuerpo se reduce. Este fenómeno se puede observar en los rangos y la forma de andar acortados de nuestra población jubilada desde hace mucho tiempo, a la que se denomina peyorativamente como el "anadear como mayor persona".

Estiramiento excesivo

Estirar no es el simple acto de estirar los brazos por encima de la cabeza. Se requiere cierto grado de habilidad para evitar el estiramiento excesivo. Como se revisó anteriormente, el estiramiento excesivo puede desgarrar el tejido muscular que rodea el revestimiento miofascial. Los tendones y ligamentos ricos en colágeno pueden desarrollar una inestabilidad permanente si el estiramiento repetitivo excede los límites anatómicos.

El estiramiento excesivo habitual, especialmente durante los años de desarrollo corporal activo, puede resultar en articulaciones hipermóviles e inestables. Este es un riesgo para los niños que participan en actividades de danza y gimnasia. La forma más hábil de evitar estirarse demasiado es implementar principios de alineación integradora en todos los esfuerzos, independientemente de la edad o la enfermedad. El mejor preventivo para el estiramiento excesivo de tendones y ligamentos sean las instrucciones: (Consulte el Capítulo 5 para obtener más detalles)
- Acercar los huesos y dentro de sus articulaciones
- Extiende los músculos hacia afuera en ambas direcciones desde sus gruesos vientres

> Atrae los huesos hacia el centro de sus articulaciones para proteger el cartílago, los tendones y los ligamentos de las articulaciones. Tanto el estiramiento como la contracción muscular se inician desde los vientres musculares.

Mezclar yoga con atletismo... ¡quizas!

Si los músculos cortos y compactos tienen más potencia y eficiencia, surge la pregunta de si el yoga, o los estiramientos en general, son apropiados para los atletas. Ese tema está siendo explorado por entrenadores de deportes competitivos. Algunos entrenadores de atletismo prohíben que sus atletas realicen estiramientos estáticos y de larga duración como en el yoga. Pretenden que el estiramiento estático reduce la velocidad y la potencia al alargar los músculos.

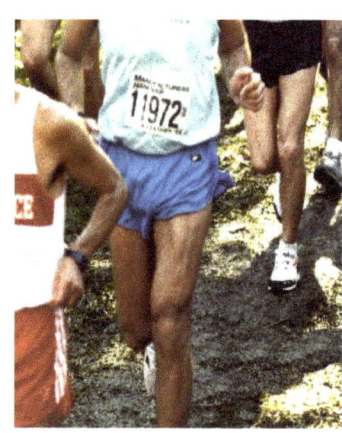

Los músculos más cortos crean una distancia de "pistón" más corta para transferir energía con más fuerza a través de las articulaciones.[6] Estas son consideraciones fisiológicas válidas. El estiramiento extenso directamente antes de una actividad deportiva puede dificultar el rendimiento.[7]

Aunque esto representa una preocupación para los atletas competitivos con respecto al yoga, hay muchos otros factores a considerar. Los aumentos en la flexibilidad, el equilibrio, la agilidad y la coordinación obtenidos a través del yoga brindan un gran beneficio atlético. La mayor conciencia corporal proporcionada por el yoga puede prevenir lesiones deportivas que probablemente se conviertan en verdaderos desafíos para una carrera larga y exitosa. Y, por supuesto, la integración, el enfoque y la intención de la mente y el cuerpo que cultiva el yoga mejoran enormemente a cada atleta y su rendimiento final.

Los estudios científicos sobre los efectos del yoga son desafiantes. Los métodos típicos de evaluación pueden incluir controlar los minutos de práctica o probar un conjunto aislado de posturas de yoga. Estos, sin embargo, no proporcionan una experimentación bien diseñada.8 Innumerables variables desafían un estudio científico del yoga. De interés principal: ¿se realizan las posturas utilizando la alineación correcta? ¿Qué nivel de intensidad aportan los sujetos a sus prácticas? ¿Se aborda el yoga simplemente como otra disciplina de ejercicio o hay otras intenciones? Un pozo profundo de investigación son los efectos fisiológicos de la interconexión mente-cuerpo y otros elementos "espirituales" en el desempeño de asana.

Nota personal: como atleta de toda la vida, mi equilibrio entre la práctica de yoga y los deportes que les ha permitido ser complementarios es practicar yoga durante el doble de tiempo que mi carrera no competitiva. Esto ha permitido que mis músculos continúen desarrollando flexibilidad. Una clase de yoga de noventa minutos se equilibra bien con una carrera de cuarenta y cinco minutos. Este puede no ser el enfoque para todos, pero presenta una forma razonable de mantener ambas actividades seguras y consistentes. Es mejor programar la práctica de yoga en un momento separado de otras actividades físicas de alta demanda.

Correr y otros deportes naturalmente causan pequeños desgarros en los músculos y la fascia. Por ello, no se recomienda practicar yoga o estiramientos extensos inmediatamente después de una actividad deportiva de alta intensidad. Y, dado que la asana de yoga en sí misma puede causar microdesgarros en los tejidos blandos, fuertes, Tampoco se recomienda la actividad física inmediatamente antes de una actividad deportiva intensa. Estas limitaciones finalmente se equilibran con nuestras actividades mentales y energéticas.

Reflejo tendinoso y de estiramiento profundo

Los músculos y tendones a menudo están sujetos a estiramientos abruptos o acelerados. Otras veces, deben contraerse instantáneamente, como cuando atrapan inesperadamente un objeto pesado. Ambos tipos de cambios repentinos ponen a los músculos y sus tendones en riesgo de lesionarse. Como una protección incorporada contra lesiones, incrustadas en el tejido muscular y tendinoso hay células nerviosas sensoriales especiales llamadas propioceptores.

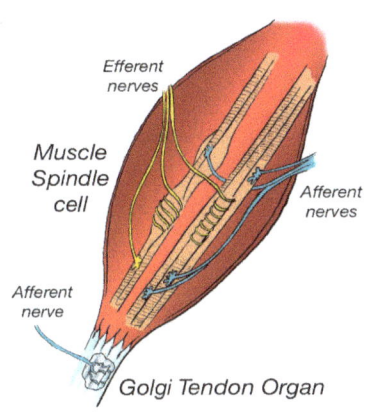

La propiocepción es un sistema neurológico intrincado que funciona como un cable trampa para activar los reflejos espinales y controlar el comportamiento de los músculos, individualmente o en todo el cuerpo para regular la postura.

Normalmente, los músculos son activados por información sensorial enviada al cerebro para determinar una respuesta adecuada. Los reflejos están diseñados para saltarse el largo camino hacia el cerebro y, en su lugar, pasar directamente a la columna vertebral y regresar al cuerpo. Los reflejos permiten una respuesta de alta velocidad, a menudo crítica para la seguridad.

Incrustadas en el vientre de los músculos hay neuronas sensoriales llamadas células del huso muscular, diseñadas para evitar el estiramiento excesivo. Miden los cambios en la longitud del músculo y la velocidad de un estiramiento. Envían señales a la columna vertebral para relajar un músculo que corre el riesgo de contraerse en exceso o sobrecargarse para evitar lesiones. Cuanto más abrupto es el cambio en la longitud o carga del músculo, más fuerte es la respuesta. Esto se conoce como el reflejo miostático o de estiramiento. Además de ser protectoras, las células del huso muscular sirven para mantener un estado de reposo constante y tonificar el músculo.

En los tendones, los reflejos espinales están bajo el control de los órganos tendinosos de Golgi o GTO. Están diseñados para detectar cambios sutiles en la tensión muscular. Transmiten señales que evitan que los músculos se estiren demasiado o se contraigan con fuerza. Los órganos tendinosos de Golgi se entrelazan en cada diez o veinte hilos de las fibras colágenas terminales de los tendones musculares.

Si un tendón experimenta una contracción fuerte o abrupta, los GTO inhiben (restringen) rápidamente la contracción, utilizando señales sensoriales del tendón directamente a la columna vertebral. Durante la locomoción, los GTO estimulan los músculos para que se contraigan en lugar de inhibirlos.

En un examen físico, un proveedor de atención médica usa un pequeño martillo con punta de goma para golpear suavemente la rodilla o el codo del paciente. Este huegla golpea el tendón para probar la activación refleja de los receptores de estiramiento GTO.

Esto se conoce como *reflejo tendinoso profundo*. DTR evaluar el funcionamiento de una vía nerviosa espinal desde la médula espinal hasta el músculo.

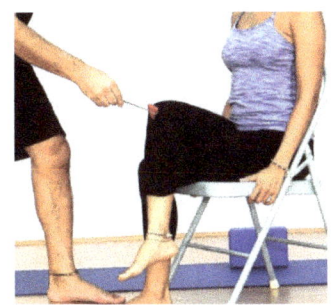

El impacto del martillo en el tendón del músculo estimula el reflejo de estiramiento para desencadenar una respuesta contráctil del músculo. Este es un reflejo innato que sin duda tuvo un lugar útil en la evolución humana, ofreciendo protección contra lesiones resultantes de tensiones físicas abruptas y contundentes.

En la práctica de asanas, los reflejos continúan brindando protección contra las lesiones que resultan de estiramientos inadecuados, rebotes o cambios de posición rápidos. Los reflejos protegen directamente de los movimientos excesivos y de sobreestiramiento.

Cicatriz

El tejido cicatricial se puede formar cuando las fibras de tejido conectivo crecen rápidamente en un área lesionada. Las fibras del tejido cicatricial se organizan de forma mayoritariamente desorganizada y aleatoria.

La formación de cicatrices es fácilmente visible en el tejido de la piel, pero también se forma dentro de las estructuras internas del tejido conectivo. Aunque las cicatrices a veces son inevitables, su extensión se puede minimizar.

El estiramiento lento, alineado, sostenido durante mucho tiempo y sin rebotes, fomenta que las fibras crezcan más organizadas y se produce menos tejido cicatricial. Una cantidad leve de calor durante la cicatrización también es beneficiosa para reducir la formación de cicatrices. El calor excesivo causará inflamación, que se propaga negativamente y rompe las fibras, aumentando la cantidad de tejido cicatricial.

Estiramiento y Habituación

Cuando el tejido muscular se estira, los reflejos neuromusculares que desencadenan una contracción reactiva pueden suprimirse. Esto se llama atenuación. Las señales de alarma habituales que se envían al sistema nervioso disminuyen o se desactivan. Cuando los reflejos se adaptan a ser no reactivos, esto es habituación; una herramienta valiosa para estirar en prácticas de yoga de baja velocidad, sin dolor y sin ansiedad, como Yin y Restaurativo.

La habituación se puede "entrenar" deteniendo un estiramiento justo antes del punto de tensión o dolor que desencadena una contracción. Esta posición de retroceso se mantiene hasta que disminuye el potencial de reacción. Unos pocos ciclos de este estiramiento se repiten lentamente, yendo cada vez más profundo, hasta que se alcanza una mayor flexibilidad.[9] Este concepto se llama Facilitación Neuromuscular Propioceptiva (FNP). La habituación ofrece resultados positivos; sin embargo, si la región que se está habituando se desalinea constantemente durante el proceso, los músculos pueden alargarse en direcciones no deseadas, lo que resulta en desequilibrio o inestabilidad.

Una opinión contraria: algunos expertos en deportes y entrenamiento con pesas no están de acuerdo con el valor de la habituación y sus efectos en los órganos tendinosos de Golgi. Postulan que la naturaleza repetitiva del levantamiento de pesas habitúa negativamente al músculo para el desarrollo de la fuerza. Con ese fin, desaconsejan el yoga y todos los estiramientos profundos para sus atletas. "Se teoriza que el uso excesivo (de los músculos), el uso de repeticiones forzadas con mucho peso, puede enseñar a los músculos a fallar prematuramente.

El entrenamiento de fuerza implica una adaptación neurológica al desarrollo motor, eficiencia de contracción, así como una adaptación morfológica. El uso repetido de repeticiones forzadas con mucho peso puede activar prematuramente los órganos tendinosos de Golgi".[10]

Otro punto de vista: otros entrenadores no están de acuerdo y afirman que los órganos tendinosos de Golgi son "... ni mucho menos un inhibidor tan poderoso de la activación muscular como creen muchos en la industria del fitness". Crago et al. [11] Esta controversia puede ser muy importante para aquellos involucrados en actividades serias de culturismo donde se exploran todas las ventajas que se pueden lograr en el entrenamiento. Para los estudiantes de yoga que se esfuerzan por aumentar su flexibilidad general y su fuerza general, estos problemas de entrenamiento con pesas no representan una preocupación real.

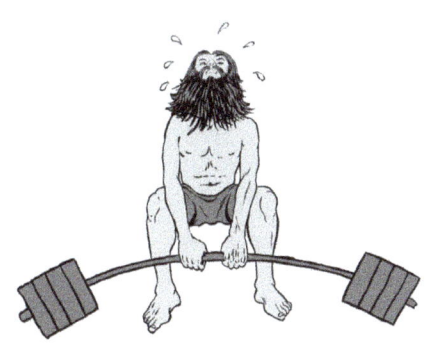

Fibras de contracción rápida y lenta

Nacemos con casi la misma cantidad de fibras de contracción rápida y de contracción lenta en nuestro tejido muscular.

Fibras de contracción rápida(tipo-dos) son grandes y proporcionan velocidad, potencia y fuerza. Contienen menos capilares y sus células contienen menos mitocondrias, las centrales eléctricas de la célula. Debido a esto, las fibras de contracción rápida se fatigan fácilmente. Las fibras musculares de contracción rápida son análogas a la "carne blanca" de las aves.

Fibras de contracción lenta(tipo uno) son más pequeñas que las fibras de contracción rápida pero tienen mayor resistencia. Pueden iniciar mejor la contracción muscular y pueden funcionar mucho más allá del punto donde las fibras de contracción rápida se fatigan. Las fibras musculares de contracción lenta corresponden a la "carne oscura" del tejido muscular de las aves. Sus células son densas con mitocondrias y tienen un mayor flujo sanguíneo, lo que hace que el color del tejido sea más oscuro.

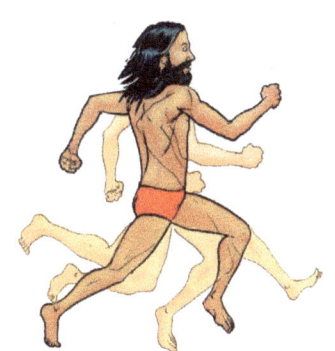

Las fibras de contracción lenta reciben más oxígeno, producen menos desechos y son más eficientes. Por estas razones, las fibras de contracción lenta son más adecuadas para la vejez, cuando su porcentaje relativo realmente aumenta.

Músculos y envejecimiento

Fibra por fibra, la fuerza muscular y la resistencia no disminuyen significativamente con la edad. Una vez activadas, las proteínas de los sarcómeros se superponen en la misma medida en la edad werwoijlavanzada que durante el pico de vitalidad.

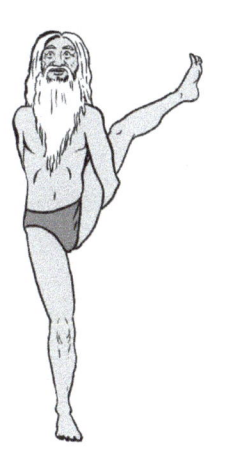

Los músculos generalmente, sin embargo, cambian con la edad. Los músculos más viejos requieren un tiempo de recuperación más largo entre episodios de esfuerzo y son más lentos para reactivarse. Este proceso se conoce como fatiga por contracción.

La masa general de los músculos envejecidos disminuye, lo que se conoce como sarcopenia. Se pierden más fibras musculares en las extremidades inferiores que en la parte superior del cuerpo. Entre las edades de veinte y ochenta años, la persona promedio experimenta una disminución del 25% en el número total de fibras musculares. Las fibras primarias que se pierden con el envejecimiento son unidades motoras, fibras que se comunican directamente con el sistema nervioso. Las fibras de contracción rápida se pierden en mayor número que las de contracción lenta, que sufren pocos cambios en su porcentaje. Se teoriza que en el tejido muscular envejecido, las neuronas motoras de contracción lenta en realidad pueden reemplazar o rescatar y reparar las unidades motoras de contracción rápida perdidas.[12]

Los ejercicios que desarrollan una mayor masa muscular en una etapa temprana de la vida aseguran que una mayor cantidad de fibras de contracción rápida se mantengan en la vejez. Los yoguis pueden considerar agregar entrenamiento de resistencia a su régimen físico o aumentar los elementos de fuerza en su práctica de hatha (ver la siguiente sección).

El valor del yoga para los músculos envejecidos

El yoga ofrece innumerables beneficios para el envejecimiento. Mejora la flexibilidad muscular y aumenta la fuerza. También estimulará la capacidad del músculo para repararse a sí mismo y, con ello, aumentará la longevidad de la fibra muscular.[13]

La construcción de masa muscular se llama hipertrofia muscular. El yoga, como la mayoría de las actividades físicas, estimula la hipertrofia. Se recomienda incluir equilibrios de brazos, posturas de pie y posturas de equilibrio de una sola pierna en una práctica diaria para aumentar significativamente la masa y la fuerza de los músculos. Dado que la práctica de asanas proporciona estos beneficios, cuanto más temprano en la vida un yogui construye músculo, mayor será la cantidad de fibras a su disposición en años posteriores. Una mayor masa muscular eleva la línea de base de la densidad muscular antes de que se presenten inevitablemente los efectos a largo plazo del envejecimiento y la pérdida de masa muscular.

Yoga ayuda a mantener la postura, la flexibilidad y el equilibrio. Las posturas de equilibrio desarrollan la fuerza central y mejoran la agilidad. Las posturas de equilibrio estimulan el sistema nervioso y desafían a los músculos a ser más receptivos y adaptables. El yoga es invaluable en su capacidad para aumentar la circulación sanguínea y mejorar la salud arterial. Una serie suave y fluida de vinyasa puede aumentar la capacidad cardiovascular y llevar un mayor flujo de sangre a los músculos. El corazón se beneficia enormemente de las técnicas de respiración nasal del yoga. Se ha demostrado que la respiración nasal es más saludable para el músculo cardíaco que el tipo de respiración más explosiva que normalmente se experimenta durante las actividades deportivas intensivas. Más detalles sobre este tema se presentan en el Capítulo 25.

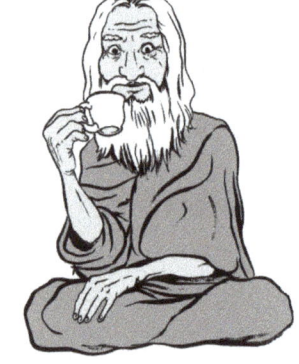

En términos prácticos, las fibras musculares adicionales aseguran el levantamiento y el disfrute de tazas de té más relajantes.

> No se trata de lo lejos que llegas, ¡sino de cómo llegas lejos!

Envolver y abrazar los músculos en los huesos

Un concepto compartido por algunos profesores de yoga es abrazar firmemente los músculos a los huesos con los que se unen. Esta acción alinea las fibras musculares individuales, reduce la tensión muscular y promueve la eficiencia. Se produce una profunda sensación de calma cuando los músculos hacen pleno contacto con la solidez de los huesos subyacentes. Los músculos lesionados sanan más efectivamente cuando se implementa la acción de abrazar. Envolver un vendaje real alrededor de un músculo lesionado también produce el efecto. Abrazar músculo-al-hueso es similar a envolver y envolver a un bebé, lo que produce (con suerte) una calma casi inmediata.

El contacto o tacto entre las partes del cuerpo o el suelo calma el sistema nervioso. Permite mejor la atenuación para un estiramiento más profundo. Colocar una mano sobre el pecho o el vientre ralentiza y equilibra la respiración. Las mantas en los muslos en Savāsana y las almohadillas para los ojos producen un efecto calmante y parasimpático.

Los accesorios de yoga son excelentes herramientas para hacer esta conexión relajante. Por ejemplo, colocar una manta debajo de una cadera suspendida en Janu Sirsāsana libera cualquier tensión en un músculo isquiotibial tenso y suspendido. En Paschimottanāsana, el contacto con una manta debajo de los muslos elevados que tienen los isquiotibiales tensos puede reducir la tensión.

Apoyar una parte del cuerpo suspendida, como colocar un bloque debajo de la frente o una manta debajo de las nalgas, reduce las reacciones de estrés de "colgar en el aire" en los músculos y el sistema nervioso. En Upavistha Konāsana, un bloque de yoga o una manta doblada colocada debajo de la cabeza, o incluso la cabeza apoyada en el suelo, mejora el efecto calmante que puede producir esta postura.

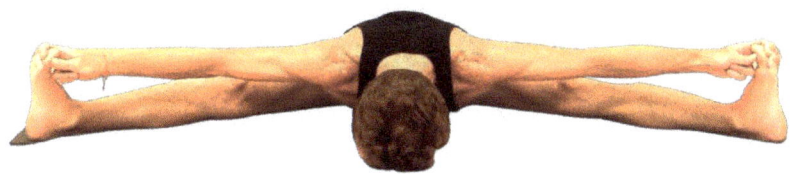

¿El estiramiento observa Brahmacharya y Ahimsa?

El estiramiento es fundamental para la práctica del yoga y los practicantes dan por sentado que el estiramiento siempre está en plena congruencia con los principios básicos del yoga. Sin embargo, cuando la eficiencia muscular es vista como una expresión de Brahmachaya, estirar más allá del punto de máxima eficiencia puede convertirse en una violación de este importante Yama.

El estiramiento que supera el 10% de las limitaciones de la miofascia puede provocar lesiones por desgarro muscular. Esto también es una violación de Yama que no se ajusta a Ahimsa, no hacer daño.

Estas consideraciones son las que ejemplifican la práctica del yoga más allá de ser meros ejercicios de suelo. Según los mismos estándares, todo ejercicio puede ser yoga si se les aplican principios yóguicos. Por el contrario, las asanas de yoga pueden convertirse en simples ejercicios si no se lleva la conciencia a la práctica.

La flexibilidad y la fuerza no son el objetivo sino el resultado de una práctica auspiciosa de asanas.

10 Anatomía y fisiología
Cartílago y Hueso

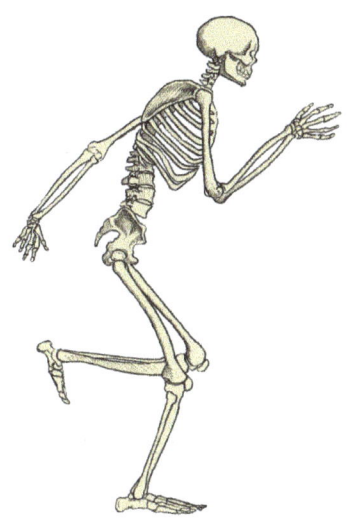

Este capítulo repasa una de las partes más fácilmente identificables del cuerpo humano, el esqueleto. Está hecho de cartílago y hueso, que son formas de tejido conectivo infundidas con minerales. El esqueleto es la estructura del cuerpo sobre la que se unen los músculos y se suspenden los órganos internos. Protege los órganos internos de lesiones externas. Los huesos son parte integral del aparato mecánico del cuerpo.

El esqueleto infantil consta de más de 270 huesos blandos que se componen principalmente de cartílago. El cartílago se convierte en hueso a través de un proceso de calcificación y fusión que continúa hasta los veinte años, dejando una cuenta de 206 huesos en el esqueleto adulto.

¡La alineación del yoga pone gran énfasis en el esqueleto y no se anda con rodeos!

Cartílago

Varios tipos de cartílago se encuentran en todo el cuerpo. Un tipo, el cartílago flexible, es el componente principal de los oídos, la nariz y los bronquios. El tipo de cartílago que se encuentra entre las articulaciones es el fibrocartílago. Es fibroso y firme, formando los anillos exteriores de los discos intervertebrales y los meniscos de las rodillas. Un tercer tipo, el cartílago hialino, es un tejido azul perlado firme y denso. Envuelve las superficies articulares (articulares) del hueso.

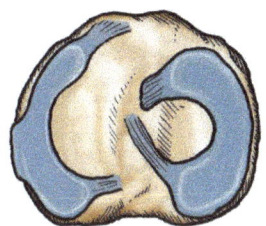

Menisco medial   *Menisco lateral*

El cartílago es producido por los condroblastos. Estas células especializadas liberan proteínas llamadas proteoglicanos que se infiltran en las fibras de colágeno y las transforman en tejido cartilaginoso.

La conversión de cartílago-a-hueso se produce cuando las sales minerales elementales, principalmente calcio, silicio y boro, se depositan en el cartílago. Esto es esencial para el crecimiento y la maduración de los huesos. Durante la infancia, los vasos sanguíneos crecen y se expanden en el sistema esquelético rico en cartílago para administrar los minerales y orquestar su transición al hueso.[1] A medida que un bebé desarrolla el tono muscular, la conversión de cartílago a hueso es estimulada por la energía electromecánica producida por contracciones musculares Por ejemplo, cuando un bebé comienza a pararse por primera vez, los músculos de la parte inferior de la espalda se contraen y estimulan los ocho centros de crecimiento diferentes en cada vértebra lumbar para moldearlos y convertirlos en huesos.

La conversión de cartílago-a-hueso no es deseable en el esqueleto adulto. Por diseño innato, los vasos sanguíneos en el cartílago adulto se reabsorben, lo cual es esencial para que el cartílago permanezca libre de minerales. Si hubiera sangre presente, depositaría minerales en el cartílago, convirtiéndolo fácilmente en hueso. Esto no es deseable ya que el cartílago sano es necesario para la movilidad de las articulaciones. Si se lesiona una articulación, la sangre puede penetrar en su cápsula articular, provocando la calcificación del cartílago. Este es uno de los procesos que ocurren en la artritis.

En el hueso completamente formado que no tiene irrigación sanguínea, el cartílago absorbe los nutrientes directamente del líquido sinovial. El líquido sinovial también lubrica las superficies articulares mediante compresiones breves de compresión y liberación a partir de una acción de bombeo creada por el movimiento articular. Esta acción permite la entrada de nutrientes vitales y la salida de productos de desecho. Este método de lavado para nutrir y limpiar el cartílago es lento e ineficaz, pero evita que el cartílago entre en contacto directo con la sangre. Debido a que el cartílago adulto tiene este sistema circulatorio rudimentario e ineficiente, el proceso de curación del cartílago es deficiente. El cartílago dañado rara vez se cura sin consecuencias, como tejido cicatricial.

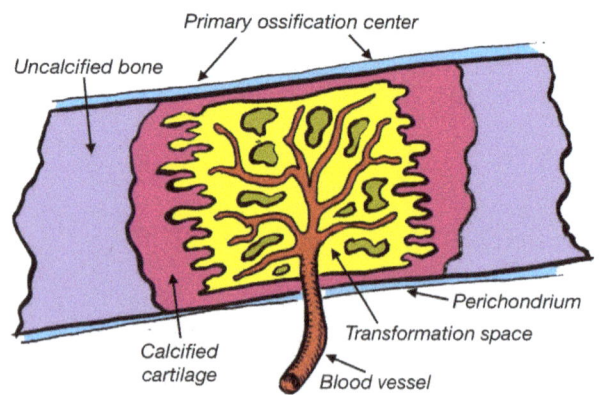

Suministro de sangre en la formación de tejido óseo

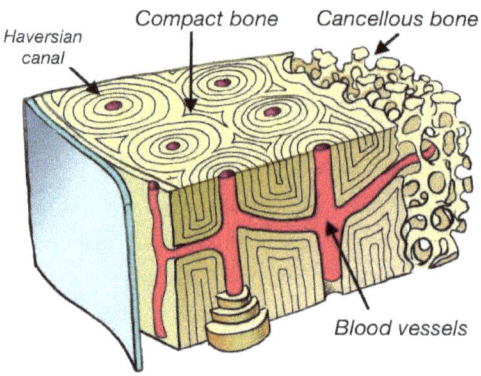

Hueso maduro y suministro de sangre

Cartílago hialino

El cartílago hialino encapsula los extremos de los huesos largos. Sus contornos suaves de color azul reducen la fricción entre las superficies articulares. El cartílago hialino corresponde al cartílago que se encuentra en los extremos de los huesos comidos por nuestras cohortes carnívoras. [2]

El cartílago hialino juega un papel importante en mantener el espacio articular libre de contacto con la sangre. Proporciona una barrera entre el abundante suministro de sangre ubicado en el periostio, la capa externa del hueso y las membranas sinoviales en los revestimientos internos de la articulación. En una lesión articular, los vasos sanguíneos se dilatan y provocan una inflamación excesiva en los tejidos y espacios. El trauma puede hacer que la sangre entre en la articulación y haga contacto con el cartílago hialino. Esto puede causar calcificación del cartílago articular, espolones artríticos y deformación de las superficies articulares. La hinchazón es un método para inmovilizar una articulación lesionada, entablillarla y protegerla de lesiones mayores. Con demasiada frecuencia, el estudiante de yoga impaciente obligará a sus articulaciones hinchadas a moverse antes de que se hayan curado adecuadamente, lo que provocará que el cartílago hialino se corte y se desgarre.

Hueso

El hueso maduro es un tejido vivo. Es tan fuerte como el hierro fundido pero flexible y liviano. El hueso tiene resistencia a la tracción (capaz de resistir el estiramiento) pero se pandea cuando se comprime en exceso. Está construido con fibras de colágeno, infiltradas por el equilibrio ideal de proteínas orgánicas y minerales inorgánicos, formando una matriz fuerte y flexible. Hay dos tipos de hueso: compacto y esponjoso (esponjoso). El hueso compacto forma las diáfisis de los huesos largos y las superficies externas de todos los huesos del sistema esquelético. El hueso esponjoso se encuentra en las cabezas de los huesos largos y en los huesos irregulares, como las vértebras y las placas del cráneo. Una serie de canales discurren a través de las muchas capas de un hueso, portando vasos sanguíneos y nervios. La sangre suministra minerales y otros nutrientes esenciales al hueso.

Densidad osea

El calcio y otros iones minerales inorgánicos están en constante circulación por todo el cuerpo. El calcio que se encuentra en el hueso del fémur una semana se puede encontrar en el estómago dos semanas después, produciendo sus ácidos digestivos. Como se describió anteriormente en relación con el cartílago, los minerales como el calcio pueden penetrar fácilmente en el tejido blando colágeno y estimular la formación de hueso, a veces en lugares no deseados. Los espolones óseos que acompañan a las articulaciones artríticas son un ejemplo de este proceso.

El estímulo principal para la densidad ósea es la fuerza mecánica sobre el propio tejido óseo. La contracción muscular, la gravedad y las fuerzas de golpe del talón envían señales mecánicas al hueso para mantener la densidad. En la fisiología normal, el hueso se descompone, reconstruye y remodela constantemente para adaptarse a las tensiones y tensiones cambiantes a las que se somete el hueso.

Los nervios miden constantemente las tensiones mecánicas que pasan a través de los huesos. El sistema nervioso autónomo coordina la acción entre los osteoblastos, las células que forman los huesos, y los osteoclastos, las células que destruyen los huesos. Las células óseas que se encuentran en el tejido óseo estable e inmutable se denominan osteocitos.

Los huesos pueden volverse notablemente más gruesos y desiguales en densidad en respuesta a la contracción muscular. Esto ocurre con deportistas y en ocupaciones laborales que requieren desequilibrio muscular. Una lesión o una enfermedad en la que se produzca una debilidad muscular desequilibrada desencadenará la actividad de los osteoclastos que disuelve el tejido óseo en el lado debilitado, mientras que los osteoblastos construirán hueso en el lado más fuerte.

La práctica del yoga puede mejorar la densidad ósea. Anusara yoga instruye a los estudiantes a "abrazar los músculos hasta el hueso". Esto crea una tensión mecánica significativa en el hueso. Para los estudiantes con pérdida ósea avanzada, una práctica de yoga completa puede consistir en posturas básicas para sentarse y pararse mientras se mantienen contracciones isométricas que abrazan firmemente los músculos al hueso. La alineación precisa y Samasthiti, el principio de tensión equilibrada, son herramientas esenciales para los profesionales que necesitan aumentar la densidad ósea.

En los casos de escoliosis, la columna se curva de forma anormal y la musculatura se desequilibra. Esto puede alterar las tensiones mecánicas sobre el hueso y modificar su densidad. Nuevamente, la alineación y Samasthiti son herramientas esenciales para reducir el daño a largo plazo de la columna vertebral con escoliosis y otros tipos de curvatura.

El entrenamiento de resistencia (levantamiento de pesas) es uno de los mejores métodos para aplicar tensión mecánica al hueso y aumentar su densidad. Los estudios que miden los niveles de masa mineral en los huesos encuentran que es más alto en los fémures de los levantadores de pesas, mientras que es considerablemente menor en los nadadores. Los períodos prolongados sin estimulación mecánica, como durante el reposo en cama, pueden provocar una pérdida ósea de hasta un uno por ciento por semana.[3]

Osteoporosis y Osteopenia

Osteopenia es una afección ósea grave y, sin embargo, prácticamente epidémica, principalmente en las culturas del primer mundo. Se caracteriza por el deterioro y destrucción de la matriz proteica del hueso. Como resultado, los minerales no tienen un lugar para incrustarse. Los suplementos de calcio ofrecen pocos beneficios al tejido óseo cuando se pierde su matriz. Cuando la concentración de minerales también se reduce considerablemente, la afección se denomina osteoporosis. A menudo, estas condiciones de pérdida ósea dan como resultado el colapso estructural en forma de fracturas por compresión.

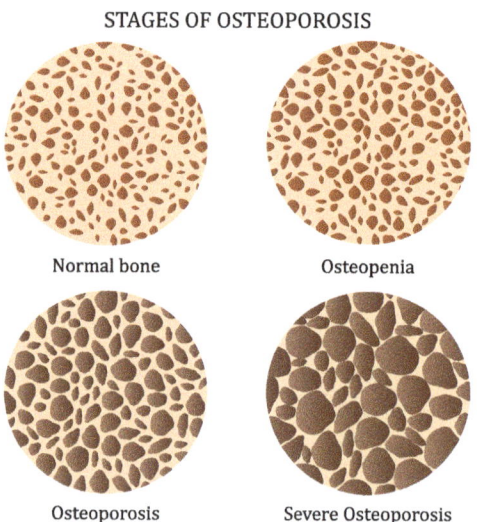

Los cambios hormonales, en particular la reducción de los niveles de estrógeno y hormonas suprarrenales, son una causa frecuente de pérdida ósea. Las hormonas regulan los niveles de minerales en el torrente sanguíneo y su absorción en todos los tejidos del cuerpo. Los niveles hormonales más bajos con el envejecimiento contribuyen a la pérdida ósea.

> *Técnicamente hablando*
>
> La matriz ósea está formada por fibrillas óseas formadas a partir de una suspensión de *hidroxiapatita*, una forma compleja de fosfato y calcio-$Ca_5(PO_4)_3OH$. Luego, la matriz se infunde con microcristales mineralizados con calcio, boro, silicio y otros minerales traza.
>
> El hueso es cerámico por naturaleza, proporcionando una excelente resistencia a la tracción al estiramiento. Puede soportar esfuerzos moderados de compresión y cizallamiento. Las fibrillas óseas que forman la matriz ósea se alinean en relación con las fuerzas que ejercen sobre ellas la gravedad, el peso y la tensión muscular.

Cualidades de absorción del hueso

Las fibras de colágeno absorben fácilmente los minerales traza. Este proceso metabólico asegura que el hueso reciba los micronutrientes necesarios para mantener la densidad necesaria.

Las sustancias además de las que construyen una estructura ósea saludable también pueden ser absorbidas involuntariamente por el tejido óseo. Como sabemos por los tratamientos dentales, los dientes absorben fácilmente el mineral fluoruro. Después de los tratamientos, también se ha demostrado que aumentan los niveles de fluoruro en el tejido óseo. Aunque el fluoruro fortalece los dientes y los huesos, hace que el tejido óseo sea más frágil.[4]

Los metales pesados y las sustancias químicas tóxicas, desde la nicotina hasta el DDT, se absorben y almacenan en las proteínas de colágeno de la matriz ósea. Cuando ocurre la pérdida ósea, como se ve comúnmente con el envejecimiento, puede seguir una liberación de estos metales y toxinas secuestrados, enviándolos de regreso al torrente sanguíneo y potencialmente desencadenando una enfermedad grave.

Evitar la exposición a metales pesados, como el plomo y el mercurio, es obvio y preventivo de la toxicidad ósea. Una dieta rica en frutas y verduras orgánicas y abundantes granos integrales ayuda a eliminar las sustancias tóxicas que ya están en el cuerpo. Un régimen dietético saludable y alto en fibra iniciado temprano en la vida puede proteger contra el almacenamiento de sustancias tóxicas en los huesos.

Remodelación ósea y el valor de una buena postura

Las fuerzas mecánicas y la estimulación neuroeléctrica aumentan la densidad ósea y también modifican y remodelan la forma real del hueso. Los experimentos de laboratorio han demostrado la facilidad con la que se puede manipular la forma del hueso. En un experimento claramente no yóguico, a los conejos se les colocaron los huesos de las patas en yesos móviles que se torcieron lentamente durante un período de seis a ocho semanas. Los huesos fueron remodelados de rectos a curvos. Luego se invirtió el procedimiento y los huesos volvieron a ser rectos.[5]

Las adaptaciones más amables de este principio se utilizan en medicina ortopédica para tratar huesos fracturados y otras afecciones. Dispositivos mecánicos y eléctricos han ayudado a curar fracturas óseas utilizando las mismas propiedades fisiológicas demostradas en las pruebas de laboratorio en esos desafortunados conejos.

El yoga y la yogaterapia influyen en la remodelación ósea. La fuerza de la gravedad y la contracción muscular brindan constantemente estimulación para remodelar el hueso. Si las fuerzas se distribuyen e integran correctamente a través de una alineación precisa, el hueso puede remodelarse en una forma más fuerte, más densa y deseable. Aunque ningún estudio científico ha probado o confirmado directamente la capacidad específica del yoga para remodelar los huesos, los profesores y estudiantes de yoga más experimentados pueden dar fe de la eficacia del yoga en este sentido. Abundan las anécdotas de maestros que han aplicado los principios de alineación para ayudar a los estudiantes con las piernas arqueadas y han obtenido resultados positivos de una práctica dedicada de muchos años.

> El yoga brinda una excelente oportunidad para mantener la densidad ósea y la alineación junto con la salud orgánica general de nuestro cuerpo humano
>
> Los practicantes de mucho tiempo tienen experiencia de primera mano que confirma el valor del yoga y su capacidad para ayudar en la salud y reparación de los huesos

11 Alinear por diseño

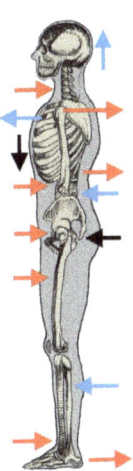

La apariencia externa de la forma humana varía ampliamente. Se aprecian grandes diferencias en tamaño, forma, tonalidad y color. Los tipos de cuerpo van desde el elegante y flexible habitante de la sabana del continente africano hasta los originarios de los campesinos europeos de huesos grandes. Las diferencias individuales también se pueden encontrar en nuestra anatomía interna. La presencia o ausencia de ciertos músculos, nervios y vasos sanguíneos fluctúa a niveles significativos en la población humana. La ubicación y orientación de ligamentos y tendones, a veces, parece desordenada e improvisada. Para aquellos que desafían el concepto de un sistema universal de alineación, estas diferencias anatómicas pueden parecer que respaldan su opinión, aunque de manera incorrecta.

Sin embargo, la composición genética entre todos los seres humanos es prácticamente idéntica. Menos de una décima parte del uno por ciento del DNA humano varía entre los miembros más diversos de nuestra especie. Mecánicamente, las articulaciones y los músculos de todos los individuos funcionan prácticamente igual, a pesar de las variaciones anatómicas. Y dado que los principios de alineación de la postura y el yoga se basan principalmente en la mecánica de los músculos y las articulaciones, las diferencias anatómicas sutiles son relativamente intrascendentes para la forma en que nuestro cuerpo se mueve y funciona mejor.

Independientemente del tipo de cuerpo, las variaciones anatómicas o el historial de lesiones - el yoga es apropiado para todos. A pesar de nuestras muchas diferencias potenciales, sólo existe un "manual del propietario". Cada estudiante sigue el mismo modelo universal que decodifica el diseño básico del cuerpo y su correcta alineación.[1]

No es necesario aprender un nuevo conjunto de instrucciones de alineación para cada asana, ya que la alineación no se basa en las poses mismas. La alineación se basa en la anatomía y la mecánica postural y no se altera, independientemente de cuán básica o compleja parezca la postura.

Las modificaciones a la asana pueden ser apropiadas y necesarias para tener en cuenta las diferencias sutiles en la anatomía o adaptarse a las lesiones. Pero los ajustes o modificaciones no anulan los principios de alineación subyacentes. La apariencia exterior puede cambiar para adaptarse a cualquier variación anatómica, pero las acciones utilizadas para alinear la pose rara vez lo hacen.

> ### Tecnicamente hablando
>
> Una variación anatómica en la estructura del cuerpo puede ocurrir en las articulaciones vertebrales llamadas *facetas*. Normalmente, las facetas de cada vértebra se articulan en el mismo plano. Un pequeño porcentaje de personas puede tener uno o dos pares de facetas desviados en direcciones opuestas. Esto se conoce como *facetas asimétricas*. Cuando una vértebra afectada se mueve, puede ocurrir un giro no deseado del segmento.
>
> Conocer la presencia, ubicación y configuración de esta asimetría es importante para el estudiante de yoga. Asana debe modificarse para evitar un giro o torsión excesivos en una dirección con respecto a otra. La alineación, el movimiento preciso y Samasthiti pueden minimizar el movimiento aberrante y limitar el daño a largo plazo que podría ocurrir. Las imágenes radiológicas son necesarias para confirmar la presencia de facetas asimétricas.

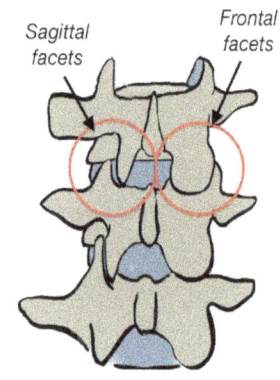

¿Necesita GPS?

¿Conoces las instrucciones específicas que llevan cada postura a la alineación correcta? Irónicamente, es más fácil estar desalineado que mantenerlo, especialmente cuando se está fatigado. Practicar con la alineación es como seguir un sistema de navegación; a medida que el cuerpo se desvía de su curso, proporciona el mapa sobre cómo volver a encarrilarse y alinearse.

Desde sus partes más pequeñas hasta grandes regiones, el cuerpo se mueve en una dirección específica para alinearse. La alineación puede requerir un movimiento físico real, aunque a menudo, cuando la postura es profunda, puede ser una intención isométrica o energética. Los movimientos que alinean el cuerpo con precisión tienen cualidades terapéuticas positivas. Los movimientos que desplazan el cuerpo más allá de la alineación ideal se vuelven peligrosos y hacen que el cuerpo se lesione.

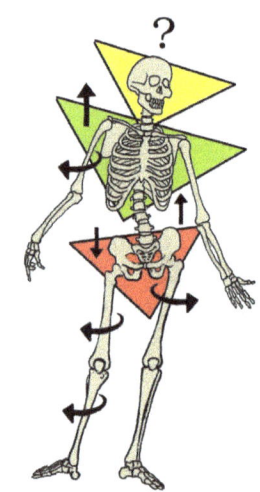

> Los principios de alineación se aplican a la posición del cuerpo, no a la forma de la asana
> La acción realizada dentro del cuerpo suele ser diferente a la apariencia externa de la asana

La Cuadrícula de Alineación [2]

La postura más fundamental del yoga es **Tadāsana,** la postura de la montaña. Como lo implica su nombre, una montaña encarna las características de la conexión a tierra. Mountain Pose (la postura de la montaña) es sólido, pero fluido y orgánico. Samasthiti, la cualidad de la tensión equilibrada, se expresa plenamente en **Tadāsana.**

Tadāsana contiene todos los componentes de alineación utilizados para todas las demás asanas. Aunque Tadāsana es quizás la primera postura que aprenderá un estudiante novato, requiere práctica y habilidad para dominar todas sus acciones sutiles. La precisión aplicada a **Tadāsana** a menudo refleja la intención que el estudiante aporta a toda su práctica.

Las direcciones que alinean cada asana siguen las acciones representadas en la Cuadrícula de Alineación:

- Los talones se deslizan hacia atrás
- Los pliegues del tobillo se deslizan hacia atrás
- Espinillas prensa anterior
- Desde un lado, la cavidad de la cadera (trocánter mayor) está vertical sobre el tobillo
- Los muslos se deslizan hacia atrás
- Los pliegues de la cadera y el ombligo se deslizan hacia atrás.
- La parte inferior de la espalda en el nivel L4 - L5 se desliza hacia adelante para formar una curva del tamaño de un huevo
- El cóccix se desliza anterior a lo largo de un arco hacia el hueso púbico
- La caja torácica inferior se desliza hacia atrás
- La caja torácica lateral del cuerpo se alarga uniformemente en ambos lados hacia las axilas
- El pecho se extiende anterior
- Las axilas internas y externas deslizan por igual las cabezas de los huesos de los brazos hacia atrás
- La punta del esternón (xifoides) desciende y se desliza hacia adentro, hacia el ombligo
- Garganta, en el nivel medio del cuello, se desliza hacia atrás
- El techo de la boca es horizontal, en línea con el centro del canal auditivo
- La base del cráneo se levanta verticalmente y se encuentra con la línea horizontal a través del techo de la boca y el canal auditivo

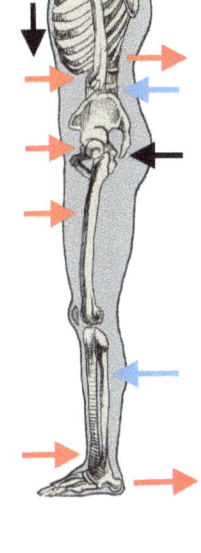

Cada movimiento está coordinado e integrado con todos los demás movimientos. Cuando una región se alinea, no compensa ni interrumpe ninguna otra región previamente alineada; en cambio, cada acción contribuye aún más a la postura integrada general. Profesora de yoga Betsey Downing, PhD. describe moverse hacia la alineación en la práctica de asanas como aproximaciones sucesivas. No es la apariencia de asana sino la intención de moverse hábilmente lo que hace avanzar la práctica del yoga y la hace segura y terapéutica.

Alineación simple triple "S" (cráneo, escápulas, sacro)

La parte posterior del cráneo, los omóplatos (omóplatos) y el sacro se alinean en un plano vertical.[3] Esta organización triple "S" alinea el Eje Central, los bandhas y los diafragmas del cuerpo. Las curvas de la columna se configuran a esta alineación, lo que permite su mayor fuerza y soporte de peso.

Para practicar la alineación Triple "S", siéntese o párese con la espalda contra una pared. Presiona el sacro contra la pared; luego los hombros. Si la parte posterior del cráneo no se toca, no lo fuerce. En su lugar, lleve la caja torácica de la garganta y la parte interna de la axila hacia atrás hasta que el cráneo se acerque. Si la curva lumbar es más grande que el tamaño de un huevo, deslice la caja torácica inferior hacia atrás al exhalar. Si los glúteos son naturalmente grandes, puede ser apropiado dejar la curva lumbar más profunda y no forzarse a alcanzar el tamaño de un huevo.

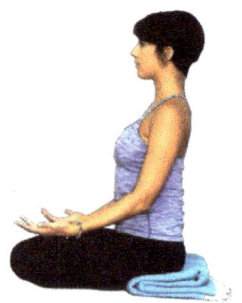
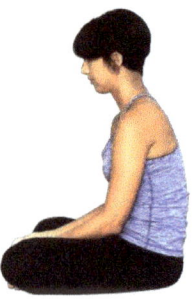
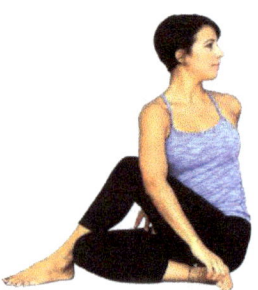

Alineación S correcta   *Postura incorrecta*   *Ardha Matsyendrāsana*

Sentarse con la pelvis inclinada hacia delante, más cerca del hueso púbico, ayuda a formar la curva lumbar. Sin una curva lumbar, la alineación completa de la columna es difícil de lograr. En Ardha Matsyendrāsana, giro sentado, el hombro opuesto a la pierna doblada a menudo rueda hacia adelante del pecho y la parte superior de la espalda se redondea. Si el codo presiona con fuerza la rodilla o los hombros giran al intentar atar las manos, la asana está desalineada. En cambio, el pecho se mantiene por delante de los hombros que están cuadrados entre sí en la parte posterior del cuerpo. El giro es exclusivamente de la columna vertebral; no los hombros o un reposicionamiento de las caderas.

Las costillas flotantes

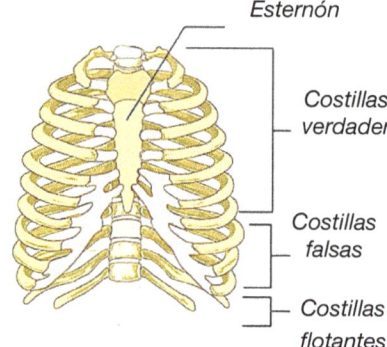

Los dos conjuntos inferiores de costillas se denominan costillas flotantes porque no se adhieren al esternón ni a ninguna otra estructura anterior. Solo se adhieren al esqueleto desde los procesos transversales de la columna vertebral de las vértebras 11 y 12. Las costillas flotantes cubren y protegen los riñones de traumatismos.

Las costillas flotantes se alinean en tres direcciones:
- Deslizamiento posterior
- Ampliar la espalda
- Levanta la espalda

BKS Iyengar instruyó a los estudiantes a ensanchar los riñones en la parte posterior del cuerpo. Anusara yoga aborda esta acción con el principio del Bucle renal (Kidney Loop).[4] Alinear las costillas inferiores puede ser difícil de aislar y acoplar, especialmente para los estudiantes flexibles con curvas lumbares profundas y aquellos que habitualmente sobresalen sus costillas inferiores hacia adelante al inhalar. Los detalles sobre la alineación de la caja torácica inferior se presentan en el Capítulo 15.[4]

Diseño y función

El sacro está centrado entre los dos huesos de la cadera. El esternón se encuentra en el centro de la caja torácica anterior. Desde la vista lateral, tanto el sacro como el esternón tienen una curva y una apariencia similares. Cada uno también tiene una pequeña cola en la punta: el cóccix en el sacro y el proceso xifoides en la parte inferior del esternón. Aunque ambas estructuras no están específicamente relacionadas, ambas se alinean de manera similar deslizándose hacia adentro para enganchar sus respectivos bandhas y diafragmas.

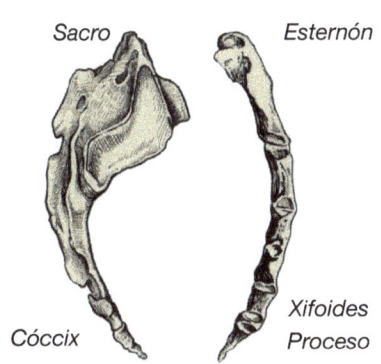

Deslizamiento anterior del coxis
Punta de deslizamiento de la parte posterior del esternón
Presione el ombligo hacia adentro

Un desafío postural importante en asana es la alineación integradora entre las piernas, la pelvis y la columna toraco-lumbar. Este método de tres partes es una forma valiosa y fácil de usar para establecer una relación totalmente integrada dentro de estas regiones que protegerá los discos lumbares y la columna vertebral vulnerables.

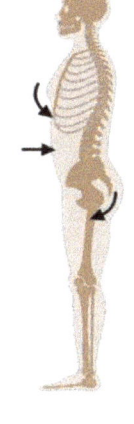

- *Deslizamiento del coxis anterior* (Mula Bandha): estabiliza las articulaciones sacroilíacas y aplica los "frenos" en la extensión de la espalda baja
- *Deslice la proceso de xifoides hacia atrás* (Uddiyana Bandha): estabiliza la región lumbar-torácica, incluido el punto de giro principal de la columna en T-12; involucra el recto abdominal para fortalecer la parte inferior del torso
- *Presione el ombligo hacia adentro* (Manipura chakra): estabiliza la columna lumbar

¡Ciérralo!

Otra visualización útil para integrar la parte inferior del torso y la pelvis es la que ofrece la profesora senior de yoga Iyengar, Joan White. White sugiere que el estudiante se imagine subiéndose la cremallera de un par de pantalones. Esto tiene el mismo efecto que sacar el coxis hacia adentro, o Mula Bandha. Tomando prestada la metáfora de White, descendiendo desde el proceso xifoides hasta el ombligo, se abre el esternón hacia adentro, o *Uddiyana Bandha*.

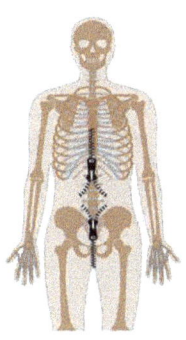

Vaqueros ajustados: otra visualización. Imagina agacharte para subirte un par de jeans ajustados y luego subirte la cremallera. Primero, para subir los jeans, las caderas se flexionan y los muslos se retraen. Esto se llama *Liberación de cadera hacia adentro*; se discutirá en detalle en el Capítulo 13. Luego, al subir la cremallera, se engancha *Deslizamiento del coxis anterior*.

> La profesora de yoga Anusara Jaye Martin describe la calidad de la acción de presionar el ombligo hacia adentro. Imagina que colocas una fresa madura en tu ombligo y la empujas hacia adentro aproximadamente media pulgada. ¡La acción es suave para no aplastarlo, pero lo suficientemente firme como para no dejarlo caer!

La belleza en su sencillez

Como enfatiza este libro, es innecesario, aunque imposible, dominar una lista de instrucciones para cada una de las innumerables asanas. En cambio, cada asana sigue el mismo conjunto de principios de alineación. Todas las asanas se forman alrededor de la Rejilla de Alineación, o desde la postura neutral de Tadāsana. Eventualmente, el tedio del esfuerzo mental de trabajo y la alineación se volverán naturales y casi inconscientes.

Están surgiendo rápidamente nuevos estilos e híbridos de la práctica del yoga. Algunas de estas nuevas encarnaciones de yoga se realizan de manera brillante, mientras que otras carecen por completo de la intención de alinearse. Los estudiantes permanecerán seguros con estos nuevos enfoques al recordar hacer referencia a toda alineación con el cuerpo y no con la pose externa. El yoga es la práctica de retener la alineación integradora en cada variación de postura.

Bloquear y cargar: estabilización paso a paso para la alineación de asanas

Asana comienza sentando las bases. Este es un primer paso crítico y la alineación es esencial. A menudo hay múltiples bases establecidas dentro de una asana. Los cimientos generalmente se establecen, paso a paso, desde el suelo hacia arriba. Cada bloqueo en su lugar, secuencialmente uno tras otro, estabilizando cada región debajo. Este método de bloqueo y carga es análogo al cierre de las esclusas de los canales para asegurar y estabilizar la región.

En muchos casos, los cimientos se superponen con los bandhas y diafragmas del cuerpo. Involucrar a los bandhas, que se presenta en capítulos posteriores, a menudo será el método real para establecer una base. Cada paso de la Cuadrícula de Alineación es fundamental y se alinea en forma de bloqueo y carga. Los cimientos generalmente se establecen desde el suelo hacia arriba.

Aunque el concepto es simple, muchos estilos de yoga no enfatizan el establecimiento de bases, asumiendo que "aterrizar" las posturas puede hacerlas estáticas y estancadas; incapaz de fluir. Una vez implementado, la mayoría de los estudiantes encuentran gracia y refinamiento desde los cimientos y elegancia en su asana.

Ejemplos de establecimiento de las bases:

En Warrior 2, (Pose de guerrero 2), las cuatro esquinas de cada pie están firmemente colocadas para crear la base. La rodilla delantera usa la estabilidad del pie delantero para doblarse a 90° y rotar externamente. El muslo delantero crea la base para que el torso se levante a la vertical. Cada lado del cuerpo se alarga por igual (Samasthiti) como base para que el pecho y los hombros se tuerzan para alinearse sobre la pelvis. La cintura escapular y la parte superior de la espalda son la base para que la cabeza y el cuello se alineen verticalmente y giren hacia el dedo medio de la mano delantera.

En el perro boca abajo, la colocación de las manos estabiliza los brazos. Los antebrazos giran hacia adentro y las cabezas humerales giran hacia afuera, formando una base para que las puntas inferiores de los omóplatos presionen firmemente sobre la caja torácica posterior.

En Downward Facing Dog, (Perro boca abajo), las espinillas presionan hacia adelante, micro-doblando las rodillas. Shins-forward es la base desde donde los muslos presionan hacia atrás. Las rodillas resisten la hiperextensión.

En las posturas sentadas, sentarse hacia adelante, más cerca del hueso púbico, inclina la pelvis hacia adelante, desplazando la base de la columna anterior. Esta base inclinada es necesaria para permitir que se forme la curva lumbar. La curva lumbar forma la base para el resto de la formación y alineación de la curva espinal.

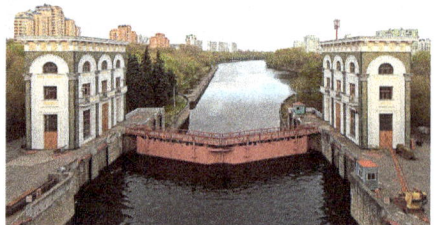

12 Anatomía de la pelvis y las articulaciones sacroilíacas

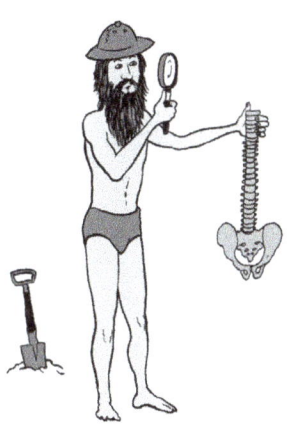

Los huesos pélvicos son un hallazgo inspirador para los arqueólogos. Los restos más pequeños proporcionan un tesoro de información sobre la vida y el comportamiento de sus dueños y de la ascendencia humana, en general. Una pelvis prehistórica puede revelar detalles incalculables que pueden desentrañar el viaje evolutivo hacia el desarrollo humano. ¿Vivió este antepasado principalmente en los árboles o en la tierra? ¿Era bipedal? ¿Cuál era su andar? ¿Cuál era su sexo? ¿Qué grado de verticalidad alcanzó esta especie? La pelvis no solo es una parte fascinante del cuerpo humano para estudiar, sino que también juega un papel central en la mecánica corporal.

La pelvis es una estructura en forma de cuenco, construida con tres huesos de varias secciones: los dos huesos exteriores de la cadera (os coxae) y el sacro ubicado en el centro. La pelvis forma un anillo sólido que protege los órganos de la parte inferior del abdomen. El sacro se coloca como un triángulo invertido con su base ancha hacia arriba y proporciona la base para la columna vertebral. Las cavidades de la cadera se forman en la parte inferior externa de la pelvis.

El acetábulo

Cada hueso de la cadera está formado por tres huesos anatómicamente distintos: el isquion, el ilion y el pubis. Los tres huesos convergen en el centro de la articulación de la cadera donde forman una cavidad profunda de la cadera en forma de copa llamada acetábulo. La unión de los tres huesos en el centro de la cavidad permite una distribución uniforme de las fuerzas de impacto del talón y la gravedad, lo que les permite reverberar uniformemente a través de la pelvis.

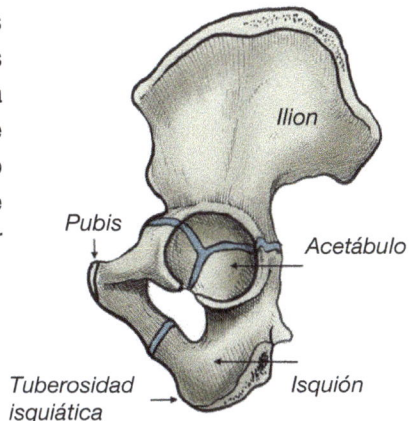

Para la mayoría de las personas, el acetábulo completa su formación en un hueso sólido entre las edades de veinte y veinticinco años.[1] Algunas mujeres completan la formación ósea antes si la menstruación comenzó antes.[2]

Una práctica de yoga que comienza antes de que las cavidades de la cadera se hayan formado por completo puede ser beneficioso para aumentar la flexibilidad de la cadera de por vida al ser moldeado con un acetábulo de forma más ancha.

Sin embargo, los adultos que comienzan una práctica de yoga después de la osificación ósea completa no deben desanimarse. El hueso conserva la capacidad sutil de remodelarse durante toda la vida. Aunque la remodelación de huesos y articulaciones tiende a ser más degenerativa a medida que envejecemos, como resultado de lesiones o desgaste, los huesos pueden potencialmente remodelarse en formas más sanas y deseables. Una práctica de yoga bien alineada puede dirigir las muchas fuerzas sobre los huesos para desarrollar densidad ósea y ayudar a mantener una buena forma funcional. ¡Hay razones para ser optimistas!

Rodeando el acetábulo hay un *labrum*. Formado a partir de una tira de cartílago articular, un labrum funciona como una junta que se coloca alrededor de la cabeza del hueso del fémur y se aprieta cómodamente en la articulación. La cabeza del fémur está centrada en la articulación para lograr estabilidad y soporte para soportar peso mientras se minimiza la cantidad de juego conjuntoo tambalearse. Esta disposición ajustada en la cavidad de la cadera crea un efecto de vacío que succiona la cabeza del fémur hacia la cavidad de la cadera. En comparación, la articulación del hombro, que también tiene un labrum, tiene de una a dos pulgadas de juego articular a lo largo de su eje central. Esto es lo que permite rangos de movimiento significativamente mayores en los hombros que en las caderas. Una mayor movilidad de la articulación del hombro conlleva el compromiso de una menor estabilidad. Se encuentra más estabilidad en las caderas, que es necesaria para las fuerzas de golpe del talón.

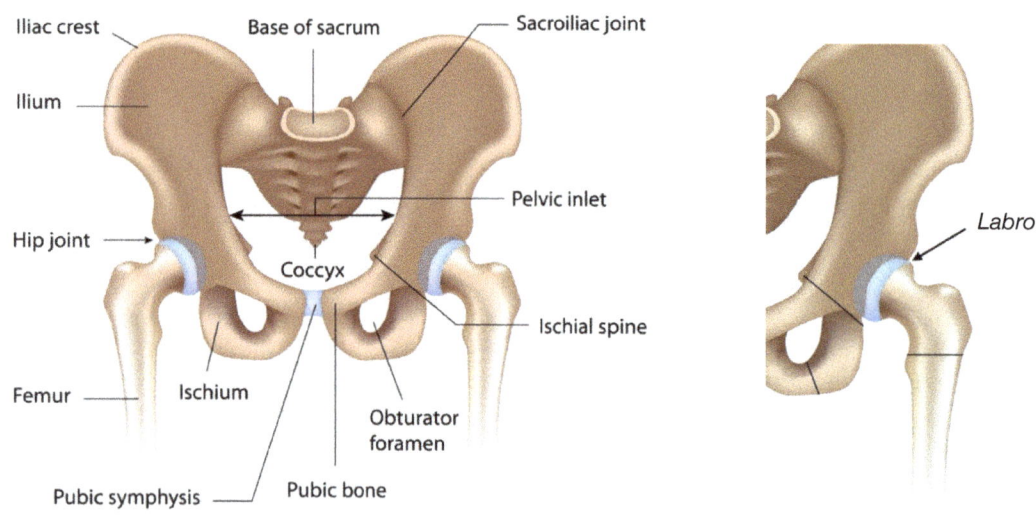

Los huesos "asentados"

La palabra alemana Sitz se traduce como asiento. Los huesos del asiento son protuberancias curvas de la base del isquion en el que nos sentamos. Anatómicamente, los huesos de asiento son las tuberosidades isquiáticas.

¡La pelvis se balancea!

Las tuberosidades isquiáticas de fondo curvo funcionan de manera similar a los rieles de una mecedora. Al balancearse hacia adelante sobre las tuberosidades isquiáticas, la base del sacro y la pelvis se inclinan hacia adelante. Esto profundiza la curva lumbar y desplaza el eje central del cuerpo y el centro de gravedad anterior.

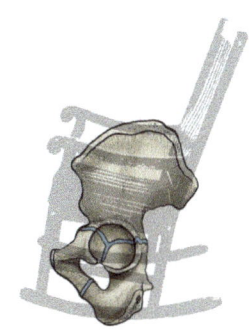

Una buena alineación requiere encontrar el "punto óptimo" donde mecer la pelvis forma una curva lumbar que se ajusta al tamaño de un huevo.

Los músculos isquiotibiales tensos pueden limitar significativamente la capacidad de la pelvis para balancearse hacia adelante, especialmente en una postura de flexión hacia adelante con las piernas estiradas. Esto hace que la columna lumbar se aplane. La flexibilidad limitada de la cadera a menudo acompaña a los isquiotibiales tensos. Sentarse sobre un cojín o una manta inclinará la pelvis hacia delante, más cerca de los huesos púbicos. Con esto, se puede lograr un control mucho mayor del balanceo pélvico y la capacidad de regular la profundidad de la curvatura lumbar.[3]

Sínfisis del pubis: la articulación anterior de la pelvis

Los dos huesos púbicos comprenden el anillo anterior de la pelvis. Se unen en la línea media anterior del cuerpo por un disco duro de fibrocartílago llamado sínfisis del pubis. También llamada sínfisis púbica, su movimiento es mínimo en un estado normal, sin embarazo. Debe evitarse el movimiento mecánico forzado de la sínfisis del pubis. Si se lesiona, la sínfisis del pubis puede volverse crónicamente hipermóvil y problemática, produciendo dolor profundo e inestabilidad pélvica crónica.

Cuando un hueso de la cadera rota hacia adelante y el otro hacia atrás, se produce una torsión pélvica. La precaución es esencial en las posturas de cadera cerrada. Esto es especialmente cierto en posturas extremas de caderas contrarrotantes como **Hanumanāsana**, la división hacia adelante.

Estas posturas crean fuerzas de cizallamiento en el disco de la sínfisis púbica. Para evitar daños, mantenga las caderas en ángulo recto con la parte delantera de la colchoneta y deje que la postura se realice exclusivamente en las cavidades de las caderas sin torcer la pelvis. Gire internamente las cavidades de la cadera y levante firmemente el coxis hacia adelante para ayudar y proteger la articulación púbica. Enganche la tensión muscular uniformemente a través de las caderas y las piernas. Presione hacia afuera (inferior) a través de ambos talones internos.

Hanumanāsana

Articulaciones sacroilíacas: las articulaciones posteriores de la pelvis

En la pelvis posterior, las superficies mediales de cada ilion se unen al sacro para formar dos articulaciones sacroilíacas (SI) grandes e irregulares. El sacro es la base de la columna vertebral y las articulaciones SI soportan y manejan las fuerzas de soporte de peso que pasan a través del cuerpo.

Las articulaciones sacroilíacas se mueven solo marginalmente; de hecho, los primeros anatomistas supusieron que eran totalmente inmóviles. Sus movimientos no se ajustan a los rangos típicos de movimiento y, por lo tanto, se les han dado nombres únicos. Hay dos direcciones de movimiento: nutación y contranutación, derivadas de la palabra griega, "asentir". La nutación es un movimiento anterior de punta y deslizamiento. Lo contrario, donde el sacro se inclina y se desliza hacia atrás, es contranutación. El debate en curso sobre la gama completa de nutación/contranutación se ha establecido en aproximadamente 6 mm. Ese rango puede aumentar hasta 22 mm durante el tercer trimestre de una mujer embarazada, ya que las hormonas aflojan los ligamentos para el parto.

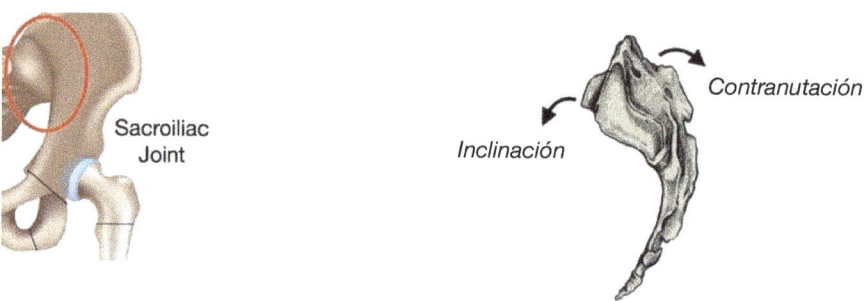

Las articulaciones sacroilíacas son amortiguadores

Las articulaciones SI no contribuyen al movimiento grueso. Su función principal es absorber y distribuir los diversos impactos y fuerzas que soporta constantemente la estructura humana.

El golpe de los talones en el suelo crea fuerzas ascendentes que se transfieren a través de las piernas y la pelvis, vibrando por todo el cuerpo. Las fuerzas de golpe del talón generalmente se miden con una placa de mordida para registrar los cambios en la presión sobre la mandíbula. Un salto vertical hacia arriba y hacia abajo produce fuerzas que pueden alcanzar niveles de 10 veces el peso corporal. La gravedad es la principal fuerza hacia abajo en la estructura humana. Comprime el cuerpo en un vector constante hacia abajo que impacta directamente en la pelvis. Las articulaciones sacroilíacas absorben y distribuyen eficazmente la fuerza de la gravedad.

A medida que las fuerzas de golpe del talón y la gravedad convergen dentro de la pelvis, la energía que se crea reverbera y se esparce por el borde pélvico. A medida que las fuerzas se acumulan dentro del cuenco pélvico, las articulaciones sacroilíacas actúan como una "válvula de liberación de presión", retrocediendo sutilmente para descargar la presión.

Si una o ambas articulaciones sacroilíacas se bloquean y se inmovilizan, la energía no se libera por completo. En cambio, las fuerzas se transfieren inevitablemente a la siguiente región que se mueve con más libertad; siendo estos los discos espinales inferiores. Si solo una articulación sacroilíaca pierde su movilidad, la columna se girará y torcerá adicionalmente mientras camina o soporta peso. Estas tensiones de choque y torsión en los discos inferiores son una causa común de hernia de disco. Si estas tensiones son repetitivas, la perspectiva a largo plazo es el deterioro de la columna.[4] La disfunción mecánica de las articulaciones sacroilíacas es común y es una causa frecuente de dolor lumbar.

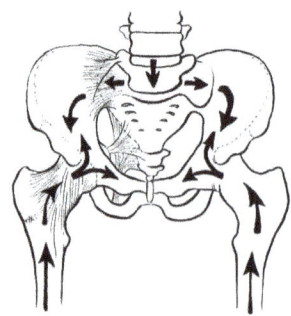

Las fuerzas alrededor del borde pélvico circulan de manera similar a un dedo que recorre una copa de vidrio que emite un zumbido vibratorio

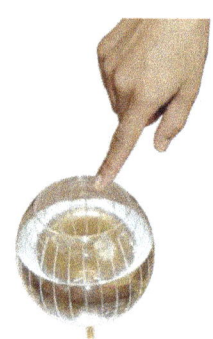

Función sacroilíaca: un caso abierto y cerrado

Las superficies internas tanto del sacro como del ilion son ásperas e irregulares. Con un funcionamiento normal, las pequeñas protuberancias y grietas en sus interfaces coinciden y se alinean, funcionando de manera similar a los dientes que se engranan en un engranaje o rueda dentada. A medida que las articulaciones SI se mueven, se abren y cierran con un trinquete y retroceso similar a un engranaje.

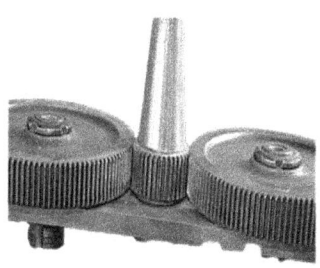

El instructor de yoga e investigador de la tradición Iyengar, Roger Cole, compara las superficies de la articulación sacroilíaca con un plato de cerámica que se ha partido en dos. Primero, las superficies irregulares se separan para permitir que ocurra la movilidad. Una vez que las articulaciones sacroilíacas se han abierto para permitir el movimiento, las articulaciones se cierran y bloquean en muescas preestablecidas y restablecen una pelvis estable. Seguir este proceso de dos pasos es esencial para evitar lesiones. Los principios de alineación de la pelvis aseguran que estas acciones estén sincronizadas.

Al hacer su analogía, Roger Cole también ofrece una hipótesis para la lesión:

"Si separa pero desalinea las dos piezas (del plato de cerámica) en cualquier dirección, las protuberancias de una pieza se desplazarán y chocarán con las protuberancias de la otra. Las superficies del sacro y el ilion tienen protuberancias y depresiones similares que encajan entre sí, pero chocarán entre sí si mueve los huesos fuera de lugar en cualquier dirección.

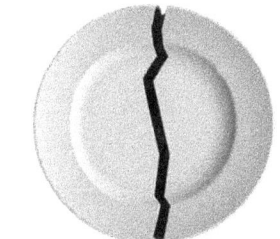

Esta presión de golpe contra golpe puede ser la fuente del dolor sacroilíaco. Si continúa durante un largo período de tiempo, eventualmente provoca el deterioro de cartílagos y huesos, causando un dolor más profundo y crónico". [7]

¿Cómo controla el practicante de yoga la apertura y el cierre de las articulaciones sacroilíacas? El próximo capítulo describe el procedimiento en detalle. El manejo de las articulaciones sacroilíacas es parte de una metodología más amplia para la alineación de la pelvis. Este sistema mecánico se llama acertadamente *alineación integradora pélvica*.

Función sacroilíaca

Una de las razones por las que los anatomistas supusieron originalmente que las articulaciones sacroilíacas son inmóviles es que no hay músculos que muevan directamente el sacro en relación con el ilion. Es puramente una articulación ligamentosa. En cambio, su movilidad se controla mediante acciones indirectas de músculos como el piriforme y los isquiotibiales.

La investigación ha descubierto que el músculo bíceps femoral de los isquiotibiales puede mover el sacro a través de un remanente de su tejido tendinoso que se conecta al ligamento sacrotuberoso.

Las piernas pueden actuar como palancas largas que pueden utilizar de manera eficiente pequeñas acciones musculares y crear movimientos significativos de la articulación SI. [8] Se proporcionan más detalles en el Capítulo 20.

El sacro como trampilla

Los cambios hormonales que ocurren en la última etapa del embarazo aumentan la elasticidad de los ligamentos. Esto facilita los procesos de trabajo de parto y parto. La elasticidad temporal aumenta la nutación sacroilíaca de los típicos 6 mm a 22 mm. Con esta nueva libertad, las articulaciones sacroilíacas pueden separarse ampliamente, lo que permite que el sacro se abra como una trampilla y dé la bienvenida a la entrada del bebé a este mundo.

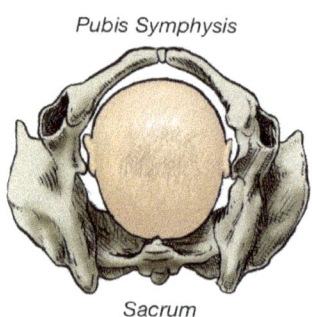

La laxitud de los ligamentos ocurre en todo el cuerpo en las últimas etapas del embarazo. Se debe tener cuidado de no explotar esta flexibilidad.

Es mejor continuar con la práctica más rutinaria durante las últimas etapas. El estiramiento extremo, aunque más evaluable, puede provocar la laxitud permanente de los ligamentos que provoca inestabilidad o lesiones en las articulaciones.

Insulto y lesión de las articulaciones sacroilíacas

Las articulaciones sacroilíacas pueden lesionarse durante la práctica de yoga. La transición constante de Asana entre la estabilidad de la movilidad impone una demanda mecánica significativa en las articulaciones sacroilíacas. Las lesiones pueden ocurrir durante la fase abierta o cerrada del movimiento sacroilíaco.

Los siguientes ejemplos ilustran este concepto:

- Si las articulaciones sacroilíacas se ven obligadas a moverse sin abrirlas primero, no pueden proporcion armovilidad adecuada. Sobre las articulaciones se produce una acción de compresión y rechinamiento que provoca lesiones.

- Si la movilidad de la articulación sacroilíaca está bloqueada y no se separan adecuadamente, cuando comienza su fase de cierre, no hay suficiente espacio para el sacro para deslizarse en el medio. El sacro puede magullarse al quedar atascado contra la articulación cerrada.

- Las articulaciones sacroilíacas necesitan bloquearse y estabilizarse en las posturas de soporte de peso. Si ellos estan atascados en una posición abierta, no pueden cerrarse completamente y son inestables. Esto ejerce una tensión excesiva sobre los ligamentos sacroilíacos en su intento de compensar la inestabilidad de la articulación.

Los principios de alineación integradora pélvica se presentan en el siguiente capítulo. Utilizan un método de dos pasos que evita acciones fuera de fase. Comprender los detalles de este sistema de dos pasos es una herramienta valiosa para los profesionales de la salud y especialmente en la terapia de yoga para tratar las articulaciones sacroilíacas lesionadas.

Bomba sacra

Las articulaciones sacroilíacas están diseñadas para manejar el soporte de peso y la absorción de impactos a través de sus movimientos pequeños pero críticos. Otra función sutil de las articulaciones sacroilíacas se llama mecanismo de arranque. Esta acción es fundamental para el sistema nervioso y, por tanto, para la salud general del organismo.

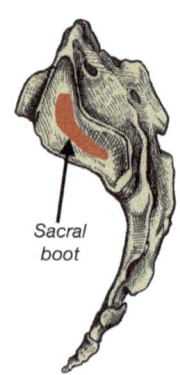

En las superficies interiores ásperas de las articulaciones sacroilíacas hay una sección pequeña y lisa con forma de bota. La bota se sitúa a la altura del segundo segmento sacro. Este nivel es donde la cubierta exterior de la médula espinal, la duramadre, se une al canal espinal.

Por encima de este accesorio, se forma un pequeño canal cónico donde se acumula líquido cefalorraquídeo o líquido cefalorraquídeo.líquido, se produce. El líquido cefalorraquídeo es el líquido vital que nutre el cerebro y el sistema nervioso. [9]

Debido a que la manga dural de la médula espinal se une a la bota del sacro, los movimientos de la articulación sacroilíaca tiran de la duramadre, bombeando el líquido cefalorraquídeo por la columna vertebral y de vuelta al cerebro. Esta acción de bombeo se denomina mecanismo respiratorio sacro primario.[9] Esta acción fue descubierta en el campo de la medicina osteopática. Sus principios son fundamentales en modalidades terapéuticas como la Técnica Sacro Occipital, Terapia Craneosacral y Terapia de Liberación Craneal. Una variedad de dolencias corporales que incluyen dolores de cabeza y dolor de espalda se han asociado con un bombeo sacro inadecuado.

Algo más para masticar: el TMJ

Muchos enfoques holísticos de la terapia corporal reconocen la sutil pero poderosa relación neuromecánica entre las articulaciones sacroilíacas y las articulaciones temporomandibulares (ATM). La interconexión entre la mandíbula y las articulaciones sacroilíacas puede parecer una asociación improbable, pero a menudo se observa con actividades de soporte de peso. Como las articulaciones sacroilíacas se enganchan al levantar un objeto pesado, la acción suele ir acompañada de apretar la mandíbula. Las diversas modalidades terapéuticas abordan la relación funcional entre estas dos regiones.

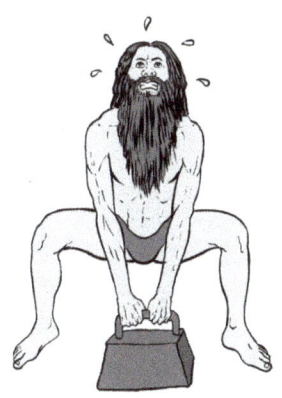

Ecuador del cuerpo – la unión del sacro/coxis

Al pasar sobre el ecuador en un barco o avión, no hay líneas claras o señales que marquen su ubicación. Pero, de un lado al otro, se produce un cambio invisible en la energía polarizada, tirando sutilmente en direcciones opuestas. Tan sutil como es esta demarcación, afecta poderosamente a la tierra como un todo. Conceptualmente, pero no anatómicamente, el cuerpo humano tiene un ecuador energético similar. Al principio, se podría suponer que la ubicación del ecuador está en algún lugar de la región media del cuerpo, tal vez en la cintura. Este no es el caso. El ecuador del cuerpo en realidad reside en la articulación sacro-cóccix, la unión donde la vértebra inferior del sacro se articula con la parte superior del cóccix.

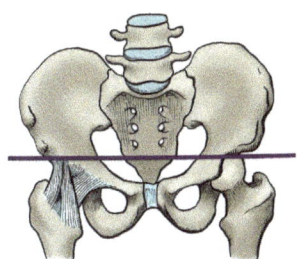 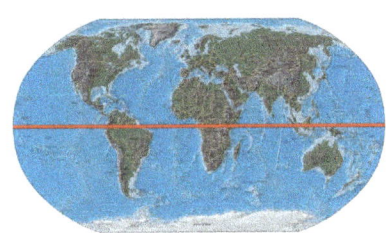 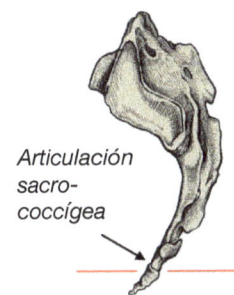

Articulación sacro-coccígea

Por encima de esta unión sacro-coccígea, el hemisferio norte, la tensión muscular en el cuerpo tira enérgica e isométricamente hacia arriba en una dirección superior hacia la cabeza. Desde el cóccix hacia abajo, el hemisferio sur, toda la energía y tensión muscular se dirige hacia abajo, hacia los pies.[10]

Como referencia, la línea horizontal del ecuador cruza el pliegue inferior de los músculos glúteos, donde la parte inferior de la nalga se redondea sobre los músculos isquiotibiales subyacentes. Los músculos de los glúteos se contraen y levantan hacia arriba desde el pliegue para elevar la energía de conexión a tierra de la asana hacia el hemisferio norte del cuerpo.

La línea horizontal del ecuador también cruza el centro del acetábulo interno de cada cavidad de la cadera. Como se explorará en el capítulo sobre la alineación de las piernas, la energía del hemisferio sur "arraiga" desde el centro de las cavidades de la cadera hasta la parte delantera de los huesos del talón. Aparte de esta discusión sobre las articulaciones SI, los talones se levantan, contrayendo también los músculos de las piernas hacia el centro de las cavidades de la cadera. El hemisferio sur utiliza dos acciones importantes, que también se discutirán en los próximos capítulos, Mula Bandha y *Deslizamiento del coxis anterior*.

En **Uttanāsana**, el pliegue hacia adelante, la parte posterior del sacro es el punto más alto de la postura. Una taza de té, o quizás para los menos atrevidos, un bloque de yoga de espuma se puede colocar y equilibrar hábilmente sobre el sacro alpracticar la postura.

En todas las asanas de plegado hacia adelante, las nalgas primero se elevan desde los pliegues de los glúteos hacia la parte posterior del cráneo. Esto ayuda a mantener una curva lumbar del tamaño de un huevo y a mantener segura la zona lumbar. El segundo paso arquea el coxis hacia abajo. Desde el centro de las cuencas de las caderas, la asana "arraiga" hacia los pies. Esto reduce la tensión en los músculos de las piernas. La parte posterior del sacro también se deslizará, al menos enérgicamente, hacia el cráneo. Esta es la acción deseada en **Parivrtta Trikonāsana** (Triángulo girado), **Prasarita Padottanāsana** (Doblamiento hacia adelante de gran angular), **Adho Mukha Svanāsana** (Perro boca abajo) y **Parsvottanāsana** (Pirámide).

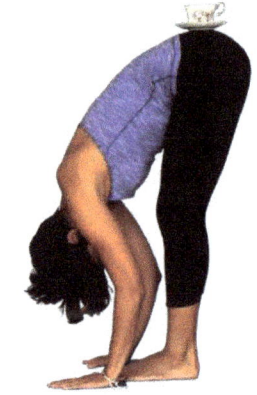

Si el estudiante ya se encuentra en un plegado hacia adelante completamente bajado y se le indican movimientos adicionales, como girar o levantar los brazos, es mejor levantar el torso lo suficientemente alto para que se restablezca la curva lumbar. Luego, realice las acciones deseadas y vuelva a aplicar el cierre de las articulaciones sacroilíacas presionando el coxis hacia abajo (*Deslizamiento del coxis anterior*).

Los músculos isquiotibiales tensos pueden limitar la flexión anterior de la pelvis, necesaria para abrir las articulaciones sacroilíacas. La pelvis quedaría "atascada" en el hemisferio sur, manteniendo las articulaciones sacroilíacas cerradas y menos móviles. Mejorar la flexibilidad de los isquiotibiales es importante para la función sacroilíaca y aborda muchos de los problemas relacionados con el dolor lumbar.

No todos los estudiantes tienen la capacidad física para involucrarse completamente en los principios del ecuador en cada asana. Como siempre, la intención, no el destino, es la verdadera expresión del alineamiento. Si las direcciones de movimiento previstas en la asana se entienden y se intentan conscientemente, la alineación de la postura será segura y se integrará energéticamente.

La atención al ecuador es fundamental para todas las posturas. Estos son los pasos clave:
- Desde la parte inferior del sacro y pliegues de los músculos glúteos, levante enérgicamente superior
- Arco anterior del cóccix
- Desde el centro de las cavidades de la cadera, arraigue hacia abajo en las piernas

---

Todos los pliegues hacia adelante utilizan un sistema de dos pasos:

1er paso: hemisferio norte: elevación de los músculos de los glúteos; la curva lumbar se profundiza
2do paso: Hemisferio Sur (Mula Bandha): El coxis se desliza hacia adelante; cabezas de fémur desde la raíz hasta los talones

13 Articulaciones pélvicas y sacroilíacas
Principios de alineación

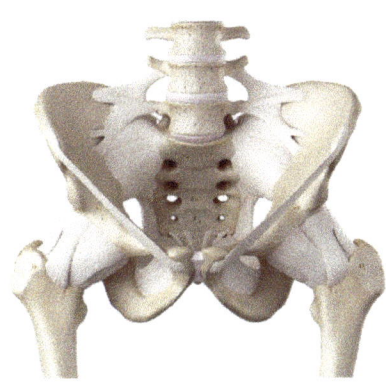

Como va la pelvis, así va la columna vertebral
Y con eso, así va todo lo demás

El perineo

La pelvis es la base de la columna vertebral. Su parte inferior, el piso pélvico o perinê es una estructura diafragmática similar a un trampolín. Es amplio y flexible, construido a partir de miofascia densa y músculo. Funciona como una base ajustable, muscular y energética para la pelvis. Desde el perineo, el Eje Central del cuerpo se desplaza para adaptarse a los cambios en la inclinación de la pelvis.

Se cree que el perineo incluye restos de músculos prehumanos que se usaban para mover una larga cola anteriormente en nuestro pasado evolutivo. ¡Emplear los músculos perineales durante la práctica de yoga podría despertar la energía primordial de algunos ancestros antiguos!

Pasar de la Mula

Muladhara es el chakra raíz. Se encuentra en el centro del piso pélvico entre el esfínter anal y la uretra. La contracción de los músculos del perineo activa el *Mula Bandha*, el bloqueo de energía del chakra raíz. Aunque algunas tradiciones de yoga pueden enseñarlo de manera diferente, involucrarse en Mula bandha no es contundente. No aprieta el ano ni los genitales. En cambio, se realiza como un levantamiento suave desde el centro del perineo. La acción de *Deslizamiento del coxis anterior* involucra a *Mula Bandha*.

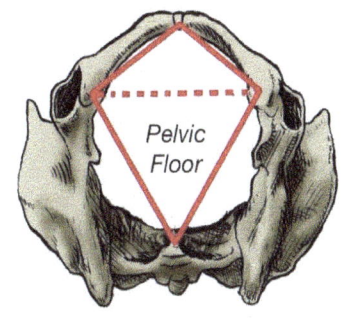

Algunas tradiciones de yoga, como Astañga Yoga, instruyen a involucrarse en Mula Bandha como el primer paso en la práctica de asanas. De hecho, sugieren mantener a Mula Bandha ocupado las 24 horas del día, los 7 días de la semana, ya que vivimos la vida, en teoría, siempre en un estado yóguico. La acción es sutil y no altera la posición general de la pelvis. La acción de levantar el suelo pélvico se integra con la de levantar el diafragma torácico, que es la acción de *Uddiyana Bandha*. Involucrar a *Mula Bandha* siempre coordina *Uddiyana Bandha*.

La movilidad reducida de la cadera o los isquiotibiales apretados pueden limitar la capacidad de inclinación de la pelvis, necesaria para cambiar el eje de la columna a medida que se adapta a la gravedad. Las posturas de yoga que aumentan el rango de movimiento de la cadera y estiran los isquiotibiales hacen que la acción de Mula Bandha sea más accesible y, por lo tanto, promueven la libertad de movimiento en todo el cuerpo.

Al iniciar **Utthita Trikonāsana**, Postura del triángulo, inclínate desde el suelo pélvico o Mula bandha. El Eje Central permanece alineado y el torso se alarga uniformemente. La flexión desde el suelo pélvico preserva el espacio entre la cresta ilíaca y el trocánter mayor, evitando la compresión de la cavidad de la cadera.

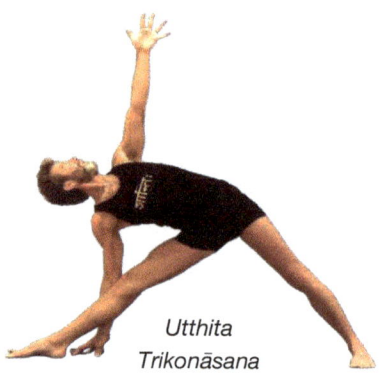

Utthita Trikonāsana

No recomendado: con frecuencia, los maestros dan indicaciones para mover las caderas hacia la pierna trasera antes de inclinarse sobre la pierna delantera recta. Problemas: Desalinea el Eje Central y todo lo que se alinea con él. Puede causar cizallamiento de los discos espinales inferiores. Y agrega las pulgadas adicionales necesarias para llegar al piso.

Samasthiti, o tensión igual, es una cualidad importante de la postura del triángulo. Se logra alargando el cuerpo lateral mientras se dobla. Se logra más fácilmente cuando se inicia la flexión lateral desde Mula Bandha.

En **La Postura del Triángulo**, las articulaciones sacroilíacas juegan un papel pequeño pero significativo. Inicialmente, ambas articulaciones sacroilíacas nutan (el sacro se inclina hacia adelante) para permitir la movilidad. La pierna delantera rota externamente mientras que la pierna trasera es neutral con una ligera rotación interna. Una vez que la pierna delantera está completamente posicionada, las articulaciones sacroilíacas contranutan (el sacro se inclina hacia atrás) con la espalda con menos firmemente enganchado que el delantero para permitir una mayor profundidad en la postura. Este paso final, la contranutación, involucre *Mula Bandha* y *el Deslizamiento del coxis anterior.*

La mecánica de las articulaciones sacroilíacas es parte integral de los principios de la *Alineación Integrativa Pélvica*. Estos principios manejan la función de las articulaciones sacroilíacas pero también afectan la columna lumbar, las caderas, la pelvis y las piernas. La discusión en este capítulo se centra en las articulaciones sacroilíacas, aunque los principios se superponen con otras regiones que se abordarán.

* El Capítulo 14 ofrece una exploración completa de la Alineación Integrativa Pélvica. Si los principios presentados en el capítulo son confusos, siga leyendo y luego regrese con una comprensión más cómoda.

Alineación integradora pélvica

Alineación Integradora Pélvica es un procedimiento de dos pasos. En cada asana, ambos pasos siempre se usan para operar las articulaciones sacroilíacas de manera segura y eficiente. El primer paso es la *Liberación de cadera hacia adentro*, que abre las articulaciones sacroilíacas para crear el espacio necesario para la movilidad. El segundo paso es el *Deslizamiento del coxis anterior*, que cierra las articulaciones sacroilíacas para lograr estabilidad y mantener las articulaciones seguras. Cada uno de los dos pasos de tiene un subconjunto de acciones que están comprometidas.

Por ejemplo, *Liberacíon de cadera hacia adentro* representa cinco acciones específicas que ocurren juntas. Pero no se preocupe, las acciones separadas dentro de cada paso están mecánicamente vinculadas y funcionan como un paso instintivo.

Paso uno: Liberación de cadera hacia adentro

Moviéndose desde el trocánteres menores de los fémures, la parte superior interna de los muslos llegar, deslizarse hacia atrás,y separar. Las piernas sirven como largas palancas para crear estas acciones. Las rodillas permanecen mirando hacia adelante.

Las articulaciones SI ligeramente abiertas y ensanchadas. Esto ampliará el suelo pélvico, proporcionando el espacio energético necesario para el paso dos.[1]

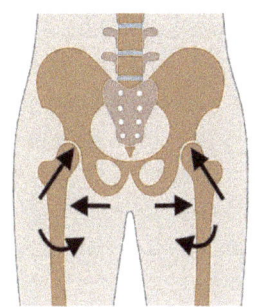

Paso dos: Deslizamiento del coxis anterior

Anterior Deslizamiento del coxis se realiza exactamente como su nombre lo describe: el coxis se desliza debajo de la pelvis hacia los huesos púbicos.[2]

La inclinación posterior de la pelvis y el movimiento de las caderas en extensión, abducción y rotación externa involucran el *Deslizamiento del coxis anterior*, que cierra y estabiliza las articulaciones. Incluso si se utilizan estas acciones más movilizadoras, el *Deslizamiento del coxis anterior* es esencialmente isométrico y enérgico, experimentado por la reafirmación de los músculos del suelo pélvico.

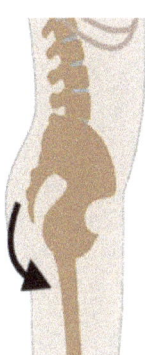

Baddha Konāsana y la articulación sacroilíaca magullada

Baddha Konāsana- Postura del ángulo atado requiere que las caderas roten y abducan externamente, direcciones que cierran y estabilizan las articulaciones sacroilíacas. Pero las articulaciones sacroilíacas primero deben estar abiertas para la movilidad necesaria para formar la asana. De lo contrario, no hay espacio para que el sacro se deslice y podría lastimar la articulación. Esto produciría dolor en la región de las nalgas.

Para realizar **Baddha Konāsana** de forma segura:

1. Activar *Liberación de cadera hacia adentro*:
   - Levantar los pliegues glúteos hacia arriba y oblicuos
   - Enrolle la parte superior interna de los muslos hacia adentro y sepárelos
   - Profundice los pliegues anteriores de la cadera presionando la parte delantera de los muslos hacia abajo, lejos de la columna anterior de la pelvis
   - Continúe con las acciones anteriores todo el tiempo que asana se profundice

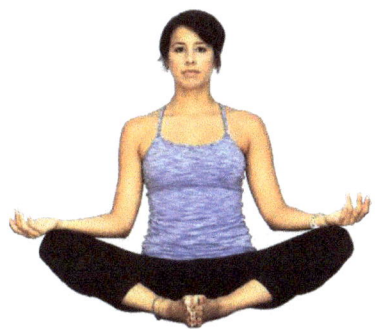

2. Activar el *Deslizamiento del coxis anterior*:
   - Deslice el coxis hacia las articulaciones sacroilíacas ahora abiertas y el suelo pélvico
   - ensanchado, estabilizando la postura final

Causas de las lesiones sacroilíacas

A medida que las articulaciones sacroilíacas hacen la transición entre la movilidad (abierta) y la estabilidad (cerrada), son más vulnerables a las lesiones. Pueden atascarse o fijarse en cualquier punto a lo largo de su rango entre estar completamente abiertos o completamente cerrados. Es más común que las articulaciones sacroilíacas se atasquen o se fijen en una posición más cerrada que en una más abierta. Es análogo a una puerta batiente que se atasca en su camino; todavía en su camino pero atascado. *La liberación de cadera hacia adentro* libera y abre las articulaciones sacroilíacas con sus tres acciones: *rodar hacia adentro*, *deslizarse hacia atrás* y *separarse*. Todas las asanas comienzan con estas acciones para abrir las articulaciones sacroilíacas. Aprender a usar estas acciones separadas es una herramienta esencial en la terapia de yoga para fijaciones sacroilíacas de articulaciones cerradas.

Con menos frecuencia, las articulaciones sacroilíacas se "atascan" en la posición abierta, haciéndolas inestables. Por supuesto, es de sentido común estabilizarlos. La estabilización es más desafiante que la movilización. Dado que no hay músculos que controlen específicamente la articulación, la musculatura circundante: iliopsoas, piriforme, glúteos y otros responden a la inestabilidad para ofrecer más soporte. Como resultado, se vuelven tensos, acortados y fatigados. Las articulaciones sacroilíacas hipermóviles estiran sus ligamentos, que se inflaman, torcen o desgarran. Una vez estirados en exceso, no logran sostener la articulación. Esta es una causa común de dolor lumbar y pélvico crónico. Los profesionales pueden probar la fuerza y la tensión relativas de los músculos de la región pélvica para usar como una implicación para la inestabilidad de la articulación sacroilíaca subyacente.

Evaluación de las articulaciones sacroilíacas: Marchando en el lugar

Función normal: cuando se levanta una pierna, se abre la articulación sacroilíaca del mismo lado. El ilion de ese lado cae hacia abajo mientras que el sacro, sostenido por la pierna de apoyo, no se mueve, permaneciendo estable.[3]

Probar:
1. El asistente se para detrás del estudiante, eligiendo una articulación SI para probar.
2. En el lado examinado, se coloca un pulgar sobre la espina ilíaca posterosuperior (PSIS) y el otro pulgar horizontalmente sobre el sacro.
3. Se indica al estudiante que doble lentamente y levante una pierna a la vez.

Observaciones normales:
- El pulgar sobre el ilion de la pierna levantada cae unos milímetros, lo que indica un movimiento normal y una apertura normal de la articulación sacroilíaca de ese lado.
- Cuando la pierna opuesta se levanta, ninguno de los pulgares se mueve; indicando que la articulación sacroilíaca de la pierna de pie puede proporcionar estabilidad adecuadamente.

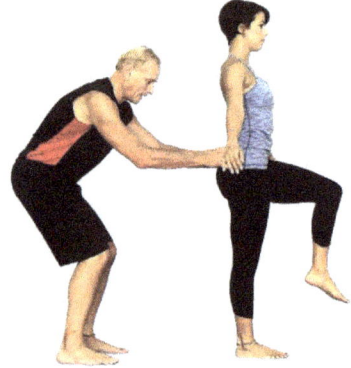

Sacroilíaca inmóvil y bloqueada:
- Cuando se levanta una pierna, el pulgar sobre el ilion se levanta en lugar de caer; lo que indica que la articulación está fijada y no puede abrirse libremente.

Inestabilidad sacroilíaca:
- Al levantar la pierna, el pulgar sobre el sacro cae o la pierna de pie se colapsa. Esto indica que la articulación sacroilíaca es inestable. Los músculos de apoyo son débiles y la pierna de pie no puede soportar la demanda adicional de carga que le transfiere la pierna levantada.

Pruebe ambos lados. No es tan complicado como podría parecer a primera vista. Es una prueba general, pero confiable. Son posibles interpretaciones falsas si existen debilidades musculares o desequilibrios en la pelvis o las piernas, no relacionados con las articulaciones sacroilíacas. Eso no es una ocurrencia común, sin embargo.

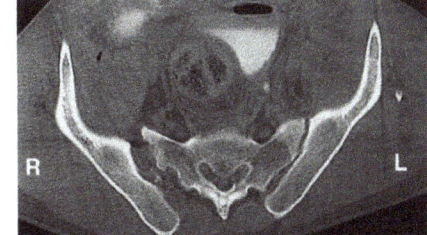

Imagen radiográfica de la pelvis, vista longitudinalmente

Una separación traumática de la articulación sacroilíaca derecha

Evaluación de las articulaciones sacroilíacas: Observando el balanceo

Una evaluación sacroilíaca menos predecible, pero aún útil, es observar la dirección en la que se balancea la pelvis cuando el estudiante, con los ojos cerrados, permanece inmóvil en Tadāsana, la postura de la montaña.

- Si las articulaciones sacroilíacas están bloqueadas, se puede observar un sutil balanceo hacia adelante y hacia atrás. Se supone que esto es un intento del cuerpo de generar un bombeo sacro adicional de líquido cefalorraquídeo, comprometido cuando el sacro no puede moverse libremente.[4]
- Si el balanceo es de lado a lado, esto es indicativo de una o ambas articulaciones sacroilíacas abiertas e inestables. El balanceo lateral es un intento de restablecer el contacto con la parte de las articulaciones que soporta el peso.[5]
- Un movimiento en forma de ocho combina los movimientos hacia adelante y hacia atrás y de lado a lado y significa una movilidad normal de la articulación sacroilíaca.
- Si no se observa balanceo, es posible que existan otras condiciones posibles, incluida la hernia de disco lumbar.

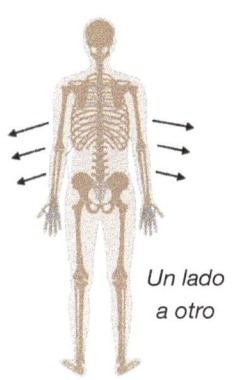

Un lado a otro

Los movimientos de balanceo inconscientes se controlan a través de una función del sistema nervioso llamada *propiocepción,* ya que intenta regular su orientación espacial. Las articulaciones sacroilíacas contienen muchos sensores propioceptivos para quizás compensar su falta de control muscular.

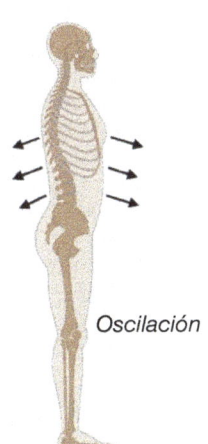

Oscilación

En este capítulo y los subsiguientes, la información sobre las causas de las lesiones, la evaluación de esas lesiones y sus remedios terapéuticos son educativas. Ofrecen orientación en la administración de la autoasistencia mediante el yoga. No pretenden negar, reemplazar o desalentar ninguna evaluación o tratamiento de proveedores de atención médica calificados. Tampoco pretenden ser una cura absoluta para nada.

Dicho esto, muchos profesionales de la salud desconocen las propiedades terapéuticas del yoga o cómo utilizarlas. Si se aplica con cuidado, el yoga es seguro y puede proporcionar avances donde la mejora ha sido un desafío.

La idoneidad del yoga como terapia está guiada por la reducción del dolor. Si una asana o terapia ofrece valor terapéutico, el dolor disminuirá durante su administración y aumentará la comodidad y la comodidad a largo plazo.

Terapéutica sacroilíaca

Si se determina un desequilibrio sacroilíaco (abierto o cerrado incorrectamente), la práctica de asanas puede enfocarse en la acción necesaria para abordar el problema: *Liberación de la cadera hacia adentro* o *Deslizamiento del coxis anterior*. Dado que ambos pasos se utilizan en todas las asanas, la terapia enfatizará uno más que el otro. Por supuesto, una práctica de yoga saludable utiliza asanas que equilibran ambos pasos y son terapéuticas por sus propios méritos.

Postura terapéutica del puente de apoyo de Setu Bandha

Bridge Pose, Postura de Puente, apoyado en un bloque, es tanto terapéutico como de diagnóstico para la función sacroilíaca.

1. Coloque el bloque de yoga directamente debajo del sacro; no en las vértebras lumbares inferiores.
2. Si una o ambas articulaciones sacroilíacas son instables, use el lado más angosto del bloque para sostener el sacro horizontalmente. Luego, la gravedad deja caer lentamente el ilion en relación con el sacro para abrir las articulaciones. Esta posición restauradora se puede mantener durante un tiempo prolongado.

* Complementos:

   Primero: Baje ambas rodillas hasta la línea media, abriendo aún más las articulaciones SI

   Segundo: Cruza la pierna de la articulación sacroilíaca más apretada sobre la rodilla opuesta (piernas en Postura del Águila)

3. Si una o ambas articulaciones sacroilíacas son inestables, el segundo o tercer lado más angosto del bloque se coloca horizontalmente a través de ambas articulaciones sacroilíacas. Esta postura eficaz y restauradora cierra las articulaciones y reduce la tensión en los ligamentos y la musculatura, lo que permite la curación y la recuperación. Se puede agregar una posición de pierna en forma de 4, colocando el tobillo del lado sacroilíaco más inestable sobre la rodilla opuesta para proporcionar rotación externa, lo que ayuda a cerrar y estabilizar la articulación.

Esta pose también puede evaluar la movilidad sacroilíaca. La comodidad relativa entre las dos posiciones sugiere si las articulaciones sacroilíacas están bloqueadas o inestables.

Coloque el bloque en posición horizontal. Mantenga aproximadamente 30 segundos. Repite la pose con el bloque en posición vertical. La posición correcta del bloque de yoga produce comodidad, mientras que la colocación incorrecta del bloque puede causar molestias o dolores sutiles. El dolor indica que la posición de bloqueo aumenta la movilidad de las articulaciones inestables o comprime las articulaciones que ya están bloqueadas. Una vez que se determina la posición más cómoda, solo use esa posición cuando realice la pose. Si no se produce dolor en ninguna de las posiciones, las articulaciones sacroilíacas son normales y cualquier posición es adecuada para usar. Esta es una prueba subjetiva general, pero ofrece una visión confiable.

Si es difícil subirlo a las posiciones más altas del bloque, se pueden usar sus contrapartes más bajas con igual efectividad.

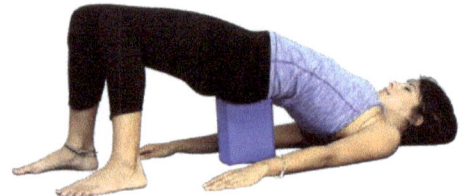
Bloque vertical aumenta la movilidad

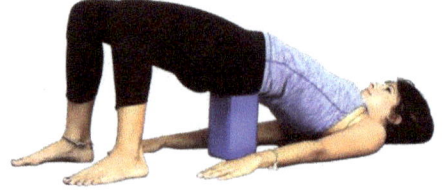
El bloque horizontal estabiliza las articulaciones

Asana que abre las articulaciones sacroilíacas

Gomukhāsana   Pose de cara de vaca

En **Gomukhāsana**, una rodilla se apoya sobre la otra. Esto aprovecha la pierna superior para abrir su articulación sacroilíaca. La *Liberación de la cadera hacia adentro* inicia la postura y el *Deslizamiento del coxis anterior* se activa para completar la postura. **Gomukhāsana** en la práctica regular ayuda a mantener abiertas las articulaciones sacroilíacas.

Garudāsana   Postura del águila

La configuración de pierna envolvente de **Garudāsana** es muy eficaz para liberar las articulaciones sacroilíacas. Ofrece un poderoso apalancamiento que abre las articulaciones y aumenta su movilidad. Aquí nuevamente, el efecto es mayor en la articulación sacroilíaca de la pierna delantera o superior. Ambos muslos superiores ruedan hacia adentro, se deslizan hacia atrás y se separan; las acciones de *Liberación de cadera hacia adentro*. El último paso para mantener la postura es el *Deslizamiento del coxis anterior*.

Las "patas de águila" son más efectivas cuando se realizan acostado boca arriba (supino) como una pose restauradora. Esto evitará los desafíos adicionales del equilibrio. Aunque la asana ya no soporta peso, los pies permanecen activos, presionando a través de sus cuatro esquinas, especialmente a través de los talones internos.

El giro espinal a menudo se agrega a la asana. Mantenga el eje central alineado moviendo las caderas a la mitad del ancho de la pelvis, aproximadamente 10-12 pulgadas hacia el lado superior de la pierna antes de dejar caer las piernas hacia el lado opuesto. Los hombros están apoyados en el suelo. Cuanto más cae la pata superior, mayor es el par y la apertura de la articulación. Sin embargo, forzar la caída de la rodilla al suelo puede lesionar la columna.

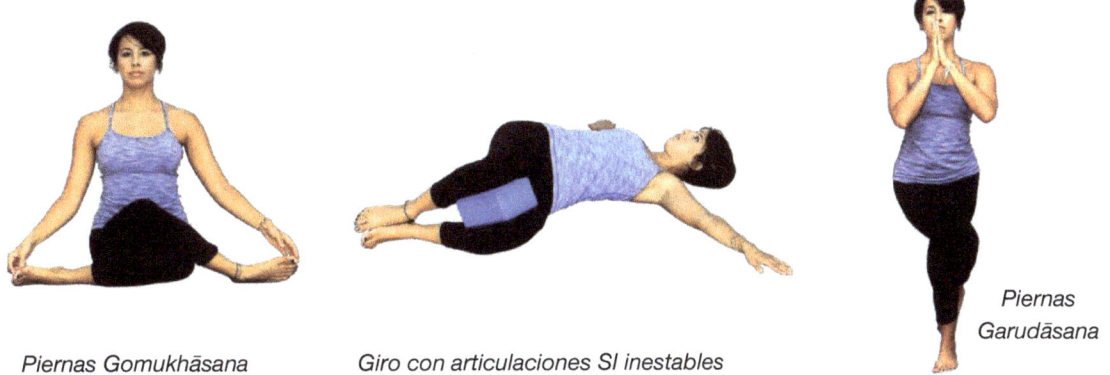

Piernas Gomukhāsana   *Giro con articulaciones SI inestables*   *Piernas Garudāsana*

Posturas de torsión cuando las articulaciones sacroilíacas son inestables

Coloque un bloque entre las rodillas en una torsión lumbar supina para eliminar la torsión creada por las piernas en las articulaciones sacroilíacas. El bloqueo entre las rodillas mantiene las articulaciones sacroilíacas en una posición neutral. Las caderas no pueden rotar internamente de manera significativa, lo que hace que se abran las articulaciones sacroilíacas. Este procedimiento no trata las articulaciones sacroilíacas, sino que permite que el estudiante reciba los beneficios de las torceduras cuando las articulaciones sacroilíacas son inestables. El *Deslizamiento del coxis anterior* se activa durante esta postura.

> Cada asana y terapia, incluso si el movimiento sacroilíaco está claramente limitado, se completa con el *Deslizamiento del coxis anterior*, aunque solo sea energéticamente, para equilibrar los efectos movilizadores de la *Liberación de cadera hacia adentro*

Asana y terapia para estabilizar las articulaciones sacroilíacas

Cuando las articulaciones sacroilíacas están atascadas en una posición abierta, son inestables y no pueden ofrecer un soporte de carga adecuado. Las asanas que acercan las articulaciones sacroilíacas serán terapéuticas. El segundo paso de la integración pélvica, el *Deslizamiento del coxis anterior* (Anterior Tailbone Glide), se convierte en el enfoque principal en estas poses. Cierra las articulaciones y ayuda a la curación y rehabilitación de los ligamentos y tejidos blandos asociados. Incluso con inestabilidad, la *Liberación de cadera hacia adentro* se activa levemente o al menos con energía inicialmente al comienzo de cada asana y terapia. Esto asegura que se cree un espacio adecuado en la articulación SI y que los ligamentos de las caderas se hayan liberado y la curva espinal lumbar se forme correctamente.

Estabilización de la correa sacroilíaca

Apoye las articulaciones sacroilíacas inestables ajustando una correa de yoga en el centro de las articulaciones SI, rodeando completamente la pelvis. La correa cruza horizontalmente el nivel de los trocánteres mayores y mide aproximadamente dos dedos de distancia por encima de los huesos púbicos en la parte delantera de la pelvis. Debido a que las articulaciones sacroilíacas son propioceptivas, es el contacto táctil de la correa y no la firmeza con que se envuelve lo que administra la terapia. La correa se puede usar durante una clase de asanas, así como con otras actividades, especialmente posiciones sentadas, que ejercen presión sobre las articulaciones sacroilíacas.

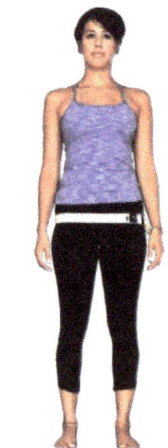

Baddha Konāsana – Ángula atado

La rotación externa y la abducción están comprometidas para crear la forma externa de esta pose. Ambas acciones ayudan a estabilizar las articulaciones sacroilíacas. La postura se puede realizar sentado o en **Supta Baddha Konāsana**, acostado en posición supina, que puede ser más efectivo para las articulaciones más débiles. La posición supina presiona el sacro anterior, ayudando a cerrar la articulación.

La forma final de Bound Angle (Angulo atado) cierra las articulaciones sacroilíacas mediante la participación *del Deslizamiento del coxis anterior* (Anterior Tailbone Glide), que proporciona la terapia deseada. Aunque *Liberación de cadera hacia adentro* (Inward Hip Release) inicia la postura para aumentar la movilidad de la cadera, *Deslizamiento del coxis anterior* (Anterior Tailbone Glide) se mantiene firmemente en la posición final de la asana, ya sea sentado o en decúbito supino.

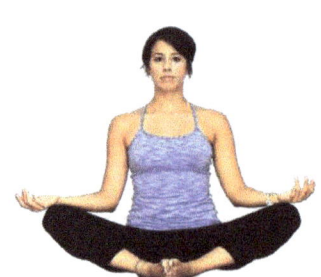

Baddha Konāsana

Los pies ayudan a controlar las articulaciones sacroilíacas: las plantas de los pies se juntan cuando se inicia la postura para provocar la liberación de la cadera hacia adentro. En su posición final, las suelas se evierten, abriéndose como un libro para cerrar la articulación con el *Deslizamiento del coxis anterior*.

Virāsana y Supta Virāsana con manta o bloque sacro

En las formas tradicionales de **Virāsana** (Pose del héroe) y **Supta Virāsana** (Pose del héroe reclinado), apoyar el sacro en el suelo permite que el sistema nervioso se calme. Ubicado en el interior del cóccix hay un plexo de nervios para el sistema nervioso parasimpático, que permite que el cuerpo "descanse y digiera". Si el sacro no está en contacto con la colchoneta o descansando sobre un apoyo, la posición de "casi tocar" puede desencadenar una reacción de estrés sutil. Además, la *Liberación de la cadera hacia adentro* puede volverse demasiado exagerada, arqueando la parte inferior de la espalda y abriendo las articulaciones sacroilíacas más de lo deseado.

Cuando se coloca un soporte debajo del sacro y el peso del cuerpo descansa firmemente sobre él, las articulaciones se estabilizan. El bloque o manta proporciona *Deslizamiento del coxis anterior* (Mula Bandha). Se puede usar cualquier bloque de tamaño para proporcionar una base sólida.

Incluso sin lesiones, **Supta Virāsana** puede ser un desafío. Los cuádriceps tensos y los isquiotibiales débiles a menudo contribuyen a su dificultad. Siempre se recomienda el apoyo sacro en **Virāsana** y **Supta Virāsana** si el sacro no llega completamente al suelo. La incomodidad y el arqueamiento excesivo de la espalda baja son buenos indicadores de que se necesita un soporte. Si el sacro no se muele, las articulaciones sacroilíacas se abren en lugar de cerrarse. Como siempre, *Deslizamiento del coxis anterior/ Mul bandha* (Anterior Tailbone Glide) está firmemente acoplado para proteger la parte inferior de la espalda y las articulaciones sacroilíacas. Para reducir la tensión lumbar y sacroilíaca, activa *Uddiyana bandha* presionando las costillas inferiores y la parte posterior de la punta del esternón. También active *Manipura Chakra* deslizando el ombligo hacia adentro.

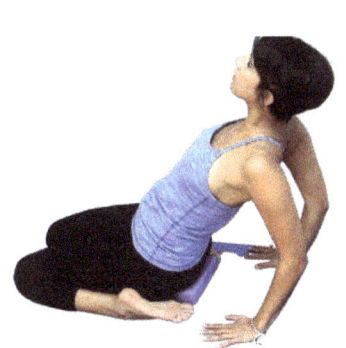
Virāsana en un bloque

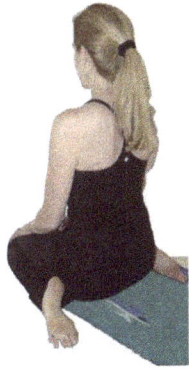
Virāsana en una manta

Supta Virāsana con el sacro en el suelo

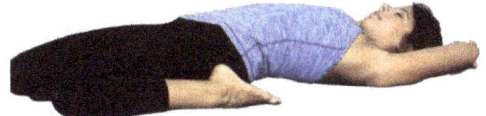

Regla general para toda la mecánica pélvica: rodar antes de rodar

Direcciones de alineación central All Fours Pose (Postura a cuatro patas)

Como revisión, el núcleo del cuerpo se alinea presionando física y/o energéticamente cada región en las direcciones que muestran las flechas. Moverse en estas direcciones siempre será el modelo de alineación y nunca cambiará de una pose a otra.

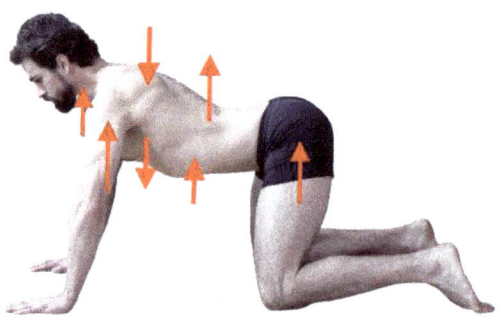

Estos movimientos "clásicos" se reconocen más fácilmente en **Siddhāsana**, **Tadāsana** y **Savāsana**, pero cada asana, sin importar cómo su forma externa y apariencia se aparten del modelo básico, siempre se moverán en las mismas direcciones para alinearse.

Mover cada región del cuerpo de manera interdependiente proporciona una poderosa forma de terapia de yoga. Como terapeuta, observar a un estudiante en varias poses y notar si es capaz de realizar cada acción puede ser una pista sobre la causa de su dolor y disfunción. A menudo, simplemente instruir cómo mover una parte del cuerpo lesionada en la dirección correcta será un alivio inmediato y, en última instancia, se convertirá en una rehabilitación. Aunque simple en el concepto, los resultados pueden ser profundos.

- La rodilla está vertical debajo de la cadera.
- El fémur presiona hacia arriba en la cavidad de la cadera
- La caja torácica inferior se desliza hacia atrás
- La punta del esternón (xifoides) presiona hacia arriba
- Prensas de pecho anterior
- Las puntas inferiores de los omóplatos presionan hacia abajo
- Las cabezas de los huesos del brazo presionan hacia atrás, comenzando desde la superficie interna pero luego tirando de las axilas internas y externas con la misma tensión.
- Garganta, en el nivel medio del cuello, se desliza hacia atrás.

Hay más acciones que se pueden realizar en All Fours Pose (Postura a cuatro patas). Estas instrucciones suelen ser adecuadas para que esta sea una asana bien alineada. A medida que repase los pasos adicionales que se enseñan a lo largo del libro, agréguelos a esta y todas las demás posturas que realice o enseñe. Con práctica y repetición constante, las direcciones de alineación se convertirán en una segunda naturaleza.

14 Alineación Integrativa de la Pelvis

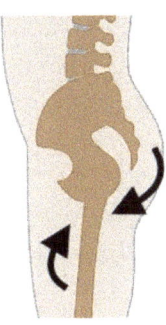

En el Capítulo 13, se introdujeron los principios básicos de la *Alineación Integrativa Pélvica*, centrándose en sus aplicación específica para la función de la articulación sacroilíaca. Este capítulo explora su alcance completo en la pelvis, los fémures, la parte inferior de la columna y la parte inferior del torso. La *Alineación Integrativa Pélvica* es una compilación de enseñanzas, principalmente derivadas de Sri BKS Iyengar y posteriores innovaciones y modificaciones desarrolladas por Anusara Yoga. Explora estos importantes enfoques yóguicos a través de su anatomía subyacente, fisiología articular y mecánica postural. Aunque detallada y precisa, la intención es que los principios sean elegantes y fáciles de usar.

No todos los idiomas se traducen igual que el inglés americano. Se hacen intentos de ser genéricos a lo largo del libro y aclarar os términos que se utilizan.

La alineación integradora pélvica es un proceso de dos pasos. Cada asana involucra ambos pasos, incluso cuando un paso es más dominante en la forma de la pose. La habilidad de la práctica de asanas es reconocer y aplicar el grado apropiado de esfuerzo para cada paso.

1. Paso uno: Liberación de cadera hacia adentro
2. Paso dos: Deslizamiento del coxis anterior

Liberación de cadera hacia adentro: Paso uno

La liberación hacia adentro consta de tres acciones totalmente interdependientes.

- Los muslos internos superiores giran en [1] (mover desde los trocánteres menores)
- La parte delantera de la parte superior de los muslos retrocede [2]
- Muslos internos superiores separados

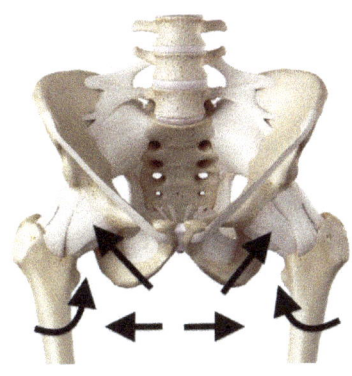

Simultáneamente cada trasero levanta, extiende y ensancha, siguiendo una dirección posterior oblicua. Las rodillas permanecen mirando hacia delante, incluso estando de pie. No ruedan hacia adentro con las caderas. Esto puede ser confuso al principio, pero con la práctica, se puede lograr mover la parte superior del fémur sin alterar la posición de la rodilla y la parte inferior de la pierna, especialmente si sabe cómo realizar el baile de 1920, ¡El Charleston!

Efectos de "La liberación de cadera hacia adentro"

- Las tres acciones aflojan los ligamentos primarios de la cadera, lo que hace que se microplieguen y se desenrollen para aumentar la movilidad de la articulación de la cadera.
- Engancha el "Hemisferio Norte", levantando superior
- Las articulaciones sacroilíacas se abren para aumentar la movilidad.
- El piso pélvico (perineo) se ensancha, creando el espacio necesario para el paso dos, *Deslizamiento del coxis anterior*.
- Flexiona la pelvis anterior, inclinando el ángulo de la base del sacro hacia delante para iniciar la formación de la curva lumbar.
- Tonifica los músculos psoas, ayudando a mantener la curvatura lumbar. [3]
- Los muslos internos superiores se separan. Esto produce la aducción de la cadera, lo que afloja los ligamentos. Esto puede parecer contrario a la intuición.
- *Muslos separados* (Thighs apart) es una estrategia de alineación de piernas.
    - Alinea las articulaciones de la rodilla.
    - Alarga las fibras musculares de los isquiotibiales, aumentando la flexibilidad y la fuerza.
    - Reduce la compresión de las cabezas femorales en los collares del labrum que los aseguran en las cavidades de la cadera.
    - Rehabilitación del desgarro del labrum terapéuticamente valiosa.
    - Terapia primaria de yoga para la rehabilitación de la rodilla cuando se combina con su contramovimiento, *Espinillas en* (Shins in).

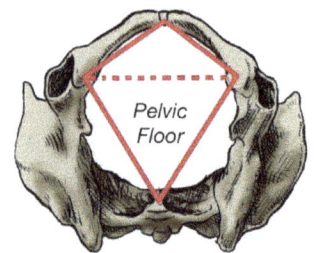

Suelo pélvico

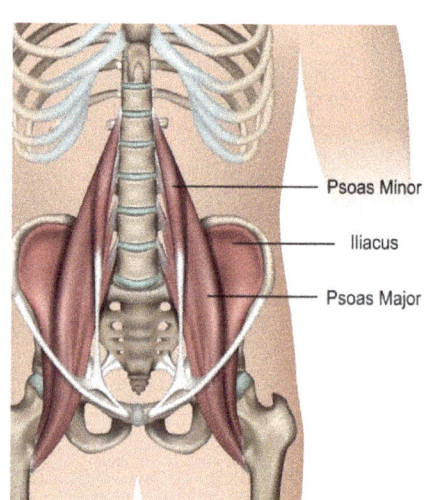

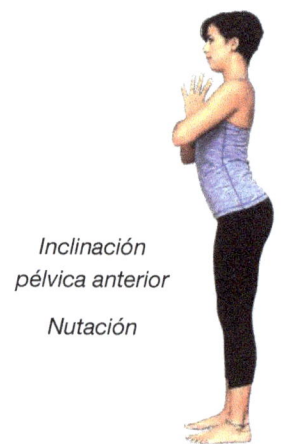

Inclinación pélvica anterior

Nutación

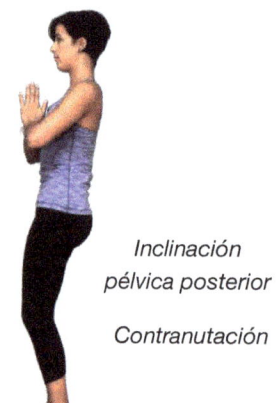

Inclinación pélvica posterior

Contranutación

"Mantras" para Liberación de cadera hacia adentro:
- Llegar
- Retirarse
- Separar

Deslizamiento del coxis anterior – Segundo paso

Deslizamiento del coxis anterior es el segundo paso de integración pélvica, iniciando la fase de estabilización. Desliza el cóccix anterior (cucharones) hacia la sínfisis del pubis. Los músculos del suelo pélvico se tonifican mediante una combinación de acciones isométricas y enérgicas. Deslizamiento del coxis anterior utiliza la **contranutación**, la acción de "asentir" posterior del sacro. Mula Bandha es esencialmente la misma acción.

En el primer paso, *Liberación de cadera hacia adentro* relaja los ligamentos de la cadera y abre las articulaciones sacroilíacas. El segundo paso, *Deslizamiento del coxis anterior,* cierra las articulaciones sacroilíacas. Estabiliza las caderas iniciando la rotación externa, la extensión y la abducción, las direcciones que reafirman y aprietan los ligamentos de la cadera.

Deslizamiento del coxis anterior previene la hiperextensión y compresión de los discos lumbares.[4] Ayuda a estabilizar la columna lumbar en posturas de extensión.

Deslizamiento del coxis anterior hace referencia al cóccix, que está formado por las tres vértebras inferiores de la columna vertebral que se fusionan en la edad adulta. La acción de *Deslizamiento del coxis anterior* representa la "intención" de mover el cóccix. Para ser claros, un movimiento intencional separado del cóccix no es realmente posible. Cualquier movilidad real ocurre en el sacro, que en sí mismo es mínimo. El movimiento entre el cóccix y el sacro es conceptual; en el mejor de los casos es una contracción muscular enérgica o isométrica. En cambio, *Deslizamiento del coxis anterior* representa una serie de acciones que, cuando se toman en conjunto, tienen un poderoso efecto estabilizador en la pelvis y la parte inferior de la columna.

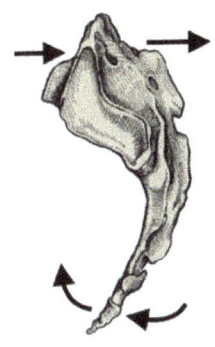

Contranutación

Deslizamiento del coxis anterior

Efectos del deslizamiento del coxis anterior

- Cierra y estabiliza las articulaciones sacroilíacas
- Rota externamente y estabiliza las articulaciones de la cadera
- Limita el grado de curvatura lumbar, evitando la hiperextensión y compresión de los discos de la columna lumbar
- Los músculos perineales se levantan y tonifican suavemente, involucrando a Mula bandha
- La pelvis se inclina hacia atrás (extensión pélvica)
- Activa el "hemisferio sur" del cuerpo, presionando inferior

Encontrar el punto ideal

En cada postura, se aplican ambos pasos de integración pélvica, siempre. El equilibrio del esfuerzo entre la Liberación de la cadera hacia adentro y el Deslizamiento del coxis anterior está determinado por lo que produce el "punto ideal" para la alineación pélvica ideal. Cada paso es deliberado, no forzado, ni domina al otro.

Cuando las piernas están rectas, hay dos indicadores de equilibrio entre ambos pasos. La primera es cuando los trocánteres mayores de las caderas se alinean directamente sobre los tobillos (parte anterior del calcáneo). Las rodillas no están hiperextendidas y nunca forzadas a estar en línea con la cadera y el tobillo.

Un segundo indicador para la alineación integradora pélvica es cuando la acción equilibrada de ambos pasos forma una curva del tamaño de un huevo en la parte inferior de la columna lumbar al nivel de L4-5.

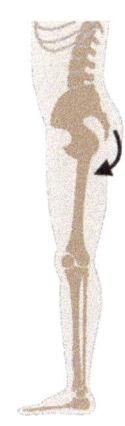

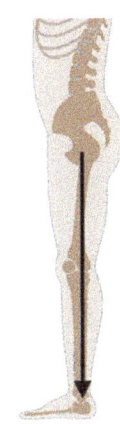

El trocánter mayor se alinea sobre el tobillo cuando la pelvis está equilibrada

Evite "sobresalir" las costillas torácicas inferiores anteriores para crear cualquiera de las curvas de la columna. Este es un hábito común, pero incorrecto. En cambio, el proceso se rige por los movimientos de la parte superior interna de los muslos.

Cada estudiante encuentra su punto óptimo de equilibrio entre la *Liberación de la cadera hacia adentro* y el *Deslizamiento del coxis anterior* de manera diferente. La anatomía de algunos estudiantes les asigna una nalga naturalmente levantada y sobresaliente, mientras que otros son más planos en la parte trasera. Los estudiantes con "gran botín" tienen una abundancia incorporada de *Liberación de cadera hacia adentro* ya en su postura natural y apenas necesitan activar la *Liberación de cadera hacia adentro*, tal vez solo la acción singular de separar los muslos. Mayores esfuerzos y acciones tienen lugar en el segundo paso, *Deslizamiento del coxis anterior*.

Por el contrario, los yoguis de glúteos planos necesitan involucrarse profundamente en *Liberación de cadera hacia adentro*, especialmente enrollando los muslos hacia adentro y jalándolos hacia atrás. El paso dos, *Deslizamiento del coxis anterior,* todavía está activo pero con menos intensidad debido a que ya está bien pronunciado en su postura normal.

Los estudiantes con rotación interna limitada de las caderas se enfocan en las acciones de enrollar los muslos y separarlos.

Ponerse pantalones ajustados: cómo lograr la integración pélvica

Un concepto introducido en el Capítulo 11 como una visualización útil para emplear los dos pasos de la alineación pélvica es imaginarse tirando hacia arriba y luego subiéndose la cremallera de un par de jeans ajustados.

- Dobla las rodillas para encontrar los pantalones. A medida que te levantas los jeans, la pelvis naturalmente se inclina hacia adelante y las nalgas se levantan y se ensanchan. Los muslos se flexionan, se deslizan hacia atrás y giran hacia adentro, levantando los pantalones en cada pierna. Cambiar de pierna a pierna es la acción de *Muslos separados*. Todas las acciones son Liberación de cadera hacia adentro.
- El Cremallera frontal cremalleras de abajo hacia arriba. Esto se corresponde con *Deslizamiento del coxis anterior*, equilibrando los dos pasos. Se hace un esfuerzo para mantener la parte delantera de los muslos presionada hacia atrás y las nalgas levantadas.

> El deslizamiento anterior del coxis, o Mula Bandha, es una acción de deslizamiento hacia adentro firme pero espaciosa. No es un ajuste o contracción contundente.
>
> Tampoco es una acción de ajuste tipo Kegel

El dispensador Human Pez®

Un método efectivo para aprender a usar la alineación integradora pélvica es colocar un bloque de yoga entre las piernas al nivel de la parte superior de la ingle. Esto puede evocar la imagen de un dispensador Pez® humano.

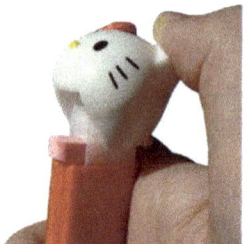

CATORCE: ALINEACIÓN INTEGRATIVA DE LA PELVIS

Procedimiento:

1. Para experimentar la *Liberación de la cadera hacia adentro*, coloque el lado angosto del bloque entre la parte superior interna de los muslos al nivel de los trocánteres menores. El bloque amplía el espacio para los *Muslos separados.* Las otras dos acciones, *Rodar hacia* adentro y *Retroceder*, se activan presionando las yemas de los dedos contra el bloque mientras los músculos de la parte interna de los muslos los enrollan hacia adentro y los tiran hacia atrás.

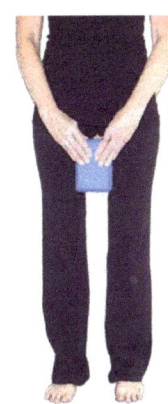

2. Para experimentar el segundo paso, *Deslizamiento del coxis anterior*, mantenga los dedos resistiendo firmemente contra la parte delantera del bloque mientras el coxis presiona la parte anterior. No permita que los muslos se deslicen hacia adelante o rueden hacia afuera. Este método es una excelente manera de desarrollar la sensación de *Deslizamiento del coxis anterior*, que al principio puede ser esquivo.

3. Usa el bloque para equilibrar los dos pasos estableciendo una curva espinal lumbar del tamaño de un solo huevo. Como recordatorio, el trabajo en esta exploración, como en toda alineación integradora pélvica, ocurre en la parte interna de los muslos y el coxis. Un hábito negativo es proyectar las costillas inferiores hacia adelante para crear la curva lumbar. Para evitar esto, involucra a *Uddiyana bandha*. He aquí cómo: al exhalar, los músculos abdominales se contraen, tirando naturalmente hacia atrás de las costillas inferiores. Continúe manteniendo las costillas hacia atrás durante las siguientes inhalaciones.

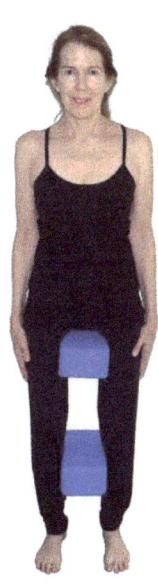

4. Las protuberancias laterales del cuello de los huesos del fémur (trocánteres mayores) permanecen alineadas sobre los tobillos (o la parte delantera de los talones). Presiona el bloque y el deslizamiento del coxis para encontrar esta alineación. Se crea una comodidad notable en la parte inferior de la espalda, la pelvis y las piernas

La acción de *Muslos separados* puede ser difícil de diferenciar, al principio. Para experimentar mejor la acción, coloque el bloque entre los muslos en su ancho medio. Esta posición es apreciablemente menos cómoda. El bloque separa la parte interna de los muslos. No apriete el bloque; en su lugar, presione las espinillas externas medialmente, hacia la línea media en otro bloque. Esta es una excelente terapia para los problemas de rango de movimiento de la cadera y especialmente útil para los desgarros del labrum. Los detalles sobre la relación muslos/espinilla se proporcionan en el Capítulo 19, que analiza la alineación de las extremidades inferiores.

Eventualmente, equilibrar la *Liberación de la cadera hacia adentro* y el *Deslizamiento del coxis anterior* se convertirá en una segunda naturaleza. La mecánica de la alineación pélvica se vuelve más fácil, fluida y sutil. Mucho menos, se requerirá concentración paso a paso después de usar estos principios durante algunas semanas.

"Caminar a tope" hacia atrás

Este es otro procedimiento que enseña a los estudiantes cómo activar la *Liberación de cadera hacia adentro*. También se puede utilizar terapéuticamente para la rotación interna limitada de la cadera.

- Siéntate en **Dandāsana** en la parte delantera de la colchoneta de yoga con ambas caderas cuadradas.
- Levante una cadera de la colchoneta y, desde la ingle interna superior, gire internamente el muslo, colocando la tuberosidad isquiática (hueso del asiento) hacia abajo unos centímetros más atrás de su posición original.
- Cambie su peso a la pelvis opuesta y repita el procedimiento.
- Lentamente continúe caminando hacia atrás hasta llegar a la parte posterior de la colchoneta.
- Este procedimiento involucra las tres acciones de *Liberación de cadera hacia adentro*. Cada muslo se retrae y rota internamente cuando el hueso de la cadera se desliza hacia atrás unos centímetros. A medida que el peso se desplaza de una cadera a la otra, los muslos se separan.
- Entre los cambios de lado a lado, la pelvis se conecta a tierra y se activa el deslizamiento anterior del coxis.
- ¡Esta es también una herramienta de enseñanza divertida!

Posiciones pélvicas

Hay una variedad de términos que describen la posición de la pelvis. Algunos términos son científicos y otros han sido adoptados de varias tradiciones de yoga y regímenes de ejercicio. Las espinas anterior y posterior del ilion se pueden utilizar como guías para determinar la posición de la pelvis.

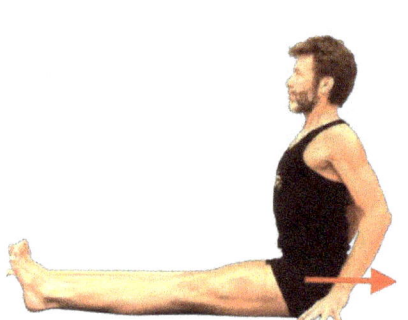

ASIS
Espina ilíaca antero-superior

PSIS
Espina ilíaca postero-superior

Esta sería la interpretación, utilizando este sistema:

- Pelvis neutra: ASIS es ligeramente más alto que PSIS
- Pelvis anterior: ASIS cae por debajo de PSIS
- Pelvis posterior: PSIS cae aún más por debajo de ASIS

Algunos sistemas de yoga solo hacen referencia a la columna anterosuperior de la pelvis, o ASIS, para indicar la alineación pélvica.

Conocidos como "puntos de la cadera", se aconseja a los estudiantes que los acerquen o los separen para mantener el equilibrio pélvico. Algunos encuentran este método más fácil de visualizar y administrar.

Sin embargo, usar el sistema de *Alineación Integrativa Pélvica* como se presenta en este capítulo proporciona muchas herramientas que no están disponibles con estos método solo. *Liberación de cadera hacia adentro* instruye cómo integrar el uso de las piernas como palancas largas para movilizar la pelvis. *Deslizamiento del coxis anterior* abre un vínculo directo con el compromiso de *Mula bandha* y tonificando el diafragma del piso pélvico. La alineación integrativa pélvica controla la función de la articulación sacroilíaca y proporciona un método para apoyar la curvatura de la columna lumbar a través del músculo psoas. El tono de los músculos del suelo pélvico es importante para la salud y el funcionamiento de varios órganos abdominales inferiores. *Mula Bandha* proporciona el importante valor energético. Estos beneficios están ausentes en un sistema exclusivo de "puntos de cadera".

15 La caja torácica inferior

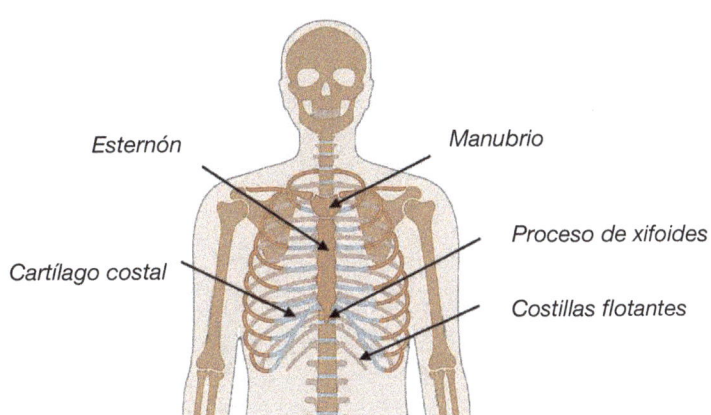

Aunque este capítulo es breve y su enfoque es específico, la alineación de la caja torácica inferior es fundamental para establecer la integridad estructural en todo el torso y la función óptima de las extremidades. La caja torácica inferior puede parecer un lugar poco probable para centrar la atención en el enfoque general de la alineación, sin embargo, es una región fundamental. Su alineación sincroniza la pelvis y la cintura escapular entre sí.

La alineación de la caja torácica inferior es simple, en concepto. Para alinearse, el proceso xifoides se arquea hacia adentro y *las costillas flotantes* inferiores se deslizan hacia atrás y se ensanchan a lo largo de la región renal.

Anatómicamente, los dos conjuntos inferiores de costillas, llamados *costillas flotantes*, no tienen uniones anteriores con huesos o cartílagos en la parte frontal del cuerpo. Su única unión estructural es posterior a la columna vertebral. La columna torácica inferior ocupa la región de transición entre las doce vértebras torácicas de arriba y las cinco vértebras lumbares de abajo. La duodécima vértebra torácica es *el punto de giro* principal de la columna vertebral.

La caja torácica inferior es donde se unen el diafragma y los músculos abdominales, los músculos primarios de la respiración. El deslizamiento posterior de las costillas de la caja torácica inferior es un aspecto importante de la respiración.

Para muchos estudiantes, mover de forma independiente la columna torácica inferior es un desafío. A pesar de sus muchas articulaciones móviles, el hábito es mover toda la caja torácica como una unidad sólida en un movimiento similar al de un balancín.

A menudo, pero de forma incorrecta, cuando las costillas inferiores se desplazan hacia atrás, los hombros responden rodando hacia delante y el pecho se hunde hacia dentro. Por el contrario, cuando los hombros se echan hacia atrás, especialmente con los brazos levantados, la caja torácica inferior inmediatamente se desliza o sobresale hacia adelante. Si las costillas inferiores se deslizan hacia adelante, la curva de la columna lumbar se profundiza demasiado y hace que los discos de la columna lumbar inferior se compriman.[1] La alineación torácica reduce la compresión de la columna al alargar suavemente la columna en este punto de transición dinámico.

Métodos para comprometer la integración de la caja torácica inferior

1. Levante y alargue ambos lados laterales del cuerpo por igual, desde las crestas ilíacas hasta las axilas (costillas laterales del cuerpo). Esto aumenta el espacio entre las vértebras con extensión espinal.
2. La punta inferior del esternón (apófisis xifoides) se desliza inferior hacia el ombligo y se arquea hacia la parte posterior del cuerpo [2]
3. Las costillas flotantes inferiores se deslizan hacia atrás, se levantan y se extienden horizontalmente a lo largo de la espalda al nivel de los riñones.
4. El ombligo se contrae hacia adentro, usando la musculatura abdominal. Esta no es una contracción forzada sino deliberada.
5. El pecho está levantado y anterior. No se redondea hacia adelante ni colapsa durante el procedimiento.

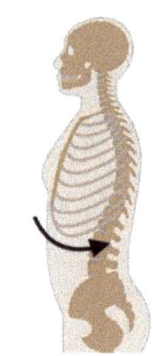

Visualizando Integración de la caja torácica inferior

"Deslice" la punta inferior del esternón (apófisis xifoides) hacia el ombligo. Luego, dibuje suavemente el ombligo en el abdomen. Esta acción de cremallera, como se presentó anteriormente en el Capítulo 11, se usa junto con la acción de cremallera hacia arriba de la braqueta de un par de pantalones que se acopla al *Deslizamiento del coxis anterior*.

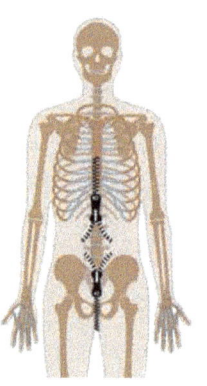

Deslice el proceso de xifoides hacia atrás; Desliza el cóccix anterior; Presione el ombligo hacia adentro

Este principio se presenta repetidamente a lo largo del libro, siendo una acción esencial y fundamental para la integración del torso superior e inferior. Para mantener segura la columna lumbar en las posturas de flexión hacia atrás, es necesario evitar que la caja torácica inferior sobresalga hacia adelante.

Las siguientes acciones funcionan en conjunto para integrar la parte inferior del torso:
- Desliza el cóccix anterior: estabiliza las articulaciones sacroilíacas
- Deslice el proceso de xifoides hacia atrás: evita el arqueamiento toraco-lumbar y columna lumbar superior; también resiste protuberancia hacia adelante de la caja torácica inferior
- Presione el ombligo hacia adentro: estabiliza toda la columna lumbar

Otros métodos útiles

Un método eficaz para aprender a activar esta escurridiza alineación torácica inferior es la desaceleración por una ronda o dos de respiración *Kabalbhati* (exhalación forzada). Observe cómo la exhalación naturalmente lleva la caja torácica inferior hacia atrás mientras que el tórax permanece anterior. mantener las costillas posterior durante la siguiente inhalación.

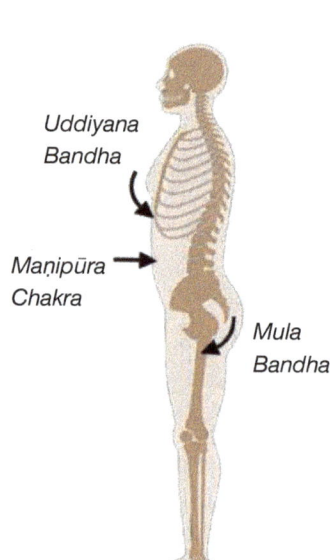

Uddiyana Bandha

Maṇipūra Chakra

Mula Bandha

Un método de tres pasos para alinear la caja torácica inferior:
1. Deje caer las costillas delanteras
2. Retraiga las costillas laterales
3. Levante las costillas traseras

El método más simple para alinear la columna torácica inferior:
Presione la parte inferior del abdomen hacia adentro al nivel de dos pulgadas por debajo del ombligo.

Urdhva Dhanurāsana — Postura del arco hacia arriba

El arco mirando hacia arriba también se llama Chakrāsana, la postura de la rueda. Más exactamente, la pose es una "media rueda" con una parte inferior imaginaria de la rueda que continúa por debajo del plano del suelo. La columna vertebral se curva uniformemente a lo largo del borde exterior de la rueda con los radios de igual longitud.

Es mejor pensar en las poses de "flexión hacia atrás" como poses de extensión torácica. Evite inclinar bruscamente y comprimir la columna lumbar ya extendida, pero en su lugar, concéntrese en extender la parte superior de la espalda en un arco suave.

Las siguientes instrucciones se enfocan específicamente en la columna torácica:

1. Ubicada al nivel de la vértebra T-7, presione las puntas inferiores de los omóplatos en la parte anterior de las costillas en la parte posterior del cuerpo
2. Extienda la columna torácica superior/media; expande el tórax anterior
3. Tire de la caja torácica inferior hacia atrás
4. "Zip" el esternón hacia el ombligo
5. Dibujar el ombligo hacia adentro
6. Presione firmemente el coxis hacia adelante para resistir el arqueamiento de la espalda baja para crear espacio en las articulaciones sacroilíacas antes de levantar el coxis.

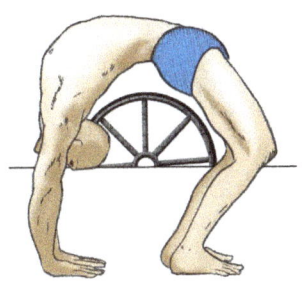
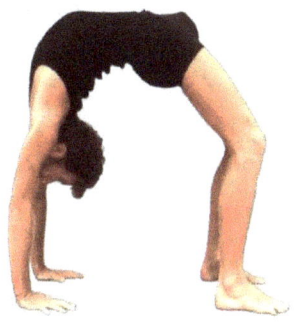

Urdhva Dhanurāsana

Ustrāsana — Postura del Camello

1. Las instrucciones para el arco mirando hacia arriba también se aplican a esta postura. En la Postura del Camello, mantén el pecho presionado hacia adelante mientras las columnas torácica inferior y lumbar permanecen estabilizadas siguiendo las instrucciones anteriores.
2. Mueva la caja torácica inferior hacia atrás, presionando hacia atrás en la exhalación
3. Las costillas inferiores se ensanchan en la espalda y el ombligo se contrae firmemente
4. Acople firmemente el *Deslizamiento del coxis anterior* para evitar que la columna lumbar se extienda demasiado
  Las caderas se alinean directamente sobre las rodillas, centradas verticalmente desde el trocánter mayor hasta las rótulas. Las caderas y la parte superior de los muslos no presionan hacia adelante, sino que activan la *Liberación de cadera hacia adentro* para crear espacio en las articulaciones sacroilíacas antes de levantar el coxis.

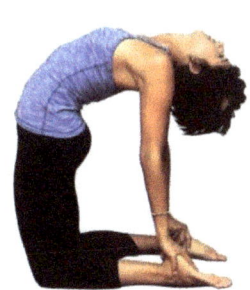

Ustrāsana

Bhujangāsana — Postura de la Cobra

Este es un método altamente efectivo para alinear la columna torácica inferior.

1. Lleve la caja torácica inferior hacia atrás hasta que se alinee con los codos internos doblados.
2. Saque el coxis hacia la colchoneta y dibuje el ombligo

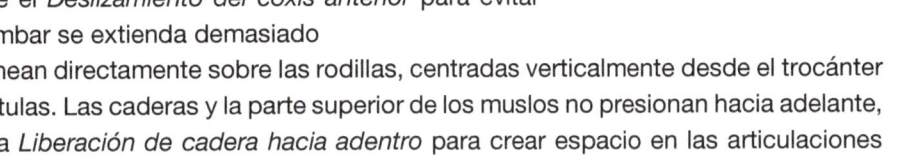

Instrucciones de alineación adicionales para Cobra Pose:

1. Mantenga los codos alineados con la caja torácica lateral del cuerpo; no dejes que se muevan detrás de las costillas
2. Lleva la garganta hacia atrás sin levantar la barbilla. En su lugar, levante sutilmente la parte posterior del cráneo
3. Cuando la garganta se desliza hacia atrás, las costillas inferiores y los muslos también se deslizarán hacia atrás, naturalmente

Ayudas: una correa a través de la caja torácica inferior y una parte posterior firmemente tirada pueden alinear la columna torácica inferior. El asistente estabiliza las articulaciones sacroilíacas sentándose o arrodillándose suavemente sobre la pelvis. El estudiante presiona contra la resistencia hasta que la parte interna de los codos y las costillas laterales del cuerpo estén alineadas.

Opción simple, sin cinturón: el asistente coloca sus manos en las costillas inferiores para darle al estudiante una conciencia táctil. Sin ayuda, el estudiante presiona las costillas inferiores contra las manos mientras levanta el torso. *Deslizamiento del coxis anterior* está firmemente acoplado para proteger la columna lumbar y las articulaciones sacroilíacas.

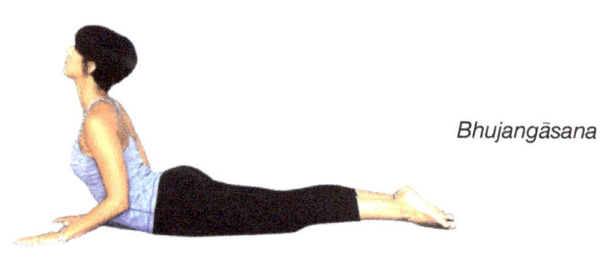

Bhujangāsana

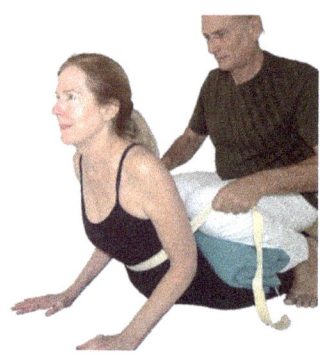

Adho Mukha Vrksāsana   Parada de manos Árbol mirando hacia arriba

1. Desde All Fours Pose, la (Postura de los cuatro) deje caer el pecho anterior y dibuje las cabezas de los húmeros profundamente en las articulaciones de los hombros.
2. Deslice la caja torácica inferior hacia atrás
3. Forme y mantenga una curva del tamaño de un huevo en la columna lumbar inferior*
4. Levántese en un perro corto mirando hacia abajo, manteniendo las acciones anteriores
5. Camine con las caderas hacia los hombros, lo más adelante y vertical posible. Los hombros permanecen verticales sobre las muñecas o los nudillos
6. Mantenga la parte inferior de la caja torácica posterior para evitar que la columna se arquee demasiado
7. Mantener la curva lumbar
8. Levante desde la pelvis, no desde la pierna estirada levantada y extendida. La pierna actúa como una continuación sólida y directa de la cadera. No se mueve más rápido y más lejos que la cadera
9. El poder para saltar o empujar hacia arriba proviene de la segunda pierna doblada.
10. Una vez en la postura, las costillas inferiores se retraen para evitar arquearse en una "espalda de plátano". Scoop coxis para apoyar un torso recto

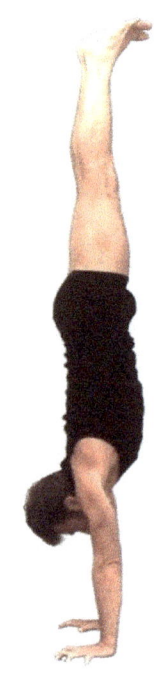

* Sobre arquear la columna lumbar es una desalineación común en Handstand.

16 La alineación de sentarse

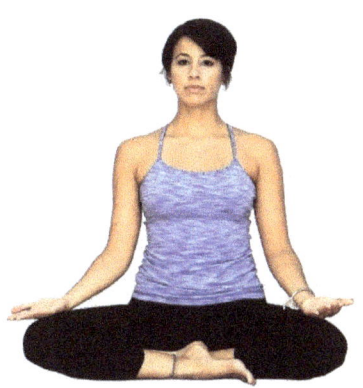

"Donde empezamos es a donde vamos!" [1]

Las clases de yoga a menudo comienzan en una postura sentada, ya sea con las piernas cruzadas en **Sukhāsana** o alineando talón con talón y pubis en **Siddhāsana.** Algunos estudiantes se inquietan, apenas pueden quedarse quietos mientras esperan inquietos que la clase "comience". Otros ya están totalmente comprometidos y concentrados, conscientes de que su práctica comenzó mucho antes de que se desenrollara su tapete. Para ellos, se entiende que esta postura aparentemente insignificante representa la intención última de las asanas de yoga.

La capacidad de sentarse con precisión sin esfuerzo es un requisito previo esencial para realizar las formas más avanzadas de yoga, como *Pranayama* y las prácticas meditativas. Sentarse hábilmente ayuda al cuerpo a evitar distracciones mientras la mente asciende a prácticas que desarrollan un mayor control de la conciencia. La postura sentada es donde comenzamos nuestra práctica de yoga y, en última instancia, lo que nos llevará a través de las ocho ramas del yoga.

Los rigores de la práctica de asanas someten al cuerpo a una serie de posturas complejas y siempre desafiantes. A medida que el estudiante se vuelve más competente con las demandas de asana, el simple acto de sentarse se vuelve más fácil de mantener y permanecer cómodo durante largos períodos de tiempo.

La siguiente lista ofrece indicaciones de alineación detalladas que se utilizan en la postura sentada. Debido a que estas instrucciones son principios de alineación universales, se aplican, no solo a las posturas sentadas, sino también a todas las posturas y posiciones que adopta el cuerpo, tanto en las clases de yoga como en las actividades de la vida cotidiana. Esta es una forma en que la vida se convierte en la práctica constante del yoga.

Aunque el número de instrucciones pueda parecer extenso, cada acción es un elemento fundamental utilizado en cada asana para proporcionar la mayor eficiencia en la mecánica postural. Aprender a sentarse correctamente puede ser la forma más fácil de dominar la mayoría de los principios de la alineación del yoga.

- Siéntese a una altura donde las rodillas no se eleven por encima de las caderas; puede ser necesario sentarse en accesorios
- Extienda los músculos de la pantorrilla, de lado a lado y cierre las articulaciones de la rodilla como simples bisagras sin rotación
- La parte anterior de la espinilla mira hacia la colchoneta tanto como sea posible. Cuanto más esté el lado exterior de la espinilla sobre la colchoneta, mayor será la posibilidad de tensión en la rodilla llamada torsión tibial (ver el Capítulo 21 para más detalles)
- Mecer la pelvis hacia adelante y sentarse más cerca de los huesos púbicos ayuda a posicionar las rodillas de manera efectiva
- Inclínese hacia cada lado para levantar cada glúteo opuesto posterior y oblicuo. Simultáneamente, gire hacia adentro desde la parte interna superior de los muslos; deslizar los fémures en sus articulaciones y separar la parte interna de los muslos
- Balancee hacia adelante sobre las tuberosidades isquiáticas hasta que la columna lumbar inferior forme una curva del tamaño de un huevo.
- Sentarse más adelante hacia los huesos púbicos profundiza la curva lumbar
- Siéntese ampliamente sobre el piso pélvico, ensanchando el perineo (Mula bandha) haciendo contacto total con el asiento
- El diafragma torácico y el paladar blando se deslizan hacia atrás para alinearse sobre el perineo en el eje central. Los tres "diafragmas" se elevan verticalmente a través de la fontanela posterior del cráneo
- La parte posterior del sacro, los omóplatos y el cráneo se alinean verticalmente como si tocaran una pared imaginaria
- La 3ra vértebra lumbar y la base del corazón se alinean horizontalmente con el piso
- La garganta se desliza hacia atrás y se eleva hacia el occipucio inferior detrás de las orejas
- El techo de la boca está nivelado y horizontal, en línea con el centro de las orejas y el occipucio.
- Los lados del cuerpo se alargan uniformemente, desde las caderas hasta las axilas; las axilas se profundizan sin encogerse de hombros
- Las clavículas están alineadas entre sí y se ensanchan hacia los bordes exteriores de los hombros
- La punta inferior del esternón se inclina hacia adentro mientras el tórax presiona hacia delante
- Los hombros se deslizan hacia atrás, uniformemente desde la parte interior de las axilas y los bordes exteriores de los hombros
- Los omóplatos se deslizan sobre la espalda hacia la columna
- Las puntas inferiores de los omóplatos presionan hacia adelante sobre la caja torácica posterior.
- La cabeza y el cuello se equilibran sin esfuerzo sobre la amplia base formada por la parte superior de la espalda y los hombros
- Los músculos del tríceps giran medialmente hacia el eje central
- Los codos internos tocan o están alineados con las costillas laterales del cuerpo
- Las manos están en supinación o en decúbito prono mientras los antebrazos y las manos giran independientemente de la alineación de los hombros
- La postura sentada se mantiene con *Samasthiti*: tensión uniforme a lo largo de cada superficie opuesta del cuerpo para permitir un sutil equilibrio muscular y energético

17 La articulación de la cadera

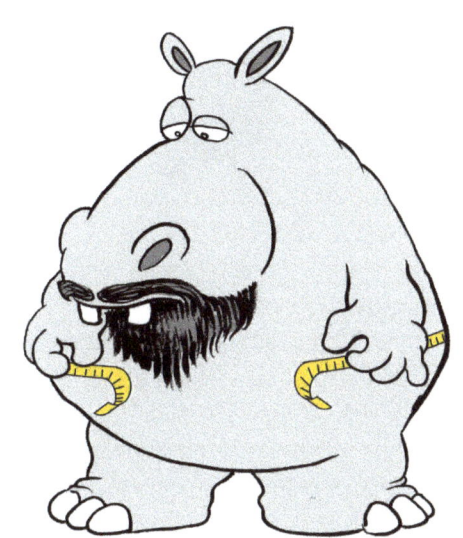

¿Estás de acuerdo con esto?

Cuando un profesor de yoga le indica a una clase que se pare con los pies separados a la altura de las caderas, algunos estudiantes se golpean los costados de la pelvis y se estremecen con un silencioso "¡Oh, no!" mientras que a regañadientes amplían su postura. La buena noticia es que nuestras "caderas de pesadilla" no son lo que el maestro tiene en mente. La distancia prevista no es la amplia cresta exterior de los huesos ilíacos, sino más estrecha, de dos a diez centímetros más adentro de cada superficie exterior. Anatómicamente, la separación del ancho de la cadera se refiere a la distancia entre las cavidades de la cadera, medida desde donde la cabeza de cada fémur entra en contacto con la superficie interna de cada cavidad de la cadera (acetábulo).

El *acetábulo* es el punto de convergencia de los tres huesos que forman cada hueso de la cadera. Cuando las piernas se alinean directamente debajo de este punto, se establece una base estable para la pelvis y las fuerzas del golpe del talón pueden viajar a través del centro del acetábulo y extenderse por todo el cuenco pélvico.

¿A qué distancia están pies cuando están separados al ancho de las caderas?

La respuesta corta es de 4 a 6 pulgadas, o del ancho del puño al ancho de la cabeza.

La respuesta más larga considera nuestro diseño anatómico al determinar una distancia mecánicamente deseable. Dado que las superficies internas y profundas del acetábulo son donde más se concentran las fuerzas del talón, es apropiado medir el ancho a partir de la distancia entre los dos. Esta distancia corresponde al ancho de la cabeza, sin las orejas, y es aproximadamente del ancho de un bloque de yoga estándar: seis pulgadas de ancho.

Otra distancia a considerar es el ancho entre las tuberosidades isquiáticas. Mecánicamente, cuando los talones se flexionan hacia las nalgas, los puntos de contacto son las tuberosidades isquiáticas. Esta distancia comienza aproximadamente a una distancia del ancho de un puño, o cuatro pulgadas de distancia.

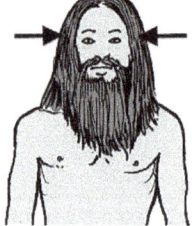 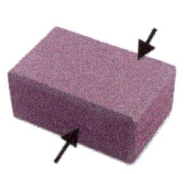 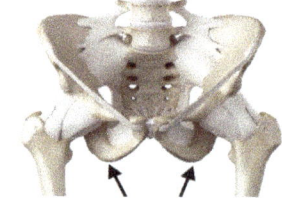

Tuberosidades isquiáticas

Algunas tradiciones de yoga instruyen a los estudiantes a tocar los bordes internos de los pies juntos. Esta es una forma estilizada. Una postura más estrecha puede producir una apariencia deseada pero puede ser problemática para las rodillas, aumentando lo que se conoce como ángulo Q. Las posturas más amplias son más estables y terapéuticas y pueden manejar mejor las fuerzas y tensiones que se transfieren a través de las extremidades inferiores. Las posturas más amplias también reducen la distancia relativa al suelo que los isquiotibiales deben estirar en las posturas de plegado hacia adelante. Esto disminuye la tensión muscular y permite una flexión de la cadera más fácil sin aumentar la resistencia de los isquiotibiales apretados.

Anatómicamente, una postura de 4 a 6 pulgadas es el punto ideal. Sin embargo, algunos estudiantes con caderas angostas y los que son muy flexibles pueden beneficiarse de usar una postura más estrecha, particularmente en una postura girada de cadera cerrada como **Parivrtta Utthita Trikonāsana**, Triángulo girado.

Un ajuste perfecto

La cabeza del fémur encaja de forma segura en el acetábulo. Está rodeado por una cápsula ligamentosa y un collar/junta de cartílago llamado *labrum*.[1] Proporcionan un ajuste perfecto con un efecto de succión y vacío en la cabeza del fémur que dificulta la luxación de la cadera sin desgarrar primero el cartílago para liberar la succión. Según el ortopedista y anatomista de yoga Ray Long, MD, los desgarros del labrum ocurren a niveles casi epidémicos.

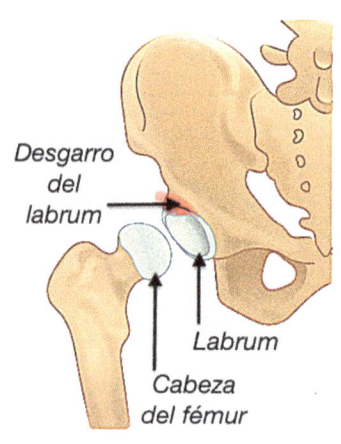

Desgarro del labrum

Labrum

Cabeza del fémur

A los 35 años, el 70 % de las personas tienen los labrums desgarrados; un número que aumenta al 90% al final de la vida.[2] Los desgarros del labrum suelen ser un precursor de la osteoartritis y la degeneración de la cadera. La alineación adecuada de la cadera y el movimiento de acuerdo con el diseño de la articulación y los ligamentos son esenciales para la rehabilitación de lesiones de desgarros del labrum y la prevención de su aparición.

Acetábulo

Como se presentó en el Capítulo 13, una acción de alineación involucrada en la Alineación Integrativa Pélvica es ensanchar la parte interna de los muslos de lado a lado (muslos separados). Esta acción aumenta el "juego articular" de la cavidad de la cadera y la libertad de movilidad. Reduce la tensión torsional en el labrum. El ensanchamiento de las articulaciones de la cadera no desvía la alineación de las cabezas femorales de su eje con el acetábulo. Ensanchar las caderas es una herramienta esencial en la terapia de yoga para rehabilitar los desgarros del labrum o para aumentar los rangos de movimiento limitados.

El columpio de las cosas

Los huesos del fémur pivotan en las articulaciones de la cadera.de manera similar a balancear un balde boca abajo entre sus asas. Esta configuración es beneficiosa para las rodillas, permitiéndoles balancearse medialmente cuando se flexionan; una acción crítica necesaria en la mecánica de la marcha y el equilibrio.

120-125°

El ángulo ideal del cuello femoral que mejor resiste la luxación de cadera es de 120-125°. Una pelvis más ancha, que se ve con más frecuencia en las mujeres, puede tener un ángulo tan pequeño como 90°. Sin embargo, esto puede producir una tensión forzada en las caderas y las rodillas.

Las caderas se mueven en tres ejes de movimiento

Los rangos de movimiento de la cadera ocurren a lo largo de ejes en tres planos: sagital, frontal y vertical. En el plano sagital (adelante-atrás), las caderas se flexionan y extienden. En el plano frontal o coronal (de lado a lado), las caderas se mueven hacia la línea media del cuerpo (aducción) o se alejan de la línea media (abducción). En el eje vertical (superior-inferior), las caderas rotan interna y externamente.

"Cuidado con la brecha": profundizar el pliegue de la cadera

La región de la cadera delantera y la parte superior del muslo se llama triángulo femoral. Es un lugar denso con músculos y tendones masivos. Para crear efectivamente la movilidad de la cadera, se debe formar un pliegue profundo y espacioso de la cadera o "brecha" entre el fémur anterior y la columna anterior de la pelvis (ASIS). En Uttanāsana, postura de plegado hacia adelante, profundice los pliegues de la cadera presionando los fémures superiores hacia atrás y levantando los ASIS de los muslos.

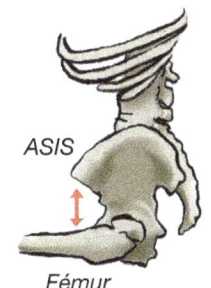

ASIS

Fémur

En las posturas Warrior y Lunge, la rodilla delantera se flexiona con el fémur horizontal. Coloque la rodilla en su mejor posición, luego levante el ASIS del muslo, creando un pliegue profundo. El muslo será mucho más fuerte de esta manera.

Para una precisión aún mayor, el pliegue de la cadera se profundiza más desde su aspecto lateral exterior. Esta zona es donde se puede producir una mayor compresión del tejido muscular. También aumenta la eficacia del tensor de la fascia lata.

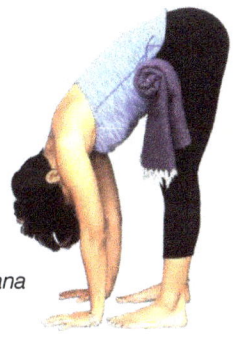

Uttanāsana

Una manta parcialmente enrollada o una colchoneta de yoga se puede encajar en el pliegue de la cadera en un pliegue hacia adelante de pie o sentado. La manta abre la brecha y aplana beneficiosamente la miofascia externamente torcida de la parte superior de los muslos. La estimulación táctil de la manta enrollada ayuda al sistema nervioso sensorial a "recordar" para mantener el espacio vacío.

Evita el pellizco

La abducción de la cadera balancea la pierna lateralmente mientras mira hacia adelante. En esta posición existe el riesgo de que el trocánter mayor se atasque en el borde inferior de la cresta ilíaca. Esto puede magullar el borde superior del acetábulo, desgarrar el ligamento ilio trocantérico y comprimir los tejidos blandos. Para evitar el pellizco, el trocánter mayor debe desviarse rotando externamente la pierna. En posturas de cadera abierta como **Utthita Trikonāsana** (postura del triángulo), el pie delantero mira hacia el frente de la colchoneta, girando la pierna hacia el exterior. Recuerda profundizar los pliegues de la cadera en la parte lateral. La abducción en la pata trasera es mínima; esa cadera activa la rotación interna para una mayor flexibilidad.

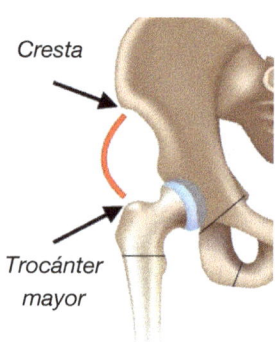

Cresta

Trocánter mayor

La parte posterior de la cadera en la mayoría de las asanas debe rotar internamente para aflojar sus ligamentos para rangos de movimiento seguros y completos. En las posturas de cadera cerrada, como Guerrera una postura y Postura del triangulo girado, los tres pasos *Liberación de cadera hacia adentro* rodar hacia adentro, deslizarse hacia atrás y separarse se activan en la articulación trasera de la cadera para permitir que se encuadre hacia adelante.[2] Una vez que se maximiza la movilidad, la parte trasera de la cadera suavemente pero con intención, activa el *Deslizamiento del coxis anterior*.

Después de que la cadera delantera completa su movimiento, también usando las tres acciones de Liberación de cadera hacia adentro, se activa el *Deslizamiento del coxis anterior*, con más firmeza que la cadera trasera para tensar los ligamentos de la cadera y estabilizar la articulación. La *Liberación de la cadera hacia adentro* está más involucrada en la articulación de la cadera trasera y el *Deslizamiento del coxis anterior* es más firme en la parte delantera. Pero en cada asana, ambas caderas requieren ambas acciones; aflojando los ligamentos para el movimiento inicial y finalizando la posición de asana apretando los ligamentos para la estabilidad.

Ajustar la parte delantera de la cadera con *Deslizamiento del coxis anterior* puede desafiar la flexibilidad y la alineación. Ayudar:

1. Doble ligeramente la rodilla delantera
2. Profundice y ensanche el pliegue exterior de la cadera
3. Deslice la rótula lateralmente hasta que quede alineada con la parte exterior del pie

En Perro de tres patas hacia abajo, **Eka Pada Adho Mukha Svanāsana,** la cadera a menudo gira externamente cuando se levanta la pierna estirada. Esto es defectuoso porque aprieta los ligamentos e impide la extensión completa. Para remediarlo: antes de levantarlo, deslice el fémur en su articulación. El pie se eleva ligeramente y gira hacia adentro (rotación interna de la cadera). La cadera se desplaza ligeramente lateralmente para ensanchar la articulación desde la parte interna del muslo. Si continúa con la postura del perro salvaje, mantenga estas acciones mientras las caderas se apilan en posición vertical. La rodilla se dobla como paso final, no antes de acceder a una mayor extensión de cadera. Natarajāsana, la Postura del Bailarín, sigue el mismo procedimiento.

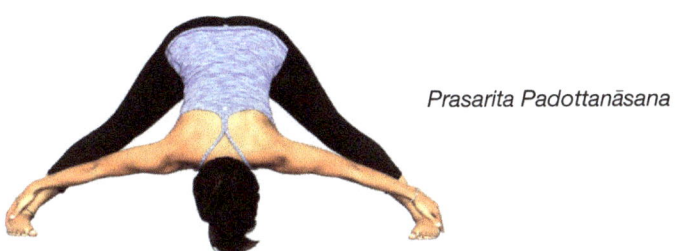

Prasarita Padottanāsana

Prasarita Padottanāsana – Inclinación hacia adelante de gran angular

En esta postura, las articulaciones de la cadera están abducidas casi por completo, una dirección que tensa los ligamentos de la cadera y limita la movilidad de las articulaciones. Aunque pueda parecer contrario a la intuición, active *Liberación de cadera hacia adentro* para aflojar los ligamentos.

1. Los pies son anteriores y paralelos, lo que limita la rotación externa.
2. Ampliar el pliegue lateral de la cadera durante la flexión hacia adelante.
3. *Deslizamiento del coxis anterior* se engancha a 90° de flexión, lo que protegerá las articulaciones sacroilíacas y reducirá la tensión en las inserciones de los músculos isquiotibiales en las tuberosidades isquiáticas.

El sistema de microplisado de los ligamentos juega un papel importante en la alineación y la mecánica de las asanas. Cumplir con su función en asana evitará lesiones. (Más detalles sobre la fisiología del ligamento en el Capítulo 7). Este gráfico revisa cómo las direcciones del movimiento articular afectan los ligamentos. Se presenta muchas veces a lo largo del libro.

Ángulo atado de Baddha Konāsana

En Bound Angle Pose, las caderas se abren y ensanchan, las rodillas caen hacia el suelo. Estas dos direcciones, rotación externa y abducción, tensan los ligamentos y restringen la movilidad de la articulación de la cadera. Para contrarrestar, aplica firmemente *Liberación de cadera hacia adentro*. Comience rotando internamente las caderas y la carne de los isquiotibiales. Levante la carne de los glúteos hacia arriba, hacia atrás y de forma oblicua. Incline la pelvis hacia adelante sentándose más cerca de los huesos púbicos. Profundice los pliegues de la cadera, especialmente en sus extremos laterales.

La postura del Molinete: Agnistambhāsana

Molinete desafía la rotación interna en la cadera. Las articulaciones de las caderas, las rodillas y los tobillos forman con precisión ángulos de 90°. La posición definitiva es sentarse de forma recta y uniforme sobre ambas tuberosidades isquiáticas con la columna vertical. Puede resultar difícil llevar ambas tuberosidades isquiáticas al suelo y no se deben forzar las rodillas hacia abajo. En su lugar, aumente la rotación interna en la cadera utilizando los tres aspectos de *Liberación de cadera hacia adentro*. El soporte se puede colocar debajo de la pelvis o las rodillas para minimizar la tensión. Se puede agregar un pistón suave a la cadera rotada internamente, deslizando el fémur hacia adentro y hacia afuera de la cavidad de la cadera. También se pueden agregar movimientos de ocho de lado a lado. Esto puede ser una terapia valiosa para la osteoartritis de cadera.

Los ligamentos se aflojan:	Flexión	Rotación Interna	Aducción
Los ligamentos se tensan:	Extensión	Rotación Externa	Anducción

Agnistambhāsana   Pose de troncos de fuego

Fire Logs (Postura del tronco de fuego) es una pose de apertura de cadera que muestra rotación externa. Sin embargo, firmese debe aplicar rotación interna para aflojar los ligamentos de las caderas. Para ello: levanta y flexiona la pelvis. Siéntate encima o anterior a los huesos púbicos; esto creará una rotación interna profunda. También rota internamente la carne de los glúteos y los isquiotibiales. La espinilla de una pierna se coloca sobre la otra, como si estuviera apilando leña. Para lograr el efecto deseado, el tobillo del pie superior descansa sobre la rótula de la parte inferior de la pierna con la suela extendiéndose justo más allá de la superficie exterior de la rodilla. Ambos talones internos se presionan hacia abajo para proteger las rodillas de la torsión tibial. Los tendones de Aquiles, ubicados detrás de los tobillos, estarán suaves y "sin arrugas" cuando la acción se realice correctamente. Presionar la parte inferior a través de los talones internos de forma remota ayuda a la rotación interna de la cadera. Esta técnica de "control remoto" es valiosa para la rotación interna de la cadera en todas las asanas.

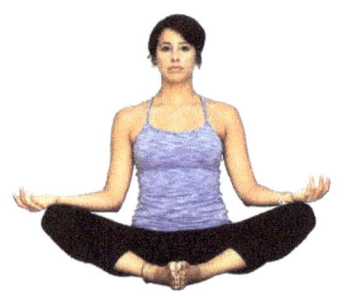
Baddha Konāsana

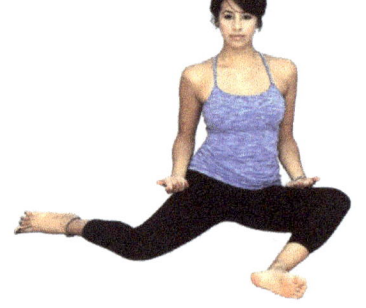
Postura del molinete

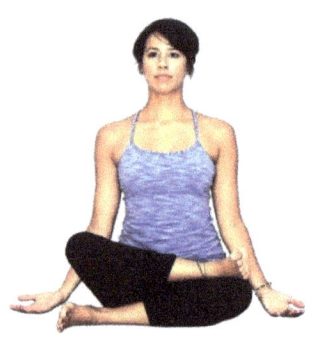
Agnistambhásana

¡En un mundo sesgado externamente, la rotación interna es el rey!

Muchas de nuestras actividades diarias tienden a separarnos las piernas. Rotan externamente y abducen las caderas y los muslos. Por ejemplo, hundirse en un asiento de automóvil o en un sofá blando hace que las piernas se separen. La "extensión del hombre" que una vez se vio en los subterráneos de Nueva York ahora es ilegal. Estas posturas al sentarse hacen que los músculos flexores de la cadera se acorten y se tensen, particularmente el grupo del iliopsoas.

Posturalmente, la rotación externa de la cadera puede hacer que las rodillas se traben en hiperextensión al estar de pie y que los pies apunten hacia afuera. Los muslos ruedan hacia adelante y hacia afuera. Esta postura se adopta a menudo cuando se presenta la pereza por fatiga, ya que requiere menos esfuerzo muscular para estar "algo" erecto. Los músculos de la pantorrilla son muy poderosos y, en teoría, cuando se contraen solos, tienen suficiente fuerza para mantener erguido todo el esqueleto si todas las articulaciones se mantienen estables.

Los hábitos posturales que enfatizan demasiado la rotación externa pueden desarrollar la musculatura de manera inadecuada. Esto se ve en los estudiantes de ballet, artes marciales, equitación y atletismo que requieren posturas abiertas.

Un desafío adicional para la rotación interna de las caderas proviene de la miofascia de la parte superior de los muslos. Naturalmente, tiene un par girado externamente. Si las actividades aumentan la masa muscular de la parte superior de la pierna, el grado de torsión miofascial aumentará a menos que se desarrolle la flexibilidad adecuada.

Virāsana (postura del héroe) y Supta Virāsana

En la práctica de asanas y en la vida en general, la rotación interna tiene pocas oportunidades de desarrollarse. Pocas poses enfatizan la rotación interna de las caderas. La postura del molinete es excelente, así como la variación, la postura supina de la figura 4. Para realizar, acuéstese en decúbito supino. Deje caer una rodilla doblada hasta la línea media y coloque el otro tobillo en su lado lateral, ahora superior. Utilice las mismas técnicas de cadera y piernas que en la postura del molinete.

Virāsana (Pose de héroe) y **Supta Virāsana** (Pose de héroe reclinado) son dos posturas excelentes para aumentar la rotación interna.

Supta Virāsana añade el reto de estirar los músculos cuádriceps, que suelen ser cortos y tensos. Los cuádriceps tensos limitan la extensión de la cadera y, por el contrario, la extensión de la cadera, especialmente con las rodillas dobladas, ya es un rango de movimiento limitado de las caderas mismas. En la postura, evite arquear la parte inferior de la espalda, lo que a menudo compensa los músculos cuádriceps tensos cuando se estiran al máximo. Las rodillas se mantienen separadas al ancho de las caderas. **Supta Virāsana** abre el cuerpo frontal y vigoriza el cuerpo posterior. Aunque puede ser una asana difícil, puede ser una de las mejores posturas vitalizantes para practicar.

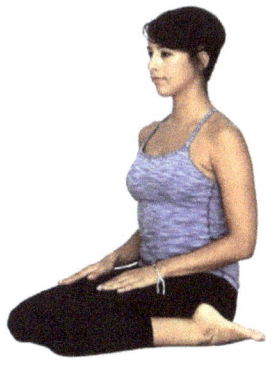

Virāsana

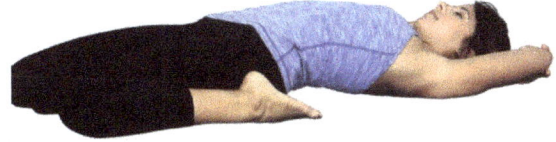

Supta Virāsana

18 Extensión de cadera

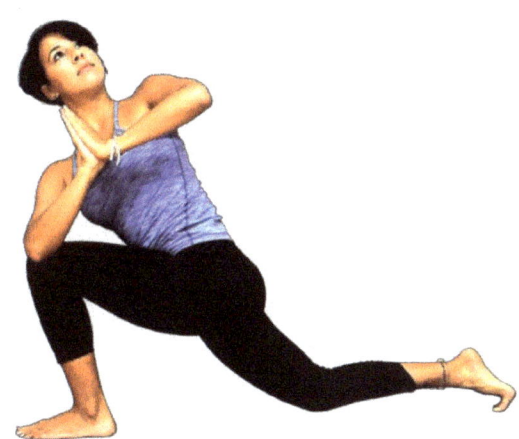

Como se presentó en el capítulo anterior, la mecánica correcta de la cadera afecta todos los aspectos de asana. Cualquiera que tenga problemas con el dolor o la artritis en las caderas no necesita que le recuerden el papel fundamental que desempeñan las caderas.

Más de diecisiete músculos mueven cada articulación de la cadera en un total de seis direcciones diferentes.[1] Una de estas direcciones es la extensión. Esto ocurre cuando el fémur se mueve hacia atrás directamente desde la cavidad de la cadera. No es extensión de cadera si la pelvis simplemente gira o gira hacia atrás o si la columna lumbar se arquea hacia atrás para llevar la posición de la pierna hacia atrás. La extensión de la cadera puede parecer un concepto relativamente simple, pero claramente hay algo importante en la extensión de la cadera para justificar su propio capítulo y discusión.

El rango de movimiento limitado de la cadera

Los anatomistas argumentaron una vez que las articulaciones de la cadera no se extendían, lo cual es exacto para las rodillas y los codos. Ahora se entiende que la extensión de la cadera existe, aunque engañosamente limitada. Engañoso, porque los intentos de extender la cadera a menudo cooptan la columna lumbar para realizar la extensión prevista mientras que la cadera apenas se mueve más allá de su posición neutral.

El rango de extensión de la cadera es:

- 10° con rodilla en flexión completa
- 20° con rodilla recta
- 30° en un estiramiento pasivo (asistido)

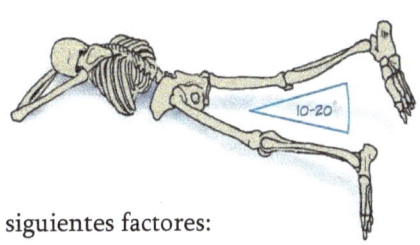

La capacidad de extensión de la cadera está determinada por los siguientes factores:

La capacidad de extensión de la cadera está determinada por los siguientes factores:

- Forma del acetábulo: un borde acetabular menos profundo, más plano y menos desarrollado aumenta los rangos de movimiento de la cadera. (Los detalles del acetábulo se exploran en el Capítulo 11)
- El porcentaje determinado genéticamente de fibras de colágeno de tipo elástico en los ligamentos de la cadera.
- Fuerza de los extensores de la cadera, particularmente el glúteo mayor y los músculos isquiotibiales
- Resistencia creada por los músculos *antagonistas* flexores de la cadera: los cuádriceps y el iliopsoas, que juegan un papel importante en la limitación de la extensión. Cuando los músculos flexores están tensos y apretados, la extensión de la cadera está restringida. Si la rodilla se dobla y flexiona, la tensión del cuádriceps aumenta y reduce la extensión de la cadera a la mitad, de 20° a 10°.

Existe una distinción importante entre la extensión y el movimiento en *la dirección de la extensión* una vez que la cadera está en posición de flexión. Cuando los huesos de una articulación se alinean en línea recta, o 180°, esto se considera neutral. Más allá de la recta, más de 180°, la posición no es de extensión sino de hiperextensión y es fisiológicamente insegura.

> Los músculos *antagonistas* son músculos que se oponen a la acción de los demás. A menudo están emparejados y ubicados uno frente al otro a lo largo de una articulación.
>
> *Sinergistas* son músculos que trabajan juntos. Generalmente se encuentran en el mismo lado de la articulación, por encima o por debajo.

Experimentando los límites de la extensión de cadera

La siguiente exploración tiene por objeto únicamente demostrar las limitaciones de la extensión de la cadera. Acuéstese boca abajo (boca abajo) con ambas piernas estiradas. Alcance debajo de la parte delantera de la articulación de la cadera y observe el espacio debajo del pliegue de la cadera, entre la parte superior de la pierna y el piso. El espacio revela que, incluso en reposo, la cadera mantiene un ligero grado de flexión, a menudo llamado "flexión relativa".

A continuación, levante ambas piernas rectas sin arquear la espalda baja. La mayoría de los estudiantes no pueden hacer esto sin arquear la espalda. Intente una extensión de una pierna, manteniendo el fémur hacia atrás en la articulación de la cadera. Es más fácil debido a la resistencia proporcionada por el suelo y la pierna no levantada. En **Dhanurāsana**, postura del arco, la extensión es aún más limitada debido a que las rodillas están dobladas. Presione las rodillas contra el suelo para aumentar la flexión relativa; luego levante los muslos. Involucre a todos los Bandhas para estabilizar la columna lumbar y lograr mejor la verdadera extensión de la cadera en la postura.

La extensión limitada de la cadera puede lesionar la columna lumbar

En muchas asanas, la extensión de la cadera es mínima, a pesar del considerable esfuerzo aplicado. Sin una acción hábil, los intentos exuberantes de extensión de la cadera pueden comprimir la columna lumbar, como resultado de la hiperextensión. Las vértebras pueden magullarse y los discos pueden herniarse. El dolor de espalda crónico a menudo resulta de una extensión lumbar excesiva y repetitiva.

Los yoguis flexibles que habitualmente hiperextienden la parte baja de la espalda pueden no notar el dolor al principio, pero la degeneración de la columna puede comenzar mucho antes de que comiencen los síntomas.

La hiperextensión también puede lesionar las caderas, especialmente la cavidad anterior. La extensión repetitiva de la cadera puede estirar demasiado y debilitar los ligamentos iliofemorales que estabilizan la cabeza del fémur para que no se deslice hacia adelante. Una vez que los ligamentos se estiran demasiado, las caderas se vuelven permanentemente inestables. El borde anterior de la cavidad de la cadera es poco profundo; una subluxación anterior de la cabeza del fémur es una desalineación común. La enfermedad articular degenerativa y, finalmente, el reemplazo de cadera pueden resultar de la inestabilidad crónica de la cadera.

Naṭarājāsana (Shiva bailando) desafía los límites de la extensión de la cadera. Se necesita un grado menor de extensión de la cadera antes de que se active la extensión lumbar. Los principios de *Deslizamiento del coxis anterior - Deslice el proceso de xifoides hacia atrás - Presione el ombligo hacia adentro* son imprescindibles para aplicar. Limitan efectivamente la extensión de la hiperextensión lumbar, lo que permite que la postura se centre adecuadamente en la extensión torácica, junto con la extensión de la cadera.

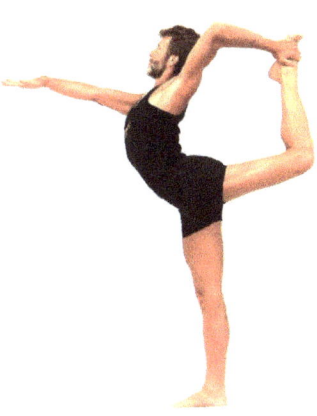

Naṭarājāsana

La flexión de la cadera, realizada por los músculos isquiotibiales es, en comparación, significativamente mayor en rango. Las posturas de flexión hacia adelante estiran principalmente los isquiotibiales y son quizás el enfoque principal en una práctica de yoga. Los músculos isquiotibiales son más débiles que los cuádriceps que necesitan fuerza para levantar la pierna hacia adelante en la marcha (caminar).

Más fuertes pero menos flexibles, los cuádriceps limitan sustancialmente la extensión de la cadera. A pesar de estas diferencias, se puede lograr la misma tensión entre estos músculos, o Samasthiti, contrayendo los cuádriceps cuando se estiran los isquiotibiales. Esto crea una apariencia de "huevo frito" en los músculos sobre las rótulas.

Comparación: flexión y extensión de cadera

Rangos de flexión de cadera:
- 90° con pierna recta
- 120° con la rodilla doblada
- Estiramiento pasivo de pierna recta de 120°
- 140° pasivo con rodilla doblada

Rangos de extensión de cadera:
- 10° con rodilla flexionada
- 20° con rodilla recta
- 30° en un estiramiento pasivo

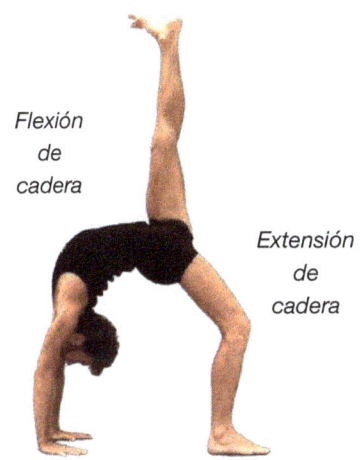

Flexión de cadera

Extensión de cadera

Eka Pada Urdhva Dhanurāsana

Músculos de la extensión de la cadera

La extensión de la cadera tira del hueso del fémur hacia atrás usando los músculos detrás de las piernas: principalmente el grupo del glúteo mayor y el tendón de la corva. Cuando el grado y la intensidad de la extensión son bajos, como durante el balanceo hacia atrás de la pierna en la marcha normal, los isquiotibiales proporcionan la mayor parte de la potencia. A medida que aumenta la demanda, como al correr o subir escaleras, aumenta la participación del glúteo mayor. El antagonista del músculo isquiotibial es el cuádriceps, un importante flexor de la cadera. En oposición al glúteo mayor y su principal antagonista se encuentra el otro flexor de la cadera, el músculo iliopsoas.

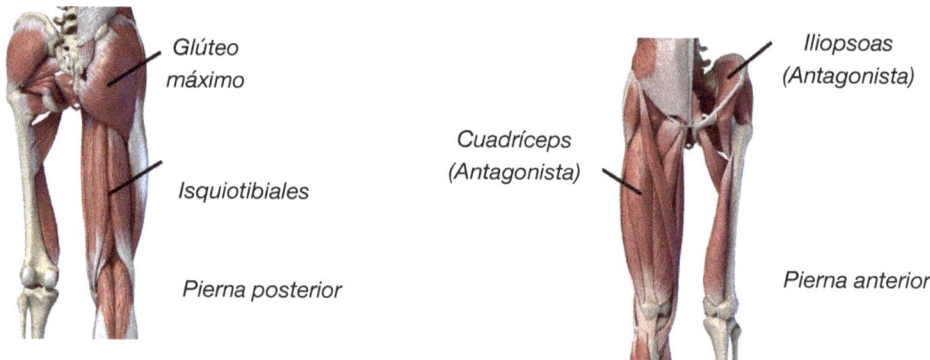

Estiramiento de cuádriceps

Uno consecuencia de la extensión limitada de la cadera es que los músculos cuádriceps tienen una capacidad restringida para estirarse profundamente, lo que hace que los músculos se vuelvan tensos, cortos y, en última instancia, inflexibles. Por el contrario, si los propios cuádriceps están tensos, se inhibe la extensión de la cadera. El estiramiento de cuádriceps mejora la extensión. Un cuádriceps más flexible en realidad mejora la flexibilidad de los isquiotibiales, debido a los principios de coactivación. La mayoría de los estudiantes hacen estiramientos excesivos de los isquiotibiales (pliegues hacia adelante) y dedican mucho menos tiempo a los cuádriceps.

Para estirar los cuádriceps:

1. Coloque una rodilla lo más cerca posible de la pared.
2. Doble la otra rodilla, colocada directamente sobre el tobillo.
3. Pie trasero en **Virāsana** (Postura del héroe): flexión plantar (apuntando) y a lo largo de la parte exterior de la cadera con los dedos ligeramente laterales para reducir la formación de hoz.
4. Incline la pelvis hacia adelante y levante el sacro para flexionar ligeramente la cadera, liberando los ligamentos y los tendones del cuádriceps (La discusión sobre la flexión antes de la extensión se encuentra al final de este capítulo).

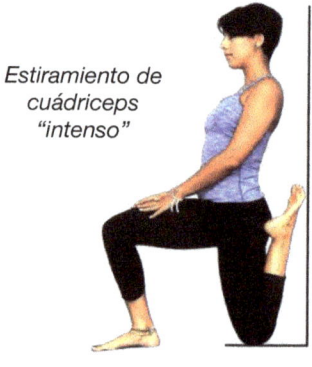

Estiramiento de cuádriceps "intenso"

5. Enderezar el torso hacia **Tadāsana,** intentando colocar las tres "S" contra la pared: sacro, hombros y cráneo. A medida que se desarrolla la flexibilidad del cuádriceps, los tres pueden llegar mejor a la pared.
6. Involucre *Deslizamiento del coxis anterior - Deslice el proceso de xifoides hacia atrás - Presione el ombligo hacia adentro* para reducir la hiperextensión de la columna lumbar y estabilizar las articulaciones sacroilíacas.
7. Opción: rotar la pelvis hacia adelante; doble la rodilla delantera más profundamente como en **Anjaneyāsana** (Zancada Creciente). La parte posterior de la cadera experimenta una extensión adicional en esta posición.
8. Los brazos se pueden levantar por encima de la cabeza y hacer contacto con la pared.

Estiramiento del músculo iliopsoas

Debido a la extensión limitada de la cadera, el iliopsoas, el principal flexor de la cadera y antagonista del glúteo mayor, tiene menos oportunidad de estirarse. La contracción del iliopsoas juega un papel importante en las posturas de equilibrio y soporte de peso. Runner's Lunge, **Supta Virāsana** y **Anjaneyāsana** (Crescent Lunge) son asanas que estiran moderadamente el iliopsoas y los cuádriceps.

Para un estiramiento más profundo, acuéstese en decúbito supino. Deja caer una o ambas piernas rectas sobre una configuración de bloques de yoga elevados. La(s) pierna(s) caída(s) extienden la cadera estiran el iliopsoas. El sacro y la cadera opuesta se mantienen estables gracias a la configuración del bloque. Para evitar la hiperextensión lumbar y la distensión sacroilíaca, active *Deslizamiento del coxis anterior - Deslice el proceso de xifoides hacia atrás - Presione el ombligo hacia adentro.*

La pierna caída se considera la pierna trasera de la postura y activa activamente la *Liberación de la cadera hacia adentro*, manteniendo el muslo enrollado y hacia atrás.[2] Este estiramiento también se puede realizar simplemente con un bloque sacro o en una mesa de masaje, extendiendo una pierna a la vez.

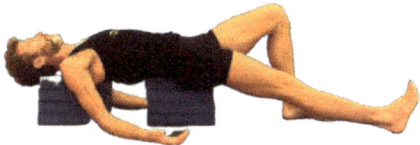
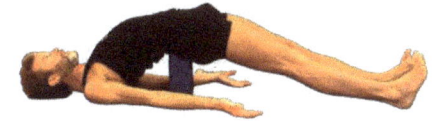

Circunstancias extenuantes

Dos desafíos comunes en la asana de extensión de cadera son que los muslos se desplazan incorrectamente hacia adelante y la columna lumbar se hiperextiende. La alineación integradora pélvica evitará posibles lesiones. *Liberación de cadera hacia adentro* mantiene los muslos en la parte posterior y libera los ligamentos de la cadera para una mayor extensión. Le *Deslizamiento del coxis anterior* protege las articulaciones sacroilíacas. Dibujar en el ombligo, Manipura Chakra, estabiliza la columna lumbar.

Para muchos estudiantes, los muslos apenas se extienden más allá de una posición recta, a pesar de la apariencia exterior engañosa de que se está produciendo una acción más profunda. La limitación de la extensión de la cadera es obvia en las posturas a continuación, así como en **Virabhadrāsana I** (Guerrero Uno) y **Anjaneyāsana** (Zancada Creciente). Use estas asanas en una práctica diaria, con el compromiso de Bandha, para mejorar la flexibilidad de los cuádriceps y la extensión de la cadera.

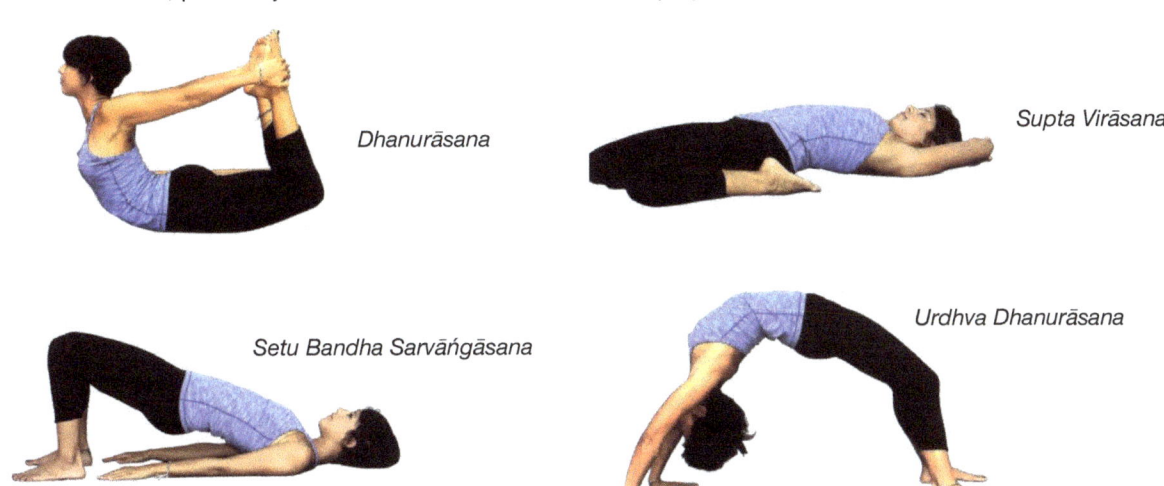

Dhanurāsana

Supta Virāsana

Setu Bandha Sarvāṅgāsana

Urdhva Dhanurāsana

Músculos biarticulares: los músculos del muslo son masivos y menos flexibles

Una articulación se llama *articulación*. Un músculo que cruza dos articulaciones se llama músculo biarticular. El papel de la mayoría de los músculos biarticulares es transferir el poder de la contracción muscular a través de dos regiones. Cuando el deber principal de un músculo es entregar potencia, es más eficiente cuando es corto, masivo y permanece bajo tensión (tonificado). La desventaja de los músculos cortos y poderosos es la reducción de la flexibilidad. Los cuádriceps y los isquiotibiales son músculos biarticulares. Transfieren las poderosas fuerzas contráctiles de la locomoción entre las caderas y las rodillas. Esta alta demanda compromete la flexibilidad. Los ciclistas, corredores y atletas que practican deportes que requieren movimientos explosivos a menudo tienen problemas de flexibilidad. Los levantadores de pesas desarrollan músculos masivos en los muslos, pero a menudo a expensas de la flexibilidad. Aunque este es el pensamiento estándar, algunos estudios recientes han producido resultados contradictorios. [3]

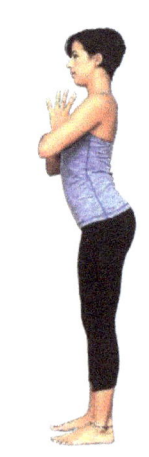

El estiramiento seguro de los músculos masivos debe ser lento, en pequeños incrementos de liberación y originarse en los vientres musculares. Abrazar los músculos contra el hueso mientras se estira y se estira y se activa la contracción excéntrica (estiramiento de resistencia) también son métodos seguros y efectivos.

Flexión antes de extensión: la pelvis anterior

La inclinación pélvica anterior flexiona las articulaciones de la cadera unos pocos grados. Esos pocos y sutiles grados de flexión se pueden "tomar prestados" y utilizar en las posturas de extensión de cadera. Al flexionar primero, los ligamentos de la cadera y los tendones del cuádriceps se aflojan y aumenta la movilidad articular antes de que comiencen las limitaciones de la extensión real.

Esta "flexión relativa" mejora la extensión de la cadera en todas las asanas que requieren extensión de la cadera, como **Dhanurāsana** y **Salabhāsana**, Locust Pose, High Lunge y Quad Stretch en la pared.

En **Eka Pada Adho Mukha Svanāsana**, agregar algunos grados de flexión de la cadera a medida que la pierna se levanta puede no aumentar la verdadera extensión de la cadera, pero hará que sea más fácil levantar más la pierna. Para realizar: a medida que la pierna se levanta, gírela ligeramente hacia adentro. Levante el pie de la colchoneta y flexione la pierna estirada unos centímetros hacia la cabeza y el pecho. Mantenga la curva lumbar y la pelvis en ángulo recto con la parte delantera de la colchoneta. Extiende la pierna hacia el techo mientras ensanchas la parte interna del muslo y continúas con la rotación interna.

Inclinación pélvica

Si la asana continúa hasta Wild Dog (perro salvaje), primero apila las caderas verticalmente antes de doblar la rodilla. Recuerde, una rodilla doblada limita la extensión de la cadera a la mitad, en comparación con una pierna estirada. Presione a través del talón interno para ayudar a mantener la rotación interna de la cadera y proporcionar la mayor flexibilidad posible a la cadera.

Deslizamiento del coxis anterior es la acción final: protege las articulaciones SI y previene la hiperextensión lumbar.

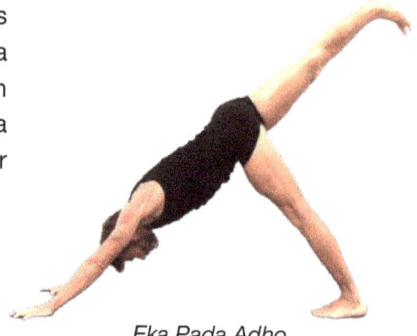

Eka Pada Adho Mukha Svanāsana

19 Alineación de las Piernas

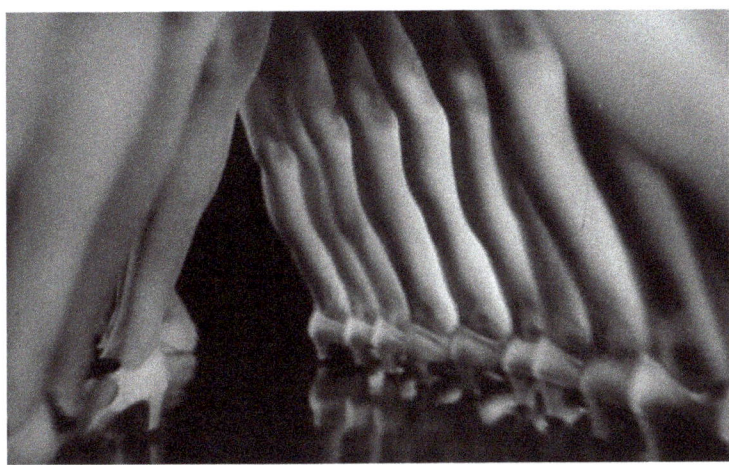

Las piernas son las maestras de la pelvis

Quizás hayas escuchado esta declaración. Las piernas actúan como palancas largas para mover la pelvis y al mismo tiempo son su base estable. La alineación de las piernas continúa su efecto hacia arriba por todo el cuerpo.

Las piernas no son rígidas, ni estáticas. Están constantemente activos, equilibrando la tensión muscular y absorbiendo las fuerzas entrelazadas de la gravedad y el golpe del talón. Las piernas regulan las poderosas exigencias mecánicas de la locomoción a través de las caderas, las rodillas y los tobillos. Las piernas se alinean alrededor de su eje vertical para proporcionar flexibilidad, fuerza, movilidad y eficiencia muscular.

Los enfoques terapéuticos para las lesiones en las articulaciones y los músculos de las piernas se basan en una alineación precisa para producir una curación exitosa.

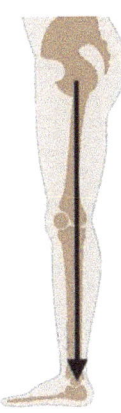

Coronal:
El trocánter mayor se alinea verticalmente sobre el tobillo

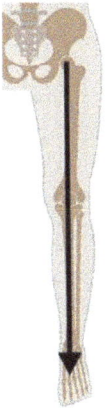

Sagital:
El encaje central de la cadera se alinea sobre el centro de la rodilla y segundo dedo del pie

Alineación general de las piernas

Desde la vista coronal lateral de la pierna:

- El trocánter mayor del fémur se alinea verticalmente sobre el maléolo lateral (hueso del tobillo)
- La rodilla no se ve obligada a alinearse con la cadera y el tobillo y mantiene una micro-flexión para evitar la hiperextensión
- El fémur y la tibia están en la misma línea. Las diferencias en el grosor de los músculos del muslo y la espinilla hacen que el muslo parezca más anterior

Desde la vista sagital, de adelante hacia atrás del cuerpo:

- El centro de la cavidad de la cadera se alinea con el segundo dedo del pie y el centro del tobillo. Esto puede cambiar ligeramente cuando la rodilla está doblada
- La rodilla se alinea con la cadera y el tobillo en el plano coronal. Las desviaciones se pueden corregir con los principios de alineación de piernas

En la pierna trasera de **Utthita Trikonāsana**, el Triángulo Extendido, el tobillo se alinea verticalmente debajo de la cavidad de la cadera. Esto es cierto en la mayoría de las asanas de cadera abierta. Por lo general, se instruye a los estudiantes, apropiadamente, para que coloquen el talón delantero en línea con el centro del arco interno del pie trasero. Sin embargo, si las caderas están menos abiertas y flexibles, es mecánicamente correcto alinear verticalmente talón con talón. Esto posiciona de manera más efectiva la cadera sobre el tobillo y evita la tendencia común, pero incorrecta, de que el muslo esté demasiado anterior.

Beneficios de la alineación de piernas en la práctica del yoga

- Protege las rodillas de la hiperextensión
- Evita el colapso de los tobillos y arcos de los pies
- Aumenta la eficiencia, la flexibilidad y la rehabilitación de los músculos de las piernas al alinear las fibras musculares, especialmente en los músculos isquiotibiales

El ángulo Q

Mirando la pierna de frente, el eje del fémur no desciende a lo largo de una línea vertical perfecta. En cambio, forma un ángulo de 3° lateral a la vertical verdadera. Este ángulo puede variar, según las diferencias individuales de ancho de cadera. Los estudiantes con caderas más anchas a menudo poseen ángulos más amplios.

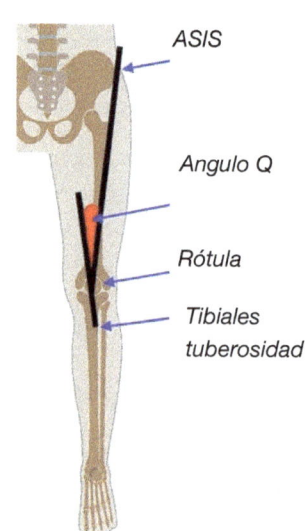

ASIS

Angulo Q

Rótula

Tibiales tuberosidad

El ángulo del cuádriceps, o *Ángulo Q*, es una medida utilizada para evaluar el potencial de lesión en la rodilla. Determina si los vectores de fuerza muscular a través de la rodilla son relativamente lineales y no están torcidos cuando pasan por la rodilla.

El tendón del músculo cuádriceps forma un ángulo cuando cruza sobre la rótula hasta su inserción en la tuberosidad tibial. Un Ángulo Q deseable no excede los 15° en hombres o los 20° en mujeres. Cuanto menor sea el ángulo, más segura es la rodilla y mayor es la eficiencia del cuádriceps.

Compensación por un gran Ángulo Q

- La compensación más sencilla es adoptar una postura más amplia. Agregar una distancia de 1 a 3 pulgadas entre los pies reduce significativamente el ángulo
- Doble ligeramente las rodillas; luego ampliar la distancia. Vuelva a enderezar las rodillas para alinearlas con el nuevo ancho
- Involucre los músculos glúteo medio y tensa fascia lata (TFL) "apretando" la parte externa de la cadera, lo que abducirá isométricamente la cabeza del fémur. Esta acción ayuda a reducir la desviación de las rodillas hacia la línea media (knock-knees)
- Separe los muslos aparte de la ingle interna
- Presione firmemente a través de la parte delantera del pie, a través del lado del dedo pequeño

---

Detalles técnicos del Q angulo

El ángulo Q compara la tensión contráctil del músculo recto femoral con la tensión creada por el tendón rotuliano en la tibia. El ángulo Q se mide en el plano frontal estableciendo dos líneas ascendentes, una desde la tuberosidad tibial hasta la mitad de la rótula y la otra desde la mitad de la rótula hasta el ASIS.

Si el ángulo aumenta más allá del rango normal, la rótula se moverá incorrectamente en el surco formado entre los cóndilos femorales donde se asienta. Esto puede resultar en dolor y daño eventual a la articulación de la rodilla. La artralgia femororrotuliana y la enfermedad articular degenerativa son complicaciones derivadas de un aumento crónico del ángulo Q.

El ángulo Q a menudo aumenta como resultado de los arcos colapsados y la pronación excesiva del pie. Esto hace que la tibia gire medialmente y la tibia se tuerza, lo que se denomina torsión tibial. El resultado es una tensión excesiva en la rodilla y el tendón del cuádriceps. Si la pronación del pie es severa, la corrección ortopédica puede ser apropiada.

Especificaciones de la alineación de piernas

La alineación del cuerpo utiliza cambios reales en las posiciones o acciones isométricas y energéticas. Esto se aplica a toda la alineación de las piernas en todas las posiciones, asana de pie o de otra manera. La alineación apoya ambas intenciones: flexibilidad y estabilidad.

Las piernas se alinean en los tres planos del cuerpo: sagital, frontal (coronal) y axial:

- Plano sagital: Anterior/posterior (de adelante hacia atrás)
- Plano frontal Medial/lateral (de lado a lado; también llamado plano coronal)
- Plano axial: Central(vertical o de arriba hacia abajo)

En cada plano del cuerpo, las espinillas y los muslos se equilibran entre sí. Cada principio de alineación se nombra simplemente por la acción que realiza.

Las acciones son:

- Plano sagital: Espinillas hacia adelante-taltos de vuelta
- Plano frontal: Espinillas en talturas separadas
- Plano axial: Contracción longitudinal (desde la cadera hasta el talón) desde ambas direcciones)

Espinillas hacia adelante – Muslos hacia atrás

En el plano sagital, las espinillas presionan hacia adelante y los muslos hacia atrás. Esta acción se realiza en todas las asanas: de pie o sentado, con las piernas dobladas o estiradas. Siga estos pasos para facilitar mejor esta acción:

1. Presiona la espinilla hacia adelante. Esto doblará ligeramente la rodilla
2. Mantenga la espinilla estabilizada en su posición ahora hacia adelante
3. Deslice el muslo hacia atrás contra la resistencia estabilizada de la espinilla
4. No enderece más allá de una ligera micro-flexión en la rodilla.
5. Apriete en el lado interior y exterior de cada rodilla (colateralmente) para estabilizar la posición de micro-flexión

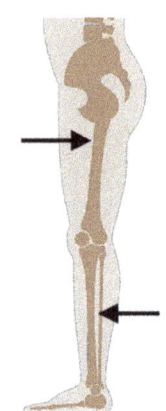

Espinillas hacia adelante- Muslos hacia atrás

Involucrar *Espinillas hacia adelante - Muslos hacia atrás* puede ser un desafío tanto para el estudiante principiante como para el experimentado. De hecho, muchos practicantes tienen el hábito inconsciente de moverse en la dirección opuesta de empujar las espinillas hacia atrás en lugar de hacia adelante. Puede "sentirse" natural porque aprovecha el poder extraordinario de los músculos de la pantorrilla. Bloquear las rodillas, que tampoco es correcto, brinda apoyo, especialmente cuando las piernas se fatigan. Sin embargo, estas acciones inversas producen una desalineación en las piernas que afecta toda la postura. La columna lumbo-torácica puede arquearse y los músculos de la parte superior de la espalda se tensan. Bloquear las rodillas en las posturas de pie es a menudo donde la alineación "pierde", generalmente cuando la columna torácica y la caja torácica no pueden mantener la alineación correcta.

Espinillas hacia Adelante-Muslos hacia atrás previene la hiperextensión de las rodillas. La hiperextensión daña las rodillas al estirar demasiado los ligamentos cruzados posteriores y comprimir el cartílago de la rodilla (meniscos). *Espinillas hacia Adelante - Muslos hacia atrás* es una herramienta fundamental en la yogaterapia. En el Capítulo 21 se presentan más detalles.

La confusión visual causada por los músculos cuádriceps más grandes se puede evitar enfocándose en alinear el trocánter mayor de la cadera verticalmente sobre el tobillo. Una visualización útil es alinear las piernas a lo largo de la costura de un pantalón imaginario verticalmente. En **Tadāsana**, los dedos medios se alinean con esta costura imaginaria. Las rodillas nunca se ven obligadas a cumplir con esta línea vertical, sino que encontrarán su propia posición de micro-flexión.

Sugerencia de alineación: las piernas siempre se estiran desde los muslos deslizándose hacia atrás mientras las espinillas presionan hacia adelante.

Espinillas hacia adentro – Muslos separados [1]

Espinillas hacia adentro - Muslos separados alinea las piernas de lado a lado, a través del plano frontal, coronal. Esta acción ayuda a estabilizar las rodillas, aumenta la flexibilidad de los isquiotibiales y puede mejorar los arcos del pie aplanados.

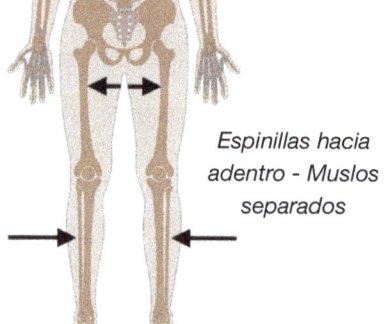

Espinillas hacia adentro - Muslos separados

Las espinillas en acción contraen los músculos peroneos (ver Capítulo 33) ubicados en la parte exterior de las espinillas. Controlan directamente los arcos de los pies.

Muslos separados contrae los músculos de la parte externa de la cadera y el muslo, en particular el tensor de la fascia lata y el glúteo medio. Cuando las piernas soportan peso, los músculos aductores también se activan.

Muslos separados se acopla desde la parte superior interna de los muslos. Los trocánteres menores del fémur, que se encuentran en cada eje interno superior, se separan. La separación de los muslos es una de las tres acciones involucradas en el Paso Uno del principio de *Alineación Integrativa Pélvica* de *Liberación de Cadera Hacia Adentro*.[2]

Contracción longitudinal

El eje largo de la pierna corre verticalmente, desde el centro de la cavidad de la cadera a través del tobillo y directamente anterior al hueso del talón (calcáneo). La musculatura de la pierna se contrae a lo largo de este eje, de arriba hacia abajo y de abajo hacia arriba, lo que se denomina *Contracción Longitudinal*. En cada asana, la contracción longitudinal contrae la musculatura de la pierna en ambas direcciones al mismo tiempo. Muchos estudiantes están familiarizados con "arraigar" en asana de pie, desde la cadera hasta el pie. En las posturas sentadas, la mayoría también sabe que la pierna se contrae y tira hacia arriba, desde el talón hasta la cadera.

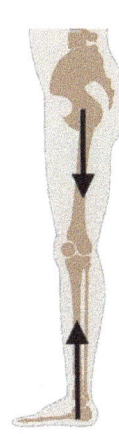

Contracción longitudinal

La contracción hacia arriba se activa más fácilmente en posturas sentadas y sin carga de peso, como **Dandāsana** (Bastón) y **Paschimottanāsana** (Doblamiento hacia adelante sentado).

En **Balāsana** (Postura del bebé feliz), primero presione la rodilla doblada hacia y dentro de las cavidades de la cadera. Mantén esa presión mientras las rodillas caen hacia las axilas.

El centro de la cavidad de la cadera es el ecuador energético del cuerpo. La contracción longitudinal es la energía del hemisferio sur junto con el *Deslizamiento del coxis anterior* y Mula Bandha.

¿Me estas tomando el pelo?

¿Estas instrucciones son abstractas o confusas? Trate de visualizar cada paso de la alineación; luego involucre a cada uno, uno a la vez. Eventualmente, estos principios se volverán comprensibles y obtenibles. Las asanas y las terapias de yoga que se presentan en las próximas páginas ponen en práctica cada uno de los tres principios de la alineación de piernas.

Todas estas acciones funcionan juntas:

Contracción longitudinal - Hemisferio sur - Mula Bandha - Deslizamiento del coxis anterior

Exploraciones de asanas:
Espinillas hacia adentro – Muslos separados

Vrksāsana   Postura del árbol
Espinillas hacia adentro - Muslos separados

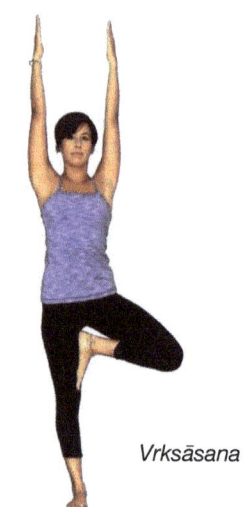
Vrksāsana

1. Presione firmemente el talón de la pierna doblada contra el fémur interno superior de la pierna de pie. Si es posible, el talón presiona el trocánter menor, el punto de inserción del flexor de la cadera, el músculo iliopsoas. Al presionar el talón, los muslos se separan en la pierna de apoyo.
2. La pierna de apoyo contrae instintivamente las espinillas al contraer los músculos *peroneos* en la espinilla lateral para permitir el equilibrio en la asana. Se puede observar un leve aleteo en los músculos laterales de la espinilla.
3. Si no puede presione el talón levantado contra la parte superior del muslo, evite la presión del talón directamente sobre la rodilla y coloque el talón contra la parte interna de la espinilla. La espinilla ahora presiona el pie, enganchando las espinillas.

Tadāsana   Pose de montaña con accesorios
Espinillas hacia adentro - Muslos separados

Coloque la segunda superficie más ancha de un bloque entre la parte superior e interna de la ingle para ensanchar el espacio entre la parte superior de los muslos. No apriete el bloque. Mueva las espinillas medialmente en cualquier grado posible.

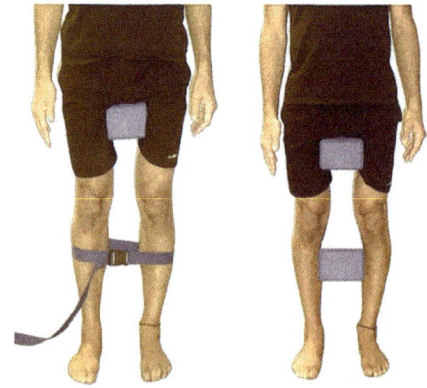

1. Coloque y apriete un bloque entre las espinillas para crear elacción de las *espinillas hacia adentro*. Como alternativa, se puede usar una correa de yoga apretada.
2. La pose también se puede realizar con solo el bloqueo entre la parte superior de los muslos. Apoye los pies y contraiga firmemente los músculos peroneos para crear *Espinillas hacia adentro*.

Trikonāsana con bloqueo   Triángulo
Espinillas hacia adentro - Muslos separados

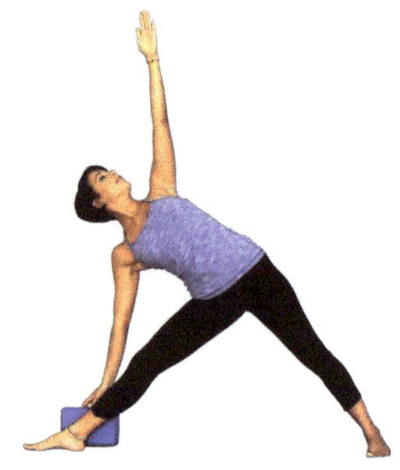

1. Pierna delantera: el antebrazo o un bloque presiona firmemente en la parte exterior de la espinilla delantera. Esto refuerza la acción de las *Espinillas hacia adentro*. La parte interna del muslo se ensancha lateralmente para separar los *Muslos separados*.
2. Pata trasera: para enganchar las *Espinillas hacia adentro*, incline el borde exterior del pie hacia arriba, creando un tobillo recto sin hoz. Presione firmemente la parte superior interna del muslo a lo ancho, con los muslos separados, hasta que el pie vuelva naturalmente a descansar las cuatro esquinas completamente en el piso. ¡Esta es una señal muy efectiva!

DIECINUEVE: ALINEACIÓN DE LAS PIERNAS

Alguno señal de los maestros **Trikonāsana** con la mano delantera dentro de la espinilla. Esta acción pierde las *Espinillas hacia adentro* e introduce incorrectamente la flexión hacia adelante en la postura, que redondea la parte superior del hombro hacia adelante del pecho.

Virabhadrāsana y Trikonāsana   Alineación de patas traseras

Espinillas hacia adentro - Muslos separados

1. Alinee la pierna trasera a lo largo del eje central lateral del cuerpo con el tobillo en línea con el trocánter mayor de la articulación de la cadera. Mantenga esta alineación evitando que el muslo se mueva hacia anterior. Enrolle la parte interna del muslo y levante la nalga.
2. Levante el borde exterior del pie para que ya no esté doblado (como se detalla en la sección anterior).
3. Regrese el pie a un contacto completo de las cuatro esquinas presionando firmemente lateralmente a través de la parte superior interna del muslo, la acción de separar los muslos.
4. Mantenga la energía contrastante entre la parte superior e inferior de la pierna y encuentre estabilidad en la pierna.
5. Asistir: párese detrás del estudiante y refuerce las dos acciones una vez que la pierna esté estable. Descanse el codo sobre la rodilla para apoyarse.

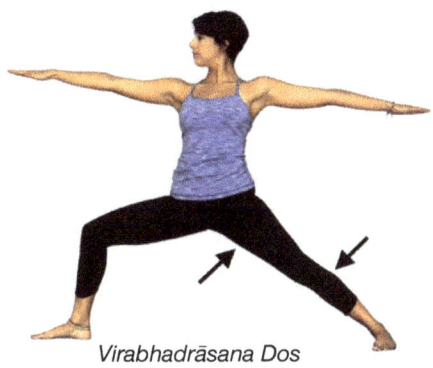
Virabhadrāsana Dos

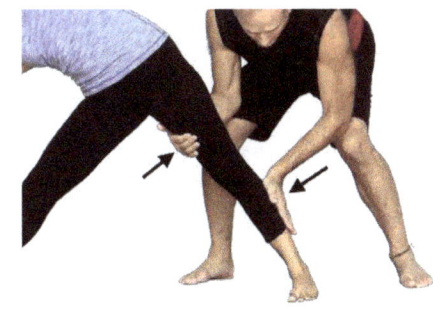
Trikonāsana Asistir

Exploraciones de asanas: Espinillas hacia Adelante – Muslos hacia atrás

Utkatāsana postura   Incómoda o de silla

Espinillas hacia adelante - Muslos hacia atrás

1. La postura incómoda se forma en la posición intermedia entre **Urdhva Hastāsana**, Brazos sobre la cabeza, y **Malāsana**, **Sentadilla**. La posición será única para cada estudiante a medida que descubran lo que es "perfecto" para ellos.
2. Presiona las *espinillas hacia adelante*. Las rótulas no se desplazan más allá de la parte delantera de los dedos de los pies.
3. Deslice los muslos hacia atrás y la cabeza del fémur hacia atrás, profundizando los pliegues anteriores de la cadera.
4. Levante la parte delantera de la pelvis lejos del fémur anterior, creando espacio adicional en el pliegue de la cadera.
5. Involucra a los bandhas: *Deslizamiento del coxis anterior, Deslice el proceso de xifoides hacia atrás, Presione el ombligo hacia adentro.*

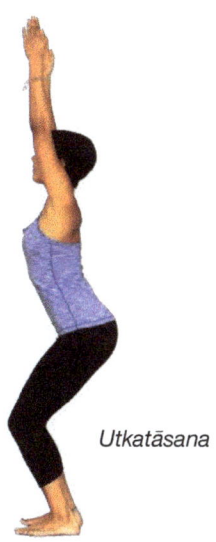
Utkatāsana

Trikonāsana   Pose de triángulo con bloque de pantorrilla

Espinillas hacia adelante - Muslos hacia atrás

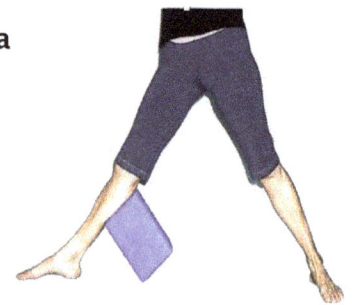

1. Coloque un bloque en ángulo detrás de la parte carnosa de la pantorrilla delantera. Esta posición estabiliza la *espinilla hacia adelante*, evitando que la pantorrilla caiga hacia atrás.
2. Enganche firmemente los *muslos hacia atrás*. La rodilla no se puede hiperextenderse.

Este enfoque es beneficioso para muchos tipos de rehabilitación de piernas. Las lesiones por hiperextensión de rodilla pueden sanar mejor con este soporte, lo que permite que los músculos de apoyo se fortalezcan mientras se estabiliza la articulación. Los músculos isquiotibiales lesionados se pueden estirar de forma segura. Los cuádriceps pueden activarse más fácilmente para desarrollar fuerza cuando se apoya la pantorrilla.

Si hay un ligamento cruzado anterior desgarrado, el procedimiento debe adaptarse para no presionar el muslo hacia atrás. En su lugar, contraiga isométricamente los cuádriceps y los músculos accesorios laterales de la rodilla, apretando la rodilla de lado a lado.

Tiras de sandalia romana

Espinillas hacia adelante - Muslos hacia atrás

1. Coloque una correa sobre la parte delantera del hueso del talón (no los dedos de los pies) y envuélvala detrás de la pantorrilla. Esto proporciona una contracción de la espinilla hacia adelante y a lo largo, desde el talón hasta la cadera.

2. Doble ligeramente la rodilla para que la espinilla se mueva hacia adelante. Sostenga la correa con firmeza para mantener la espinilla hacia adelante mientras la pierna se vuelve a estirar, solo presionando el muslo hacia atrás. Esta modificación de la correa es beneficiosa para los estudiantes que habitualmente hiperextienden las rodillas.

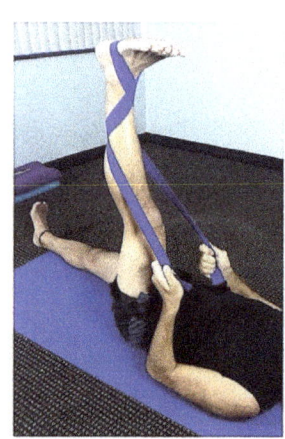

Asistencia de estabilización Tadāsana

Espinillas hacia adelante - Muslos hacia atrás

1. Manteniendo el peso equilibrado en ambos pies, el estudiante dobla ligeramente una rodilla. El asistente apoya detrás de una pantorrilla, sosteniéndola en la posición de las espinillas hacia adelante

2. El estudiante endereza lentamente la pierna asistida presionando el muslo hacia atrás contra la firme resistencia proporcionada por el asistente.

3. Cuando el estudiante "siente" que alcanza la posición de la espinilla hacia adelante, la mano del asistente se retira lentamente y el estudiante mantiene la posición de la espinilla hacia adelante. Repita con el otro lado.

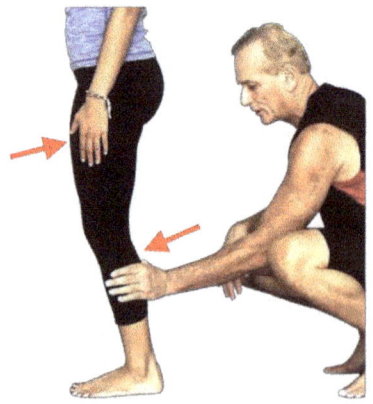

Inhibición recíproca

Los cuádriceps y los músculos isquiotibiales son antagonistas, lo que significa que funcionan en oposición entre sí. Cuando uno se contrae, el otro se inhibe de contraerse, o se relaja. Esto se llama inhibición recíproca. Si ambos se contrajeron simultáneamente, no es posible ni el estiramiento ni el movimiento. Esta relación de oposición existe en las articulaciones de todo el cuerpo. La inhibición recíproca es necesaria para que todos los principales movimientos articulares ocurran sin problemas. Esto se controla a través de bucles de retroalimentación neurológica que median la contracción y relajación muscular.

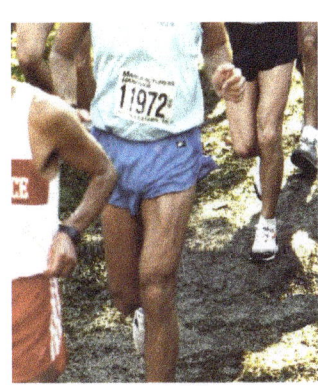

Sinergistas son músculos que se contraen o se estiran juntos, en sincronía entre sí. Para estirar, los sinergistas se liberan juntos mientras sus antagonistas se contraen juntos. Ejemplo: los isquiotibiales se estiran junto con sus sinergistas, el gastrocnemio y el sóleo (músculos de la pantorrilla). El antagonista, el cuádriceps, se contrae para proporcionar una inhibición recíproca.

¡Levanta las rótulas!

Los músculos cuádriceps son los antagonistas de los músculos isquiotibiales. Para estirar los isquiotibiales de manera efectiva en posturas de plegado hacia adelante como **Uttanāsana**, contraiga los cuádriceps levantando firmemente las rótulas, utilizando el principio neuromuscular de inhibición recíproca.

Adho Mukha Svanāsana (Perro mirando hacia abajo) requiere flexibilidad de los isquiotibiales para permitir que la pelvis se incline hacia adelante y que se formen curvas de la columna y evitar que se redondee la espalda. A medida que los talones presionan el suelo, los músculos de la pantorrilla se estiran junto con los músculos isquiotibiales como sinergistas. Los cuádriceps, los músculos antagonistas de los isquiotibiales, se contraen levantando las rótulas.

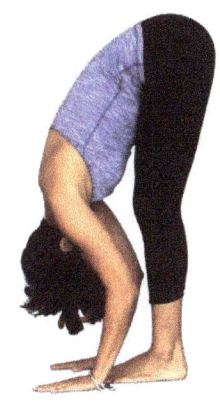

Si los músculos y tejidos alrededor de la rótula tienen un aspecto de "huevo frito" bien delineado, indica que los cuádriceps se han contraído efectivamente.

Coactivación

Debería si la fisiología muscular no es demasiado confusa, existe otra acción que los músculos opuestos pueden realizar llamada coactivación. La coactivación es cuando un músculo cambia su acción de antagonista a sinergista. Esto permite que aumente la fuerza general que se entrega a una articulación. La coactivación también refina el movimiento de los músculos grandes y poderosos, evitando que dominen los movimientos motores finos producidos por los músculos más pequeños.[3]

Comenzando en 9° antes de la extensión completa de la rodilla, los tres músculos isquiotibiales se coactivan (contraen) junto con los músculos cuádriceps; donde se supondría que los músculos isquiotibiales normalmente se estirarían, no se contraerían. Los isquiotibiales pueden aportar hasta un 20 por ciento de fuerza adicional a los cuádriceps en extensión (medida en la articulación de la rodilla).[4]

La coactivación de los músculos isquiotibiales ayuda a estabilizar la rodilla y previene la hiperextensión. Distribuye la presión en la articulación de la rodilla de manera más uniforme y reduce la tensión en los ligamentos cruzados anteriores. La coactivación ayuda a prevenir la dislocación de la tibia, que puede ocurrir por una contracción rápida o severa del cuádriceps durante la etapa final de la extensión de la rodilla. Esto sucede al aterrizar de un salto.[5]

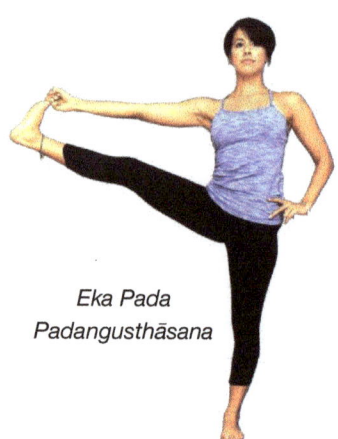

Eka Pada Padangusthāsana

Contracción concéntrica vs. excéntrica

Una contracción muscular concéntrica reduce el ángulo de una articulación. Un ejemplo de contracción concéntrica es la flexión del codo por el bíceps brachaii. Cuando el músculo se contrae, los huesos de la parte superior e inferior del brazo se juntan, disminuyendo el ángulo de la articulación. La contracción *concéntrica* es el tipo predominante de contracción. (Más detalles disponibles en el Capítulo 9)

La contracción *excéntrica* la aumenta el ángulo de la articulación, lo que hace que los huesos del brazo se separen entre sí cuando se contrae el bíceps braquial. Otro ejemplo: al adoptar una postura de equilibrio sobre una pierna, como en la postura del árbol, el músculo psoas se contrae excéntricamente.

La contracción *isometrica* la es similar en sensación ya menudo ocurre con la contracción excéntrica. La contracción isométrica, sin embargo, no cambia el ángulo ni provoca ningún movimiento de la articulación.

La contracción excéntrica es una valiosa ayuda en la rehabilitación de lesiones musculares, proporcionando un alargamiento lento que protege las fibras musculares lesionadas mientras les permite estirarse. Varios enfoques de rehabilitación, como isocinéticos y estiramiento PNF, utilizan estiramientos excéntricos.

Contracción excéntrica para estirar los isquiotibiales:

1. Sentado o de pie. Dobla las rodillas. Lleve la caja torácica inferior para tocar la parte delantera de los muslos.
2. Contrae los grupos de músculos cuádriceps y tendón de la corva simultáneamente y lentamente comienza a enderezar las piernas. Los cuádriceps se contraen concéntricamente y los isquiotibiales se contraen excéntricamente.[6]
3. Una vez que las costillas y los muslos se separen o si se produce alguna molestia, reduzca ligeramente la contracción durante unas cuantas respiraciones; luego continúe lentamente, comenzando y deteniéndose hasta alcanzar la postura completa.
4. Involucre todos los aspectos de la alineación de las piernas, especialmente la contracción longitudinal.

Caminar bien: Evitar empujar la cadera hacia adelante

Al dar nuestros primeros pasos de bebé en medio de los aplausos de los observadores amorosos, es poco probable que tuviéramos entrenamiento en los detalles más finos de la locomoción. Temprano en la vida, imitamos hábitos posturales que se convierten en los patrones que seguimos a lo largo de nuestras vidas. De manera significativa, los primeros patrones posturales y de movimiento influyen en cómo se forman nuestros huesos y se desarrolla la musculatura.

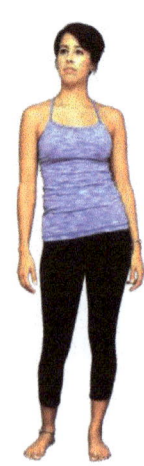

La mecánica corporal al pararse, caminar y correr utiliza los principios de *Samasthiti* (tensión equilibrada) y *Brahmacharya* (eficiencia muscular). La agilidad y la coordinación también son habilidades esenciales.

Un hábito comúnmente observado, pero desfavorable, al caminar es levantar y empujar la cadera hacia adelante con cada paso. Esta forma de andar de pato no logra acoplar correctamente los flexores de la cadera (iliopsoas y cuádriceps). Rota externamente los muslos y aplana la pelvis y la curva espinal lumbar. Esto puede ocurrir cuando los músculos cuádriceps están débiles o fatigados. En lugar de levantar la rodilla para liderar el paso, es más fácil balancear la cadera hacia adelante con un impulso de lado a lado, utilizando los músculos del cuadrado lumbar.

El mal hábito postural de estar de pie con las caderas desniveladas puede estimular en exceso al cuadrado lumbar para que se active cuando se da el paso inicial. Los músculos iliopsoas débiles y acortados también pueden causar el empuje de la cadera. La inflexibilidad de los isquiotibiales que restringe la flexión de la cadera también puede ser la causa. El balanceo y empuje de lado a lado también es un indicador de daño estructural en la articulación de la cadera.

Paso a paso para caminar bien:

1. Vuelva a introducir el fémur en la cavidad y cree un espacio en la ingle superior interna.
2. Profundiza el pliegue de la cadera. Esto aumenta la eficiencia de los cuádriceps y ayuda a que las caderas permanezcan cuadradas al frente y alineadas entre sí.
3. Levante la rodilla de la rótula, como si una cuerda de títeres la estuviera levantando.
4. Coloque el talón en el suelo directamente debajo de la rodilla y gire a través de la parte inferior del pie para acceder propulsión para el siguiente paso.
5. Estire la pierna, presionando el muslo hacia atrás y resistiendo la espinilla hacia adelante: *Espinillas hacia adelante – Muslos hacia atrás*.
6. La rótula no se desplaza hacia adentro, medial al dedo gordo del pie. Cuanto más se alinee la rótula sobre los dos dedos más pequeños, más estable será la pierna y más potencia se transferirá a través de las articulaciones.
7. Espinillas en los *Muslos separados* se activa con cada paso para proteger la rodilla de la torsión y transferir mejor el impacto de la fuerza de golpe del talón.
8. Ruede a través de la parte inferior del pie hasta que la rodilla esté ligeramente por delante de los dedos. Este es un concepto similar al de un motor de automóvil que se configura para liberar su potencia a 5° después del punto muerto superior.
9. Mantenga una curva del tamaño de un huevo en la columna lumbar.
10. El movimiento se inicia desde la ingle interna, no desde el balanceo de las caderas. Las caderas y la columna fluyen naturalmente con la acción de las piernas.

20 Los músculos isquiotibiales

En la definición de Wikipedia de tendón de la corva, el jamón se refiere a un corte de carne tomado del muslo de la pata trasera de un animal, un cerdo en particular.[1] La cuerda hace referencia al tendón del que se cuelga el cuarto trasero de un gancho mientras se cura el jamón. Los que no comen carne, como yo, pueden encontrar la idea curiosa en el mejor de los casos. Estar "paralizado(a)" describe la representación de alguien o algo impotent, ineficaz, lisiado o frustrado.[2] Los estudiantes de yogui con los músculos isquiotibiales tensos encontrarán que esta segunda definición es algo con lo que se pueden relacionar mejor. Los corredores de larga distancia no solo se relacionan con el segundo significado de isquiotibiales, pero también después de una carrera en ruta desafiante, ¡sus piernas pueden sentirse más como las primeras!

Para los muchos yoguis menos flexibles, los músculos isquiotibiales tensos tienden a ser el principal culpable que obstaculiza sus prácticas aspirantes. La limitación de los isquiotibiales es más evidente en las posturas que combinan piernas rectas con flexión hacia adelante. Los músculos isquiotibiales cortos y apretados limitan la flexión de la cadera y la movilidad sacroilíaca. Se reduce la inclinación pélvica anterior, lo que bloquea la formación de la curva lumbar.

Más jamón, menos cuerda: relación músculo-tendón

Las fibras musculares se estiran hasta casi el 200% de su longitud en reposo, mientras que las fibras de los tendones solo pueden alargarse con seguridad entre un 4 y un 8 % de su estiramiento. Esto hace que un predictor de la flexibilidad de los isquiotibiales sea la relación entre la longitud del músculo y el tendón.

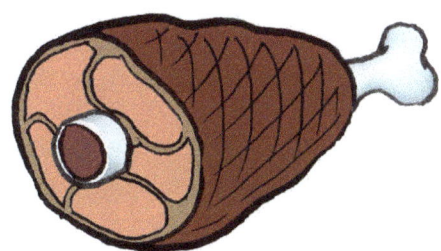

Vientre musculoso

Tendón

Los tendones largos y gruesos a menudo tienen músculos acompañantes de menor tamaño. Los tendones grandes transfieren una mayor potencia similar a la de un cable a través de las rodillas y las caderas que los tendones más cortos.

Si un vientre muscular es más pequeño, simplemente hay menos elasticidad disponible. Además, las fibras individuales de los músculos más pequeños son más cortas y compactas, lo que reduce la flexibilidad. Por ejemplo, el músculo masetero de la mandíbula; con solo tendones rudimentarios, el tejido muscular debe ser más masivo y poderoso.

Para estirar los músculos isquiotibiales con esta proporción baja, aplique todos los principios de alineación de las piernas para reducir cualquier torsión en las fibras musculares. Estirar el músculo de fibras más cercanas a la rodilla, no a los glúteos, que habitualmente es más común. El estiramiento detrás de la rodilla reduce la tensión de inserción de los isquiotibiales en las tuberosidades isquiáticas, un punto frecuente de lesión.

Anatomía básica de los músculos isquiotibiales

Los isquiotibiales, ubicados en la parte posterior del muslo, son un grupo de tres músculos, aunque generalmente se les conoce como uno solo. Comprenden el *semimembranoso*, el *semitendinoso* y el *bíceps femoral* con sus dos partes, la *cabeza larga* y la *cabeza corta*. Todos los isquiotibiales se originan en la tuberosidad isquiática, excepto la cabeza corta del bíceps femoral. Se origina en la parte inferior del fémur, insertándose en la cabeza lateral del peroné y la tibia.

La función de los músculos isquiotibiales

Los músculos isquiotibiales son biarticulares, cruzando la cadera y la articulación de la rodilla. Los isquiotibiales extienden la cadera (parte posterior del muslo) y flexionan la rodilla (del talón a las nalgas). La posición de la rodilla determina la fuerza, la eficiencia y la flexibilidad de los isquiotibiales. Es más eficiente cuando la rodilla está parcialmente flexionada. A medida que la pierna se endereza, las miofibrillas del tendón de la corva pueden alargarse más allá de un 20 % de estiramiento, disminuyendo su eficiencia.

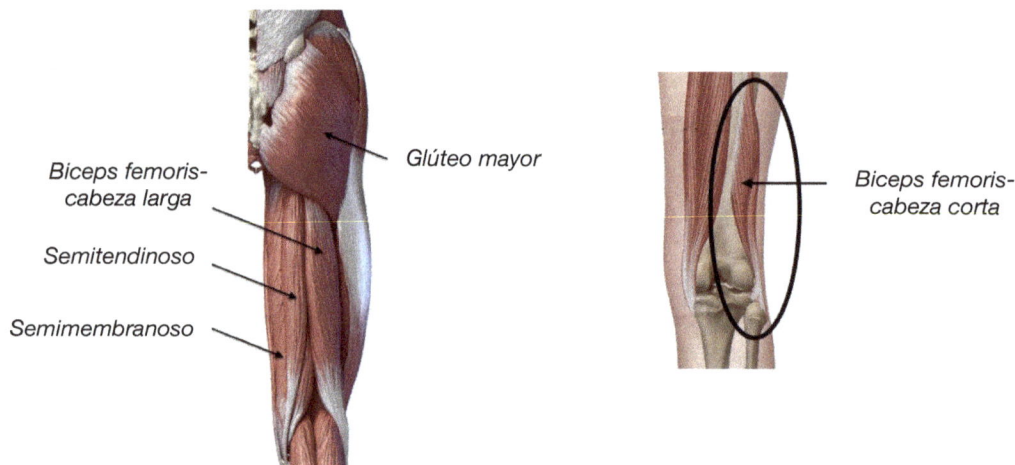

Semimembranoso

El semimembranoso se origina en la tuberosidad isquiática y se inserta medialmente en la tibia posterior. En la rodilla, flexiona y rota medialmente la tibia. En la articulación de la cadera, el músculo extiende, aduce y rota medialmente el fémur. El semimembranoso proporciona una importante estabilización de las caras posterior y medial de la rodilla. Cuando la pierna está estacionaria, el semimembranoso estabiliza la pelvis desde la parte posterior.

Semitendinoso

Junto con su compañero, el semitendinoso se origina en la tuberosidad isquiática, insertándose más medialmente en el cóndilo tibial. Comparte una inserción común con los músculos grácil y sartorio en un montículo de tres puntas llamado pie de ganso o *pes anserinus*. El semitendinoso también flexiona la rodilla y rota medialmente la tibia. En la cadera, también extiende, aduce y rota medialmente la pierna.

Además, protege la rodilla de las fuerzas de torsión y cizallamiento durante la rotación de la rodilla. Es un estabilizador importante y previene la desviación en valgo, comúnmente conocida como *tocar rodillas.*

Bíceps femoral cabeza larga

La cabeza larga del músculo bíceps femoral también se origina en la tuberosidad isquiática. Pero en cambio, cruza lateralmente y se inserta en el peroné. El bíceps femoral flexiona y rota externamente la rodilla. También extiende y aduce la cadera, pero a diferencia de los músculos isquiotibiales mediales, es un rotador externo del fémur.

Las fibras del bíceps femoral se incrustan en los ligamentos colaterales laterales, el TFL y la fascia que rodea la rodilla. Esto permite que la rodilla se comprima lateralmente para ayudar a los ligamentos a estabilizar la articulación.

Biceps femoral cabeza corta

La cabeza corta del bíceps femoral se origina en la diáfisis inferior del fémur y, junto con la cabeza larga, se inserta con un tendón común en la tibia lateral. No se agrupa como el cuarto músculo isquiotibial porque no es biarticular, solo cruza la rodilla y no la cadera. También tiene un suministro de nervios diferente al del resto del grupo de músculos isquiotibiales. El nervio tibial inerva todos los músculos isquiotibiales, excepto la cabeza corta del bíceps femoral, que está inervado por el nervio perineal común.

Cuando la rodilla está completamente extendida, la cabeza corta actúa como un músculo "clave" para desbloquear la articulación de la rodilla y permitir que se flexione. La cabeza larga del bíceps femoral y otros músculos isquiotibiales son demasiado ineficientes en la extensión completa de la rodilla y dependen de la cabeza corta para iniciar la flexión.

¿Por qué los músculos isquiotibiales tensos causan dolor de espalda?

La flexibilidad limitada de los músculos isquiotibiales es una condición previa común para el dolor de espalda baja. Cada uno de los tres músculos isquiotibiales se inserta en la tuberosidad isquiática de la pelvis. Cuando los músculos isquiotibiales están tensos y cortos, la pelvis se tira hacia abajo y se ancla en una posición de inclinación posterior que restringe la flexión hacia adelante de la pelvis. Si la pelvis no puede flexionarse (inclinarse) hacia adelante, la parte superior del sacro (base sacra) no puede inclinarse y crear un ángulo que permita que la curva lumbar se profundice adecuadamente, dejándola inestable y vulnerable a lesiones. Si la pelvis no se puede flexionar hacia adelante, la liberación interna de la cadera no se puede acoplar correctamente, lo que impide que las articulaciones sacroilíacas se abran por completo y también las ponga en riesgo.

Las limitaciones mecánicas causadas por los músculos isquiotibiales tensos son más evidentes en las asanas de flexión hacia adelante. Las lesiones en los tendones de la corva y el tejido blando circundante son comunes cuando se fuerza la flexión hacia adelante más allá de los límites seguros, que a menudo superan el 10% de lo que antes era cómodo.

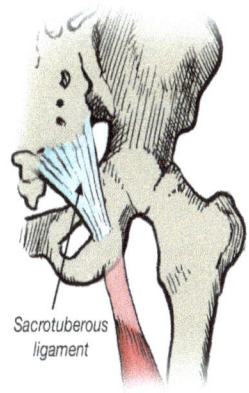

Sacrotuberous ligament

Tecnicamente hablando

Las articulaciones sacroilíacas resisten la flexión anterior (nutación) por una característica anatómica oscura del músculo bíceps femoral.[3] En nuestro pasado evolutivo humano, el tendón del bíceps femoral alguna vez se conectó directamente al sacro. El *ligamento sacrotuberoso* fue una vez la porción superior del tendón del bíceps femoral antes de convertirse en un nuevo tejido separado. Las dos estructuras permanecen interconectadas. Debido a esto, las piernas pueden actuar como largas palancas y afectar el movimiento de la articulación sacroilíaca. Aunque muchos músculos afectan indirectamente a las articulaciones sacroilíacas, esta conexión remota es el único caso de una participación muscular algo directa.

Como se comenta en el capítulo 18, la extensión de la cadera se reduce a medida que se flexiona la rodilla. Esto se debe en parte al aumento de la tensión en los músculos cuádriceps, los flexores de la cadera que son antagonistas de los isquiotibiales. Es importante que los cuádriceps se vuelvan más flexibles para permitir que los isquiotibiales desarrollen completamente su flexibilidad. Esta es una relación común entre los antagonistas y se aplica a la musculatura en la mayoría de las articulaciones.

Consejos y refinamientos para los músculos isquiotibiales

- Practique la asana de apertura de la cadera antes del estiramiento profundo de los isquiotibiales.
- En las posturas de plegado hacia adelante, use una postura más amplia para reducir la tensión en los isquiotibiales. Resista la tendencia en la postura amplia de que las rodillas giren hacia adentro manteniendo la rótula alineada sobre los dedos externos.
- Involucrar las espinillas con los *Muslos separados*, que ayuda a alinear las fibras de los músculos isquiotibiales. Aumenta la flexibilidad, la eficiencia muscular y la seguridad. Esta es una alineación crítica necesaria para la terapia de isquiotibiales y la curación de las lesiones miofasciales de los isquiotibiales.
- Después de que la flexibilidad alcance su límite seguro, active las acciones del Hemisferio Sur de *Deslizamiento del coxis anterior* y *Contracción longitudinal*, unidas por la inclinación posterior de la pelvis. Reducen la tensión en las inserciones de los isquiotibiales en la tuberosidad isquiática. También inhiben el reflejo de estiramiento, cuya contracción forzada hace que el músculo se tense, limite su estiramiento o provoque una lesión.
- Evite el estiramiento excesivo y la hiperextensión insegura de la rodilla "abrazando" los isquiotibiales firmemente contra el fémur, como si un vendaje envuelto apretara las inserciones musculares en el fémur.
- Contrae los cuádriceps, el antagonista de los isquiotibiales, para activar la inhibición recíproca. (Ver Capítulo 19)

Extensión de cadera por isquiotibiales, no extensión de rodilla por cuádriceps

Levantar la pelvis hacia **Urdhva Dhanurāsana** (arco hacia arriba, rueda) o **Setu Bandha Sarvāṅgāsana** (postura del puente) implica la extensión de la cadera. Al principio, puede parecer que las piernas se estiran para levantar las caderas, lo que requeriría que los cuádriceps se contraigan para extender las rodillas. Sin embargo, la contracción de los cuádriceps también flexiona la cadera, en la dirección opuesta a la necesaria.

En cambio, la extensión de la cadera la realizan los isquiotibiales y en parte el glúteo mayor. Con los pies conectados a tierra, los muslos se mueven hacia atrás.

En **Eka Pada Urdhva Dhanurasana** (Inclinación hacia arriba con una pierna) el cuádriceps de la pierna levantada se contrae y los isquiotibiales se estiran. La pierna puesta a tierra se extiende a la altura de la cadera mediante la contracción del músculo isquiotibial y del glúteo mayor mientras se estira el cuádriceps.

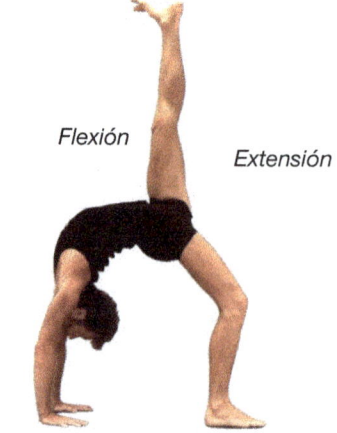

Flexión

Extensión

Eka Pada Urdhva Dhanurāsana

Uttanāsana: un procedimiento en dos etapas

Las posturas de plegado hacia adelante, como **Uttanāsana** (Doblarse hacia adelante de pie), son esencialmente asanas de flexión de cadera. El torso permanece en **Tadāsana** mientras cuelga de las articulaciones de la cadera. La inflexibilidad de los isquiotibiales es el principal factor limitante en **Uttanāsana**, que impide que las caderas se flexionen por completo. La inclinación pélvica hacia adelante es limitada y las curvas de la columna no pueden formarse adecuadamente.

Con las piernas completamente extendidas dobladas hacia adelante, los isquiotibiales son vulnerables a lesiones debido a un estiramiento excesivo debido a un esfuerzo excesivo.

El plegado hacia adelante se divide en dos pasos distintos:

Paso uno: las caderas y la pelvis se flexionan hacia adelante mientras que el torso mantiene su columna neutra con todas las curvas intactas. Los hombros no se redondean hacia delante. Para permitir la flexión hacia adelante en la etapa uno, la liberación de cadera hacia adentro es esencial.

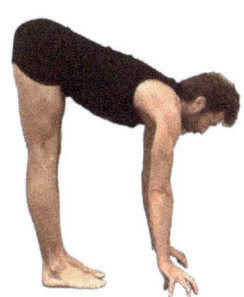

Paso uno

En la flexión anterior, el bíceps femoral y la torsión miofascial externa de los muslos predisponen a los fémures a rotar externamente, lo que restringe la flexión de la cadera. *La liberación de cadera hacia adentro* proporciona un importante contrapeso al deslizar los muslos hacia atrás, atrayendo los fémures hacia sus cavidades y flexionando la pelvis hacia adelante. Los músculos psoas se involucran y ayudan a sostener la curva lumbar. La separación de los muslos alinea verticalmente las fibras musculares y ensancha las inserciones de los músculos isquiotibiales, lo que mejora la flexibilidad.

Segundo paso: En el punto donde la curva lumbar comienza a redondearse, active el *Deslizamiento del coxis anterior* y la *Contracción longitudinal,* enfocándose en la energía del hemisferio sur. Las acciones del paso dos estabilizan las tuberosidades isquiáticas, reduciendo el tirón hacia arriba sobre las inserciones de los isquiotibiales. Los tendones se liberan ligeramente, evitando que se desgarren. *Deslizamiento del coxis anterior* también estabiliza las articulaciones sacroilíacas.

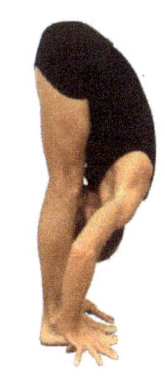

Segundo paso

Es posible que las yoguinis flexibles no puedan confiar en una curva lumbar redondeada para determinar cuándo se activa el paso dos. A menudo pueden mantener intacta su curva lumbar, incluso cuando la tensión en las inserciones de los isquiotibiales supera los límites de seguridad. Se benefician al comenzar el paso dos poco después de los 90° de plegado.

Para los yoguis menos flexibles, la columna lumbar es a menudo la "parte superior" de la postura cuando, en cambio, debería ser el sacro. Es más beneficioso retroceder y mantener la mitad de la flexión hacia adelante con una "espalda plana". La posición de espalda plana puede no ser horizontal, sino inclinada lo suficientemente alto como para mantener intactas las curvas de la columna. Concéntrese principalmente en el paso uno, *Liberación de cadera hacia adentro*. El paso dos también está comprometido pero con menos intensidad, para no anular el objetivo de la asana Half-Fold. Esta es una excelente terapia de yoga para ayudar a fortalecer una columna lumbar inestable. Aplica esta idea a todas las asanas de flexión de cadera: **Uttanāsana, Upavistha Konāsana, Paschimottanāsana**.

Dandāsana, El bastón sentado con las piernas rectas es útil para practicar las acciones de liberación de cadera del primer paso: rodar hacia adentro, retroceder, separarse. Levante los pliegues de los glúteos y las nalgas hacia arriba. Flexione la pelvis hacia adelante para sentarse cerca de los huesos púbicos para formar una curva lumbar más profunda. Haga rodar los músculos isquiotibiales y gastrocnemios internamente, dejándolos hacer contacto total con la colchoneta.

Dandāsana

Contrae los músculos del cuádriceps, tirando hacia el pliegue de la cadera para producir rótulas de "huevo frito" bien definidas.

> Los músculos isquiotibiales se lesionan en la asana de flexión hacia adelante si solo se activa el paso

Estiramiento de isquiotibiales sentado

Las posturas de flexión de la cadera sentado, **Paschimottanāsana** (Doblarse hacia adelante sentado) y **Janu Sirsāsana** (Pose de cabeza de rodilla), tienen la inflexibilidad de los isquiotibiales como el principal factor limitante.

La misma estrategia de dos pasos que se usa en las posturas de flexión de cadera de pie también se usa cuando se está sentado. Cuando está sentado, las piernas y las nalgas en el suelo brindan una ayuda adicional.

- Los talones presionan el suelo y bajan a través del talón interior.
- Los músculos de las piernas se estiran hacia las cavidades de la cadera.
- Toda la pierna gira medialmente, lo que permite que los músculos isquiotibiales y de la pantorrilla hagan un contacto firme con el suelo. Las rodillas no rotan internamente sino que continúan mirando hacia arriba.
- Siéntese más cerca de los huesos púbicos y separe y levante manualmente las nalgas para hacer un contacto más amplio de las tuberosidades isquiáticas con el piso.
- El contacto directo de los talones, las piernas y la pelvis con el suelo "calma" (atenua) el sistema nervioso, reduciendo así la activación reactiva de los reflejos espinales que provocarían la contracción de los músculos.
- *Liberación de cadera hacia adentro* y el contacto completo con el piso producen una tonificación visible de los cuádriceps, que se puede ver con la clásica apariencia de "huevo frito" en la rótula.
- Intente eliminar todo el espacio debajo de los músculos isquiotibiales con el piso.
- Enganche el *Deslizamiento del coxis anterior* con firmeza para reducir la tensión en las inserciones de los isquiotibiales en las tuberosidades isquiáticas.

Cuando los músculos isquiotibiales están tensos y cortos, sentarse en un cojín o mantas ayuda a estirar al inclinar la pelvis hacia adelante. Sin embargo, sentarse demasiado alto puede comprometer el contacto total con el suelo. Si los muslos se levantan significativamente del suelo, se puede colocar una manta debajo de los muslos para permitir un mejor contacto. Esta configuración es similar a la configuración de rehabilitación de isquiotibiales que se puede ver en la página siguiente.

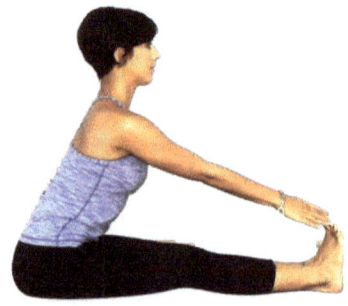

Corregir Paschimottanāsana

Redondear la parte superior de la espalda y los hombros hacia adelante es contraproducente, ya que aumenta la tensión en la columna lumbar y su musculatura

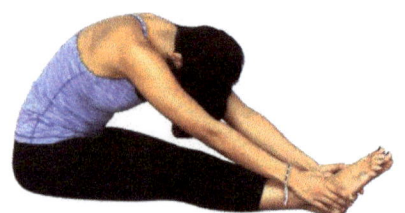

Paschimottanāsana incorrecta

Puntos a considerar con la terapia de yoga

- La alineación integradora es esencial en todas las posturas terapéuticas y restauradoras
- Las posturas prolongadas son especialmente efectivas para curar el tejido conectivo dañado
- Las posturas de terapia de yoga alineadas curan las lesiones de manera más eficiente
- Las posturas desalineadas de la terapia de yoga distorsionan las líneas de fuerza y las tensiones en los tejidos, lo que resulta en compensaciones indeseables o nuevas lesiones

Rehabilitación restaurativa de isquiotibiales es efectivo, particularmente para las lesiones del músculo-abdomen de los isquiotibiales. Se realiza mejor con accesorios y manteniendo la postura durante 5-15 minutos. La estrategia es comprimir los músculos y la miofascia del fémur. La compresión aplana la miofascia, ensancha las fibras musculares y crea un efecto calmante neurológico similar a 'abrazar' los músculos al hueso. Todos los principios para la alineación de las piernas se aplican siempre que sea posible.

Terapia de estiramiento de polos de isquiotibiales

Si se dispone de un poste vertical, se puede realizar esta terapia de isquiotibiales muy eficaz. Una vez establecida, la posición se puede mantener durante cinco minutos o más. Si esta terapia se utiliza a diario, la miofascia de la parte posterior del muslo se alargará lenta y eficazmente y aumentará la flexibilidad de los isquiotibiales.

Pasos:
1. Acuéstese boca arriba. Flexione una pierna a 90°, lo más recta posible y apóyela contra el tubo.
2. Deslice el sacro lo más cerca posible del polo sin perder una curva lumbar del tamaño de un huevo.
3. Si la pelvis se levanta del suelo, coloque una manta debajo para que le sirva de apoyo.
4. Mantenga los hombros y la cabeza en el suelo.
5. Envuelva una correa alrededor del pliegue de la cadera y el poste para que se pueda tirar medialmente para promover la rotación interna.
6. Una segunda correa, o el extremo de la primera si es lo suficientemente largo, se coloca alrededor de la parte inferior del muslo, a dos o tres dedos de distancia proximal a la rótula. Apriete la segunda correa de manera similar a la primera correa.
    * Nunca se coloca una correa sobre o debajo de la rodilla.
7. Si está disponible, se coloca una bolsa de arena o un peso en la parte superior del muslo de la pierna en reposo, inclinado hacia adentro para aplanar y rotar medialmente el músculo isquiotibial.
8. Se puede colocar un segundo saco de arena en el talón del pie superior atado (no se muestra). Tenga cuidado de no dejar caer la bolsa de arena del pie levantado.
9. Ambos pies se involucran activamente, presionando a través de los talones internos.
10. El ángulo o espacio entre el bastón y la rodilla se puede utilizar para controlar el progreso obtenido con la terapia. El espacio disminuye con el tiempo hasta que la rodilla queda plana con el poste.

    *Precaución: si la correa se coloca en la espinilla, distal a la rodilla, el principio de *Espinillas adelante* se invierte incorrectamente, lo que puede hiperextender la rodilla y distender los ligamentos.

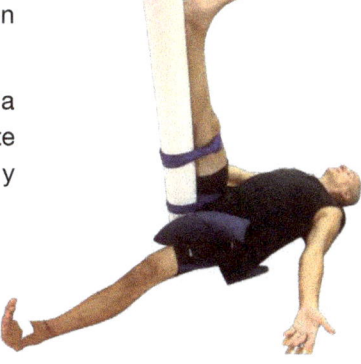

Terapia con correa Janu Sirsāsana

Cuando no hay un poste disponible, esta es una configuración efectiva para isquiotibiales crónicamente cortos y tensos.

1. Para prepararte, siéntate en **Janu Sirsāsana** (Postura de la cabeza de la rodilla). Pase una correa de yoga detrás de las caderas al nivel de las cavidades de las caderas, envolviéndola alrededor de las articulaciones sacroilíacas y bajando por la pierna estirada para cruzar la parte delantera del talón. Este procedimiento por sí solo es una terapia completa y eficaz.

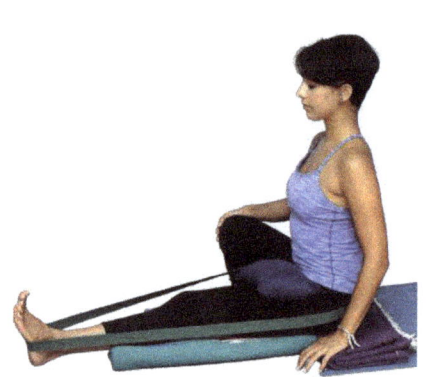

2. Coloque una bolsa de arena o una pesa en la parte superior del muslo de la pierna estirada para comprimir los músculos contra el hueso del fémur y la pierna contra el piso. La cantidad de peso varía según el estudiante, pero el muslo puede aceptar más peso del previsto. Se pueden usar pesas pesadas en lugar de un saco de arena sobre el muslo. Se puede colocar un cojín encima del muslo para mayor comodidad antes de colocar pesos pesados sobre él.
3. Si la pierna no puede aplanarse completamente sobre la colchoneta o la rodilla es vulnerable a la hiperextensión, coloque una manta doblada debajo de los isquiotibiales para evitar que la pierna "cuelgue en el espacio" y permitir la calma neurológica en los reflejos de estiramiento de los músculos y los tendones.
4. Opciones: siéntese contra una pared para apoyarse. Siéntese en un cojín o mantas para formar y mantener mejor la curva lumbar.

Rehabilitación de tendones isquiotibiales

Los tendones de la corva pueden desgarrarse o romperse donde se unen a las tuberosidades isquiáticas. Se puede usar una correa de yoga para evitar más lesiones. La correa se aprieta alrededor del muslo, directamente debajo del pliegue de los glúteos, que cruza posteriormente y estabiliza la unión del tendón de la corva. La correa anula el tendón lesionado y crea una pseudofijación en una porción inferior no lesionada del tendón. Esto reduce el estiramiento excesivo y la tensión del tejido en proceso de curación. La correa se puede usar durante una práctica de yoga y también durante las actividades diarias. El exceso de extremo de la correa se puede meter en la envoltura. Evite pellizcar la circulación sanguínea no apretando demasiado la correa y soltándola cuando esté sedentario.

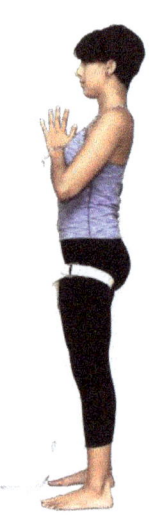

"El veneno es la cura" [4]

Este mantra de la homeopatía también sirve como principio subyacente para la terapia de yoga. Se aplica directamente a las lesiones de isquiotibiales. Los músculos isquiotibiales se lesionan con mayor frecuencia al estirarse y tratar de aumentar su flexibilidad. A pesar de la preocupación por agravar aún más la lesión, el estiramiento (el veneno) es esencial para una rehabilitación exitosa de los isquiotibiales. Realinea las miofibrillas, mejora el suministro de sangre y promueve la eliminación de sustancias químicas que interfieren con la cicatrización, como el ácido láctico.

21 Principios de alineación de la rodilla

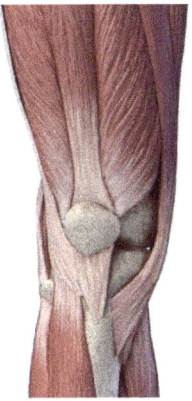
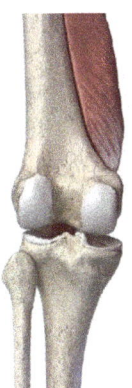

Visite cualquier gimnasio o estudio de yoga y eventualmente notará una rodilla ortopédica y escuchará muchos relatos frustrantes de lesiones, contados por atletas jóvenes y mayores, que se lamentan por sus rodillas intratables. Las rodillas son un área de queja casi universal. Una mayor comprensión de la rodilla puede prevenir su lesión y ofrecer opciones terapéuticas si ya han sido traumatizados. La rodilla es la articulación más grande del cuerpo. Es anatómicamente uno de los más complejos. Sus desafíos mecánicos abarcan todo el espectro entre estabilidad y movilidad. La rodilla debe bloquearse en su posición para proporcionar estabilidad y apoyo, y al mismo tiempo ser capaz de liberar y controlar rápidamente el movimiento aplicado por los músculos más poderosos del cuerpo. Para manejar estas diversas demandas, la rodilla ha desarrollado un diseño intrincado.

Para bloquear de forma segura, las superficies articulares de la rodilla y su cartílago, los meniscos, tienen formas y tamaños irregulares y asimétricos. Sus ligamentos agregan soporte al envolverse extensamente alrededor de la articulación y son algunos de los menos elásticos del cuerpo. Estas características de diseño estabilizan la articulación en su posición extendida y totalmente recta. Cuando la rodilla está entre completamente flexionada y completamente recta, está más predispuesta a esguinces, lágrimas y luxaciones.

La rodilla es principalmente una articulación de bisagra. Es más seguro y se rehabilita de una lesión con mayor eficacia cuando permanece en su plano sagital (adelante-atrás) y cuando la flexión y extensión repetitivas son limitadas.

La flexión de la rodilla, el movimiento que lleva el talón hacia la nalga, es la acción principal de la rodilla y es un componente importante de la marcha. El otro movimiento principal de las rodillas, la extensión, solo ocurre una vez que la rodilla ya está en una posición flexionada. Técnicamente, la articulación de la rodilla no se extiende pero se mueve en la dirección de extensión. Cuando la rodilla está recta, no está en extensión sino en su ángulo neutral de 180°. Extenderse más allá de su posición neutra se denomina hiperextensión, que no es un movimiento seguro y causa frecuente de lesiones.

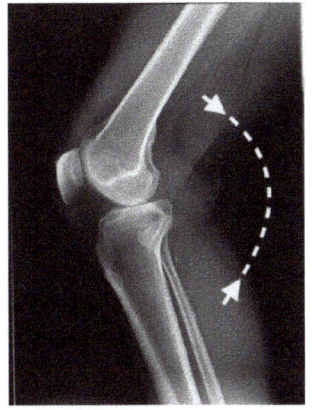

Flexión

La rodilla tiene una rotación limitada, pero solo cuando está flexionada (doblada). La rotación interna y externa aumenta proporcionalmente al grado en que aumenta la flexión. Cuando está completamente extendida (pierna recta), la rotación no es posible.[1]

Los movimientos de la rodilla se coordinan con la cadera y el tobillo al caminar y correr. Funcionan juntos para permitir que el pie aterrice con seguridad en superficies irregulares. Por el mismo razonamiento, los problemas con la cadera o el pie suelen causar compromiso y lesiones en la rodilla. Las rodillas a menudo soportan el estrés, la tensión y las lesiones de la disfunción de la cadera o del tobillo/pie.

Músculos que flexionan las rodillas

Los músculos isquiotibiales, el grupo de tres músculos ubicado en la parte posterior del muslo, son los principales flexores de la rodilla. Como se detalla en el capítulo 20, los músculos isquiotibiales se originan en la pelvis en la tuberosidad isquiática y se insertan debajo de la rodilla en la tibia o el peroné.

Cuando la pierna está recta, los músculos isquiotibiales son demasiado ineficientes para flexionar la rodilla. Requieren la asistencia de músculos "clave" para desbloquear su poder y acción. La asistencia proviene de la cabeza corta del bíceps femoral y del poplíteo corto y poderoso. Ubicadas detrás de la articulación de la rodilla, desbloquean la rodilla desde una posición de pierna recta y completamente "extendida".

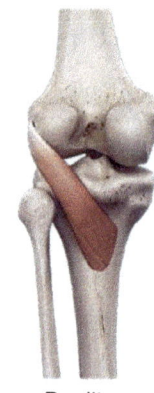

Poplíteo

Otros músculos que participan en la flexión de la rodilla incluyen el sartorio y el recto interno, dos músculos largos y delgados ubicados a lo largo de la parte interna del muslo que se unen a la parte interna de la rodilla.

Extension

Los cuádriceps de cuatro músculos son los músculos principales para la extensión de la rodilla. Ubicado en la parte anterior del muslo, el cuádriceps está compuesto por los tres músculos vastos: vasto lateral, medial e intermedio. Se originan en el fémur y se insertan en la rodilla. Su función dedicada es la extensión de la rodilla. El cuarto músculo cuádriceps, el más central, es el recto femoral. Se origina en el ilion, no en el fémur, lo que le permite ser también un flexor de la cadera además de contribuir fuertemente a la extensión de la rodilla.

Estadísticas de lesiones de rodilla

Se informaron 6,6 millones de lesiones de rodilla durante las visitas a la sala de emergencias entre 1999 y 2008.[2] En 2003, se realizaron aproximadamente 19,4 millones de visitas a los consultorios médicos debido a problemas de rodilla. Las estadísticas continúan aumentando cada año, especialmente con las lesiones relacionadas con el tenis, el rugby y el fútbol y las artes marciales. Los problemas de rodilla se reportan como la queja más común en las visitas a los cirujanos ortopédicos.[3]

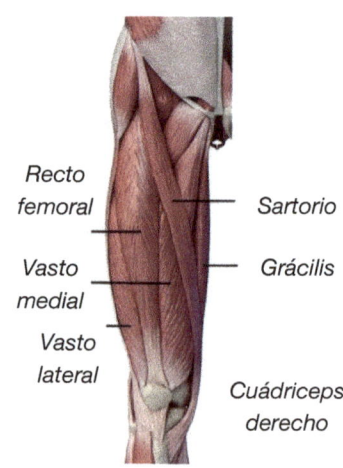

Rotación

La rotación de la rodilla solo es posible cuando la rodilla está en flexión. Los músculos rotadores internos son el sartorio, el recto interno y el poplíteo, junto con dos músculos isquiotibiales, el semitendinoso y el semimembranoso. Los rotadores externos de la rodilla son el bíceps femoral, parte del grupo de músculos isquiotibiales, y el tensor de la fascia lata en la parte lateral del muslo.

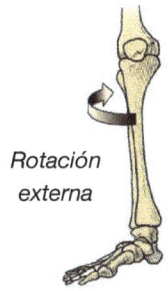
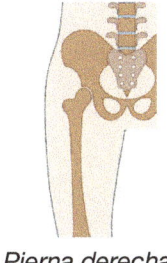
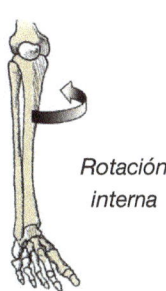

Rotación externa *Pierna derecha* *Rotación interna*

Posiciones vulnerables de la rodilla

Cuando la rodilla está en extensión completa o flexión completa, es más estable y es menos probable que se lesione. La terapia de yoga utiliza estos dos rangos finales. Las posiciones intermedias a veces se denominan "tierra de nadie", donde la rodilla es inestable y más vulnerable a las lesiones. Las lesiones deportivas suelen ocurrir en la posición media.

La rotación externa estabiliza la rodilla, utilizando la mecánica de la anatomía del ligamento. La rotación interna no proporciona estabilidad. A medida que aumenta el grado de rotación interna, la rodilla es más propensa a sufrir daños.

Los movimientos rápidos tienen un efecto intensivo sobre la rodilla. Estirar la pierna con fuerza o sacarla repentinamente de la rotación interna produce torsión en la rodilla. Esta es una causa común de desgarros del cartílago de menisco y una lesión deportiva frecuente que se produce, especialmente al patear un balón de fútbol.

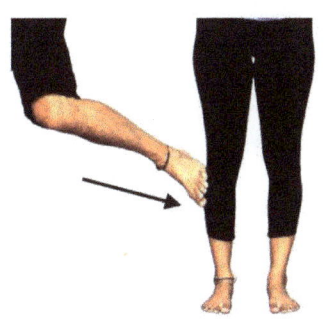

Las fuerzas de conmoción a través de la rodilla de lateral a medial son particularmente dañinas, especialmente cuando la rodilla está parcialmente flexionada. Tal fuerza es común en los placajes de fútbol americano, las artes marciales y las lesiones de esquí con impacto lateral.

Menisco – el cartílago de la rodilla

Los meniscos (en plural) son dos discos de forma irregular hechos de fibrocartílago. Los meniscos se adhieren a la superficie tibial de cada rodilla, siguiendo el contorno de las superficies internas de los cóndilos tibiales. Los cóndilos son las prominencias redondas que forman los extremos de la mayoría de los huesos largos, que a menudo se exageran en las representaciones de dibujos animados de los huesos. Los meniscos amortiguan las fuerzas del hueso del fémur cuando impactan en la articulación. Se adhieren solo a la porción anterior de la tibia, lo que permite que la parte posterior del menisco flote y se adapte mejor a los movimientos de la rodilla. Sin embargo, esta configuración hace que el cartílago de la rodilla sea susceptible de desgarrarse. [4]

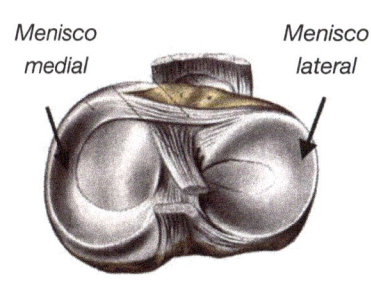

Menisco medial *Menisco lateral*

Rodar y deslizarse

La articulación de la rodilla se mueve como mortero y mortero. Cuando la rodilla se flexiona, los cóndilos femorales ruedan y se deslizan, de atrás hacia adelante, sobre las superficies superiores del menisco. Al estar suelto, el colgajo posterior del menisco es vulnerable. Puede levantarse y quedar atrapado y desgarrado por los cóndilos femorales a medida que se deslizan sobre el menisco y a través de la articulación.

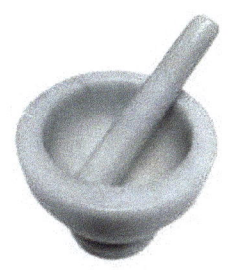

Cuando la rodilla se flexiona, ambos meniscos se contraen y comprimen. Esto los abulta hacia el borde lateral exterior de la articulación. En extensión, los meniscos invierten sus direcciones, se mueven medialmente y regresan a su posición original.

La porción medial de la articulación de la rodilla tiene menos espacio, lo que hace que el menisco medial se lesione más fácilmente que el lateral. Cuando se comprime durante la flexión, el menisco medial solo puede desplazarse la mitad de la distancia que puede desplazar el menisco lateral.

La lesión de rodilla suele ir acompañada de inflamación. El líquido sinovial es el líquido viscoso que lubrica la rodilla, así como la mayoría de las articulaciones. Si la articulación de la rodilla se inflama, el líquido sinovial se estanca debajo de la rótula y se adhiere a las superficies de los meniscos, haciéndolos más susceptibles de desgarrarse.

Para evitar lesiones, la flexión completa de la articulación de la rodilla debe realizarse a lo largo de una bisagra en línea recta, sin torsión ni torsión. Si se produce una rotación forzada en el cierre final, la torsión creada puede desgarrar los meniscos. Virāsana coloca los tobillos laterales a las rodillas, pero se puede realizar sin torsión de meniscos si primero se rotan internamente las caderas.

Ligamentos de la rodilla – Cruces y tiras

El *cruzado* y los ligamentos *colaterales* unen el fémur con la tibia y el peroné. Son los principales estabilizadores de la rodilla.[5] Los ligamentos *cruzados* son centrales e interiores dentro de la articulación de la rodilla. Constan de un par, anterior y posterior. Los ligamentos *colaterales* son tiras verticales largas y gruesas que se extienden a lo largo de los lados externo medial y lateral de la rodilla. Estabilizan el movimiento de lado a lado de la articulación.

Un pequeño número de fibras de los músculos de la pierna que discurren a lo largo de la articulación de la rodilla se incrustan en los ligamentos colaterales y contribuyen a la estabilización de la rodilla.[6] Esta musculatura accesoria ofrece una herramienta de alineación adicional para estabilizar la rodilla en asana, especialmente si los ligamentos colaterales o el cartílago están sueltos o lesionados. Con la acción de alineación de *Espinillas hacia adentro*, los músculos pueden literalmente apretar la rodilla de lado a lado, brindando un valioso soporte para la rodilla. Usa este concepto para estabilizar una rodilla doblada en todas las asanas.

Los ligamentos cruzados anterior y posterior están profundamente hundidos en la articulación. El ligamento cruzado anterior (LCA) se entrecruza en la parte delantera de la rodilla y los ligamentos cruzados posteriores se entrecruzan en la parte posterior. Proporcionan estabilidad a la parte delantera y trasera de la articulación. La lesión del ligamento cruzado anterior (LCA) es la lesión ligamentaria más frecuente de la rodilla.

Las siguientes son causas comunes de lesión del LCA:

- Traumatismo directo (p. ej., lesiones sufridas en atletismo)
- Cambio rápido de dirección o velocidad
- Un salto abrupto y duro hacia abajo en cuclillas
- Aterrizar de un salto con el peso del cuerpo hacia delante

Los estudios han demostrado que en ciertos deportes, las atletas femeninas tienen una mayor incidencia de lesión del LCA que sus homólogos masculinos. Las posibles explicaciones son el aumento del ángulo Q de una mujer, las diferencias en la fuerza o los efectos hormonales en la flexibilidad de los ligamentos.

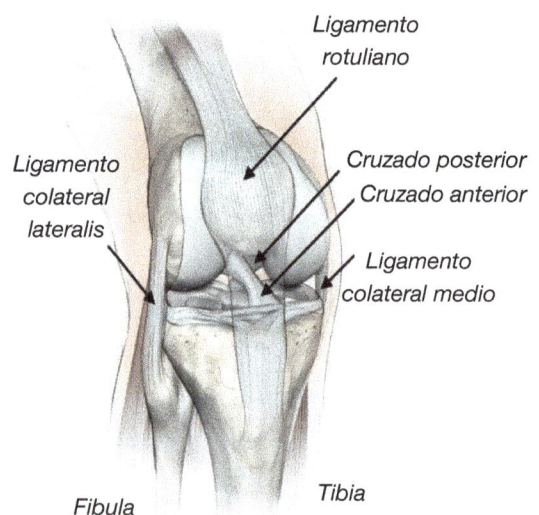

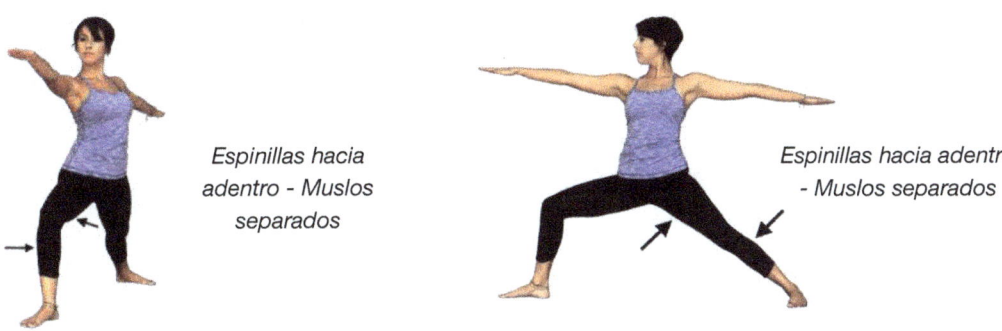

Espinillas hacia adentro - Muslos separados

Espinillas hacia adentro - Muslos separados

Hiperextensión de las rodillas

Una vez en la posición de piernas estiradas (180°), el ángulo de la rodilla es neutral. La extensión, más allá de lo neutral, se conoce como hiperextensión, que no es deseable ni mecánicamente segura. Presionar habitualmente la rodilla más allá de la posición neutra con las piernas rectas a lo largo del tiempo estirará demasiado los ligamentos cruzados posteriores, los principales estabilizadores de la rodilla posterior. Si se estiran demasiado, los ligamentos no podrán sostener la rodilla desde su cara posterior, lo que trasladará la tensión adicional a los tendones de los músculos de la parte posterior de la pierna y comprimirá los meniscos en la parte posterior.

Las siguientes acciones pueden reducir la hiperextensión habitual:

- Micro-doble la rodilla y presione la espinilla hacia adelante
- Presiona la espinilla hacia adelante al estirar la pierna.
- Apriete la rodilla de lado a lado para enganchar los músculos accesorios incrustados de la rodilla
- Aprieta la mitad de la pantorrilla alrededor de su circunferencia. Esto contrae el músculo sóleo, el extensor del pie responsable de la flexión plantar y ayuda a empujar la espinilla hacia adelante.
- Aprieta las espinillas hacia adentro. Esto activa los músculos peroneos ubicados en el lateral espinilla

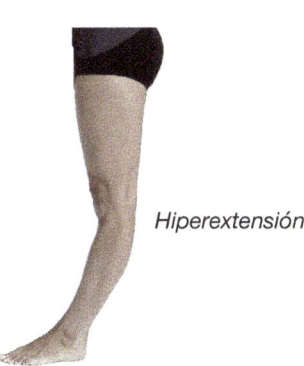

Hiperextensión

En el redil

Los ligamentos colateral y cruzado son los ligamentos menos elásticos del cuerpo; una característica que permite la estabilidad. Pero la flexibilidad también es necesaria. Utilizando su anatomía de micro-plisado y envoltura alrededor del hueso, los ligamentos pueden modular entre estas dos demandas (consulte el Capítulo 8 para obtener más detalles).

En Virabhadrāsana Dos, postura del Guerrero Dos, la rodilla delantera está flexionada. La flexión afloja los ligamentos y deja la articulación de la rodilla menos estable. Para estabilizar la rodilla, active las otras dos direcciones que proporcionarán estabilidad:

- Mueva la rótula lateralmente, reposicionándola hacia el borde exterior del pie. En lugar del seguimiento normal sobre los dedos 2-3, en su lugar, realice un seguimiento sobre los dedos 4-5. Esto es abducción y aprieta los ligamentos. La rodilla puede necesitar liberarse de la flexión completa para deslizarla lateralmente; luego regrese a la flexión completa.
- Alinee el borde exterior de la rodilla con el borde exterior de la cadera.
- Isométricamente, contraiga los músculos accesorios para rotar externamente la rodilla y la cadera.
- Aprieta tanto la musculatura externa de la cadera como la externa de la rodilla.

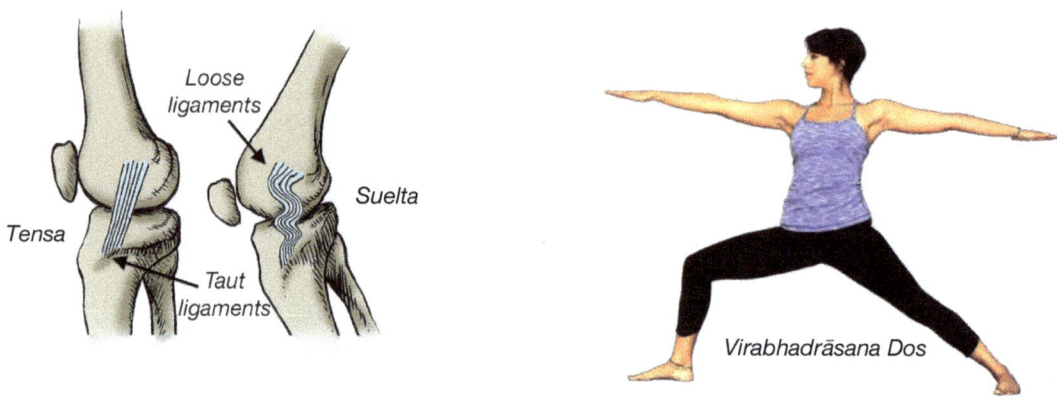

| Los ligamentos se aflojan: | Flexión | Rotación Interna | Aducción |
| Los ligamentos se tensan: | Extensión | Rotación Externa | Abducción |

Instrucciones detalladas para la alineación de la rodilla en asana

A continuación se revisan las acciones específicas discutidas hasta ahora que alinean las rodillas. Muchas de estas acciones se realizarán únicamente con la contracción muscular isométrica:

- Mover las espinillas hacia adelante y los muslos hacia atrás (espinillas hacia adelante-muslos hacia atrás)
- Presione las *Espinillas hacia adentro* y los muslos separados
- Si la tendencia es a la hiperextensión, siga el procedimiento descrito para la hiperextensión.
- Apriete ambos lados de la rodilla hacia el centro de la articulación.
- Abrace el músculo cuádriceps sobre el hueso del fémur y levante firmemente la rótula hacia la cadera.
- Abrace los músculos isquiotibiales en la parte posterior del muslo, tirando hacia arriba desde el pliegue posterior de la rodilla.
- Levante los músculos de la pantorrilla hacia la parte posterior de la rodilla desde abajo.
- Siempre estire las piernas "resistiendo" las espinillas hacia adelante mientras los muslos se tiran hacia atrás.
- Visto de frente: el centro de la rodilla se alinea en una línea vertical con el centro de la cadera y centro del tobillo, terminando a través del segundo dedo del pie.
- La rodilla en sí no está forzada a alinearse: en cambio, todas las acciones anteriores ayudan a llevar la rodilla en su posición más funcional.
- Mirando desde el lado, el fémur y la tibia están esencialmente en la misma línea vertical. El mas largo. Al hacer esta observación, debe tenerse en cuenta la masa muscular que sobresale hacia adelante del muslo.

La Sentadilla

La media sentadilla, una posición común en toda la cultura occidental, comprime con fuerza los cóndilos femorales en los meniscos unidos a la tibia. También ejerce presión sobre los ligamentos cruzados anteriores.

Las sentadillas profundas, practicadas en yoga y una posición cotidiana en muchas culturas indígenas, no causan compresión. En cambio, cuando las caderas caen por debajo del nivel de las rodillas, las articulaciones se abren y los fémures se separan de las articulaciones, dejando a los meniscos y tibias libres de cualquier presión hacia abajo. Las flexiones profundas de rodilla son terapéuticas para las lesiones de rodilla cuando las caderas no superan las rodillas.

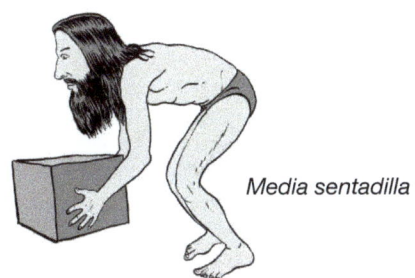
Media sentadilla

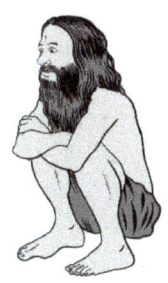
Sentadilla profunda

Anjaneyāsana, Estocada Baja, baja las caderas por debajo de las rodillas. Aunque algunos maestros advierten que la rodilla delantera no debe moverse hacia delante del tobillo en todas las posturas de pulmón, siempre que la cadera esté más baja que la rodilla, es más seguro y terapéutico si la rodilla se desplaza hacia adelante.

Utkatāsana, la postura de la silla, lleva las rodillas a una posición de media sentadilla. Es potencialmente problemático, pero puede ser relativamente seguro si las rodillas no se deslizan más allá de los dedos de los pies. Para evitar lesiones, profundice en la postura enfocándose en aumentar la flexión de la cadera y moviendo las rótulas sobre los dedos 4-5.

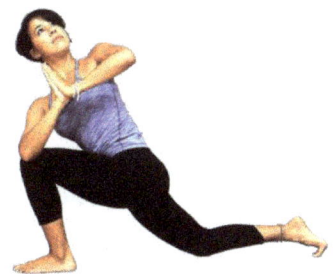
Parivrtta Anjaneyāsana

Terapia de menisco

El cartílago de la rodilla (meniscos) es más seguro cuando se crea un espacio detrás de la rodilla, levantando el fémur de la tibia. Es importante después de una lesión de menisco para evitar la compresión. El siguiente procedimiento se puede utilizar en asana con la rodilla flexionada y como terapia de yoga específica para el daño del menisco:

1. Separe los dos vientres de cada músculo de la pantorrilla
2. Coloque una espiga suave (toalla enrollada, tela o una colchoneta de yoga parcialmente enrollada) en el pliegue posterior de la rodilla para crear espacio y separar los cóndilos femorales del cartílago.
3. Una correa de yoga puede asegurar la espiga en la rodilla flexionada, lo que aumenta la eficacia de la terapia. La correa cruza por debajo del pasador en el muslo y la espinilla.

** Estas terapias están contraindicadas con un ligamento cruzado anterior desgarrado y sin resolver

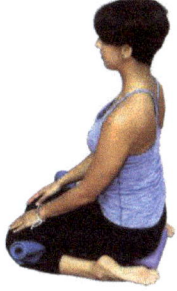

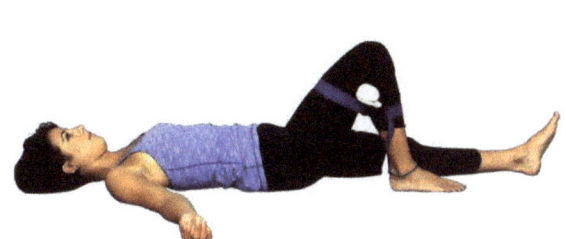

Torsión tibial

La torsión tibial es una desalineación rotacional de la espinilla (tibia) con el fémur. La tibia se tuerce hacia adentro o hacia afuera mientras el fémur permanece mirando hacia adelante. El término torsión tibial se utiliza con el desarrollo de las piernas en bebés y en adultos con una rotación superior a 25°.[7] La torsión hacia adentro es, con mucho, la más común.

Como tipo de movimiento, la torsión tibial interna es motivo de gran preocupación en la práctica del yoga. Ocurre cuando la rodilla se dobla y rueda medialmente más allá del dedo gordo del pie. La lesión a menudo se produce en la transición de las piernas dobladas a las rectas, especialmente en las posturas de soporte de peso donde la fuerza hacia abajo de los fémures "perfora" los meniscos.

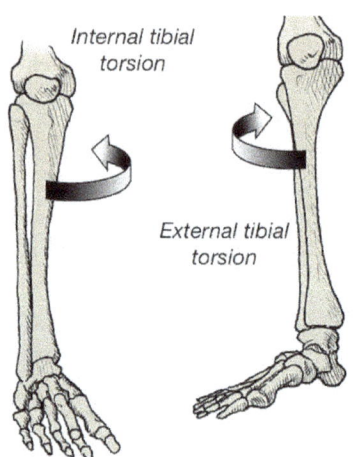

Evite la torsión tibial: mantenga la rodilla como una simple bisagra

El método más básico para evitar la torsión tibial es mantener la rótula sobre los dedos externos. Evite las rotaciones forzadas, especialmente cuando esté cerca de la flexión completa.

En Sukhāsana, (Postura sentada fácil), coloque la parte delantera de las espinillas sobre la colchoneta en lugar de la práctica común de las espinillas externas. Flexiona las rodillas completamente como una simple bisagra, sin rotación. Al soltar la postura, no gire las rodillas. Padmāsana, la postura del loto puede ser la más desafiante.

En todas las asanas, las rodillas están protegidas por dos pasos: (1) pasar las rodillas sobre el lado del dedo pequeño del pie y (2) presionar hacia abajo a través de los talones internos, eliminando cualquier hoz. Los tendones de Aquiles, ubicados detrás de los tobillos, son rectos y no están arrugados.

¡Oh, mi Pose de Diosa!

Una pose de yoga popular es la Pose de la Diosa. Las piernas se ensanchan a medida que las rodillas se flexionan y las caderas rotan externamente. Las rodillas suelen caer hasta la línea media, medialmente más allá del dedo gordo del pie. Esto rota internamente y aduce las rodillas. Junto con la flexión ya activa, los ligamentos están demasiado flojos para mantener la estabilidad de manera adecuada.

Algunas prácticas indican a los estudiantes que doblen y estiren las rodillas repetidamente como un vinyasa en la Pose de la Diosa. Esta acción crea una torsión tibial excesiva, triturando los meniscos mediales. Para que la postura de la diosa sea segura, los bordes exteriores de las rodillas deben alinearse con los bordes exteriores de los pies. Esto es difícil si los rangos de cadera son limitados.

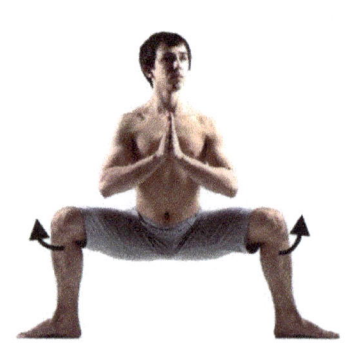

Para estar seguro: active la rotación externa y la abducción apretando los músculos laterales de las caderas y las rodillas. Al doblar y estirar las piernas, aumente la rotación externa, lo que apuntará los pies más hacia afuera. Mantenga las rótulas lo más anchas posible. Al salir de la postura, no saltes con los pies juntos. Esto es muy traumático porque obliga a las articulaciones cargadas que soportan el peso a torcerse bajo una gran fuerza, lo que hace que los meniscos sufran el impacto.

Terapia de torsión tibial

Traiga los pies paralelos y presione sus bordes internos contra el bloque colocado en su ancho medio. Doble moderadamente las rodillas, alineando las rótulas sobre los bordes exteriores de los pies (piense en el baile de Charleston). Estire las rodillas desde esta posición mientras proporciona una resistencia moderada para que no rueden hacia adentro y al mismo tiempo contrae las *Espinillas hacia adelante - Los muslos hacia atrás*.

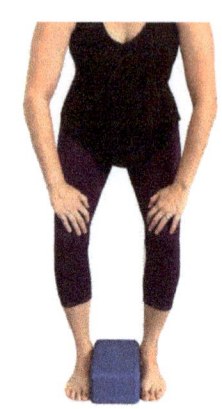

Eka Pada Rajakapotāsana   Preparación para Palomas

Anatómicamente, Pigeon Prep es una asana de extensión de cadera cerrada. Ambas caderas intentan mirar hacia adelante, alineadas entre sí en los planos de adelante y atrás y de arriba y abajo. La cadera de la pierna delantera realiza una rotación externa con la rodilla flexionada a 90°. El músculo rotador externo de la cadera de la pierna delantera, el piriforme, y el flexor de la cadera de la pierna trasera, el iliopsoas, son los principales músculos de la cadera que se estiran. Las lesiones de rodilla se evitan mejor desarrollando una mayor flexibilidad de cadera y Pigeon Prep es una excelente asana para este propósito.

Pigeon Prep esconde muchos peligros ocultos, particularmente para los meniscos. La forma más segura de realizar esta postura es que la parte delantera de la espinilla quede paralela a la parte delantera de la colchoneta con la rodilla en un ángulo completo de 90°. Esto puede ser difícil para muchos estudiantes. Sin embargo, si la parte delantera de la espinilla no está paralela a la parte delantera de la colchoneta, se crea una torsión tibial cuando el estudiante intenta profundizar en la postura.

Hay dos opciones para mantener la rodilla segura:

Postura tradicional: flexione la rodilla delantera a 90° mientras ambas caderas se cuadran con la parte delantera de la colchoneta. Esta posición produce la rotación externa de cadera deseada. Recuerde el principio de forma y función: que la rotación externa es la forma externa de la postura, mientras que la rotación interna, junto con las otras acciones de *Liberación interna de la cadera*, son la función real que se realiza en la postura. Tanto la cadera delantera como la trasera activan la *Liberación de cadera hacia adentro*, usando la rotación interna para llevar las caderas más bajas y cuadradas.

Flexibilidad de cadera limitada: flexione completamente la rodilla delantera como una bisagra pura sin ninguna rotación. Mire hacia el frente de la espinilla, no hacia el costado de la espinilla sobre la colchoneta. El pie delantero se pliega debajo de la pelvis, no delante de ella. Mermaid Pose también usa esta posición de rodilla. En ambas posturas, la rotación externa de la cadera frontal no se activa, sin embargo, la rodilla será su posición más segura y se eliminará la torsión tibial.

Ni la rodilla ni la cadera deben verse forzadas a estar más cerca del suelo. En su lugar, coloque un bloque o una manta debajo de la parte delantera de la cadera o la parte superior del muslo una vez que alcance la posición máxima. La rodilla no rota sino que permanece como una simple bisagra de flexión/extensión. Presione inferior a través del talón interior y elimine las arrugas en el tendón de Aquiles para proteger la rodilla de la torsión. Esto también ayuda a que la cadera gire internamente más.

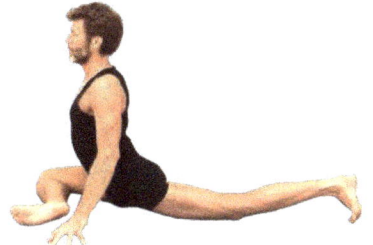 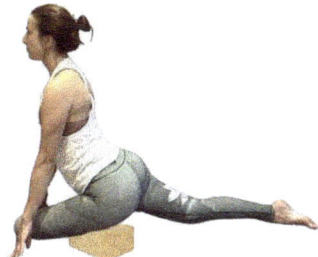

"X" y "O"

Dos tipos de desalineación de la rodilla son *genu valgum* y *genu varum*.

Valgo proviene de la palabra latina para golpear las rodillas. Con genu valgum, las piernas se asemejan a la forma de una "X". Es una etapa de desarrollo común en los niños pequeños. Las rodillas en valgo persistentes pueden ser el resultado de deficiencias nutricionales, obesidad o mecánica defectuosa de la marcha. Las desalineaciones de la rodilla en valgo aumentan el ángulo Q del cuádriceps, estresando las rodillas. También contribuyen a la formación de juanetes.

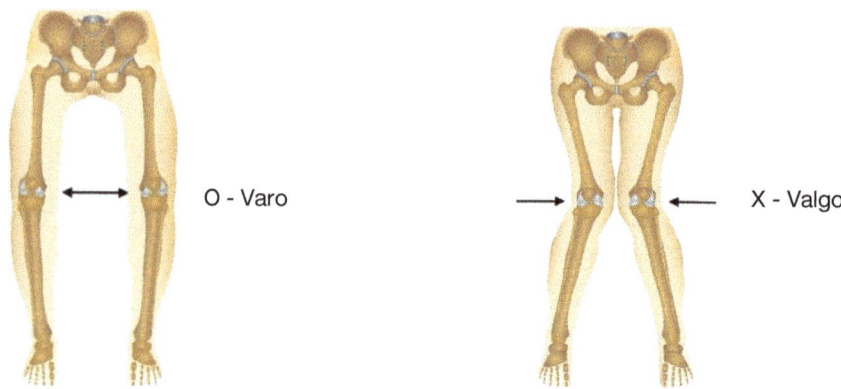

O - Varo   X - Valgo

La desalineación en **Varo** hace que las rodillas se arqueen alejándose de la línea media, formando una apariencia de "O" en las piernas. Puede resultar de una tibia anormalmente corta (enfermedad de Blount), que es genética o causada por la obesidad infantil. Caminar temprano, antes de los 11 meses, ha mostrado una correlación, pero es posible que no se note hasta la adolescencia. Otros orígenes son la intoxicación por plomo o flúor, el raquitismo o la enfermedad de Paget. La malformación de la cadera y los as sentadillas profundas, practicadas en yoga y una posición cotidiana en muchas culturas indígenas, no causan compresión. En cambio, cuando las caderas caen por debajo del nivel de las rodillas, las articulaciones se abren y los fémures se separan de las articulaciones, dejando a los meniscos y tibias libres de cualquier presión hacia abajo. Las flexiones profundas de rodilla son terapéuticas para las lesiones de rodilla cuando las caderas no superan las rodillas. Desequilibrios musculares, o los deportes (montar a caballo) pueden ser causantes.

Las causas de las configuraciones de ambos tipos incluyen desequilibrios musculares, mecánica defectuosa del pie, trastornos de la cadera y traumatismos en la rodilla. Tanto las desalineaciones en varo como en valgo pueden volverse degenerativas, dañando los ligamentos colaterales y provocando la degeneración de los meniscos.

Terapia de valgo/varo

La terapia de yoga es efectiva para tratar las desalineaciones de rodilla. Los procedimientos de terapia se realizan con correas y bloques de yoga en posición de pie o supina.

Para rodillas en valgo (X), coloque un bloque entre las rodillas y una correa sobre las espinillas. El bloque de rodilla estabiliza la rodilla y el cinturón crea *Espinillas hacia adentro*. Esta configuración atrae la parte inferior de las piernas hacia la línea media, lo que reduce el desplazamiento lateral de la tibia. Si los tobillos y los pies se desplazan hacia la línea media cuando se coloca el bloque de rodilla, se puede colocar un segundo bloque cómodamente entre los tobillos.

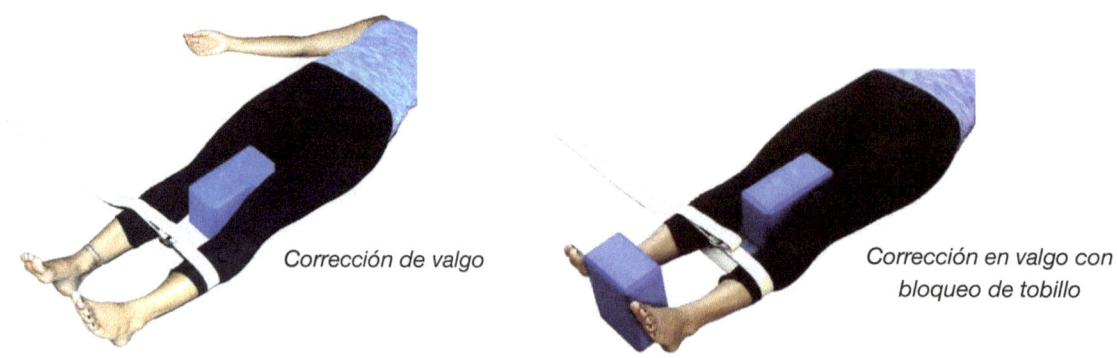

Corrección de valgo   *Corrección en valgo con bloqueo de tobillo*

Para rodillas en varo (O), coloque un bloque entre los tobillos y ajuste una correa alrededor de las espinillas. Esto trae las rodillas hacia adentro con la acción de las *Espinillas hacia adentro*. Cuando las rodillas en varo son el resultado de músculos laterales débiles, los resultados pueden ser dramáticos. Para aumentar la eficacia de la terapia, combínela con posturas de equilibrio sobre una pierna. Pararse sobre una pierna fortalece la musculatura externa del tobillo, la espinilla, la rodilla, la cadera, así como el músculo psoas.

Corrección de varo

Para las rodillas "X" y "O", antes o durante la práctica de asanas, de pie o acostado en decúbito supino, se pueden colocar bloques entre las rodillas, las espinillas o los tobillos y activar la contracción muscular de las *Espinillas hacia adentro*.

La rótula

La rótula, o rótula, es una pequeña placa ósea, ubicada en la parte anterior de la rodilla. Es un escudo protector para la rodilla. No soporta peso y está sujeto a la tibia por el ligamento rotuliano. La rótula descansa en un surco especial entre los cóndilos femorales, cabalgando por encima y ligeramente lateral al centro de la articulación de la rodilla.

Rótula

La rótula ayuda en la mecánica de la rodilla. El tendón del cuádriceps se incrusta en la rótula y, actuando como una polea, aumenta la eficiencia del músculo cuádriceps.

Quiste de Baker

El quiste de Baker o quiste poplíteo, es una inflamación que se puede formar detrás de la rodilla. A menudo es doloroso y limita la flexión de la rodilla. Puede resultar de una intensa actividad muscular. A menudo se confunde con un desgarro del tendón de la corva. Un quiste de Baker se produce cuando una parte del revestimiento de la articulación, *la membrana sinovial*, queda atrapada y sobresale en la fosa poplítea, el espacio detrás de la rodilla.

Los quistes de Baker a menudo ocurren junto con la inflamación de la bursa en el tendón semimembranoso (músculo isquiotibial externo) donde se superpone con el poderoso músculo de la pantorrilla, el gastrocnemio.[8]

La hiperextensión crónica de la rodilla creará con frecuencia un quiste de Baker. Si los cóndilos femorales se ven obligados a deslizarse en dirección posterior, de forma excesiva y repetitiva, la membrana sinovial se comprime e irrita. Este escenario desencadena la formación de quistes.

La reducción de la hiperextensión puede prevenir, o al menos, reducir el tamaño del quiste existente y el dolor resultante. Puede ser útil colocar una clavija delgada detrás de la rodilla cuando se flexiona suavemente.

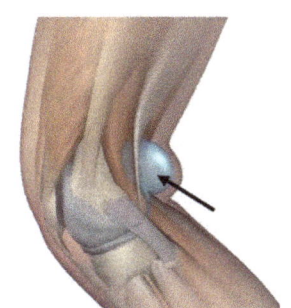

Quiste de Baker

Anjaneyāsana vs. Zancada baja (Crescent)

A menudo se indica en Lunges (entocadas) que la rodilla permanezca directamente sobre el tobillo y no avance más allá de ese punto. Sin embargo, cuando la cadera cae por debajo de la rodilla, la articulación se flexiona sin comprimirse. En **Anjaneyāsana**, es correcto que la rodilla esté delante del tobillo. En Estocada Baja, donde la cadera está a la misma altura que la rodilla, la rodilla permanece directamente vertical sobre el tobillo.

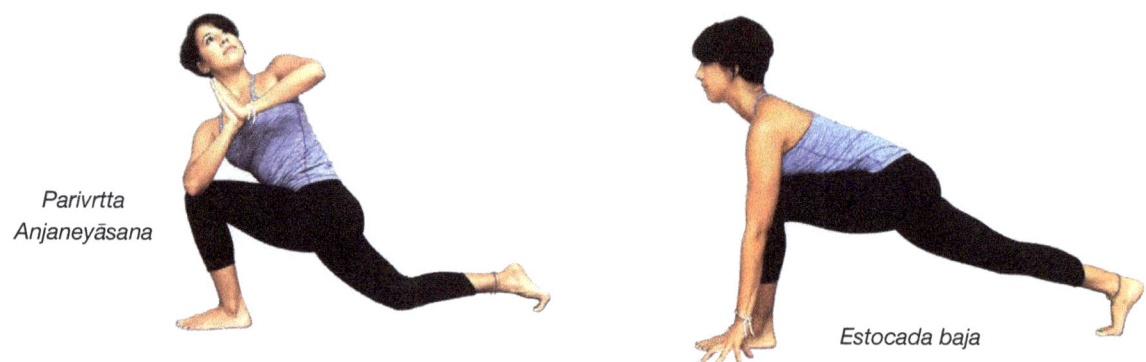

Parivrtta Anjaneyāsana

Estocada baja

"No parece que siempre se va, que no sabes lo que tienes hasta que se va..." Joni Mitchell

La idea de Joni Mitchell es válida no solo para los estacionamientos, sino también para las rodillas sanas. Nuestras rodillas se dan por sentadas, se abusa de ellas y se las obliga a cumplir todo tipo de demandas poco realistas. Si se lesiona, el efecto negativo sobre nuestra tranquilidad y confianza es casi inmediato. Nuestras actividades físicas más básicas se vuelven desafiantes. El yoga y muchas de nuestras tareas diarias se ven comprometidas o pueden verse obligadas a terminar por completo.

El uso de una alineación precisa en la práctica de asanas, especialmente en las piernas, puede proporcionar una mejora significativa en las condiciones de la rodilla, desde distensiones agudas hasta desgarros de menisco y artritis degenerativa.

Los desgarros de menisco son muy comunes y la cirugía es una opción popular. Aunque las mejoras en los procedimientos quirúrgicos para los meniscos están produciendo mejores resultados, los estudios han demostrado que no se garantiza un resultado positivo a largo plazo para los pacientes que se someten a cirugía. 9 Como ocurre con la mayoría de las condiciones físicas, la eficacia del yoga solo para los desgarros de menisco no se ha estudiado ni cuantificado, pero sus beneficios pueden ser significativos.

Sin embargo, el uso de la terapia de yoga para las lesiones de rodilla no es una situación de uno u otro. El yoga puede complementar los procedimientos médicos y quirúrgicos y servir como una excelente rehabilitación. Por supuesto, como con todo uso de la terapia, ¡la alineación precisa es esencial!

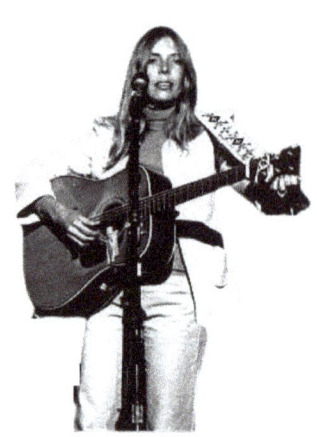

Como cualquier consejo ofrecido en este libro, es genérico y varía con cada individuo. Las opciones de atención médica que se toman son personales. Se recomienda el asesoramiento de profesionales. Con suerte, todas sus decisiones se toman con una mente reflexiva y yóguica. Conciencia consciente, inteligencia, sabiduría; estos son los ingredientes para cualquier resultado exitoso. El dolor y las lesiones, junto con la observación, guían nuestra práctica y si respetamos y escuchamos lo que nos dicen, ¡nuestra práctica de yoga nos servirá con gracia!

22 El Tobillo

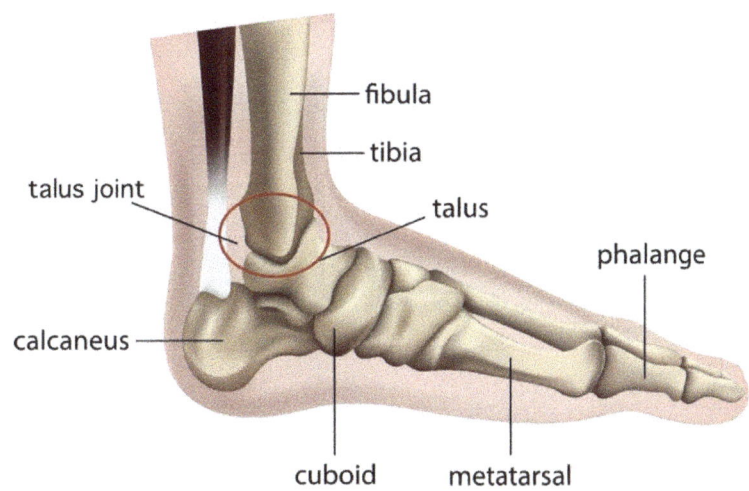

Difícilmente un atleta no ha experimentado un esguince de tobillo. Muchas carreras deportivas se han visto comprometidas o han terminado por un traumatismo en esta compleja articulación. Las asanas de yoga y la terapia de yoga ofrecen herramientas efectivas para estabilizar el tobillo, prevenir lesiones y apoyar el proceso de curación.

El movimiento del tobillo está totalmente integrado en la mecánica de toda la extremidad inferior. La delicadeza y la gracia expresadas en el simple acto de colocar el pie no pueden ocurrir sin la plena coordinación de las acciones de la cadera, la rodilla, el tobillo y el pie. Como ocurre con todas las articulaciones del cuerpo, la alineación es esencial para el funcionamiento saludable del tobillo.

Articulación del astrágalo

La articulación primaria del tobillo se llama articulación astrágalo. Es una articulación de mortaja rodante, que se desliza y gira de manera similar a la rodilla. Está formado por tres huesos: la tibia, el peroné y el astrágalo. Técnicamente, esta bisagra grande solo proporciona flexión y extensión. Los otros movimientos del tobillo, inversión y eversión, ocurren más abajo, en la articulación entre el calcáneo y el astrágalo. Se denomina articulación subastragalina.[1] La articulación del astrágalo debe absorber las fuerzas verticales del golpe del talón en el cuerpo. El setenta por ciento de la fuerza pasa a través de la tibia y el treinta por ciento restante a través del peroné.[2]

La protuberancia en el interior del tobillo es el extremo distal de la tibia, llamado maléolo medial. La protuberancia exterior del tobillo está en el peroné inferior, llamado maléolo lateral. El maléolo lateral es más grande que el maléolo medial y se encuentra más posterior.

Hay dos articulaciones subastragalina que contribuyen a la función del tobillo, las articulaciones talar-calcaneus y talar-navicular. Proporcionan movimiento de lado a lado mientras evitan la movilidad excesiva, pero lo suficiente como para mover los pies para adaptarse a las irregularidades en las superficies del suelo.

"T" invertida

La alineación del tobillo con el pie forma una T mayúscula. Al mirar hacia abajo a sus propios pies, la T se invierte pero se posiciona correctamente cuando mira los pies de otra persona. La parte superior de la T atraviesa el pliegue anterior del tobillo, el punto de referencia exterior de la articulación del astrágalo. El vástago de la T atraviesa el calcáneo (hueso del talón), entre el escafoides y el cuboides, y continúa a través del segundo metatarsiano hasta la cara proximal (nudillo) del segundo dedo del pie (falange proximal). No se recomienda usar la punta real para alinear el pie, ya que los dedos pueden doblarse y desviarse debido a fracturas, uso de zapatos u otras lesiones.

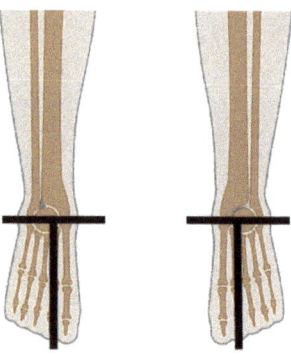

Detalles de la alineación del tobillo en bipedestación

1. Mantenga el tendón de Aquiles recto y liso sin que se deforme hacia adentro (giro hacia adentro o inversión)
2. Mantenga el hueso astrágalo elevado, de medial a lateral, hasta una posición horizontal sobre el suelo
3. Mantenga el pliegue del tobillo perpendicular al calcáneo
4. Profundiza el pliegue del tobillo
5. Contrae el centro del músculo de la pantorrilla con una ligera presión. Esto suavizará el estiramiento y la tensión en el tendón de Aquiles
6. Si el pie se invierte (se hunde hacia adentro), presione la parte inferior hacia el interior del talón mientras mantiene la articulación del astrágalo en posición horizontal. Esta acción contrarrestante ayuda a fortalecer los músculos del lado exterior alargado

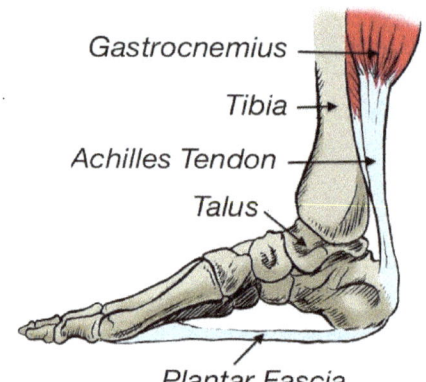

Sin arrugas

Padmāsana (Loto) y Ardha Baddha Padmāsana (Loto medio atado) son posturas que requieren que los tendones de Aquiles estén rectos, suaves y sin arrugas visibles en la piel fibrosa que los rodea. Para mantener los tobillos en una posición neutra y equilibrada y evitar que las rodillas se tuerzan, presione inferior a través de los talones internos (estarán en la parte superior).

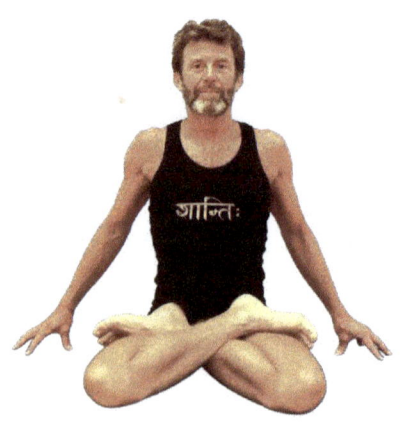

Los poderosos músculos de la pantorrilla

La pantorrilla consta de dos músculos: el gastrocnemio y el sóleo. El gastrocnemio tiene dos cabezas de tamaño desigual que forman el bulto que se ve en la pantorrilla. Debajo del gastrocnemio externo se encuentra el músculo sóleo de una sola cabeza. Juntos, los dos músculos se denominan tríceps sural.

Aunque el gastrocnemio es uno de los músculos más poderosos del cuerpo, se debilita progresivamente a medida que la rodilla se dobla más en flexión. Levantarse desde una posición de rodilla completamente doblada, como en una sentadilla, lo inicia el sóleo porque el gastrocnemio no tiene suficiente eficiencia hasta que el ángulo de la rodilla está más abierto.

Debido a la asim con fuerza. Junto con el tobillo, el pie también se invertirá y supinará. (Los detalles y definiciones siguen en el Capítulo 23)

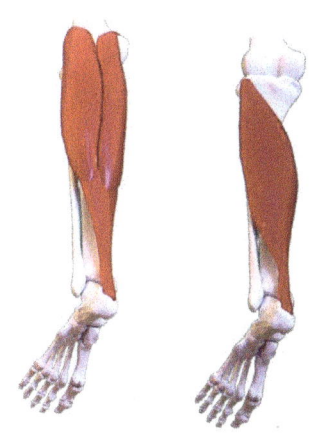

Gastrocnemio   Sóleo

Uso de músculos accesorios para reducir la formación de hoz en el pie

La formación de hoz en los pies, en general, es indeseable en las posturas de yoga. Es mejor mantener los pies en una posición neutral, lo que a menudo se denomina "pies activos". (Vea el Capítulo 23 para más detalles)

Para limitar la inversión del pie, reduzca la contracción de los músculos de la pantorrilla y enganche los músculos accesorios o secundarios de la articulación apretando la articulación de lado a lado. Esto reduce la desviación del pie y permite una flexión y extensión más puras en el tobillo. Los músculos accesorios del tobillo son:

- Peroneo largo y corto
- Tibial anterior y tibial posterior
- Flexor digital largo [3]

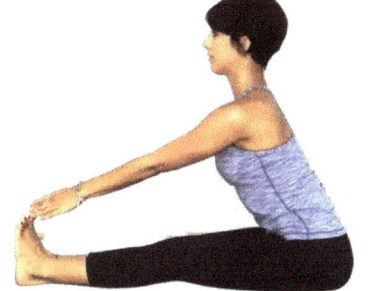

En **Paschimottanāsana** (Inclinación hacia adelante sentado), mantenga los pies activos contrayendo las espinillas y presionando hacia abajo a través del talón interno. La articulación del astrágalo se mueve de medial a lateral y se eleva hacia la cadera. Esto produce una alineación neutra y equilibrada a través de los tobillos. También afloja remotamente los ligamentos de la cadera.

Movimientos del tobillo

El movimiento del tobillo suele ser una combinación de direcciones y se entremezcla con el pie. Estos son los movimientos básicos:

Flexión	Dorsi-flexión	La parte superior del pie se flexiona hacia arriba
Extensión	Flexión plantar	La planta del pie se flexiona hacia abajo
Aducción	Rotación interna	El pie gira hacia adentro
Secuestro	Rotacion Lateral	El pie gira hacia afuera
Supinación	Inversión	Borde interior del pie levanta medial
Pronación	Eversión	Borde exterior del pie levanta lateral

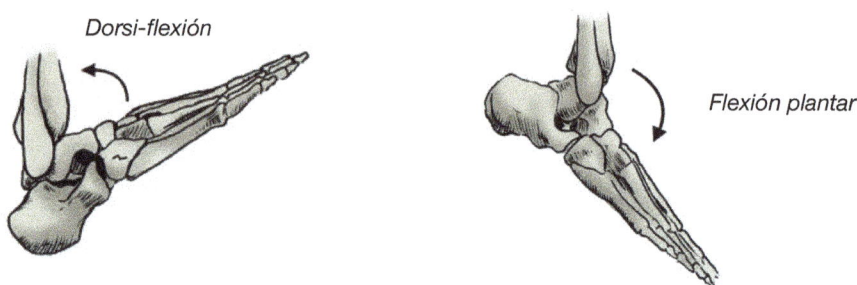

Ligamentos del tobillo

Las fuerzas de gravedad hacia abajo que soportan el peso y el golpe del talón compresivo hacia arriba pasan a través de los tobillos. Esto requiere un extenso sistema de ligamentos gruesos y mínimamente elásticos para sostener la articulación. Los principales ligamentos del tobillo se denominan ligamentos colaterales y proporcionan estabilidad del tobillo de lado a lado. El ligamento colateral lateral es el ligamento peroneo calcáneo y el ligamento colateral medial del tobillo también se llama ligamento deltoideo.[4]

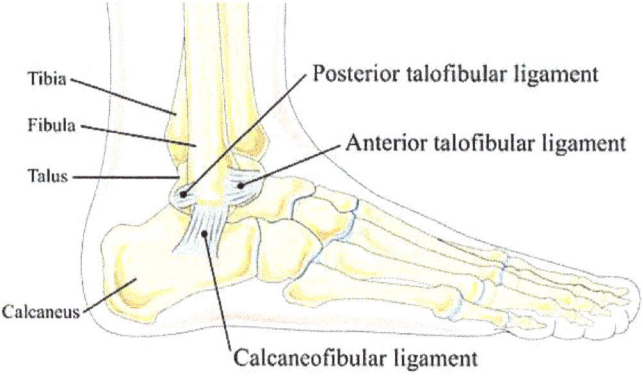

El esguince ha surgido

Visualiza una mañana fresca y primaveral. Un corredor cruza la puerta de su casa y está listo para finalmente volver a estar en forma. Pero cuando llega a la acera, sin saberlo, pisa una grieta desigual en el cemento y se tuerce el tobillo. El pie cede y el corredor cae inmediatamente al suelo. En cuestión de momentos, el tobillo se hincha y aparecen signos de sangre debajo de la piel, especialmente debajo de la articulación. En América del Norte, los tobillos torcidos ocurren con una frecuencia de 25,000 por día.[5] Una vez torcidos, los ligamentos se estiran demasiado y el tejido cicatricial fibroso se infiltra en su composición original de colágeno con solo una pequeña cantidad de fibras de elastina. Esta reconstrucción será permanente.

Múltiples esguinces resultan en inestabilidad crónica del tobillo. El ligamento calcaneofibular es con mayor frecuencia la ubicación de la lesión.

Los esguinces se clasifican en una escala de uno a cuatro. El grado 1 es un daño menor de ligamentos. Una lesión de grado 4 es un desgarro completo que rompe las fibras de colágeno del ligamento.

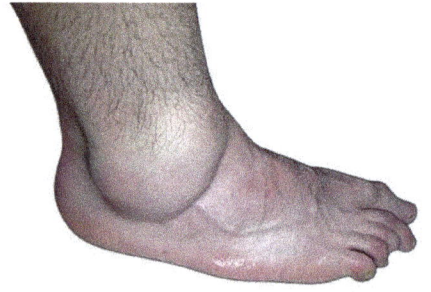

RICE (arroz), más

El enfoque más aceptado para las lesiones de ligamentos y otros tejidos blandos se conoce con el acrónimo RICE: Rest, Ice, Compress, Elevate. Este régimen se sigue durante el proceso de curación inicial y más allá, según la gravedad de la lesión. En la mayoría de las situaciones, se recomienda aplicar hielo de 24 a 48 horas durante un período de 15 a 20 minutos por hora y repetirlo con la mayor frecuencia posible.

Durante el proceso de rehabilitación, la alineación es crítica. A medida que se reintroduce el soporte de peso y la marcha, la mala alineación puede volver a lesionar los tejidos, revirtiendo el progreso y provocando un rápido regreso del dolor y la inestabilidad. La alineación permite que los ligamentos y los tejidos circundantes se reparen con la menor cantidad de formación de tejido cicatricial. Asana con alineación precisa proporciona una excelente rehabilitación. Cuando está alineado, la disminución del dolor y el aumento de la estabilidad en el tobillo se notan casi de inmediato. ¡El dolor es un maestro magistral para la precisión!

Directrices generales para la respuesta de cicatrización de los tejidos blandos

La lista a continuación se deriva de investigaciones y experiencias clínicas. Presenta el tiempo aproximado de recuperación de los tejidos blandos necesario para lograr un dolor mínimo y un riesgo reducido de volver a lesionarse. Por supuesto, muchas circunstancias y condiciones externas pueden hacer que estas estimaciones varíen:

- Lesión muscular   4 - 6 días
- Miofascia   2 - 4 semanas
- Ligamentos   3 - 6 meses
- Cartílago   6 - 12 meses

Soporte de tobillo

Los ligamentos de un tobillo lesionado tienen una tolerancia mínima en los movimientos anteriores, que rápidamente producen molestias significativas. El principio más básico para la alineación del tobillo es que su pliegue anterior se profundice hacia la parte posterior. **Virāsana**, la postura del héroe, requiere que el pie se flexione plantar, lo que fuerza el tobillo hacia adelante. Para abordar este problema, coloque un paño enrollado, una colchoneta o el borde enrollado de una manta frente al pliegue del tobillo para brindar apoyo que evite que el tobillo se colapse hacia adelante.

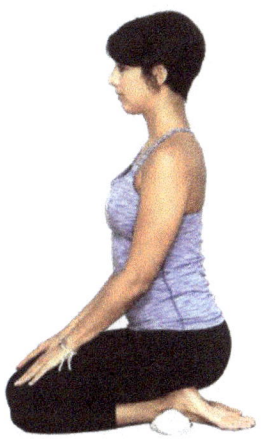
Virāsana

Tanto **Virāsana** como **Supta Virāsana** son excelentes asanas para desarrollar fuerza en los músculos importantes de los tobillos y los arcos de los pies. Para aumentar la efectividad de la asana, contraiga los músculos peroneos, ubicados a los lados de las espinillas con las *Espinillas hacia adentro* en acción. Presione los talones internos hacia abajo mientras aplana los dedos pequeños contra el piso. La discusión de los arcos de los pies se presenta en el Capítulo 23.

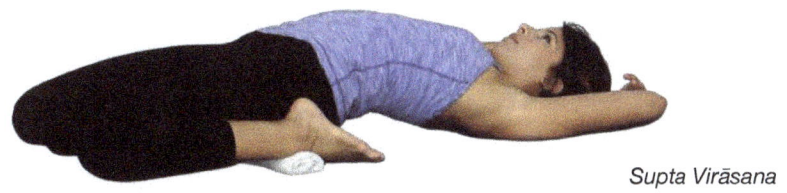
Supta Virāsana

Articulación del astrágalo colapsada y pronación del pie

La siguiente configuración puede ayudar con una variedad de desalineaciones de pie y tobillo. Fortalece los músculos accesorios de la espinilla y alinea los pies y los tobillos para abordar terapéuticamente la pronación excesiva del pie o un astrágalo caído medialmente.

1. Coloque un bloque firmemente entre los tobillos con los pies internos lo más cerca posible del bloque.
2. Levanta y alarga los arcos longitudinales del pie.
3. Presione las cuatro esquinas de los pies de manera uniforme contra el piso.
4. Coloque una correa de yoga, a mitad de la pantorrilla, alrededor de las espinillas (como se muestra) para darle al bloque de yoga la contrarresistencia de las *Espinillas hacia adentro*, permitiendo que la postura sea más pasiva.
5. La pose también se puede realizar sin una correa. Enganche firmemente las espinillas para producir la contracción muscular. Sin la correa, el procedimiento en realidad puede ser más efectivo para fortalecer los músculos accesorios del tobillo, aunque no se mantenga tanto tiempo.
6. Si las rodillas giran o colapsan medialmente, se puede colocar un bloque adicional entre las rodillas (no se muestra).

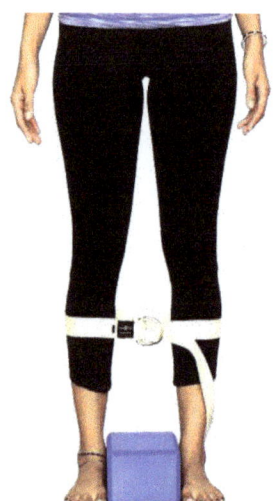

Posturas de equilibrio de pie para la rehabilitación del tobillo

Mantener el equilibrio sobre una pierna aumenta la carga de peso sobre el tobillo lesionado. Esto hace que los arcos del pie se tonifiquen y levanten inmediatamente. Los músculos a lo largo del tobillo lateral se contraen y tonifican para resistir la inversión, que es la dirección más común del esguince de tobillo. Además, se contraerá toda la musculatura lateral de la pierna, desde el tobillo hasta la cadera. Estas acciones son excelentes para fortalecer los músculos que se insertan en los ligamentos y ayudan en la rehabilitación y curación de las lesiones de tobillo. El esguince crónico de ligamentos y la pronación excesiva se benefician enormemente de este procedimiento.

Nuestro Recordatorio importante: cualquier lesión de tobillo de moderada a grave debe ser evaluada por un profesional lo antes posible para clasificarla y descartar fracturas u otras posibles complicacion

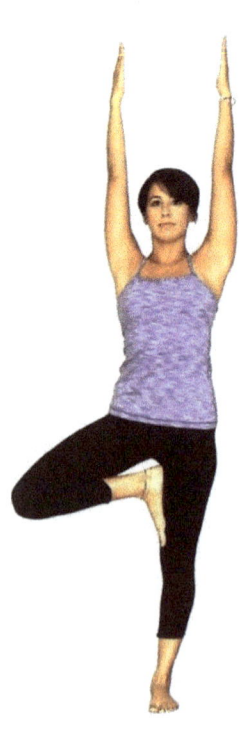

> La alineación es una poderosa herramienta para la rehabilitación. Acelera el tiempo de recuperación, reduce el dolor y prepara el escenario para una curación de alta calidad

23 Los Pies

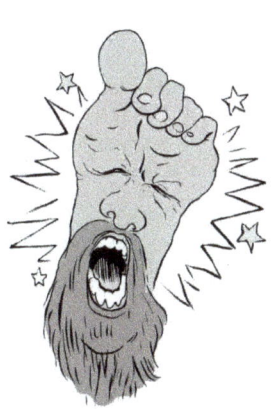

Los estudiantes de yoga pueden comenzar su práctica matutina de asanas parándose frente a su colchoneta y tomándose un momento para mirar contemplativamente los curiosos apéndices que se encuentran debajo. Pueden sentir que los pies juegan un papel importante en el establecimiento de la base para la próxima serie de saludos al sol. Pero, ¿cómo se enganchan los pies? ¿Los dedos de los pies se separan o se extienden, o hay alguna diferencia? ¿Cómo se alinean los pies para soportar y equilibrar el peso y la longitud del cuerpo?

Casi el veinticinco por ciento de los huesos del esqueleto se encuentran en los pies. La alineación de los pies y su papel fundamental en la práctica de asanas es a menudo una ocurrencia tardía o simplemente se da por sentado. Pero, sin duda, ¡los pies trabajan muy duro en nuestra práctica y en la vida cotidiana!

¡La participación hábil de estos cimientos móviles nos permite participar en la danza consciente del yoga!

¡Sin caballitos, por favor!

El peso corporal se distribuye uniformemente en las cuatro esquinas de cada pie, como un automóvil en equilibrio sobre sus cuatro neumáticos. Además, cada pie se alinea con el otro como si fueran dos autos de juguete, viajando uno al lado del otro en una pista, permaneciendo en línea sin chocar o desviarse hacia el costado de la carretera.

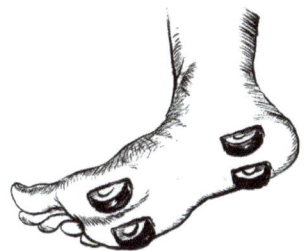

La forma del pie no es ni un cuadrado ni un rectángulo. Con anchos delanteros y traseros de diferente tamaño, técnicamente, el pie es un trapezoide obtuso. Anatómicamente, la alineación de ambos pies deja espacio entre los dos talones, incluso si las partes delanteras de los pies se tocan. Algunas tradiciones de yoga instruyen a los estudiantes a juntar también los talones internos, pero esta es solo una posición estilizada. Consulte el Capítulo 17 y su discusión sobre el ancho de los pies en relación con el diseño pélvico.

Como se señaló en el capítulo anterior, los pies se alinean a lo largo de una "T" mayúscula con los tallos de los dos pies dispuestos paralelos entre sí, manteniendo los dos "carros" perpetuamente en línea.

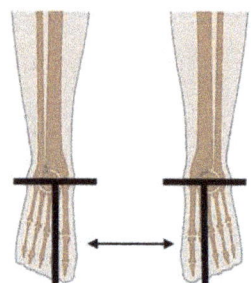

Un solo salto hacia arriba y hacia abajo puede llevar la fuerza del golpe del talón a casi diez veces el peso corporal. El diseño similar a un trampolín de la parte inferior de los pies proporciona absorción de impactos para controlar las fuerzas de conmoción del golpe del pie. Las fuerzas se manejan en las plantas de los pies mediante tres arcos que cruzan la superficie plantar (parte inferior) del pie. Los arcos levantan la fascia plantar para producir tensión de resorte para absorber mejor el impacto.

Tres arcos se adhieren a las cuatro esquinas del pie:
- Arco transverso (metatarsiano)
- Arco longitudinal medial
- Arco longitudinal lateral

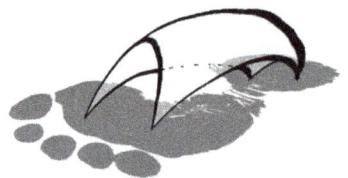

Los arcos de los pies regulan el movimiento de lado a lado, protegiendo los ligamentos del tobillo de un esguince. Al igual que las rodillas, cuanto más se desvían las articulaciones de los tobillos de funcionar como una simple bisagra, mayor es la probabilidad de lesiones, no solo en los tobillos y los pies, sino también en las rodillas o las caderas.

Este procedimiento paso a paso involucra de manera más efectiva los arcos del pie:

1. Presione en el montículo de la bola del dedo gordo del pie (nudillo)
2. Presione en el interior del talón
3. Cruce la parte superior del pie y presione diagonalmente en el nudillo externo del dedo del pie
4. Arrastre hacia atrás desde el nudillo exterior del dedo del pie y presione en el talón exterior

Mantenga la presión en cada punto consecutivo al pasar al siguiente.

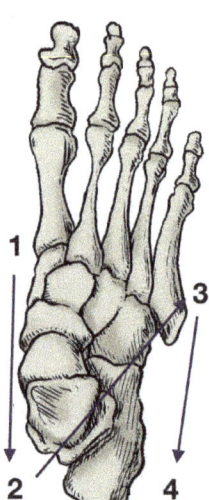

> En todas las poses de pie, las cuatro esquinas de ambos pies, especialmente el pie trasero, mantener la misma presión en el piso

Músculos de los arcos

Aunque la fuerza de los arcos proviene principalmente de los ligamentos y los pequeños músculos de los pies, los músculos grandes de la parte inferior de las piernas también juegan un papel importante en la formación del arco. El papel principal lo desempeña el peroneo, también llamado músculo peroneo, ubicado en la parte externa de las espinillas. Los músculos tibiales, ubicados en la parte interna de las espinillas, juegan un papel menor.

El tendón del peroneo largo se forma en la espinilla lateral media y cae detrás del maléolo lateral. Cruza por debajo del pie y se inserta en el primer metatarsiano (el más medial de los cinco huesos largos de la parte media del pie). Debido a su curso e inserción de largo alcance, tiene una influencia significativa para influir fuertemente en los tres arcos. Equilibrarse sobre un pie involucra firmemente los músculos peroneos de la espinilla exterior. Las posturas de pie con una sola pierna levantan y tonifican los tres arcos y son una excelente terapia para pies planos o pronados. Los músculos peroneos son los músculos primarios que se utilizan para establecer pies "neutrales" con las cuatro esquinas presionando uniformemente.

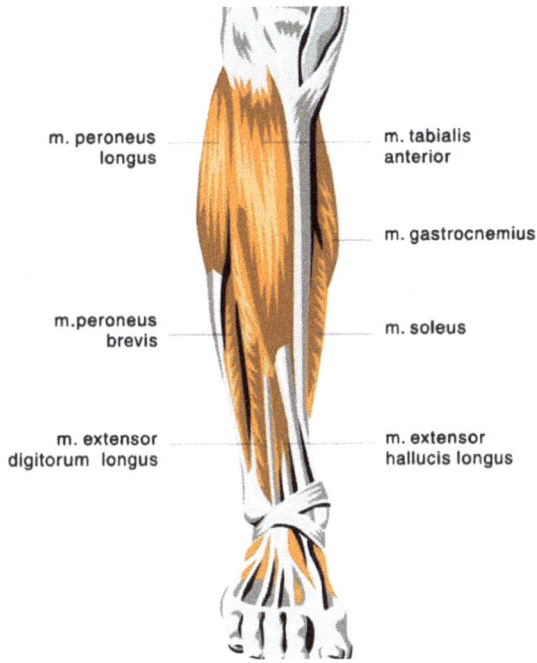

Cómo los pies controlan remotamente la postura

Algunos profesores de yoga sorprenden a sus alumnos cuando miran sus pies y luego aconsejan problemas de alineación corporal aparentemente no relacionados. Las pistas para la alineación se encuentran en la distribución de la presión a través de los pies. Cuando los pies no están equilibrados en cada una de sus cuatro esquinas, la alineación del cuerpo cambia de manera predecible.

La presión en diferentes partes del pie puede cambiar específicamente la alineación que afecta la pierna, la cadera y pelvis. Por ejemplo, presionar hacia abajo a través del talón interno aumenta la rotación interna de la cadera. Esta lista muestra cómo la presión en diferentes lugares de los pies crea un cambio hacia arriba:

- Parte delantera del pie   Afecta tobillo y rodilla
- Parte trasera del pie   Afecta cadera y pelvis
- Pie interior   Aumenta la rotación interna y la aducción
  Aumenta la *Liberación de la cadera hacia adentro* en la cadera / pelvis
- Pie exterior   Rota y abduce externamente
  Aumenta el *Deslizamiento del coxis anterior*

Estos conceptos pueden parecer difíciles de imaginar. Una postura de yoga que ayuda a explorar los efectos de la presión del pie es **Virabhadrāsana Dos** (Pose del Guerrero Dos):

- Pierna trasera: El objetivo es aumentar la flexibilidad de la cadera. Presione el talón interior contra el suelo para activar la *Liberación de cadera hacia adentro*. Esto rotará internamente y aducirá la cadera y liberará los ligamentos para aumentar la flexibilidad. También alinea y aumenta la eficiencia de las fibras musculares de los isquiotibiales. La mayoría de las asanas de pie involucran la *Liberación de la cadera hacia adentro* en la parte trasera de la cadera/pierna. Presionar hacia abajo a través del talón interno es una acción común que se realiza en la mayoría de las asanas para aumentar la movilidad de la cadera. También alinea la rodilla.

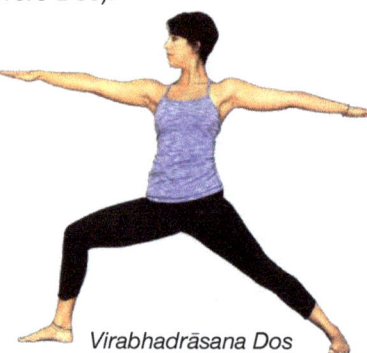
Virabhadrāsana Dos

- Pie delantero: Presione en la parte delantera exterior del pie delantero. Esto rota externamente y abduce la rodilla y el tobillo. Alinee la rodilla con el borde exterior del pie y la cadera. Presione a través del talón exterior para enganchar los músculos externos de la cadera. Estas acciones y direcciones de movimiento estabilizan la cadera, la pelvis y el tobillo.

Detalles adicionales sobre la mecánica del pie

No siempre es posible diferenciar entre las acciones mecánicas del tobillo y los veintiséis huesos del pie. Los movimientos en las articulaciones de los pies son sutiles con solo rangos de movimiento leves. Con los tobillos y los pies trabajando juntos, la bóveda y el aplanamiento de los arcos de los pies son perfectos.

La alineación de los pies está comprometida con las siguientes acciones:

- Extienda el arco *metatarsiano* (transversal) de lado a lado a lo largo de la parte delantera del pie.
- Los dedos de los pies se alargan directamente desde el arco metatarsiano. No se separan, sino que se extienden desde los nudillos. Los dedos de los pies actúan como estabilizadores para ayudar al equilibrio proporcionando un contacto adicional con la superficie.
- Presione las almohadillas de los dedos contra la colchoneta con la misma presión. Intente presionar uniformemente en cada lado de cada lecho ungueal.
- Levante las articulaciones *interfalángicas* (las dos articulaciones externas de los dedos de los pies) con una acción de agarre suave, similar a una garra.

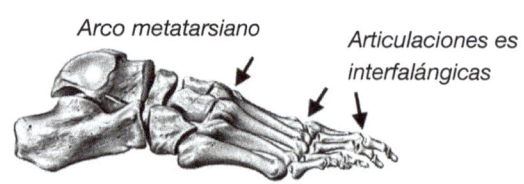

Arco metatarsiano   *Articulaciones es interfalángicas*

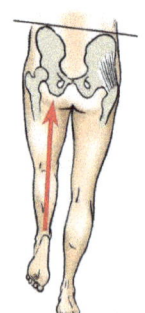

"No te quedes tan cerca de mí" La Policía

Las caderas y las rodillas juegan un papel importante en la colocación del pie.

El balanceo hacia atrás de los talones sigue un arco que está en línea con las tuberosidades isquiáticas de la pelvis. También es la distancia similar entre las dos superficies articulares internas de las cavidades de la cadera. Esta relación mecánica proporciona la justificación para la colocación del pie de que la distancia natural entre los talones en posición de pie es de aproximadamente 4 a 6 pulgadas, o la distancia entre el ancho del puño y el ancho de la cabeza entre los talones internos es de aproximadamente 4 a 6 pulgadas; esa es la distancia entre el ancho del puño y el ancho de la cabeza entre los talones internos.

Algunas tradiciones de yoga enseñan **Tadāsana** utilizando una postura estilizada que hace que los pies se toquen por completo. Aunque esto puede parecer una preferencia menor, tiene una cascada de consecuencias, especialmente para las yoguinis con caderas anchas. Estar de pie con los pies juntos aumenta el ángulo Q, el ángulo entre la cadera y la rodilla (ver el Capítulo 19 para una discusión completa del ángulo Q). Además, debido a que la parte delantera del pie es más ancha que la parte posterior, juntar los talones puede rotar externamente las piernas y forzar los muslos hacia adelante. Esto reduce la *Liberación de la cadera hacia adentro*, comprime las articulaciones sacroilíacas y tensa la musculatura de la espalda baja.

Eversión e inversión

Eversión deja caer la parte interna del pie medial (hacia adentro) y levanta la suela lateral (hacia afuera). Si la eversión supera los 25°, se denomina *pronación*. En las posturas de pie con soporte de peso, los pies normalmente pronan, los arcos se aplanan y los huesos del astrágalo descienden hasta la línea media. Los pies también pronan durante la fase de apoyo del talón al caminar. Esto puede explicar por qué el talón interior es más carnoso que el talón exterior para maximizar la absorción de impactos.

Inversión levanta la parte interior del pie, girando la planta del pie hacia adentro para mirar medialmente. El pie *supina* cuando se invierte más de 50°. Cuando los pies no soportan peso, como en Dandāsana (postura del bastón), normalmente se invierten, en parte debido a la masa y el tono asimétricos de los músculos de la pantorrilla. (Vea el Capítulo 22 para más detalles)

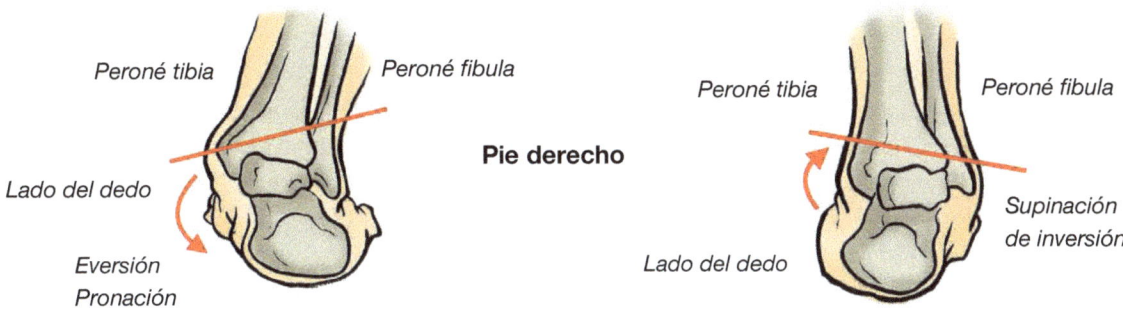

Fascitis plantar

Los arcos no pueden soportar completamente el peso estático del cuerpo por sí solos y reciben ayuda de la *fascia plantar (aponeurosis plantar)*. Estas son bandas gruesas de fascia rica en colágeno, que se extienden a lo largo de la parte inferior del pie, desde la parte frontal del calcáneo hasta el arco metatarsiano. Ayudan a los arcos aumentando la tensión muscular en la planta del pie, actuando como la cuerda del arco de un arquero y produciendo una acción diafragmática, elástica y similar a un pulso.

Fascitis plantar es una afección dolorosa e inflamatoria que afecta la planta del pie. Es causado por un estiramiento o tensión excesivos de la fascia, a menudo como resultado de una carga prolongada. El dolor es un indicador principal de la fascitis plantar. Desde el punto de vista del diagnóstico, un método fiable para determinar la presencia de fascitis plantar es levantar los dedos de los pies (flexión dorsal) al estar de pie. Si esto aumenta el dolor, lo más probable es que haya fascitis plantar. Si la tensión en la fascia se vuelve repetitiva y crónica, las fibras de la fascia plantar se rompen y el tejido graso protector que protege la fascia y el hueso de las fuerzas de golpe del talón se deteriora. La fascitis plantar es una causa común de dolor en el talón y, a menudo, conduce a espolones en el talón.

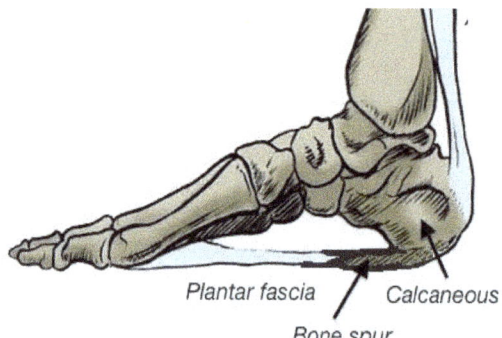
Plantar fascia / *Calcaneous*
Bone spur

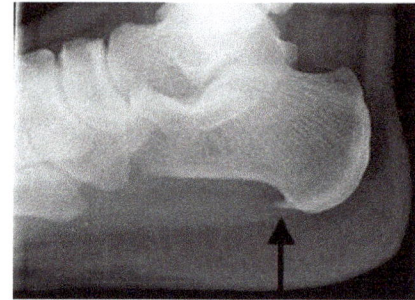
Espora de hueso

Sugerencias para la rehabilitación de la fascitis plantar

1. Reduzca la inflamación con un masaje con hielo, que puede llegar profundamente entre las fibras fasciales desgarradas.
2. Utilice los principios de alineación del pie para desarrollar arcos tonificados para soportar el peso corporal y absorber las fuerzas de golpe del talón.
3. Enganche *Espinillas hacia adentro - Muslos separados* para enganchar los músculos peroneos y tonificar los arcos.
4. Mantenga flexibles los músculos de la pantorrilla, el tendón de Aquiles y la fascia plantar. Un enfoque simple es pararse, elevando solo la parte delantera de los pies sobre un bloque de yoga. Esto aumenta la circulación sanguínea y reduce la inflamación. Si inicialmente la fascitis plantar es demasiado dolorosa para estirarla, primero estire solo la pantorrilla y el tendón de Aquiles. Esto se puede lograr inclinándose hacia adelante sobre un pie trasero plano en variaciones de las poses Lunge o Warrior One.
5. Abrace los músculos de la espinilla hacia adentro y firmemente hacia el hueso. Al ponerse en cuclillas con ambas rodillas juntas, siéntese sobre los talones con los dedos de los pies flexionados hacia adelante. Esto puede ayudar a mejorar las condiciones de la fascitis plantar crónica y el espolón calcáneo.

Juanetes

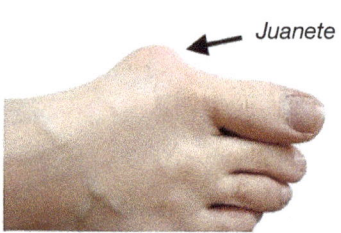
Juanete

Para permitir mejor la flexión del pie, una acción importante para la locomoción bipedal, el dedo gordo del pie se curva lateralmente de forma natural hacia los dedos externos.[1] La flexión lateral extrema del dedo gordo del pie se denomina *Hallux valgus* y suele provocar un juanete. Los juanetes ocurren cuando las dos falanges del dedo gordo del pie se desvían hacia el lado del dedo pequeño del pie (valgo).

Los juanetes suelen ir acompañados de un acortamiento de los ligamentos que encapsulan las articulaciones entre los metatarsianos y las falanges. Los músculos interóseos del pie, los pequeños músculos entre los huesos de los pies, se vuelven débiles y desequilibrados.

Los juanetes pueden ocurrir junto con los pies planos, la condición de pronación severa llamada pie plano. El pie plano hace que el talón se colapse medialmente, lo que aumenta la presión sobre el dedo gordo del pie donde se produce el juanete. Esta presión anormal hace que los músculos tibial anterior y peroneo se debiliten. Como resultado, la postura a menudo se distorsiona, provocando la rotación externa de la cadera, la debilidad de los músculos glúteos y la rotación medial de la rodilla. Con el tiempo, se desarrollará daño degenerativo en la mayoría de los tejidos blandos y las articulaciones.

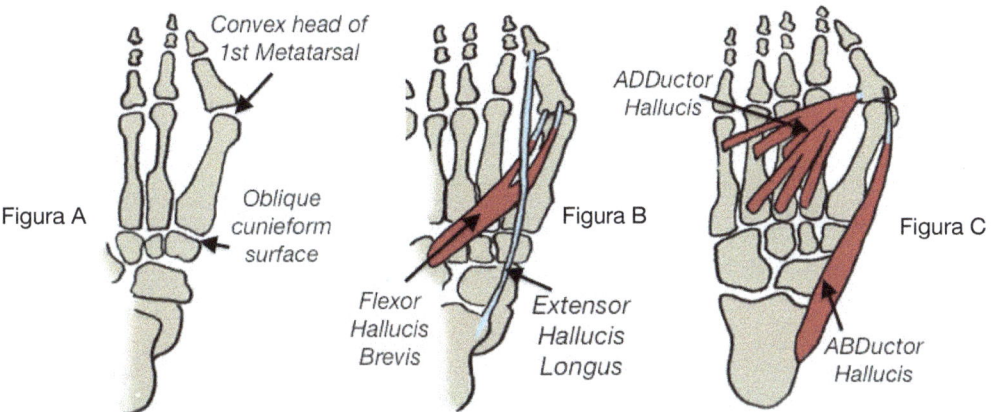

Hablando técnicamente - Causas estructurales de los juanetes

Aunque la culpa de los juanetes a menudo se atribuye a los zapatos que son demasiado puntiagudos, los tacones altos o los dedos pequeños, existen condiciones estructurales involucradas.

Huesos deformes Figura A: La cabeza distal del primer metatarsiano puede ser demasiado convexa o
la superficie distal del primer cuneiforme (hueso del tarso medial) puede ser anormalmente oblicua. Ambas condiciones pueden hacer que el metatarsiano proximal produzca una superficie articular en varo.

Equilibrio muscular: el flexor largo del dedo gordo y el extensor largo del dedo gordo levantan y tiran del primer metatarsiano lateral. (Figura B). O bien, un aductor del dedo gordo hipercontraído (AdH) domina al abductor del dedo gordo, tirando de los metatarsianos hacia la línea media del pie. (Figura C)

El aductor del dedo gordo (AdH) juega un papel importante en la creación del arco transversal. Si está hipercontraído, el arco abarca. La contractura del aductor del dedo gordo también puede aumentar la pronación y la presión sobre el primer metatarsiano. Una indicación de esta presión es la formación de callos debajo del primer montículo metatarsiano.

El yoga y la terapia de yoga son más efectivos para la rehabilitación cuando la causa de un juanete es de naturaleza muscular, particularmente cuando hay un desequilibrio entre el aductor del dedo gordo y el abductor del dedo gordo (consulte la Figura C). Para abordar problemas de juanetes musculares, use los siguientes procedimientos en todas las posturas de pie:

1. Extienda medialmente la almohadilla del dedo gordo del pie y enganche las cuatro esquinas del pie. Esto ayuda a una liberación general de tensión en todos los músculos hipercontraídos del pie.
2. Estire el arco metatarsiano (transversal), alargándolo desde el dedo gordo hasta el dedo meñique. Esto reduce la hipercontracción del músculo aductor del dedo gordo. Asegúrese de que la almohadilla del dedo gordo del pie esté presionada y estable y que su dedo del pie esté alargado.
3. Contrae los músculos del arco longitudinal medial que va desde el dedo gordo del pie hasta la parte interna del talón. Esto fortalece el músculo abductor hallucis debilitado. Asegúrese de que el dedo gordo del pie esté separado medialmente
4. Las posturas de equilibrio mientras se realizan los procedimientos anteriores aumentan su eficacia.

Caminar con giros

La marcha con giro es una técnica excelente para tratar muchas afecciones del pie. Fortalece los arcos, reduce la fascitis plantar y puede prevenir y rehabilitar los juanetes.

Cómo torcer caminar:

1. Párese en la parte posterior de una alfombra adhesiva
2. Gire un pie hacia adentro y dé un paso adelante, presionando la yema del dedo gordo del pie contra la colchoneta como si fuera a apagar una colilla
3. Sostenga la almohadilla del dedo gordo hacia abajo y evite que se mueva
4. Gire el pie hacia adentro para alinear la bola del dedo gordo del pie con la almohadilla. Esto enderezará visiblemente la primera y segunda falange del dedo gordo del pie en ángulo hacia adentro
5. Continúe girando hacia adentro hasta que el talón interno se alinee con la almohadilla del dedo grande. Esto cuadra el pie al frente de la colchoneta
6. Coloque el pie completo sobre la colchoneta
7. Realice los mismos pasos y procedimiento con el pie opuesto
8. Repita Twist Walking, avanzando hasta llegar al frente de la colchoneta

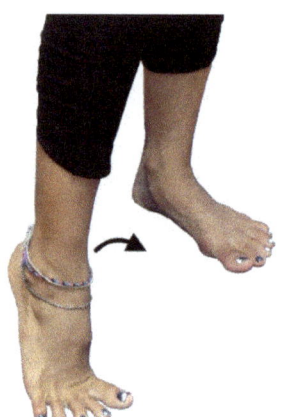

El arco alto

El pie cavo (arco alto o hipersupinación) es otro desafío para los pies. Una de las causas de esta afección es la debilidad de los pequeños músculos intrínsecos de los pies que se unen de hueso a hueso. La debilidad de los músculos pequeños permite que los músculos antagonistas más grandes, el *tibial posterior* y el *peroneo largo*, se contraigan en exceso y levanten los arcos. En casos más crónicos de arcadas altas, el tibial posterior o el peroneo corto pueden llegar a un estado de contracción fija (contractura), haciendo que el estudiante camine sobre sus patas delanteras. Como una terapéutica efectiva, estire los pies de manera similar a la que se usa para la fascitis plantar.

Otra causa de un arco alto es un tendón de Aquiles contraído. Esto provoca la flexión plantar, presionando los dedos de los pies hacia abajo y también provoca la marcha del antepié. La supinación suele acompañar a un tendón de Aquiles contraído.

Un tema de peso

Las personas con una gran masa corporal y aquellas cuyas ocupaciones requieren soportar un peso constante o estar de pie durante largos períodos, ejercen altos niveles de fuerza en los arcos de los pies. Esto hace que los arcos colapsen y se aplanen.

Cuando los arcos colapsan, el astrágalo cae hacia la línea media, distorsionando la alineación de la pierna con la rodilla y la cadera rodando hacia adentro. La carga de peso a largo plazo es una causa común de daño del cartílago de la rodilla y degeneración articular de la rodilla y la cadera.

Levante el pliegue medial de la articulación del astrágalo para ayudar a aliviar la tensión en la articulación.

24 Anatomía de la columna

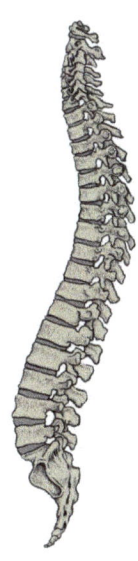

Si la columna fuera capaz de moverse sin el estorbo de las exigencias impuestas por los hombros y la pelvis con sus respectivas extremidades, podría alcanzar una gran libertad y fluidez, asemejándose a los movimientos de una serpiente. Permanecería equilibrado sin esfuerzo, satisfaciendo los objetivos finales de **Tadāsana**. La práctica de asanas intenta mantener **Tadāsana** en la columna mientras avanza a través de una serie de posiciones y posturas cada vez más complejas. Asana permite que la columna vertebral desarrolle fuerza y flexibilidad al tiempo que proporciona una base estable para las altas demandas que requieren las extremidades.

Todas las asanas giradas y torcidas son específicas para desarrollar la movilidad en la columna. La columna inicia el movimiento, a veces por completo, para no ser superada por los hombros, las caderas y las extremidades, que son más móviles.

Los principios para la alineación de la columna se basan en su diseño anatómico. Comprender la anatomía y la mecánica de la columna hace que la alineación sea mucho más fácil de aplicar.

La columna vertebral adulta consta de veinticuatro vértebras libres y móviles. El sacro y el cóccix también consisten en vértebras espinales, pero se consideran estructuras pélvicas. El sacro está compuesto por cinco vértebras fusionadas y el cóccix está formado por cuatro. Puede haber variaciones adicionales en el número total de segmentos espinales y en los que se fusionan, particularmente en el sacro. Los segmentos sacros superiores a veces no se fusionan y se comportan como vértebras lumbares, mientras que a veces las vértebras lumbares inferiores se fusionan con el sacro. Para el cóccix, la cantidad de segmentos puede variar de tres a cinco, aunque en casos raros, se han informado más como una "cola" vestigial.

La columna vertebral es el centro estructural del torso y actúa como la "quilla" del cuerpo. La musculatura central se adhiere a los muchos procesos que sobresalen de la porción posterior de la columna vertebral. Las superficies anteriores de los cuerpos vertebrales son lisas, importante para evitar la punción de los órganos internos. Unidas a la columna torácica hay costillas que protegen los órganos internos. Las funciones mecánicas de la columna proporcionan locomoción y soporte de peso. También protege el delicado sistema nervioso alojado dentro de su canal central antes de que los nervios espinales salgan de entre los discos de las vértebras para mantener los espacios.

La columna vertebral es una columna curva que consta de tres curvas funcionales: cervical, torácica y lumbar. Este diseño curvo proporciona absorción de impactos y permite que el eje vertical central de la columna resista fuerzas (compresión axial) hasta diez veces más de lo que podría proporcionar una columna recta.[1]

Arquitectura de una vértebra

Las vértebras tienen dos secciones. La porción anterior se llama *cuerpo vertebral*. La porción posterior se denomina *anillo vertebral*.

El cuerpo vertebral es un bloque grueso de hueso en forma de riñón, diseñado para transportar el vector central de la fuerza del peso corporal, pero ofrece un rango de movimiento mínimo. Muchos de los órganos internos se apoyan y cuelgan de las superficies anteriores lisas y redondeadas de los cuerpos vertebrales.

El anillo vertebral es el "extremo comercial" de la vértebra. Se le conoce como *la unidad motora* porque la mayoría de los movimientos mecánicos de la columna ocurren aquí. Siete procesos óseos en el anillo vertebral sirven como sitios de unión para los ligamentos que estabilizan los segmentos espinales. y los músculos que mueven regiones enteras de la columna vertebral y el torso. Hay cuatro *facetas* espinales o bisagras que se colocan en la parte superior e inferior de cada lado de cada vértebra (excepto en la parte superior de la primera vértebra cervical). Las facetas son las sitios principales de movimiento de la columna Sus superficies son planas y suaves para optimizar un movimiento de deslizamiento y cizallamiento.

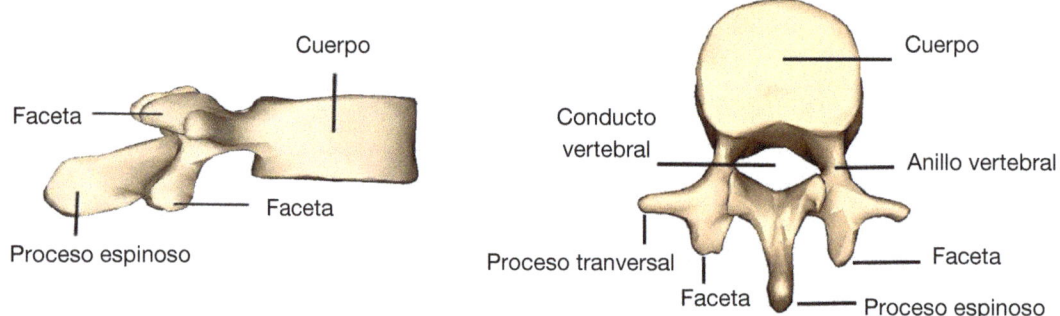

Disco espinal

Hay 23 discos espinales entre las vértebras, comenzando con la segunda y tercera vértebra cervical y terminando entre la quinta lumbar y el sacro. Los discos espinales absorben los golpes. Mantienen el espacio para que los nervios espinales salgan de la columna vertebral. Los discos tienen la misma altura, delante y detrás, y no se acuñan ni se inclinan de forma natural, incluso en las secciones donde las curvas de la columna se hacen más profundas. Un disco tiene dos divisiones distintas. La porción exterior es *el anillo fibroso*, compuesto por anillos concéntricos de fibrocartílago. Esta porción absorbe el 75% de las fuerzas que atraviesan el disco. La porción central es *el núcleo pulposo*, un saco de proteína redondo y lleno de gel que absorbe el 25% restante de las fuerzas.

Ruptura, hernia, protuberancia, protrusión, prolapso, hernia discal y desgarro

Hay muchos términos que describen las lesiones de los discos vertebrales, lo que puede volverse confuso. Los siguientes son los dos términos que mejor y más comúnmente cubren el tema:

Protrusion del disco: abultado, como una burbuja en un neumático de bicicleta. Se forman desgarros menores en los anillos externos de fibrocartílago. No hay fuga de proteína del núcleo. Un disco puede sobresalir lateral o medialmente en la abertura donde el nervio sale de la columna vertebral. Un disco abultado se considera un disco protruido.

Prolapso de disco: la burbuja se rompe y el gel lleno de proteínas del núcleo pulposo se filtra a través de los anillos externos del disco y entra en contacto con los tejidos circundantes externos. Un prolapso de disco es el término para un disco roto o herniado.

La Academia Estadounidense de Cirujanos Ortopédicos estima que entre el 60 y el 80 por ciento de los norteamericanos experimentarán dolor lumbar en algún momento de sus vidas. Un disco prolapsado estará presente en un alto porcentaje de estos casos.

Locura de corte

En las posturas de flexión lateral, los maestros a menudo instruyen a los estudiantes para que primero muevan las caderas hacia el lado opuesto al que están doblando. Este desplazamiento horizontal de las caderas puede hacer que las vértebras lumbares se corten a través de los discos, lo que aumenta la probabilidad de desgarros. El riesgo aumenta si se agrega a la postura torsión, extensión o soporte de peso.

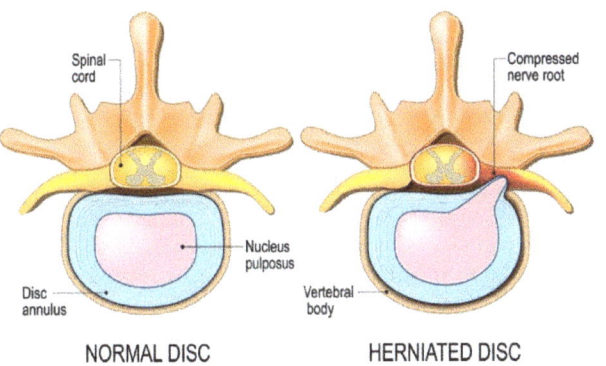

Para doblar lateralmente de forma segura, levante y alargue el cuerpo lateral hacia el que se dobla (la concavidad). Una señal lúdica es alargar desde "la cadera hasta el hoyo". Esto alarga el lado cóncavo de la postura e inicia un movimiento suave y curvo en lugar de uno agudo y angular que hace que los discos se acuñen y compriman.

Hablando técnicamente - Tolerancias antes del prolapso de disco

Los discos espinales están diseñados para manejar grandes cantidades de carga axial (plano vertical). Los discos en la columna vertebral de un adulto joven soportan 800 kilogramos por pulgada cuadrada antes del prolapso. Los discos en lomos de adultos mayores manejan solo 450 kilogramos/pulgada cuadrada.

La carga de peso, especialmente cuando se desvía de la vertical, aumenta exponencialmente la presión en los discos de la columna. Los métodos de levantamiento correctos son esenciales para evitar lesiones en los discos. Un peso de 10 kilogramos levantado cerca del torso con las rodillas dobladas y la columna erguida produce aproximadamente solo 100 kilogramos de presión sobre los discos. Sin embargo, si se levantan los mismos 10 kilogramos mientras se inclina hacia adelante con los brazos y las piernas estirados, se genera una fuerza de 700 kilogramos por pulgada cuadrada, casi en el umbral que dañará el disco.

Los giros y torsiones producen fuerzas de cizallamiento en el disco. Las fuerzas de torsión en un disco que superan los 15° de rotación pueden desgarrar las fibras anulares en los anillos exteriores del disco, lo que provoca un daño significativo.

Otra instrucción de enseñanza común, pero potencialmente dañina, es levantarse de un pliegue hacia adelante, una vértebra a la vez. Esta acción carga el disco con un peso excesivo antes de que el núcleo pueda desplazarse y volver a centrarse. En cambio, levante el torso con curvas espinales bien formadas.

Alarga los músculos del lado cóncavo de la columna y contrae los músculos a lo largo de la convexidad. Esto puede parecer contrario a la intuición, pero es mecánicamente correcto y permitirá una asana más profunda y segura.

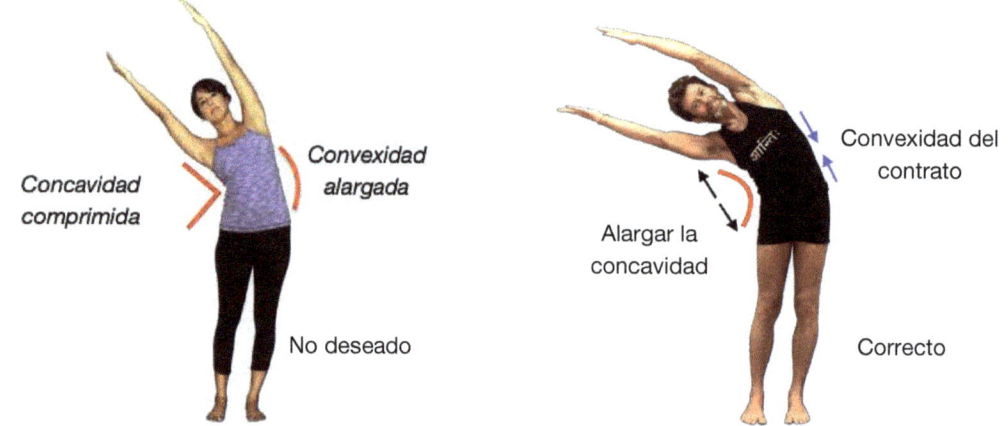

Dolor de espalda: ¿mecánico o químico?

El sistema inmunológico es una red química sofisticada con una función principal para distinguir "yo" de "otro". Responde a los invasores, ya sean virus, bacterias o venenos biológicos. El sistema inmunitario puede acumular recuerdos detallados de materiales a los que ha estado expuesto a lo largo de su vida con un alcance comparable a la inteligencia del cerebro. Es particularmente sensible a las proteínas.

El núcleo de un disco prolapsado filtrará proteínas secuestradas previamente tapiadas hacia los tejidos cercanos del cuerpo. Si el sistema inmunitario no reconoce estas proteínas "extrañas" como "propias", pueden ser atacadas. Esto inicia un proceso inflamatorio, auto-respuesta inmune alrededor del espacio estrecho, ya constreñido por el disco inflamado. La inflamación reduce aún más la pequeña abertura entre las vértebras (foramen) a través de la cual se desliza la raíz nerviosa. Es la inflamación y no el disco en sí lo que a menudo es la causa de la compresión nerviosa y el dolor.[2]

El efecto del sistema inmunitario en las lesiones de disco

La resonancia magnética, o MRI, es una herramienta de imagen que puede diagnosticar las posibles causas del dolor de espalda. Proporciona una vista detallada de la columna vertebral, los discos y los tejidos blandos circundantes. Una resonancia magnética podría revelar que la protrusión o el prolapso del disco son la causa probable del dolor actual. También suele identificar lesiones de disco más antiguas, que ocurrieron años antes. Desconcertado, un paciente puede preguntarse: "¡pero nunca tuve dolor de espalda antes de que esto sucediera"!

¿Cómo podría una persona ser muy consciente de una lesión y otra no, a pesar de ser similar? La respuesta se puede encontrar en cómo el sistema inmunológico de un individuo respondió al estrés en el momento de la lesión. Si se produce un prolapso de disco durante un estado de pánico o estrés elevado, el sistema inmunitario, incapaz de identificar la proteína, puede reaccionar de forma exagerada. El sistema entra en alerta máxima y puede crear una inflamación excesiva. Con un nivel de estrés más moderado, es posible que el proceso inflamatorio no reaccione en absoluto.

> Prácticas inmunitarias saludables: dieta saludable, meditación, bajo estrés: todo puede ayudar a reducir el grado de reacción a una lesión de disco

El efecto Valsalva: Sin aliento en Yogasana

La respiración tiene un efecto directo sobre la presión del disco. Cuando se usa correctamente, la respiración proporciona estabilidad y protege los discos de daños. Sin embargo, el uso inadecuado de la respiración aumenta la presión del disco a niveles peligrosos. Muchas tradiciones de yoga incorporan *Kumbhaka* (retención de la respiración) y *Bandhas* (bloqueos de la respiración). Estos dos procedimientos son prácticas de *Kriya* (limpieza) yoga y *Pranayama* (flujo de energía). También son importantes en los aspectos estructurales de asana. Los detalles sobre Bandhas y prácticas de respiración se presentan en el Capítulo 29.

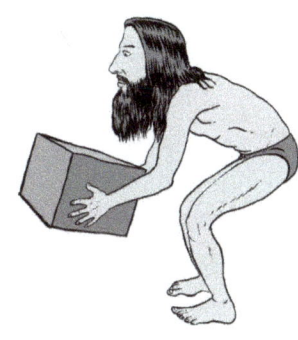

La presión del disco aumenta en una posición de flexión hacia adelante, especialmente al levantar peso o si se contiene la respiración. La retención de la respiración aumenta significativamente la presión dentro del disco, alcanzando niveles en los que un peso de 20 libras puede prolapsar un disco.

Dos fenómenos fisiológicos protegen los discos de lo que puede parecer un daño inevitable. Primero: al comprimir verticalmente la columna vertebral, las fuerzas se desplazan naturalmente desde el núcleo gelatinoso hacia los anillos exteriores del cartílago. Esta acción de "aplastamiento" con las curvas vertebrales correctas mantiene los discos seguros y soportando la carga correctamente.

La otra acción protectora es el *efecto Valsalva*. El efecto Valsalva se produce cuando se comprime aire en las cavidades torácica y abdominal. El aire atrapado en la cavidad abdominal se puede comprimir para crear un "haz" inflado. Las fuerzas de gravedad y de golpe del talón que de otro modo serían absorbidas por los discos se transfieren hacia la cavidad abdominal, lo que reduce la presión sobre los discos. Este efecto está diseñado para proteger los discos, particularmente cuando se levanta un objeto pesado por primera vez y es de corta duración.

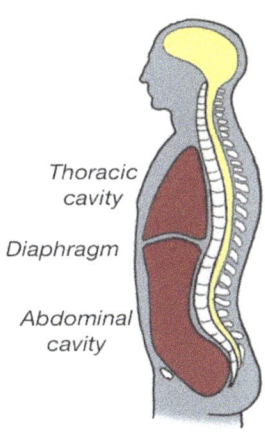

El efecto Valsalva reduce significativamente la compresión de los discos a lo largo de la columna lumbar. Se mide como una reducción del 50 % de la presión en el disco T12-L1 y del 30 % en el disco L5-S1. [3,4]

La mejor manera de utilizar el efecto Valsalva en asana es aplicar los Bandhas. Los Bandhas están comprometidos durante todo el ciclo de inhalación y exhalación. Hay una diferencia definitiva y crítica entre contener la respiración, que aumenta la presión del disco, y comprometer los Bandhas. La aplicación de Bandha es mecánica, usando los principios ya discutidos de *Deslizamiento del coxis anterior, Deslice el proceso de xifoides hacia atrás, Presione el ombligo hacia adentro.* Los Bandhas comprimen el aire en la cavidad abdominal, independientemente del ciclo de respiración. Estas acciones mantienen la presión del disco normalizada. Consulte el Capítulo 29 para obtener detalles sobre la respiración de ciclo completo y la activación de Bandha.

Llevar el ombligo hacia adentro accede a *Maṇipūra*, el tercer chakra. Además de ayudar a la compresión del abdomen, protege los discos espinales de la hiperextensión lumbar.

Cuando practique asana, respire completa y uniformemente. Las asanas de flexión hacia adelante se realizan con la exhalación y las coordenadas de extensión con la inhalación.

> Siempre involucra a los Bandhas
> Los bandhas reducen la presión de las fuerzas de soporte de peso sobre los discos espinales hasta en un 50 %

¿En cuántas direcciones se mueven las vértebras?

En conjunto, los movimientos de la columna son fluidos. Sin embargo, aislar y detectar los rangos de movimiento en cada vértebra no es fácil de detectar. Comprender las posibles direcciones de movimiento es importante al alinear la columna.

Cada vértebra se mueve en siete direcciones diferentes. Cada vértebra es capaz de:
- Flexión
- Extensión
- Flexión lateral (flexión lateral) - izquierda y derecha
- Rotación – izquierda y derecho
- Extensor de eje largo (distracción) - ligera elongación a través del eje vertical de la columna, alargando como un resorte de estiramiento. La mayoría de las posturas de yoga involucran la extensión del eje largo. La fisioterapia emplea la extensión del eje largo en técnicas de distracción, que se utilizan como un enfoque habitual para los problemas de la columna vertebral.[5]

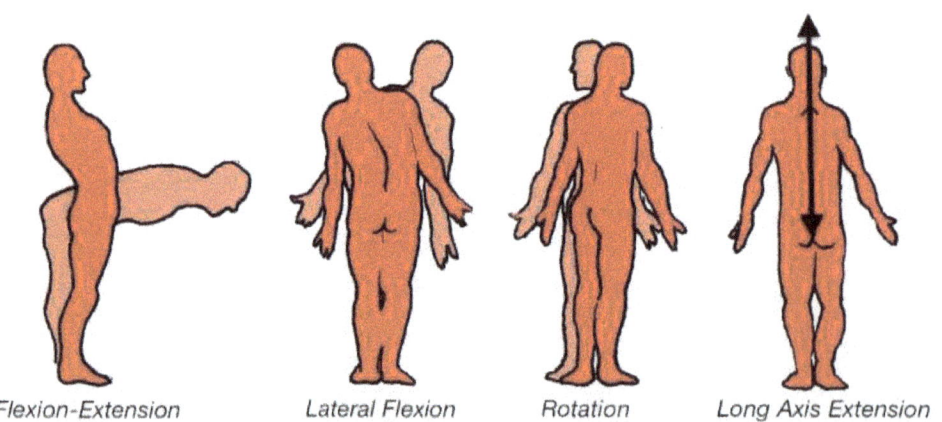

Flexion-Extension *Lateral Flexion* *Rotation* *Long Axis Extension*

Cada articulación formada por un par de facetas es capaz de moverse en las siete direcciones. Las superficies de las facetas se inclinan de manera diferente en las diversas regiones de la columna vertebral. Esto permite un mayor movimiento en una dirección.sobre otro, aunque todos los movimientos son posibles en cada faceta. Entre la parte superior (base) del sacro y la vértebra más superior, el atlas, hay 48 articulaciones facetarias.

Con 24 vértebras móviles en la columna de un adulto, cada una moviéndose en siete direcciones, hay un subtotal de 168 movimientos de la columna. Pero este no es el recuento final. Cada vértebra tiene cuatro facetas, cada una emparejada con facetas de la vértebra directamente arriba o abajo.

El movimiento facial ocurre entre los pares, lo que significa que cada vértebra puede moverse en las siete direcciones desde dos bisagras separadas. Esto lleva el total a 336 movimientos espinales independientes. Potencialmente, esto produce suficiente movilidad para crear las ondulaciones en forma de serpiente que asociamos con una columna sana.[6]

La mayoría de los yoguis nunca han aprendido a utilizar todas las capacidades de la columna vertebral. Los malos hábitos posturales y las lesiones limitan la capacidad de utilizar todos los movimientos sutiles de la columna. Por ejemplo, la columna torácica, junto con la caja torácica, tiene 216 movimientos.

Por costumbre, muchos estudiantes mueven toda la región como si fuera una pieza sólida. ¡Quizás a las bailarinas del vientre les va mejor que a los yoguis para acceder al potencial de la columna!

Movimiento facetario independiente

Las articulaciones facetarias se deslizan independientemente unas de otras. Incluso en la misma vértebra, algunas articulaciones pueden moverse libremente mientras que otras quedan fijas (bloqueadas en su lugar). Si el movimiento disminuye, otras articulaciones compensan y recuperan la holgura. Un resultado de la compensación es la hipermovilidad. Las facetas hipermóviles son aquellas que se mueven más allá de su rango normal. Sus sutiles compensaciones rara vez se notan hasta que las articulaciones ya se han debilitado, inflamado e inestable. Enfrente están las articulaciones fijas. Debido a su falta de movimiento, eventualmente se desarrollan adherencias.

Con el tiempo, pueden desarrollarse cambios degenerativos en vértebras hipermóviles o fijas. La degeneración incluye depósitos de calcio, formación de espolones y, finalmente, fusión espinal. Aunque estos cambios pueden atribuirse al proceso de envejecimiento "típico", restaurar la movilidad normal y la alineación precisa de la columna puede reducir la ocurrencia. La práctica del yoga es un sistema ideal para desarrollar la alineación, la movilidad y la estabilidad.

Hipermovilidad, clics y grietas

Muchos estudiantes están familiarizados con los crujidos y crujidos que pueden ocurrir en la columna vertebral al torcerse o girar. Cuando alguna articulación se agrieta, se liberan *endorfinas*. Las endorfinas son neurotransmisores químicamente similares a la morfina. Producen sensaciones de placer y alivio, lo que puede provocar que algunos alumnos se vuelvan prácticamente adictos a crujir la espalda constantemente.

El crujido que reaparece en el mismo movimiento tiene poco valor terapéutico. Estos crujidos y estallidos repetitivos no liberan las articulaciones fijas como lo harían los procedimientos quiroprácticos, sino que son movimientos generales e inespecíficos que generalmente se dirigen a las articulaciones inestables. El movimiento repetitivo de las articulaciones inestables estira los ligamentos y conduce a una hiperlaxitud crónica en esas articulaciones. Mover las articulaciones hipermóviles puede resultar fortalecedor, ya que produce una sensación de mayor libertad de movimiento, pero este "beneficio" disminuye rápidamente.

Importante: no tiene valor terapéutico mover las articulaciones más allá de sus límites anatómicos. Si se aprovecha la hipermovilidad, la inflamación y el dolor iniciales conducen a cambios degenerativos en la columna. Con el tiempo, estos cambios degenerativos reemplazan la hiperlaxitud original con inmovilidad y fusión.

El yoga desarrolla la conciencia de nuestros movimientos más sutiles, cuáles son correctos y cuáles son demasiado.

Movilidad: ¿la maldición o la cura?

Algunas regiones del cuerpo se mueven más libremente en comparación con las regiones menos móviles. Esto disminuye la explotación de las regiones móviles y potencialmente causa hipermovilidad. La alineación postural precisa reduce el daño potencial de las articulaciones hipermóviles al exceder los límites normales.

El objetivo en la práctica de asanas es moverse primero desde las regiones menos móviles.

Inclinación hacia adelante de muñeca de trapo es una pose engañosamente compleja que ofrece más que un simple estiramiento de la espalda. En la postura de la muñeca de trapo, el cuerpo puede experimentar el contraste energético entre la *tranquilidad y la tensión*. Las áreas de tensión a menudo son menos móviles y están atascadas, incapaces de encontrar tranquilidad.

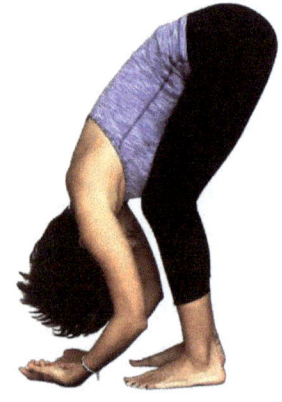

En Muñeca de trapo, identifica las regiones tensas de la columna. Libere profundamente y permita que los tejidos alrededor de la columna se ablanden al llevar el foco de la respiración a esas áreas específicas. Con cada exhalación, libera la tensión. Tenga en cuenta las áreas adyacentes más libres de la columna que pueden tratar de compensar estirando demasiado. Puede ser útil descansar el dorso de las manos sobre un bloque para evitar que la cabeza de los huesos del brazo caiga hacia adelante y se desalinee (no se muestra).

Muñeca de trapo doblada hacia adelante

En la serie **Gato-Vaca**, agregue movimientos espinales ondulantes para involucrar las siete direcciones de movimiento en cada vértebra. Mueva la columna con un movimiento sin esfuerzo, similar a una ola. Identifique cualquier segmento que no participe plenamente o, por el contrario, se mueva en exceso. Una vez que se detecta un patrón, use cada onda sucesiva de Cat-Cow (Gato-Vaca) para aumentar el movimiento en las regiones limitadas y reducir el movimiento donde la columna se engancha demasiado. Eventualmente, se logra más fluidez y equilibrio.

Perspectiva del autor: Redondear la columna torácica superior como se indica en la postura del gato generalmente no es beneficioso para practicar a menos que el yogui tenga una curva torácica marcadamente plana. La columna vertebral de la mayoría de los estudiantes ya tiene una excesiva propensión a redondearse. Una opción para una columna normal; mientras está en Cat Pose (Pose de Gato), presione el pecho hacia abajo (anterior) y trabaje en la postura levantando la caja torácica inferior hacia arriba (posterior). Esto permite que la columna torácica superior se aplane hacia la colchoneta. Mientras mantienes esta orientación, ondula la columna. Aunque las ondulaciones serán más desafiantes en esta posición, movilizan las vértebras con la columna alineada y es un enfoque más efectivo.

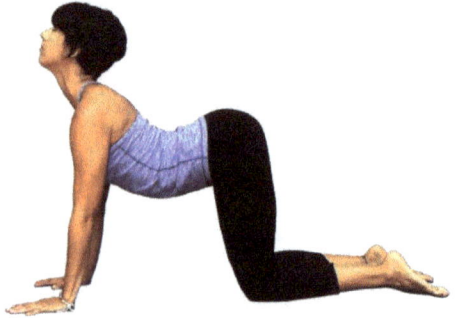

Extensión torácica en postura de vaca

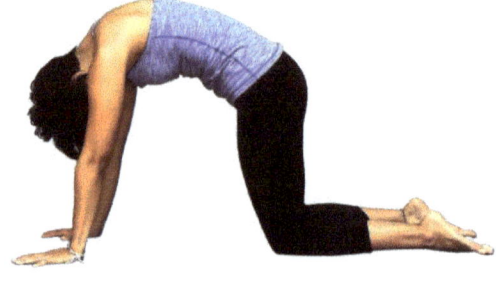

Columna torácica redondeada y flexionada en postura de gato (postura tradicional, no desde la perspectiva del autor)

Cambios en las curvas de la columna a lo largo de la vida

Si se observara a un grupo de personas desde la distancia con solo sus formas generales visibles, tendríamos un sentido instintivo de sus edades individuales y niveles de vitalidad. La verticalidad de sus espinas y el ritmo de sus pasos envían señales visuales que están integradas en nuestra conciencia y en nuestro impulso innato por la supervivencia de las especies.

Al nacer, la columna fetal emergente tiene forma de "C" con una concavidad anterior en lo que se denomina *cifosis*. A medida que el bebé comienza a levantar la cabeza en busca de alimento del pecho o del biberón, los músculos del cuello se fortalecen y, durante los meses siguientes, la columna cervical se invierte lentamente en una concavidad posterior o *lordosis*.

Cuando el bebé comienza a gatear, los huesos de la cadera se rehunden en el acetábulo, estimulando la formación de cavidades profundas de la cadera. Gatear y, finalmente, caminar obliga a la columna lumbar, al igual que la columna cervical, a invertirse en una curva lordótica. Debido a que se requiere un espacio sustancial para los pulmones y el corazón, la columna torácica conserva su curva cifótica original.

La forma final de la columna vertebral adulta normal tiene forma de "S" con tres curvas principales: cervical, torácica y lumbar. Similar a las fuerzas que comprimen un resorte, el diseño en forma de S maneja mejor los impactos y las fuerzas transferidas a través del eje central del cuerpo.

A medida que los humanos avanzan en años, la curva general de la columna a menudo regresa a su lugar de origen. Una vida de desgaste, un estilo de vida de frente al cuerpo y la pérdida general de fuerza muscular dan como resultado cambios degenerativos que hacen que la columna se colapse y vuelva a tener una curva en forma de C.

Las asanas que se enfocan en la extensión torácica, evitan el redondeo de la parte superior de la espalda y fortalecen la musculatura de la parte superior de la espalda son esenciales en la práctica diaria para el estudiante mayor.

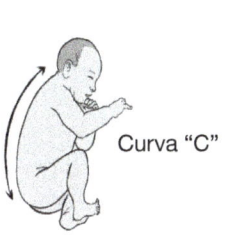
Curva "C"

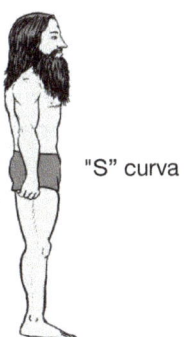
"S" curva

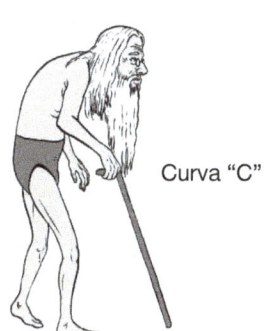
Curva "C"

La zona de muerte"

Las regiones de inmovilidad de la columna se pueden detectar y comparar con regiones de movilidad relativa mediante el uso de posturas giratorias, como Triángulo girado o Zancada girada. Esto se logra mejor con ayuda. El estudiante asume cualquiera de las dos poses. El asistente palpa la columna en busca de regiones tensas o inmóviles presionando cada vértebra, justo debajo de la apófisis espinosa lateral. Las secciones donde la columna palpa con una sensación dura, en lugar de elástica, se denominan "cariñosamente" *zonas muertas*.

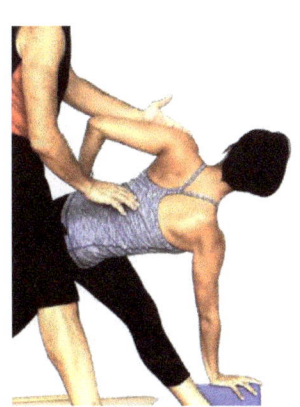

Con la práctica, se pueden identificar variaciones sutiles en la rigidez. Si la inmovilidad es causada por tensión muscular, tendrá una cualidad elástica cuando la columna esté profundamente presionada. La inmovilidad articular, en cambio, se presenta rígida y con resistencia. El asistente también puede detectar los segmentos hipermóviles, a menudo intercalados entre los inmóviles. Si no hay un evaluador o asistente disponible, el estudiante puede realizar suaves ondulaciones mientras está en la postura y evaluar sus propios movimientos. Cuando se detecta un área inmóvil, alargue y mueva esa área para una evaluación más precisa entre el músculo y la articulación.

Escoliosis Curvas peligrosas por delante

Una curvatura espinal lateral (de lado a lado) se llama *escoliosis*. Aunque no es una curva "normal", la escoliosis es una ocurrencia común. De alguna manera, la columna vertebral está predispuesta a la escoliosis. Durante las etapas iniciales del desarrollo embrionario humano, el corazón es grande y está ubicado en el centro del feto en crecimiento. La columna en desarrollo se desvía hacia la derecha para adaptarse al corazón. Esta desviación puede persistir después del nacimiento y aumentar a medida que la columna continúa creciendo durante la niñez.

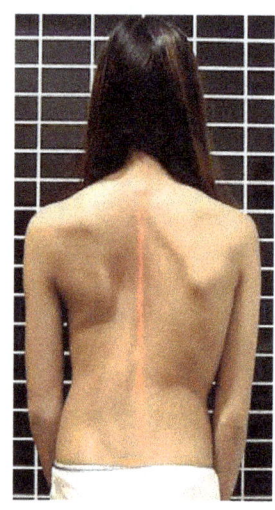

Cuanto mayor es el ángulo de la curvatura, más problemática se vuelve la escoliosis. En grados extremos de curvatura, la escoliosis puede comprometer la función del corazón, los pulmones y el diafragma, así como otros órganos internos.

Una columna vertebral con escoliosis también puede formar una torcedura; esto es una *escoliosis rotatoria*. Ocurre más a menudo con curvas más grandes. La escoliosis es un diseño menos estable y torcer la columna vertebral puede aumentar su fuerza. Otro medio para agregar estabilidad y equilibrio a la columna es la formación de curvas escolióticas secundarias más pequeñas que pueden desarrollarse como compensaciones.

Muchas de las causas de la escoliosis son desconocidos. El término dado para causa desconocida es *idiopático*, del griego, "el propio sufrimiento de uno". Sin embargo, además de la interferencia estructural del desarrollo del corazón, se han identificado algunas otras causas:

- Caderas desiguales o longitudes de piernas desiguales
- Una vértebra en forma de cuña (en lugar de una cuadrada)
- Asimetría muscular o subdesarrollo
- Una columna vertebral plana e hiperflexible que intenta estabilizarse profundizando sus curvas lateralmente, intentando absorber mejor el impacto.

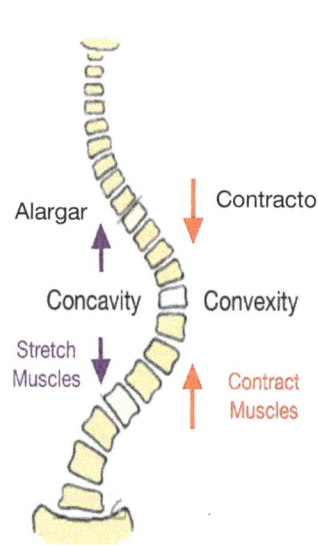

Hay dos lados de cualquier curva: la concavidad empotrada y la convexidad redondeada hacia afuera. Los músculos a lo largo del lado de la concavidad se vuelven cortos, demasiado eficientes y necesitan ser estirados. Los músculos a lo largo del lado de la convexidad son más largos, menos eficientes y necesitan ser fortalecidos.

Escoliosis y movilidad

La movilidad es esencial para la salud de la columna, especialmente cuando hay escoliosis. La movilidad debe ser fluida y dispersa por toda la columna. En las regiones con escoliosis, la movilidad se reduce debido a la compresión. Las regiones hipermóviles pueden desarrollarse en las regiones circundantes para compensar. Cuanto mejor pueda la columna acceder a sus 336 movimientos intersegmentarios sutiles dentro de sus rangos normales de movimiento, menores serán las compensaciones y su daño degenerativo. Mantener la movilidad completa y fluida de la columna puede parecer una tarea abrumadora, pero la práctica del yoga ofrece muchas herramientas. Los profesionales, como los quiroprácticos, pueden ayudar a restaurar la movilidad y descubrir otros desequilibrios estructurales.

Si la columna es demasiado recta y las curvas normales de la columna son más planas de lo necesario, la formación de escoliosis puede ser una respuesta compensatoria para soportar una columna vertebral tambaleante e hipermóvil. Las curvaturas laterales son el intento del cuerpo de aumentar la estabilidad.

Principios yóguicos esenciales para la escoliosis

- *Samasthiti* es quizás el principio más esencial para aplicar en asana cuando hay escoliosis. Samasthiti es la cualidad estructural donde cada músculo y tejido se equilibra física y energéticamente, en todas las direcciones, a lo largo de cada superficie y a lo largo de cada articulación. Ser consciente y mantener la intención de mantener Samasthiti puede reducir los efectos compresivos de la escoliosis.

- *Muévase primero desde las regiones menos móviles.* Iniciar el movimiento desde las articulaciones menos móviles producirá una acción fluida y elegante. Primero alarga la concavidad de una escoliosis. En posturas de flexión lateral, profundice y repita la asana en el lado cóncavo de la columna.

- *Alargue a lo largo del eje vertical de la columna vertebral (extensión del eje largo).* Con la escoliosis, la columna tiende a comprimirse y acortarse. Durante muchos años, la columna vertebral en las regiones afectadas puede colapsar, lo que resulta en una pérdida de altura observable. Extender la columna vertebral a través de la porción más profunda de una curva escoliótica expande los espacios articulares de la columna. Con el tiempo, la "memoria muscular" mantendrá la columna alargada y equilibrada.

Escoliosis y terapia de yoga

La práctica de asanas es una excelente terapia para ayudar a reducir la aceleración de la escoliosis. El yoga y la escoliosis es un tema extenso. Hay una serie de maestros magistrales que ofrecen una exploración integral en sus libros. Este libro no es de ninguna manera una revisión completa de la escoliosis y se recomienda que aquellos con problemas significativos busquen fuentes adicionales de herramientas terapéuticas adicionales. Aquí se ofrecen dos ejemplos de cómo las asanas restaurativas y los accesorios pueden abordar de manera efectiva la escoliosis.

Ejemplo 1: Coloque un cabezal debajo de la convexidad de la curva lateral (punto donde se redondea la columna). En la inhalación, alarga la columna; al exhalar, relaje los músculos y suéltelos más profundamente en el cabezal.

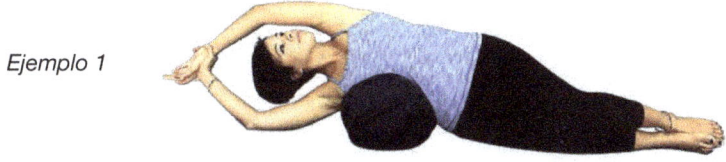

Ejemplo 1

Ejemplo 2: Los músculos a lo largo del lado convexo (redondeado) de la columna tienen que recorrer una distancia más larga. Se estirarán demasiado, volviéndose menos eficientes y más débiles. Los músculos del lado cóncavo (hundido) de la columna están demasiado contraídos y acortados, lo que hace que dominen la musculatura del lado convexo. El profesor e investigador de yoga Doug Keller enseña un enfoque efectivo sobre cómo alargar la musculatura a lo largo de la concavidad y la tracción y alargar los músculos de la concavidad. [7]

Procedimiento:
1. Párese con el lado cóncavo al lado y perpendicular a la pared.
2. Párate y mantén el equilibrio sobre un bloque de yoga en el pie del lado convexo, que es la pierna más alejada de la pared. El equilibrio fortalece la musculatura a lo largo de la convexidad.
3. La pierna interior se suspende, creando una tracción hacia abajo que alarga el lado cóncavo de la columna.
4. El brazo interior se eleva por encima de la cabeza y se alarga por la pared, lo que también alarga la concavidad de la escoliosis. Estira la musculatura más tensa de la concavidad mediante tracción ascendente. El brazo levantado se enfoca más en la curva espinal torácica, una ubicación más común para la escoliosis. El enfoque de la pierna suspendida está en la curvatura lumbar de ese lado, aunque ambas acciones se usan juntas para todos los niveles de escoliosis.

En todas las asanas de flexión lateral, utilice el mismo principio: contraiga el lado de la convexidad y alargue el lado de la concavidad.

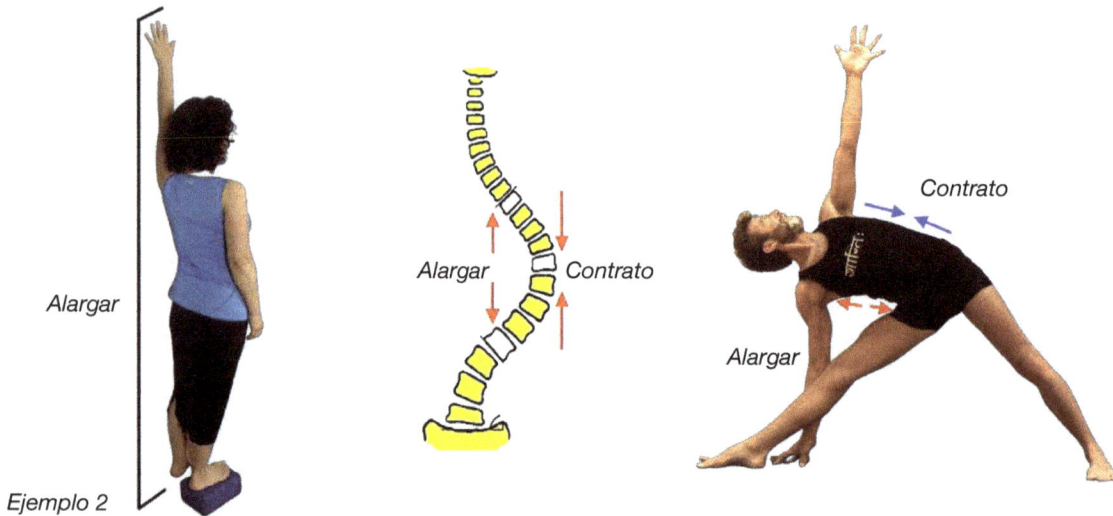

Ejemplo 2

Importante: En todas las asanas de flexión lateral, incluida **Trikonāsana** (postura del triángulo), and **Parsva Upavistha Konāsana** (Curva lateral sentado) alargue los músculos que se vuelven cortos y tensos en el lado de la concavidad y contraiga los músculos del lado convexo que se han alargado y débil. Esto puede parecer contrario a la intuición y, lamentablemente, rara vez se enseña de esta manera, pero es mecánicamente correcto y permitirá asanas más profundas y seguras.

Mantra de la postura del triángulo

Profundizar - Alargar - Abrir

Con la pierna delantera: la cadera delantera se Profundiza, la caja torácica lateral inferior del cuerpo se Alarga y el pecho gira y se Abre hacia el techo

---

Mapeando la columna vertebral

Ya sea que haya o no escoliosis, nuestros hábitos posturales determinan qué problemas requieren atención en nuestra práctica de asanas. "¿Está un hombro más alto que el otro?" "¿Está una cadera hacia adelante?" Cada persona tiene patrones únicos que se identifican mejor a través de la observación directa.

Un enfoque útil es "mapear" el cuerpo. La postura inicial se puede visualizar y los cambios apropiados son más fáciles de realizar. Esto afectará la salud y la vitalidad en general, tanto dentro como fuera de la esterilla de yoga.

Evalúe estos marcadores anatómicos, buscando nivelación y equilibrio:

- ¿Están las clavículas cuadradas y niveladas?
- Desde la parte anterior, ¿está la nariz centrada sobre el esternón?
- ¿El dorso de la mano mira hacia adelante? (No deseado, indicando hombros redondeados)
- ¿El dedo medio se alinea con la costura de los pantalones?
- ¿Están niveladas las puntas inferiores de los omóplatos?
- ¿Un omóplato está más atrás? ¿Uno gira hacia adelante y se aleja de la columna?
- ¿Son las costillas inferiores simétricas y niveladas entre sí?
- ¿La caja torácica sobresale hacia adelante en cualquiera de los lados?
- ¿Las crestas de las caderas parecen niveladas?
- ¿Está una cadera adelante de la otra?
- ¿El tejido blando y el músculo sobre las caderas están uniformemente tonificados o un lado está doblado?
- ¿Están las rodillas alineadas horizontalmente entre sí?
- ¿Se puede observar visualmente la escoliosis al mirar la espalda?
- Al inclinarse hacia adelante hasta la mitad de un pliegue hacia adelante, ¿la columna vertebral se endereza o hay áreas que se curvan o se unen? El enderezamiento indica que la escoliosis es *funcional*, consecuencia de patrones de movimiento. Una curva restante indica una curva *estructural,* que resulta del desarrollo de la columna y la adaptación muscular.

Cada uno de estos problemas se puede abordar haciendo la corrección y recibiendo confirmación verbal. Tome un problema a la vez, comenzando con el más obvio. Con el tiempo, los ajustes de la postura se sentirán más naturales que con el patrón anterior. Los ajustes correctivos aumentarán los beneficios terapéuticos de la práctica de asanas.

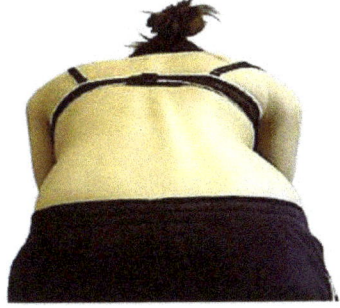

Escoliosis moderada

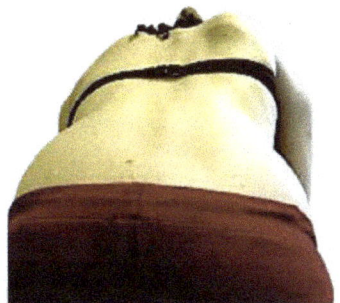

Escoliosis leve

Movilidad espinal desequilibrada

Ya sea que haya o no escoliosis, cada vértebra está diseñada para moverse sin tensión ni desgaste excesivo. El movimiento de cada vértebra también es interdependiente con todos los demás, especialmente los que están muy cerca. Si una vértebra se "atasca", otras vértebras lo compensarán y se volverán hipermóviles. Este tipo de compensación es una causa común de daño degenerativo. Con el tiempo, los discos de la columna se adelgazan y las superficies de los cuerpos vertebrales se vuelven ásperas e irregulares. Los espolones óseos pueden extenderse desde las vértebras como un intento de formar una base más amplia para la estabilidad. Este escenario se llama *osteoartritis*. En etapas avanzadas, dos o más vértebras pueden fusionarse, una condición llamada *anquilosis*.

Los estudiantes menos flexibles no deben forzar excesivamente su asana. Las articulaciones inmóviles no se liberan libremente. Los segmentos más móviles aprenden fácilmente a compensar, dominar y moverse más allá de sus rangos normales de movimiento. Lo mejor es disminuir la profundidad general de las posturas y concentrarse en las regiones inmóviles, moviéndolas lentamente y con precisión. La posición All-Fours es una buena postura para ondular la columna, identificando las sutiles diferencias de movilidad. Usar la respiración con el movimiento ayuda a crear espacio entre las vértebras para aumentar aún más la movilidad.

Para evitar la hipermovilidad crónica y sus cambios degenerativos, los estudiantes altamente flexibles deben ser conscientes de dónde son hipermóviles y resistirse a explotar esas regiones. Hacer un inventario de sus hábitos mecánicos personales de movimiento identificará dónde iniciar desde las regiones de menor movilidad.

La aplicación de todos los principios de alineación compartidos en este libro, incluso para regiones aparentemente no relacionadas con la columna vertebral, puede cambiar efectivamente los patrones de movimiento endurecidos por el tiempo. La terapia de manipulación, como las de la quiropráctica y algunas formas de terapias físicas y de yoga, pueden ayudar a identificar y restaurar el movimiento perdido en regiones difíciles de alcanzar solo con asanas.

Mantén la curva lumbar intacta

Es necesario mantener una curva lumbar en forma de huevo en poses como Bebé feliz, que puede aplanar la columna si se levanta el sacro de la colchoneta. Un método alternativo, y que es una poderosa terapia para problemas de espalda baja, es alargar y suspender las piernas dobladas a 90°. Cuanto más se mueven las rodillas hacia los pies, más profunda se forma la curva. Involucra a los Bandhas para mantener la curva del tamaño de un huevo; especialmente Uddiyana Bandha, que presiona las costillas inferiores contra la estera. Los músculos de la columna lumbar pueden fortalecerse alrededor de una curva bien formada. Al entrar en la postura del bebé feliz, en lugar de tirar de las rodillas hacia las axilas, presione isométricamente las rodillas hacia las caderas. Mantenga esta presión comprometida y la curva intacta mientras las rodillas se colocan en la postura. Un asistente puede ayudar en cualquiera de las posturas presionando las rodillas en la dirección necesaria.

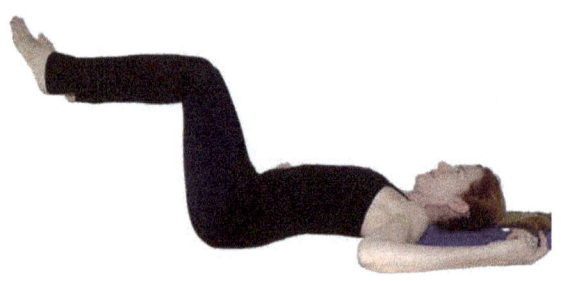
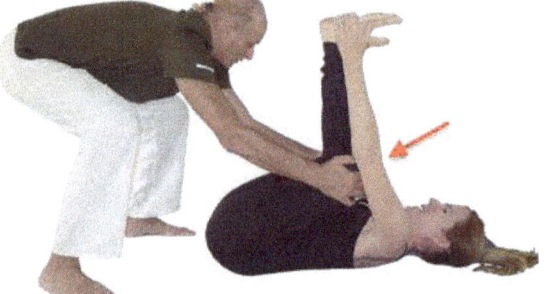

25 La columna lumbar

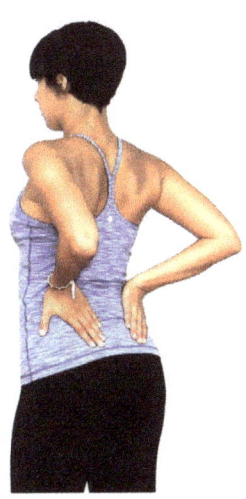

La incidencia del dolor lumbar se encuentra en niveles casi epidémicos en gran parte de la civilización occidental. Nuestro estilo de vida sedentario se personifica en posturas encorvadas y se ve exacerbado por viajar en automóviles y hundirse en sillas y sofás blandos. Aparte de algunos regaños simbólicos de los padres cuando eran adolescentes, no se enseñan consejos sobre la postura, lo que nos deja resolverlo por nuestra cuenta. Incluso la habilidad postural de suma importancia de sentarse cómodamente en una sentadilla profunda ha sido abandonada hace mucho tiempo en la cultura occidental.

En un estudio convincente de las tendencias del dolor lumbar, se informó que el 25% de los norteamericanos, más de 76,2 millones de personas, experimentaron dolor lumbar durante un período reciente de tres meses. Durante un período de un año, ese número aumentó a casi el 50%.[1] A lo largo de su vida, aproximadamente el 80% de los estadounidenses experimentarán dolor de espalda.[2] Muchas lesiones y dolores lumbares se deben a disfunciones mecánicas, como la postura con su efecto sobre la columna y la pelvis. Los problemas de espalda, aunque menos frecuentes, también pueden tener su origen en afecciones orgánicas, como disfunción orgánica, artritis inflamatoria, infección o cáncer.

No existen panaceas "mágicas" para el dolor lumbar, y el yoga tampoco es una excepción. Sin embargo, la experiencia de muchos practicantes de yoga corrobora que las asanas son un enfoque excelente para manejar los problemas de la espalda baja. Potencialmente, el yoga puede ser una sesión de fisioterapia personalizada con herramientas sofisticadas para mejorar la postura, descubrir debilidades musculares y abordar patrones mecánicos no saludables.

Movimiento de la columna lumbar

Setenta direcciones de movimiento son posibles desde las diez articulaciones facetarias lumbares. Las facetas de las vértebras lumbares miran medialmente en un plano sagital, lo que permite una mejor flexión y extensión. El movimiento en otras direcciones es más limitado pero también ocurre. El movimiento de cada vértebra individual es sutil y difícil de aislar. Las pruebas tradicionales de rango de movimiento solo acceden al movimiento a través de toda la región toraco-lumbar. Los movimientos facetarios más específicos e individualizados se pueden evaluar si se utilizan métodos como la palpación del movimiento, una herramienta de evaluación quiropráctica.

Los ligamentos ilio-lumbares

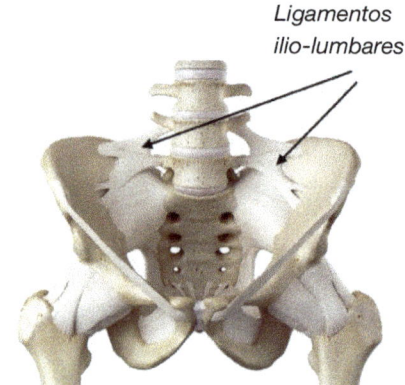

Ligamentos ilio-lumbares

La pelvis es la base de la columna vertebral. Las vértebras L4 y L5 se anclan a las porciones ilíacas internas de la pelvis con bandas grandes y gruesas de tejido denso y altamente colágeno llamados *ligamentos ilio-lumbares*. Estas dos vértebras lumbares más bajas tienen movilidad limitada, especialmente en flexión lateral, debido a las inserciones de los ligamentos y la necesidad de que sean estables. El resto de las vértebras lumbares se mueven con más libertad. Como función menor, los ligamentos ilio-lumbares estabilizan las articulaciones sacroilíacas contra movimientos forzados o de torsión.

¡Bebé feliz, de verdad!

Los bebés parecen encorvar la espalda sin esfuerzo y masticar fácilmente los dedos de los pies, mirando a sus madres con una expresión que parece decir: "¡Adelante, prueba esto, gran criatura!".

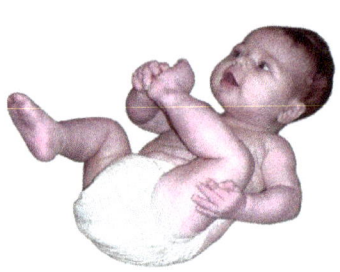

En el momento del parto, los ligamentos ilio-lumbares son solo rudimentarios. Comienzan su desarrollo real durante la niñez pero no se forman completamente hasta los años de la adolescencia. Una mala postura o una lesión en la parte baja de la espalda durante estos años críticos pueden hacer que los ligamentos se desarrollen incorrectamente y sean incapaces de proporcionar la estabilidad que deben ofrecer. Si la mala postura persiste hasta la edad adulta, la columna continúa desestabilizándose.

Una vez que cualquier ligamento se alarga, su nueva longitud es permanente. Los ligamentos iliolumbares estirados no pueden estabilizar adecuadamente la columna lumbar. El resultado de la inestabilidad crónica y prolongada en las vértebras L4 y L5 es el daño degenerativo del disco y espolones óseos, todos clasificados como osteoartritis. La inestabilidad de la columna, a menudo el resultado de una mala postura crónica, es un factor clave en la alta incidencia de dolor lumbar.

¿Rígido o no rígido? ¡Esa es la pregunta!

El dolor lumbar y la rigidez son a menudo las razones por las que los estudiantes encuentran el camino a su primera clase de yoga. Los nuevos estudiantes a menudo creen que la falta de flexibilidad es la principal causa de sus problemas. Apoyando esta suposición, al intentar doblarse hacia adelante, muestran una parte inferior de la espalda excesivamente redondeada. Sus dedos alcanzan el suelo a una distancia desalentadoramente grande. Es justo suponer que es posible que estos estudiantes nunca lleguen al corte final del Cirque du Soleil®. Sin embargo, cuando están a cuatro patas, estos estudiantes a menudo no tienen dificultad para profundizar la curva de la columna lumbar hacia el suelo.

Si la causa de su "rigidez" fuera el resultado de una columna vertebral inflexible, habría permanecido redondeada en la posición de cuatro patas y no podría revertirse y profundizarse en una concavidad normal.

Sorprendentemente, la apariencia "rígida" redondeada puede ser el resultado de la inestabilidad del ligamento. Los ligamentos sobrecargados son más débiles y no pueden brindar apoyo a la curva anatómica natural de la columna lumbar. En respuesta, los músculos de la parte inferior de la espalda se contraen en exceso, se tensan y, a menudo, se inflaman, dando la percepción errónea de inflexibilidad.

La rigidez de los isquiotibiales y los rangos de movimiento limitados de la cadera contribuyen a la inestabilidad de la columna lumbar; aumentar la flexibilidad de ambos puede reducir significativamente el dolor y la rigidez de la espalda baja.

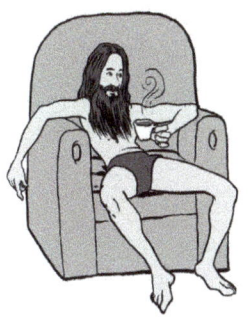

Rangos lumbares de movimiento

Flexión	40°
Extensión	30°
Flexión lateral	20 -30°
Rotación	10° (2° en cada segmento)

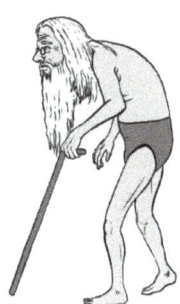

Estenosis espinal

Muchos años de mala postura, desgaste físicamente exigente e incluso flexibilidad excesiva cuando se es joven pueden dar lugar a características posturales comunes que se observan en las personas mayores. Un lento barajar y una parte superior de la espalda redondeada suelen ir acompañados de una curva lumbar recta y plana y unos glúteos planos. Estos son parte de un complejo de cambios estructurales resultantes de la *estenosis espinal*: el estrechamiento del canal espinal.

La estenosis espinal ocurre cuando los anillos posteriores de las vértebras se engrosan, estrechando el canal espinal. La delicada médula espinal encerrada, en lugar de estar protegida, se comprime.

El peso del cuerpo normalmente se apoya en los cuerpos vertebrales anteriores en forma de bloque. Los ligamentos ilio-lumbares debilitados, las lesiones de la columna vertebral o los cambios degenerativos a menudo transfieren la distribución del peso corporal posteriormente a los anillos vertebrales, lo que hace que se engruesen y, finalmente, se estreche el canal.

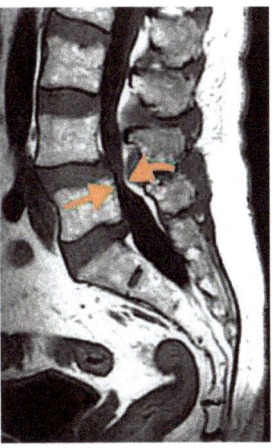

Canal espinal estrecho

El espacio dentro del canal está diseñado para que la médula espinal y su cola ahusada multifibrilada viajen sin trabas. Si se estrecha, comprime el tejido nervioso y causa dolor en la parte inferior de la espalda y en las extremidades inferiores. La estenosis es una condición común del envejecimiento. Es más frecuente en la columna lumbar, pero puede desarrollarse en otras regiones, particularmente en la columna cervical.

La postura del medio barco, **Ardha Navāsana**, es una postura terapéutica excelente para tratar la curva aplanada y los efectos de la estenosis lumbar. Ayuda a volver a desarrollar la importante y esencial curva lumbar inferior en forma de huevo fortaleciendo los músculos que la sostienen.

> Una desventaja inesperada pero profunda de la flexibilidad es la inestabilidad. No es raro ver que la flexibilidad de un bailarín joven se convierta en estenosis espinal cuando sea mayor

Cuando rendirse

En los capítulos 14 y 20, se presentó en detalle el procedimiento de dos pasos utilizado en todas las posturas de flexión hacia adelante. En **Paschimottanāsana**, el Paso Uno establece una curva lumbar en forma de huevo. Se mantiene el mayor tiempo posible durante la flexión anterior. En el Paso Dos, la curva lumbar se aplanará ligeramente. La pose se convierte en una expresión de rendición que libera toda tensión muscular. El paso dos es seguro de realizar con una columna sana y flexible.

Aplanar o redondear la columna en el Paso Dos no es beneficioso para los estudiantes con inestabilidad lumbar o estenosis. Para estos estudiantes, es mejor mantener una curva lumbar del tamaño de un huevo en ambos pasos de la flexión hacia adelante, independientemente de cuán profunda sea la postura, incluso si se mantienen erguidos. Use apoyos, especialmente si se sienta sobre mantas o un cojín, para inclinar la pelvis hacia adelante y ayudar a formar la curva lumbar. Se puede usar una correa alrededor de los talones superiores, enfocándose en fortalecer la musculatura lumbar.

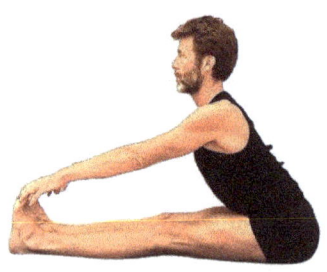

Paso uno: pliegue hacia adelante con la curva

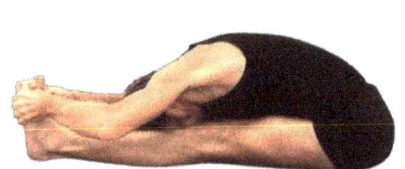

Paso dos: permita que se vuelva a redondear si la columna lumbar

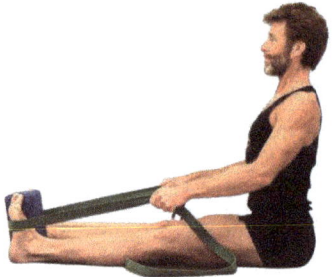

Paso dos: mantener la curvatura lumbar con estenosis o inestabilidad

Posturas redondeadas

Muchas de nuestras actividades de la vida flexionan y redondean la columna vertebral. Con el cuerpo anterior un 30 % más flexible y un 30% más fuerte que el cuerpo posterior, se necesita un esfuerzo para permanecer erguido. Redondear el torso hacia adelante aumenta aún más la eficiencia de los músculos frontales del cuerpo, lo que aumenta el desequilibrio. También aplana la curva lumbar. El esfuerzo enfocado es necesario para preservar la curva lumbar. Sin una curva lumbar adecuada, el resto de la columna tendrá dificultades para formar las curvas en las regiones respectivas.

Los principios de alineación pélvica crearán la base pélvica necesaria para que la columna lumbar resista el redondeo hacia adelante.

Debido a que el día de un estudiante está lleno de movimientos hacia adelante, una práctica de yoga que omite por completo las asanas que deliberadamente giran alrededor de la columna usa el tiempo de manera más inteligente para promover la integridad estructural.

Síndrome cruzado inferior

Existe un patrón entrecruzado de músculos tensos y débiles en la musculatura de la región pélvica. El plegado hacia adelante ayuda a equilibrar los músculos siempre que la columna mantenga su curva.

Para evitar que la extensión lumbar aumente la tensión de los músculos lumbares, aplique los dos pasos en toda la flexión hacia adelante. En cada asana, involucre los bandhas:

Deslizamiento del coxis anterior,   Deslice el proceso de xifoides hacia atrás,   Presione el ombligo hacia adentro

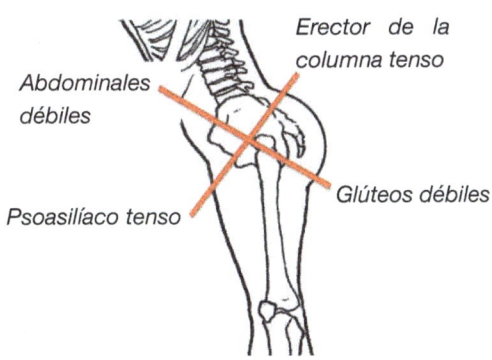

Punta de la pelvis, meneo de la columna

El sacro tiene la forma de un triángulo invertido. Su aspecto superior es una superficie ancha, contradictoriamente llamada base sacra. Es una base móvil. A medida que la pelvis se inclina hacia adelante o hacia atrás, la base del sacro se desplaza. Cambiar el ángulo de la base del sacro cambia directamente la profundidad de la curvatura de la columna.

Una *pelvis anterior* inclina el ángulo de la base del sacro hacia adelante, profundizando la curva lumbar, flexionando las caderas y tirando de los muslos hacia atrás.

Una pelvis posterior inclina la base del sacro hacia atrás, llevándola más horizontal. La base sacra más nivelada disminuye la curva lumbar y aplana la nalga. Los muslos y la cadera están desplazados hacia delante.

Deslizamiento del coxis anterior es la acción física que se corresponde con el *Mula Bandha*. No se aplica con demasiada fuerza, lo que de otro modo dominaría el equilibrio de la pelvis y obligaría a la columna a aplanarse y a los muslos a moverse hacia adelante. Es mayormente isométrica. El coxis presiona hacia adelante y hacia arriba en la parte inferior de la pelvis, como si la pelvis fuera un recipiente con agua jabonosa y el coxis presiona con la fuerza suficiente para liberar una pequeña burbuja. Para evitar un esfuerzo excesivo, mantenga firmemente los muslos hacia atrás mientras realiza la acción. Revise el Capítulo 14 para obtener más detalles.

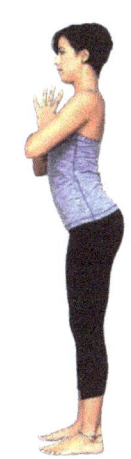

Inclinación anterior

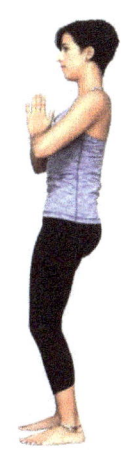

Inclinación posterior

Músculos del torso inferior

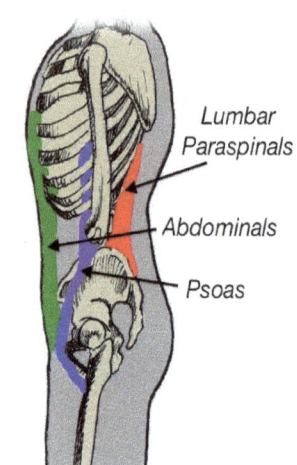

Los ejercicios abdominales, como abdominales y abdominales, a menudo se consideran esenciales para fortalecer la *espalda baja*. Esto es parcialmente cierto. Si los músculos abdominales son débiles, un régimen de ejercicios abdominales tendrá resultados positivos notables para la estabilidad de la espalda baja. Sin embargo, para lograr una integridad estructural total, los tres grupos musculares primarios del núcleo inferior deben ser fuertes y equilibrados entre sí. Estos grupos son los músculos abdominales, el psoas mayor/menor y los músculos paraespinales lumbares.

Al principio, puede parecer una tarea complicada equilibrar los tres grupos musculares. La buena noticia es que cuando la columna lumbar tiene una curva en forma de huevo, los tres grupos de músculos centrales inferiores estarán en equilibrio. Los principios de alineación integradora pélvica y el compromiso de Bandha, como se enseña en este libro, cumplirán fácilmente el trabajo.

> Una curva lumbar que es aproximadamente del tamaño de un huevo proporciona estabilidad ideal y equilibrio muscular

¡No aplastes el huevo!

Si alcanza detrás de la parte inferior de la espalda, puede palpar dos largas bandas verticales de músculos paraespinales. Imagina que se puede colocar un pequeño huevo entre ellos en la base de la columna vertebral, el nivel L4-L5.

Al estar acostado en posición supina en **Savāsana**, el huevo imaginario cabría debajo de la espalda baja sin rodar ni aplastarse. ¡Por supuesto, los huevos de diferentes tamaños son apropiados para cuerpos de diferentes tamaños!

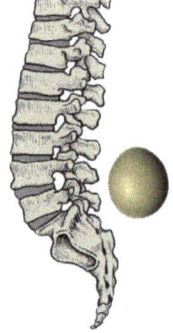 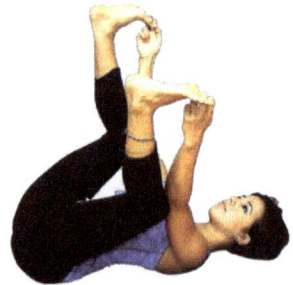

En **Ananda Balāsana** (Postura del bebé feliz), las caderas se flexionan profundamente y la pelvis se inclina hacia atrás. A menudo, la pelvis se levanta de la colchoneta, aplanando la columna lumbar. Aunque esto ocurre comúnmente, no se desea ni es seguro. Aplanar la columna debilita los ligamentos lumbares y acorta los músculos psoas. En cambio, mantenga el sacro sobre la colchoneta para mantener una curva lumbar del tamaño de un huevo. Esto es más alcanzable si, en lugar de tirar inmediatamente de las rodillas hacia los hombros, las presiona "hacia abajo" en dirección a las caderas. Continúe presionando las rodillas hacia abajo mientras las lleva a la postura completa, hacia las axilas.

Por el contrario, cuando se bajan las piernas desde Uttanpadāsana, Pose de piernas levantadas, la curvatura lumbar tiende a aumentar en exceso. Resista comprometiéndose firmemente con Uddiyana Bandha; presionando las costillas inferiores y la punta del esternón contra la colchoneta. Aplicar todas las acciones de *Deslizamiento del coxis anterior;* Deslice el proceso de xifoides hacia atrás*; Presione el ombligo hacia adentro* en el camino hacia abajo. ¡Esto ayudará a mantener una curva de un huevo y no de media docena!

Los oblicuos abdominales

Los oblicuos abdominales son un grupo muscular en forma de diamante que rodea la parte inferior del torso a modo de faja. Los oblicuos internos y externos, el recto abdominal y el transverso del abdomen estabilizan la columna lumbar. Se unen a las siete costillas inferiores y descienden hasta el borde pélvico, anclados en parte por el ligamento inguinal, la ubicación más común de las hernias. Además de proporcionar fuerza y estabilidad a la columna lumbar, los oblicuos rotan la parte inferior del torso.

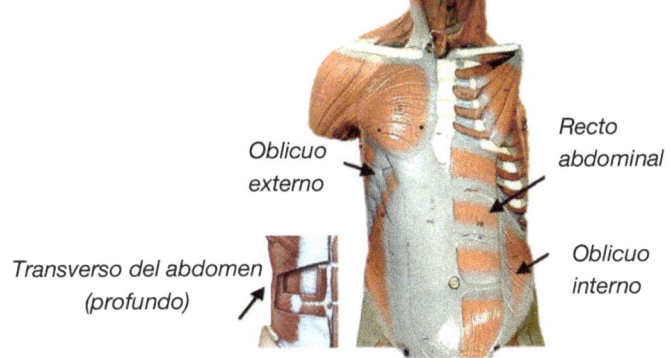

Oblicuo externo
Recto abdominal
Transverso del abdomen (profundo)
Oblicuo interno

La contracción de los oblicuos abdominales es parabólica, lo que hace que la cintura se estreche y adopte su forma hueca. La contracción parabólica se puede ver como dos anillos con cuerdas estrechamente empaquetadas que se extienden entre ellos. El anillo superior representa la caja torácica inferior y el anillo inferior representa el borde pélvico. Para que ocurra un giro, un anillo debe permanecer estable mientras el otro gira. Otra opción es que ambos anillos giren en direcciones opuestas. Si ambos giran en la misma dirección, no se produce ningún giro.

Las caderas o los hombros deben estabilizarse para que se produzca un giro completo de la columna y un estrechamiento de la cintura. O bien, las caderas y los hombros pueden girar en direcciones opuestas. Por regla general, los giros se realizan en la columna, no girando la pelvis o la cintura escapular.

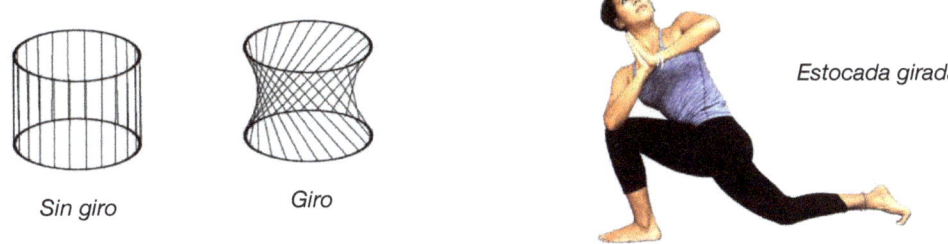

Sin giro
Giro
Estocada girada

En la postura de estocada giratoria, estabilice la pelvis (anillo inferior), manteniéndola horizontal y paralela al frente de la colchoneta. La caja torácica inferior (anillo superior), unida por el pecho y los hombros, gira en dirección opuesta. Esta acción compromete fuertemente los oblicuos abdominales y proporciona un "apretón" terapéutico de los órganos internos. El torso en la parte inferior trasera del giro se acorta y se vuelve cóncavo.

Alargue ese lado del cuerpo y enganche los oblicuos abdominales a lo largo de ambos lados del torso con la misma longitud y tensión. En la postura de torsión supina, la caja torácica inferior (anillo superior) permanece estable o puede rotar en dirección opuesta a la rotación de la pelvis. La pelvis (anillo inferior) gira para apilar las caderas verticalmente.

Los giros espinales tienen un gran valor terapéutico cuando se realizan correctamente.

Mantenga el eje central alineado al girar

La columna vertebral gira alrededor de un Eje Central recto y vertical. Si está fuera del eje, se genera un par de torsión y un cizallamiento no deseados a través de los discos espinales. Los Bandhas y los diafragmas se tuercen y sus funciones se ven comprometidas.

Para evitar estar fuera del eje en Supine Twist, la pelvis se reposiciona antes de que las rodillas caigan hacia un lado. Utilice los siguientes pasos:

- Coloque ambos hombros planos sobre la colchoneta.
- Levante ligeramente la pelvis, desplazándola la mitad del ancho de la pelvis hacia el lado opuesto al que bajarán las rodillas (12-14 pulgadas).
- Deje caer ambas rodillas sobre el lado superior de la pierna.

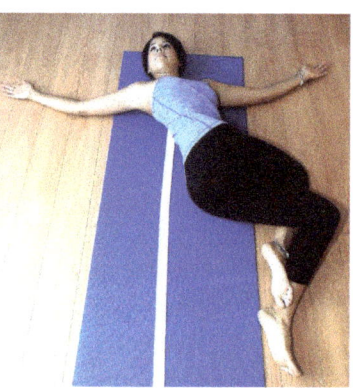

Giro supino: incorrecto

Paquete de seis abdominales

Si se desea un abdomen marcado, es posible que el yoga no sea la primera opción para un régimen físico. La mayoría de las posturas de yoga no aíslan los músculos abdominales ni los involucran con la firmeza necesaria para desarrollar un paquete de seis. Ciertamente, no hay nada inapropiado en desarrollar "abdominales de tabla de lavar", siempre y cuando hacerlo no desarrolle demasiado los abdominales hasta el punto en que el psoas y los músculos paraespinales lumbares se dominen y la curva lumbar en forma de huevo se aplane.

El "agujero negro" del vientre

En el Universo, un *agujero negro* atrae todo desde todas las direcciones circundantes hacia su centro. Involucrar al ombligo es análogo al comportamiento del agujero negro. La musculatura abdominal se contrae hacia adentro desde todas las direcciones. Esta acción es sutil, pero un esfuerzo definido. Intente mantener una sutil contracción de los músculos abdominales durante la práctica de yoga y las actividades diarias. Esta acción involucra el *chakra Manipuri* y trabaja junto (sinérgicamente) con Uddiyana Bandha.

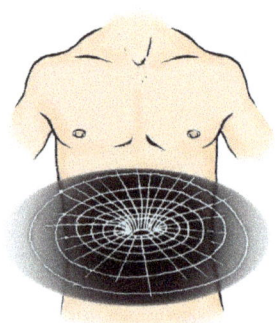

La acción de *Presione el ombligo hacia adentro* evita que la curva de la columna lumbar se arquee. Es una acción valiosa que protege los discos espinales y los nervios de la compresión, especialmente cuando se intentan posturas de "flexión hacia atrás".

Espondilolistesis

Aproximadamente el 5% de la población general tiene un defecto estructural en una o más vértebras llamado *espondilolistesis*. Una espondilolistesis es una ruptura o falta de fusión del anillo posterior de una vértebra. Provoca inestabilidad permanente de la vértebra y la tendencia de la vértebra dañada a deslizarse hacia delante.

Con la espondilolistesis, la dispersión de la fuerza de gravedad a través de la columna se vuelve problemática. Las actividades que soportan peso y las posturas de flexión de la espalda deben realizarse con precaución para no forzar la vértebra a moverse hacia adelante y agravar la condición.

Spondylo, para abreviar, no es inmediatamente obvio en apariencia externa. Puede producir una pequeña depresión hacia adentro visible en la parte baja de la espalda. Una característica diferenciadora es que la pelvis no se inclina excesivamente hacia delante sino que la pelvis conserva una posición neutra. Una curva profunda típica, no espondiloide, normalmente está formada por una pelvis anterior.

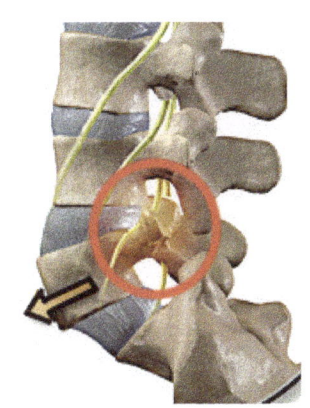

No existen posturas de yoga especiales ni intervenciones médicas que puedan reparar eficazmente una espondilolistesis. Sin embargo, es posible limitar el dolor y las limitaciones funcionales y los cambios degenerativos que produce un spondylo. Los principios de alineación del yoga abordan el estrés estructural que hace que una vértebra espondilotomía se desplace hacia adelante. La alineación precisa puede permitir que la mayoría de las asanas se practiquen de manera segura, a pesar de la presencia de un spondylo.

Estos principios de alineación presentados anteriormente ayudan a manejar de manera segura la espondilolistesis:

- *Activar Mula Bandha:* Involucre Mula bandha presionando la parte anterior del coxis. Esto evita que el centro de gravedad se desplace hacia adelante y ejerza presión sobre la espondilolistesis.
- *Deslizamiento del coxis anterior; Deslice el proceso de xifoides hacia atrás; Presione el ombligo hacia adentro.* Estas acciones son la forma más eficaz de reducir las fuerzas impulsoras anteriores sobre las vértebras lumbares.
- *Presione hacia adentro el "agujero negro" del ombligo.* Esto limita el avance de la columna vertebral.

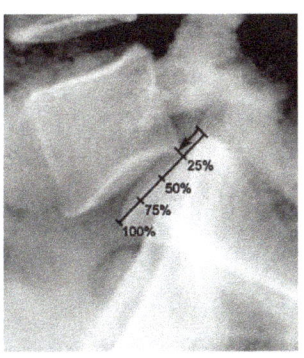

Puente soportado para espondilolistesis

La Postura del Puente con Soporte es una excelente postura restauradora para el manejo de la espondilolistesis. La pelvis se levanta y se apoya sobre un bloque que cruza las articulaciones sacroilíacas. La columna lumbar se suspende y se alarga, recibiendo tracción axial mientras que la vértebra con espondilolistesis cae hacia atrás.

Coloque el bloque a cualquier altura. Asegúrese de que el bloque descanse sobre el sacro, no sobre la columna lumbar inferior. La fuerza de la gravedad tracciona la columna lumbar en extensión del eje largo. La espondilolistesis caerá hacia atrás, reduciendo la tensión anterior sobre la columna. La postura del puente con apoyo a menudo puede proporcionar un alivio rápido del dolor en condiciones agudas.

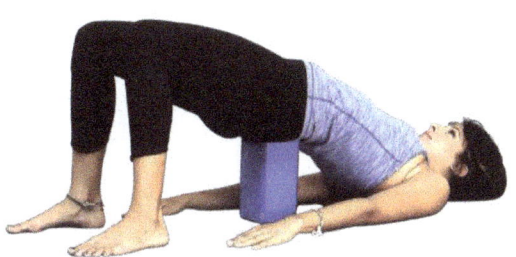

Puente soportado

Ciática

El nervio ciático es el nervio más grande y largo del cuerpo humano. Viaja a lo largo de la parte posterior de la pierna hasta el pie. Se compone de una red combinada de fibras de raíces nerviosas que salen de la columna desde los segmentos vertebrales L-3 a S-2 (la variación es común). La neuritis ciática, el término adecuado para la ciática, resulta de la inflamación de una o más de las raíces del nervio ciático. Puede producir un dolor profundo en los glúteos que puede irradiarse por la pierna hasta el pie.

La neuritis ciática es causada con mayor frecuencia por la protrusión del disco. Las raíces individuales del nervio ciático salen a través del foramen, pequeñas aberturas entre las vértebras. Normalmente, aproximadamente 12 milímetros de holgura en la raíz nerviosa permiten que se deslice. El límite de 12 milímetros generalmente se alcanza cuando la pierna estirada se eleva a aproximadamente 60° de flexión. Con un disco sano, las raíces de un nervio ciático de movimiento libre pueden estirarse más de 60° sin producir tensión ni irritación. Sin embargo, con un disco protuberante o inflamado, la raíz nerviosa debe viajar una distancia adicional más allá de los 12 milímetros para pasar alrededor del bulto, produciendo dolor o disfunción.

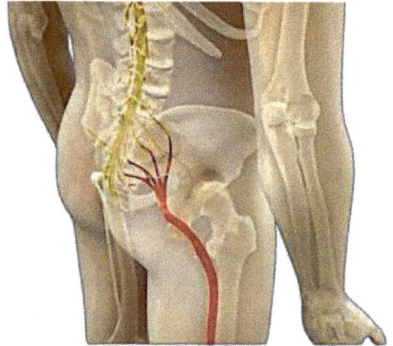

Nervio ciático

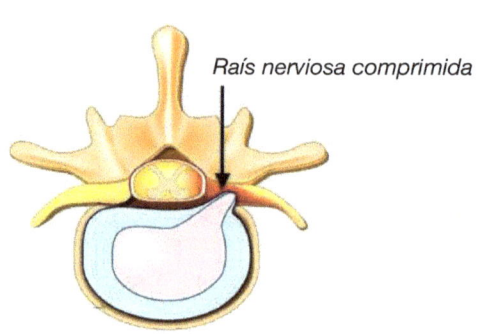

Raís nerviosa comprimida

La prueba de Lasegue, una prueba ortopédica para la ciática, levanta una pierna estirada a la vez. Si el dolor aparece antes de alcanzar los 60° de elevación de la pierna, es indicativo de neuritis ciática. El dolor en la pierna que comienza después de los 60° es menos probable que esté relacionado con el disco, pero que se deba a otras afecciones: problemas de cadera, disfunción sacroilíaca o problemas que se originan en la musculatura, particularmente en los músculos piriforme o isquiotibial.[3]

La prueba de la pierna estirada no es concluyente para una protrusión discal; sin embargo, puede proporcionar información que puede usarse para asesorar responsablemente a los estudiantes sobre cómo modificar su práctica y cuándo consultar a un profesional de la salud.

El *músculo piriforme* rota externamente la cadera. Sus inserciones discurren directamente sobre el nervio ciático, a través del centro del músculo o entre dos vientres musculares separados. Si el músculo piriforme se vuelve débil y flácido, puede colapsar sobre el nervio y producir presión. Si el músculo sufre espasmos, puede crear un agarre similar a un tornillo de banco alrededor del nervio. Cualquiera de estos estados piriformes puede producir dolor ciático. El dolor del *síndrome piriforme* generalmente se limita a la región de los glúteos y rara vez a la pierna, lo que lo diferencia de un origen relacionado con el disco.

Desgarrar el *músculo isquiotibial* en su unión a la tuberosidad isquiática puede ser igualmente incómodo e imitar el dolor de la ciática. Es común al dolor asociado con el "trasero de yoga". Una unión del músculo isquiotibial desgarrado o distendido en la tuberosidad isquiática también puede producir dolor en la pierna que sigue el curso del músculo isquiotibial a medida que baja por la parte posterior del muslo y detrás del Sin embargo, no provocaría dolor en el pie. El dolor en el tendón de la corva tiende a localizarse dentro del músculo de la pierna; el dolor o la sensibilidad no se producen cuando se presionan las vértebras lumbares, como suele ocurrir con una afección relacionada con el disco.

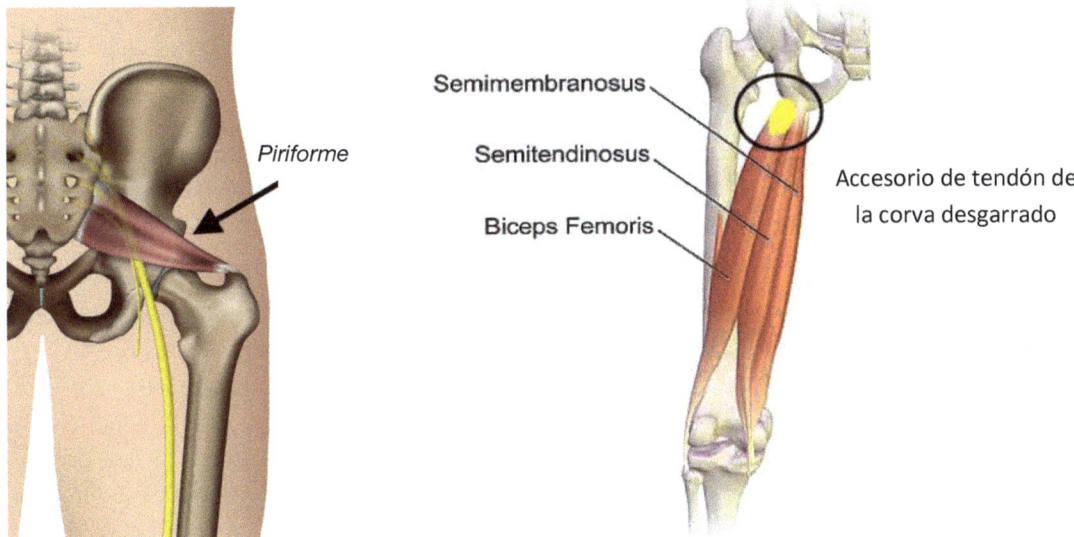

Dolor de espalda relacionado con los músculos

La lesión de los discos espinales ocurre con más frecuencia de lo esperado. Con el advenimiento de la resonancia magnética, a menudo se detectan hernias de disco, incluso con poco o ningún dolor presente. Aún así, la causa más común de dolor de espalda es la distensión muscular localizada. Un estudiante de yoga demasiado diligente puede distender un músculo y causar que se irrite o se desgarre levemente. El dolor de la distensión muscular es relativamente breve, dura de dos a cinco días. En la mayoría de los casos, la tensión muscular a corto plazo es el resultado de un exceso de exuberancia y de forzar la práctica de un día más allá del límite seguro del 10%. El dolor muscular que se produce de forma repetitiva y se vuelve crónico suele ser un signo de una disfunción subyacente mecánica, de la columna vertebral o de la articulación de la cadera.

El dolor muscular crónico indica que están intentando compensar la debilidad estructural en otros lugares y esforzándose más allá de sus límites. Por ejemplo, los músculos se acortan y tensan si una vértebra es inestable y sus ligamentos no pueden brindar un apoyo adecuado. Por el contrario, los músculos se debilitan cuando las articulaciones se vuelven inmóviles, como resultado de la falta de estimulación mecánica. La alineación de la columna y la pelvis es esencial para detener las lesiones repetitivas y rehabilitar el área lesionada. La reducción del dolor se convierte en un indicador de retroalimentación casi inmediato cuando se realiza la alineación correcta en áreas de músculos tensos.

Con cualquier tipo de dolor, siempre es importante considerar otras posibles causas relacionadas con consideraciones de salud no estructurales. El dolor que persiste y no mejora con el reposo, el ejercicio de rehabilitación o una mayor precisión en la alineación puede tener un origen orgánico o metabólico. El yogui consciente nunca ignora el dolor no resuelto, sino que busca descubrir y comprender su verdadera causa, rápida y completamente.

Muévase suavemente fuera de las flexiones hacia atrás

La inversión inmediata o rápida de la curvatura lumbar no es una práctica segura. Las posturas profundas de flexión hacia atrás se siguen mejor con una postura de curva lumbar neutra, como **Adho Mukha Svanāsana**, Perro mirando hacia abajo, y luego abrazar inmediatamente las rodillas hacia el pecho o intentar una flexión completa hacia adelante como Happy Baby Pose o **Uttanāsana**. La asana neutra permite que el material del disco interno se vuelva a centrar antes de que la postura contraria lo cambie a la dirección opuesta.

Por supuesto, la forma verdaderamente segura de realizar cualquier postura de flexión hacia atrás es considerarla como un abridor de pecho y no profundizar excesivamente la columna lumbar ya cóncava. Este enfoque alienta a la región torácica menos móvil a iniciar la postura y participar más plenamente en la flexión hacia atrás antes de que la parte inferior de la espalda se enganche, explote su diseño ya extendido y haga la mayor parte del trabajo. Es esencial enganchar *Deslizamiento del coxis anterior; Deslice el proceso de xifoides hacia atrás; Presione el ombligo hacia adentro* con todas las posturas de flexión hacia atrás para evitar lesiones por hiperextensión y compresión del disco en la columna lumbar.

La mayoría de las lesiones en asana ocurren al entrar o salir de una asana. Si las transiciones entre posturas son rápidas, se asigna menos tiempo para establecer adecuadamente la base de la asana y lograr una buena alineación postural. Los discos de la columna vuelven a centrarse mucho más lento que la velocidad de los rápidos cambios de las extremidades.

Los movimientos cuidadosos, conscientes, de alineación precisa y no impulsados por el ego durante las etapas inicial y final de asana son esenciales para una práctica segura.

Tadasana, torcer, y luego unir

Es un error común pensar que, para atar con éxito, el estudiante primero debe flexionar y redondear el torso y los hombros hacia adelante para que las manos lleguen a agarrarse. Esto ejerce una tensión excesiva sobre los hombros y la posibilidad de lesiones, como en el manguito de los rotadores (consulte el capítulo 30). La columna torácica tiene una rotación mucho más restringida desde una posición flexionada. Los hombros redondeados anteriores también restringen significativamente la rotación torácica.

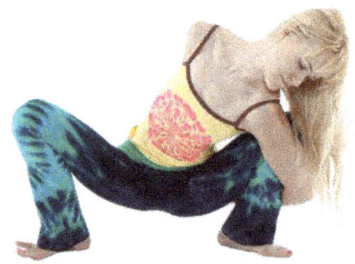

Parivrtta Malāsana

Para girar, encuentre la alineación de Tadāsana con el pecho hacia adelante y los omóplatos hacia atrás. Mantenga el pecho levantado con extensión. Alargar desde el lado inferior del cuerpo. Después de que la columna se haya torcido, puede comenzar la unión. Los antebrazos pueden girar 180° independientemente del hombro sin que el broche afecte la posición de los hombros. Es un desafío no redondear la columna vertebral o superar el impulso de hacerlo, ¡incluso para los yoguis avanzados!

26 Glúteos de yoga

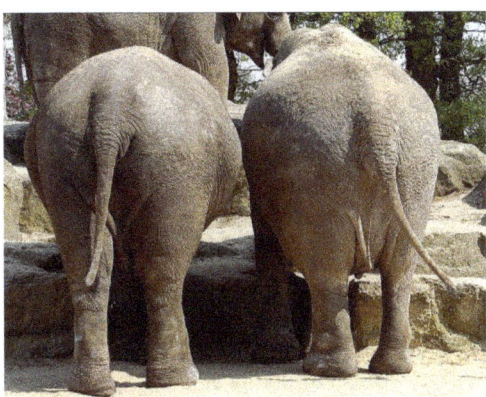

En cualquier estudio de yoga abarrotado, no es raro observar el trasero de yoga. El tipo obvio es el físico cincelado de un yogui que ha combinado la genética y el trabajo duro para desarrollar una apariencia que muchos consideran un rasgo deseable. Los deportes y ejercicios que requieren una poderosa extensión de la cadera, como las carreras de velocidad, la escalada o la gimnasia, pueden producir este atributo.

Pero otro tipo de trasero de yoga es quizás más común. Este tipo produce un dolor persistente y profundo que afecta el movimiento de la cadera. El *Glúteos de yoga* de este personaje cambia la distinción de cumplido a maldición.

El trasero de yoga es reconocible por una serie de características. Los más obvios son una inclinación pélvica anterior exagerada con músculos de las nalgas prominentes y elevados. La curva espinal lumbar profundiza su concavidad. La columna torácica a menudo se aplana y las costillas inferiores sobresalen hacia adelante.

El trasero de yoga es reconocible por una serie de características. Los más obvios son una inclinación pélvica anterior exagerada con músculos de las nalgas prominentes y elevados. La curva espinal lumbar profundiza su concavidad. La columna torácica a menudo se aplana y las costillas inferiores sobresalen hacia adelante.

La inclinación pélvica anterior del glúteo de yoga estira demasiado los tendones de los músculos isquiotibiales en sus uniones con el isquion. Si se trata de un patrón repetitivo, estirar demasiado las inserciones será una fuente de dolor crónico en los glúteos. Como se mencionó en el capítulo anterior, el piriforme y los músculos isquiotibiales, ubicados en el interior de los músculos de los glúteos, pueden producir un dolor punzante similar al ciático

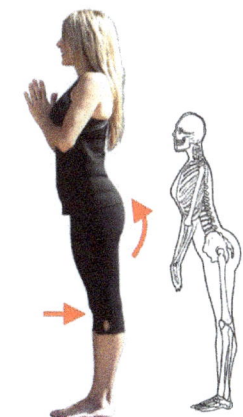

Trasero de yoga

El tensor de la fascia lata a lo largo de la parte lateral de la cadera puede volverse tenso, produciendo irritación y dolor a lo largo del trayecto de la banda iliotibial y acompañado de un chasquido. Para evitar el chasquido o el dolor de la banda iliotibial, aplique cada uno de los principios de alineación pélvica, uno por uno, hasta que se determinen las acciones que alivian el chasquido.

Una columna lumbar plana pero flexible puede iniciar un trasero de yoga

Una columna lumbar plana e hipermóvil es generalmente inestable. Para encontrar estabilidad, su curva debe profundizarse. Esto requiere que la pelvis se flexione hacia adelante para inclinar el ángulo de la base del sacro hacia adelante. Como resultado, el centro de gravedad del cuerpo se desplaza hacia adelante, lo que hace que los glúteos se levanten y sobresalgan, formando un trasero de yoga. Para resistir este cambio de postura, los músculos de la pelvis a las piernas, en particular los cuádriceps, los isquiotibiales y los glúteos, aumentan de tamaño y fuerza.

Con una columna lumbar plana e hipermóvil, las posturas sentadas pueden requerir que primero se levanten las nalgas para aumentar adecuadamente la curva lumbar. Levante manualmente las nalgas, hacia arriba y de forma oblicua, y siéntese más cerca del hueso público. La rotación interna de las caderas ayudará a formar la curva lumbar en forma de huevo. Una vez en posición, asegúrese de activar el *Deslizamiento del coxis anterior* para reducir la tensión en las inserciones musculares en las tuberosidades isquiáticas.

Síndrome cruzado inferior

Los músculos a lo largo de la pelvis tienen una propensión a estar en un patrón entrecruzado entre debilidad y tensión. Es muy frecuente con un trasero de yoga. Los principios de alineación pélvica y el compromiso de Bandha, como se analiza a lo largo del libro, pueden reducir efectivamente el patrón.

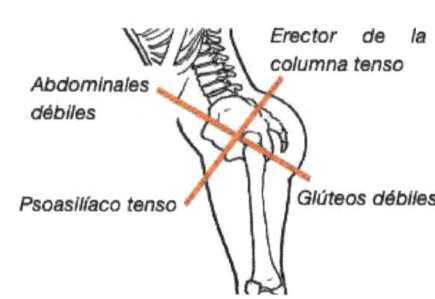

Saltando a la acción

Las curvas de la columna y un resorte en espiral funcionan de manera similar. Ambos se vuelven más móviles y flexibles a través del alargamiento, lo que ensancha el espacio entre las vértebras o desenrolla el resorte. Una columna recta tiene más espacio, aumentando su flexibilidad pero es menos estable.

Por el contrario, cuando la columna vertebral se curva o un resorte se enrolla más profundamente, se comprime o se redondea, son más estables y pueden absorber mejor los golpes. Las curvas más profundas son una respuesta a las fuerzas de la gravedad ejercidas sobre la columna a medida que se adapta a las demandas de un mayor soporte de peso. La columna lumbar profundiza su curva para manejar mejor la postura alterada de los glúteos de yoga, renunciando a cierta flexibilidad que a menudo es absorbida por la columna torácica.

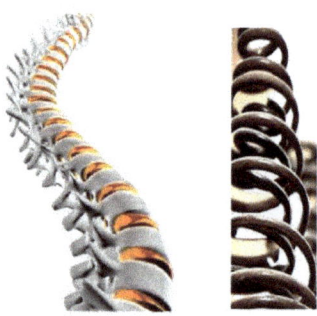

Dolor en el trasero de yoga

El dolor de los *Glúteos de yoga* generalmente emana de la unión del tendón de la corva en la tuberosidad isquiática. La inclinación anterior de la pelvis que resulta del *Glúteos de yoga* alarga los músculos isquiotibiales. Los músculos isquiotibiales alargados ejercen una mayor tensión sobre sus tendones, haciéndolos muy susceptibles a las lesiones.

La inserción del músculo isquiotibial en la tuberosidad isquiática puede desgarrarse fácilmente y producir un dolor profundo en las nalgas. Si el tendón se desgarra y una parte se separa del hueso, se denomina avulsion. El dolor de un tendón de la corva desgarrado o torcido se confunde fácilmente con el dolor del nervio ciático que se origina en un disco lumbar o en el músculo piriforme que atrapa el nervio ciático. El dolor directo en el punto de contacto a la palpación de la tuberosidad isquiática puede ser concluyente.

En el capítulo anterior se dan consejos adicionales. En algunos casos, será necesaria una evaluación profesional para diferenciar las posibles causas.

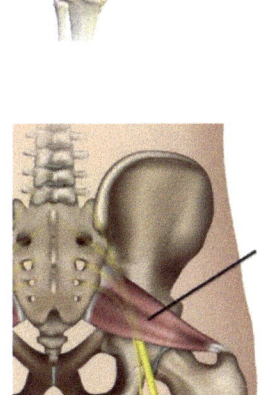

Accesorio de tendón de la corva desgarrado

Los hábitos posturales desfavorables pueden desarrollarse como resultado del trasero de yoga. Debido a la columna torácica o cervical aplanada que a menudo acompaña, los hombros tienden a redondearse hacia adelante y empujan la cabeza hacia adelante. Los músculos de la parte superior de la espalda pueden estirarse demasiado y debilitarse. Como se señaló, es común que las rodillas se hiperextiendan para crear una contrarresistencia a la gravedad.

El trasero de yoga puede lesionar la columna vertebral. La curva lumbar hiperextendida puede comprimir e intensificar la presión dentro de los discos de la columna. Las vértebras se desplazan hacia adelante y producen fuerzas que cortan los discos de la columna que también causan daño.

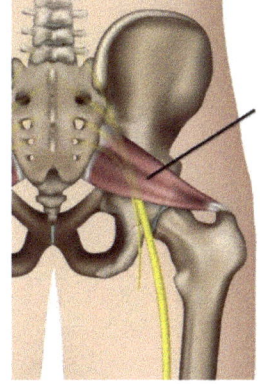

El desgaste degenerativo de las vértebras más bajas de la columna es muy común. Esto hace que los discos vertebrales se estrechen y las articulaciones vertebrales se vuelvan ásperas e irregulares, lo que eventualmente conduce a la estenosis espinal.

Aproximadamente el cinco por ciento de la población tienen el defecto vertebral espondilolistesis, que puede producir una apariencia postural similar al trasero de yoga. Como signo diferenciador, con la espondilolistesis, la inclinación pélvica anterior suele ser mínima o está ausente. (Consulte el Capítulo 24 para obtener detalles adicionales sobre la espondilolistesis)

El reflejo de enderezamiento

Nuestro sistema nervioso posee un reflejo de enderezamiento, un impulso instintivo que ajusta perpetuamente nuestro centro de gravedad. El propósito del reflejo de enderezamiento es mantener la cabeza equilibrada en relación con el horizonte para que los ojos y los oídos reciban el estímulo simétricamente. Para mantener este equilibrio, el cuerpo puede adoptar distorsiones posturales complejas. Por ejemplo, si una lesión o un defecto postural hace que el cuello se incline hacia un lado, los hombros pueden inclinarse hacia abajo en el lado opuesto para restablecer la orientación horizontal de la cabeza. Otro ejemplo es cuando un desequilibrio visual, como el astigmatismo de los ojos, hace que la cabeza o todo el cuerpo se contorsione para lograr la simetría visual. El reflejo de enderezamiento es un mecanismo adaptativo importante, pero puede dar lugar a desviaciones posturales indeseables.

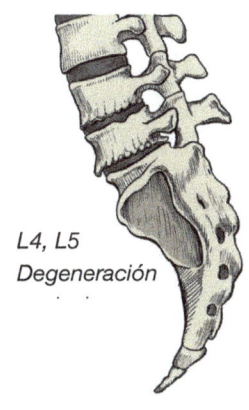

L4, L5 Degeneración

Usted puede estar preguntando; ¿Cómo se relaciona esto con el *Glúteos de yoga*? Si la pelvis se inclina hacia adelante y las nalgas sobresalen, se puede desencadenar el reflejo de enderezamiento para restaurar el equilibrio estructural al sobresalir las costillas inferiores hacia adelante o aplanar las curvas de la columna superior; dos respuestas indeseables. Aunque estos cambios posturales se pueden realinear, por lo general requiere un esfuerzo de alineación considerable, ¡de abajo hacia arriba!

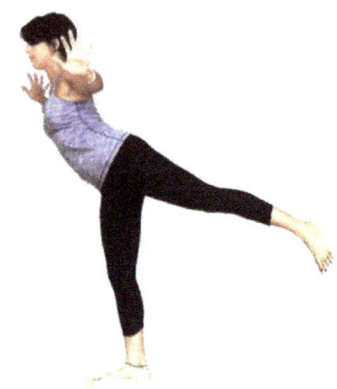

En una nota positiva, el reflejo de enderezamiento juega un papel importante en la rehabilitación. El esfuerzo que se necesita para desarrollar mejores hábitos posturales se vuelve instintivo más rápidamente cuando el cuerpo usa señales sensoriales del reflejo de enderezamiento para establecer su equilibrio innato. Al mejorar la alineación de una región y la orientación a la gravedad, las regiones correspondientes se alinean mejor más fácilmente.

Pasos para reducir la postura de yoga a tope

- Establezca una base estable balanceándose sobre cada pie en sus cuatro esquinas.
- Enganche las *Espinillas adelante-Muslos hacia atrás*, aunque solo sea de forma isométrica. Esto evita que las rodillas se hiperextiendan. Apriete los músculos a lo largo de ambos lados de cada rodilla. Esta acción contrae las fibras musculares incrustadas en los ligamentos colaterales y ayuda a estabilizar las rodillas.
- Alinee el centro de las caderas verticalmente sobre los tobillos.
- Involucra a los Bandhas para equilibrar la pelvis en una posición neutral. El indicador clave de una pelvis neutral es tener una curva del tamaño de un huevo en la columna lumbar. En la mayoría de los casos, *Deslizamiento del coxis* anterior ecesita participar más agresivamente cuando el trasero de yoga está presente.
- Deslice la caja torácica inferior y la punta inferior del esternón hacia atrás (Uddiyana Bandha).
- Aumente el tamaño del tórax en la región torácica superior mediante la integración del tórax. Esto se logra respirando y reteniendo el volumen, 360° alrededor de la parte superior del pecho al nivel inmediatamente debajo de la clavícula. Expanda la caja torácica en todas las direcciones, incluidas las axilas internas y la parte superior de la espalda. Inicialmente, esta acción puede ser desafiante, pero creará una columna torácica más completa y redonda y una base más amplia para el cuello que permite que la curva cervical se profundice. En el Capítulo 29 se proporcionan más detalles sobre la integración torácica.
- En un pliegue hacia adelante con glúteos de yoga, enganche firmemente el ecuador sur con *Deslizamiento del coxis anterior* y enraícese hacia abajo desde el centro de las cavidades de la cadera hasta los huesos del tobillo para ayudar a reducir la tensión del tendón de la corva.

Advertencia: en el Capítulo 11, se introdujo el concepto de las tres "S", donde el sacro, las escápulas y el cráneo pueden tocar juntos contra una pared. Con *glúteos de yoga* o glúteos agrandados, no se debe forzar la alineación. La curva lumbar a menudo permanece más grande que una sola, del tamaño de un huevo. La caja torácica inferior puede sobresalir hacia adelante. El trabajo en la postura proviene de llevar la parte inferior de la caja torácica hacia atrás, sin hiperextender las rodillas y sin redondear los hombros hacia adelante al llevar las costillas hacia atrás.

Seguir los pasos anteriores es efectivo para reducir el estrés dañino en el cuerpo como resultado de una inclinación anterior excesiva o Glúteos de yoga. Estos procedimientos cambian la naturaleza misma de todas las posturas, no solo físicamente, sino también mental y emocionalmente. Algunos yoguis pueden resistirse emocionalmente o desafiar la necesidad de corregir la postura de los Glúteos de yoga, ya que ha ganado cierto atractivo cultural. Sin embargo, si el dolor está presente, ¡el estudiante finalmente estará motivado!

27 El músculo psoas

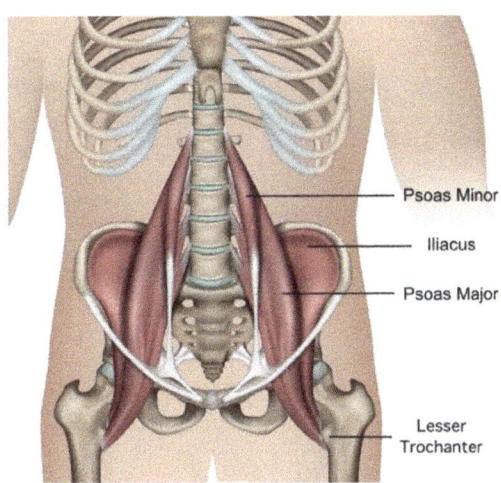

El músculo psoas, pronunciado "so-as", ha emergido de una relativa oscuridad anatómica a una curiosidad convincente por su papel central en la mecánica de la parte inferior del cuerpo.

La mecánica del músculo psoas es algo compleja, lo que ha suscitado diferencias de opinión y debates continuos. Se espera que este capítulo aporte claridad en cuanto a su función e importancia.

El psoas integra la parte inferior del torso, desde los fémures y las caderas, pasando por la pelvis, hasta la columna lumbar. Sin una función adecuada del psoas, el resto de la columna vertebral y todo lo que depende de su alineación se ven comprometidos.

La mayoría de las controversias que rodean la función del psoas pueden resolverse cuando se tiene en cuenta la inclinación de la pelvis, algo que rara vez se investiga. Las acciones y responsabilidades del psoas cambian según la posición de la pelvis, específicamente cuando está inclinada hacia adelante o hacia atrás.

El psoas se compone de una o dos porciones: el psoas mayor y el menor. Sólo el 40-50% de la población humana tiene psoas menor, siendo más corto y por tanto más eficiente. Su única tarea es contribuir a la eficacia del psoas mayor; de lo contrario, no tiene una función separada. Ambos músculos juntos generalmente se denominan simplemente músculo psoas.

El psoas mayor es largo y ahusado (fusiforme) en ambos extremos. Tiene un extenso suministro de sangre y un rico color rojo. Para aquellos que encuentran interesantes los hechos oscuros, el músculo psoas del ganado vacuno es muy codiciado, siendo el filet mignon y los cortes de solomillo de carne.

El músculo psoas corre profundamente dentro de la parte inferior del torso y la pelvis. Sigue un curso oblicuo anterior al cuadrado lumbar donde forma parte de una pared muscular de soporte ubicada detrás de los órganos internos del abdomen. El psoas se origina en las apófisis transversas y los cuerpos vertebrales laterales de la duodécima vértebra torácica y las cinco lumbares. También inserta fibras directamente en los ligamentos espinales (anulares) y los discos vertebrales.

Con su integración en la columna lumbar, el psoas influye directamente en la curvatura y la estabilidad de la columna lumbar. El músculo psoas también entrelaza sus fibras con el cuadrado lumbar y también con el diafragma torácico, lo que le permite contribuir a la respiración.

El psoas une la parte inferior de la columna, la pelvis y las articulaciones de la cadera. Se inserta en el trocánter menor, una pequeña protuberancia parecida a un pulgar en la parte superior interna del cuello del fémur. El psoas no tiene inserciones en la pelvis. Extenderse sobre la pelvis aumenta la ventaja mecánica del psoas, permitiéndole ejecutar un tirón largo, sin obstáculos y eficiente mediante la parte superior del fémur sobre la columna. Trabajando en conjunto con el cuadrado lumbar, el ilíaco y los músculos paraespinales abdominales y lumbares, el psoas ayuda a equilibrar y estabilizar la zona lumbar.

La acción principal del músculo psoas es la flexión de la cadera; llevando el muslo al torso. También rota externamente la cadera cuando la pierna está hacia un lado, en abducción. Ambas acciones utilizan la contracción concéntrica tradicional (la articulación se cierra cuando el músculo se contrae). De manera controvertida, algunos anatomistas creen que el músculo psoas no se acorta durante la flexión de la cadera y, por lo tanto, no califica como músculo flexor.1 Esto puede deberse a que el psoas utiliza con frecuencia una contracción excéntrica (la articulación se abre a medida que el músculo se contrae) y, a menudo, durante el estiramiento. Como ya hemos dicho, el músculo psoas es un tema complejo.

En posturas de equilibrio con una sola pierna, el psoas que soporta peso se contrae de forma excéntrica e isométrica. Esto se ve en posturas de extensión de cadera como **Dhanurāsana, Supta Virāsana** y **Natarajāsana.**

Iliopsoas

Los músculos psoas e ilíaco forman el músculo *iliopsoas* y ambos comparten un tendón común que se inserta en el trocánter menor. Es el flexor primario de la cadera y uno de los rotadores externos de la cadera. El psoas y el ilíaco tienen una inervación separada y distinta.

El ilíaco es un músculo corto y ancho que se origina en la cavidad interna de la pelvis. No tiene contacto ni influencia sobre la columna (ver dibujo en la página anterior). El ilíaco juega un papel importante en la flexión de la pelvis cuando la otra pierna está apoyada en el suelo pero es menos capaz de flexionar la cadera. Por sí solo, el ilíaco no puede flexionar la cadera más allá de 90° sin el efecto de palanca del psoas largo. El psoas pierde eficiencia cuando la demanda tanto del fémur como de la columna aumenta en ambas direcciones. Ésta es una explicación de por qué es difícil mantener la curva lumbar en **Navāsana**, la postura del barco.

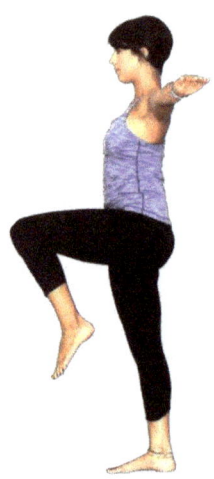

Flexión de la cadera por el ilíaco como parte del iliopsoas

El esquivo psoas

Debido a su ubicación interna, el psoas no se puede palpar ni masajear directamente, ni se puede aislar su acción de los músculos sinérgicos. Su intensidad y el grado en que puede modificar la curva lumbar varía según la posición de la columna, el ángulo pélvico, las caderas y las piernas.

Cada una de las siguientes condiciones altera la acción normal del músculo psoas:

- Isquiotibiales apretados
- Desalineación de la pelvis
- Movilidad limitada de la cadera
- Movilidad limitada de la columna lumbar
- Condiciones que restringen la forma de la curva lumbar, como la estenosis

La naturaleza dual del psoas

Tanto estirar como contraer un músculo aumenta su tono y su efecto sobre las estructuras esqueléticas asociadas a él:

Cuando el psoas se **Estira/Alarga**

- La cabeza del fémur se desplaza hacia atrás
- Se realizan acciones de *Liberación de Cadera Hacia Adentro*
- La pelvis se inclina hacia delante
- Articulaciones sacroilíacas abiertas para la movilidad
- La curva lumbar aumenta/profundiza
- La tensión del psoas es posterior al eje central

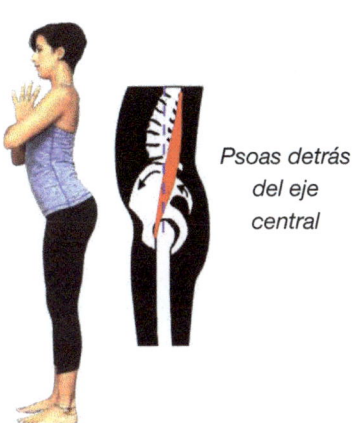

Psoas detrás del eje central

Pelvis inclinada hacia delante

Cuando el Posas se **Contrae/Acorta**

- La cabeza del fémur se desplaza hacia delante
- *Deslizamiento del Coxis anterior* engancha
- La pelvis se inclina hacia atrás
- Las articulaciones sacroilíacas se cierran para mayor estabilidad
- La curva lumbar reduce/aplana
- El psoas se contrae delante del eje central

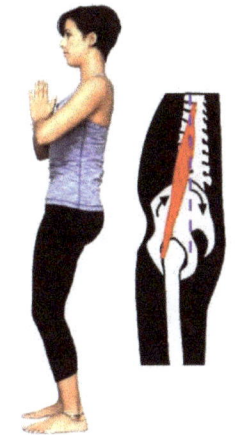

Psoas delante del eje central

Pelvis inclinada hacia atrás

Inclinación anterior de la pelvis, liberación de la cadera hacia adentro, y estiramiento del psoas

Una pelvis inclinada hacia adelante aumenta la curva lumbar. A medida que la columna se desplaza hacia adelante, la tracción del músculo psoas se vuelve posterior al eje central. Esta posición estira el psoas al tiempo que le permite soportar la curva lumbar más profunda.

La inclinación anterior de la pelvis es una de las acciones de *Liberación de Cadera Hacia Adentro*. También enrolla y retrae las inserciones del músculo psoas en los trocánteres menores, aumentando el estiramiento y el tono del músculo, apoyando una curva lumbar más profunda. Una curva espinal del tamaño de un huevo indica que el psoas se estira hasta el punto de eficiencia óptima y está en equilibrio con el resto de la musculatura de la parte inferior del torso.

Esta es una de las razones por las que cada asana involucra primero la *Liberación de Cadera Hacia Adentro*. En condiciones en las que la columna lumbar se ve obligada a aplanarse, como la estenosis espinal, es importante mantener el psoas estirado y flexible.

Inclinación pélvica posterior, deslizamiento del cóxis anterior y contracción del psoas

Si la pelvis se inclina hacia atrás, la base sacra se reduce y la curva lumbar se ve obligada a aplanarse. En esta posición, el músculo psoas se contrae y tira de la curva hacia atrás. Esto hace que sea más difícil desarrollar curvas espinales saludables. Todas las asanas deben anular inicialmente la inclinación pélvica posterior y establecer una curva lumbar lo antes posible.

La flexibilidad del psoas juega un papel importante en el establecimiento de las curvas de la columna. La siguiente sección revisa el valor de la fuerza del psoas, que se logra mediante la contracción.

> El estiramiento alarga un músculo, aumentando la flexibilidad y la movilidad
> La contracción acorta un músculo, proporcionando fuerza y potencia

Fuerza del psoas en asana

En **Paripurna Navāsana** (postura del barco completo), el iliopsoas es el músculo principal para flexionar las caderas, lo que levanta las piernas hacia el tronco. Cuando las piernas se elevan más allá de un ángulo de flexión de 90°, sólo funciona el psoas. Full Boat Pose es un equilibrio preciso entre el estiramiento y la contracción del psoas (contracción concéntrica y excéntrica) para mantener la curva lumbar y evitar que la zona lumbar se doble.

Cuando las piernas están suspendidas, los músculos abdominales se contraen firmemente, ayudando sinérgicamente al cuádriceps. La contracción abdominal excesiva domina los músculos psoas que intentan mantener la curva lumbar. Los abdominales extienden la pelvis (inclinación posterior) y desplazan la contracción del psoas hacia el eje central, donde su contracción fuerza a la curva lumbar a aplanarse.

Comience la **Navāsana,** postura del barco, sentándose hacia adelante, hacia los huesos púbicos, para crear una inclinación pélvica anterior. Esto lleva el vector de contracción del psoas por detrás del eje central, donde puede mantener mejor la curva lumbar. Si los músculos isquiotibiales son cortos y tensos, la capacidad de mantener la pelvis inclinada hacia adelante y la curva lumbar intacta es más desafiante. Con los músculos isquiotibiales tensos, se recomienda sentarse sobre una manta o cojín para ayudar a mantener la pelvis en flexión. Doblar las rodillas libera la tensión de los músculos isquiotibiales, ofreciendo menos resistencia a la inclinación pélvica hacia adelante.

Con las piernas estiradas y extendidas como en *Pilates Roll Up (Enrollable)*, el psoas se centra en la estabilización. Se contrae por delante del eje central y ayuda al recto femoral y a los abdominales a tirar del tronco hacia los muslos. Nota: Al estar de pie sobre ambos pies pero sólo se contrae un músculo psoas, el tronco se flexionará lateralmente hacia ese lado. Esto ocurre como acción común en posturas de flexión lateral de pie. No se recomienda realizar Pilates Roll Up si la columna lumbar está hipolordósica (plana) o inestable.

De pie sobre una pierna, como en **Parivrtta Hasta Padangusthāsana Uno (**Postura Girada de la Mano al Dedo Gordo), el psoas de la pierna de apoyo se contrae, utilizando su capacidad para rotar externamente la cadera para lograr estabilidad. La porción superior del mismo músculo psoas rota el tronco en la dirección opuesta (rotación contralateral).

En posturas de equilibrio de pie, como la postura del árbol, **Vrksāsana**, el psoas de la pierna de pie se contrae excéntrica e isométricamente con firmeza. Esto estabiliza la parte inferior del torso en una posición recta y vertical. En el lado de la pierna levantada en la postura del árbol, el psoas actúa como flexor de la cadera para levantar la pierna. Con la escoliosis, las posturas de equilibrio realizadas en el lado convexo de la columna involucran el psoas para enderezar la curva.

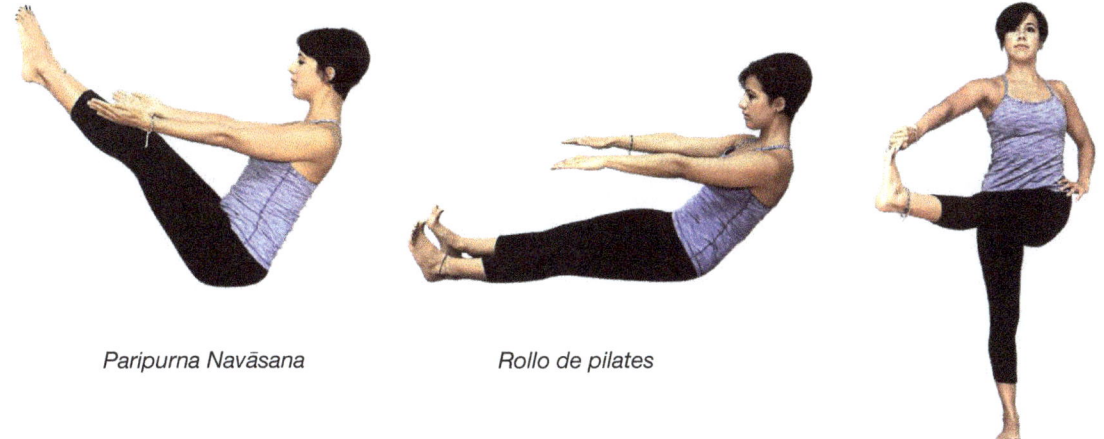

Paripurna Navāsana *Rollo de pilates* *Parivrtta Hasta Padangusthāsana*

Músculos isquiotibiales y psoas

Los músculos isquiotibiales inflexibles impiden la *Liberación de Cadera Hacia Adentro*. Los isquiotibiales se unen a las tuberosidades isquiáticas y, si están tensos, esencialmente anclan y tiran de la pelvis hacia una inclinación posterior. Esto desplaza las caderas y los muslos hacia adelante, lo que hace que el psoas se contraiga y acorte.

Un músculo psoas corto y tenso

Estirar más allá del 10% de la longitud original de un músculo corre el riesgo de que su miofascia se inflame o se desgarre. Dado que el psoas flexiona la cadera cuando se contrae, esta debe moverse en dirección opuesta, extensión, para estirarse. Rara vez se produce un estiramiento excesivo del psoas más allá de los límites seguros porque el rango de extensión de la cadera está limitado al 10-30%, lo cual no es suficiente para causar daño. La extensión limitada de la cadera es uno de los factores por los que el psoas corto y tenso es más común que uno demasiado estirado. Sin embargo, cuando el psoas es corto y tenso, la columna lumbar es más plana de lo ideal y puede provocar lesiones en las asanas incluso si se realizan asanas de forma conservadora.

No es raro ver atletas con músculos abdominales bien desarrollados pero con músculos psoas cortos y tensos, a menudo como resultado de la falta de estiramiento en posiciones de extensión.

La mala alineación postural es el precursor más común de una lesión musculoesquelética no traumática. El psoas juega un papel central en la alineación de la parte inferior del cuerpo y su tono preciso es vital. Es esencial un equilibrio preciso entre la *Liberación de la Cadera Hacia Adentro* y el *Deslizamiento Anterior del Coxis*. Afortunadamente, el estudiante de yoga sólo necesita concentrarse en establecer una curva lumbar del tamaño de un huevo para lograr este equilibrio.

> El sello distintivo de un psoas bien tonificado es una curva lumbar del tamaño de un solo huevo

Las posturas sentadas con las rodillas más altas que las caderas o las piernas separadas (abducción y rotación externa) hacen que el psoas se acorte y se tense. Algunas causas de músculos psoas cortos y tensos son:

- Sentarse en asientos de automóvil o sofás blandos que hacen que las caderas caigan por debajo de las rodillas.
- Practicar abdominales al estilo antiguo que colocan la pelvis en una inclinación posterior
- Andar en bicicleta con un asiento demasiado bajo, lo que hace que las rodillas se doblen demasiado y se abran hacia afuera
- Mula Bandha demasiado activa (*Deslizamiento del coxis anterior*)
- Postura de puente o rueda con las rodillas más separadas que el ancho de la cabeza

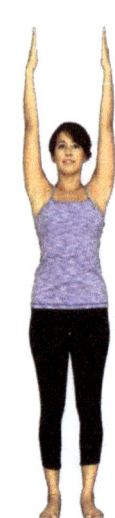

Urdhva Hastāsana

Un psoas tenso y unilateral puede hacer que el tronco se acorte muscularmente hacia ese lado. Los desequilibrios del psoas están asociados con la escoliosis. Las posturas de equilibrio de pie con una sola pierna fortalecen el psoas de la pierna que soporta peso junto con el tensor de la fascia lata y los músculos peroneos de la misma pierna. Las posturas de equilibrio con una sola pierna proporcionan una terapia valiosa para ayudar en la rehabilitación de las articulaciones sacroilíacas inestables.

Urdhva Hastāsana (Postura de las manos hacia arriba) ofrece una evaluación general, pero útil, de la longitud y el tono del psoas de lado a lado. Al levantar ambos brazos por encima de la cabeza, uno puede parecer más corto que el otro. Esto puede ser un indicio de un músculo psoas corto y demasiado contraído en ese lado. Por supuesto, hay muchos otros factores causales no relacionados con el psoas que también deben considerarse. Pero, como herramienta de evaluación general, esta prueba ha demostrado ser confiable.

El estiramiento del psoas aumenta la movilidad de la articulación sacroilíaca

El psoas no tiene interacción muscular directa con las articulaciones sacroilíacas; sin embargo, tienen un efecto significativo entre sí. Cuando el psoas se alarga durante la *Liberación de la Cadera Hacia Adentro*, las articulaciones sacroilíacas se abren y se vuelven móviles. Si las articulaciones sacroilíacas son inestables, el músculo psoas puede verse obligado a esforzarse demasiado en un intento de proporcionar el apoyo que falta. Las pruebas musculares kinesiológicas a menudo descubren que el psoas se vuelve ineficiente y se debilita debido a la demanda adicional de una articulación sacroilíaca inestable.

Asana para estirar el psoas

Setu Bandha Sarvāṅgāsana, Postura del Puente, es una postura excelente para evaluar los músculos psoas. Si las rodillas no pueden permanecer alineadas con las caderas, sino que se abren hacia afuera en Puente o **Urdhva Dhanurāsana** (Postura de la Rueda), puede indicar que los músculos psoas están cortos y tensos. Si este es el caso, coloque un bloque entre las rodillas para evitar que las rodillas se separen hacia afuera y fomentar la *Liberación de la Cadera Hacia Adentro*. Esto alargará los músculos psoas. El *Deslizamiento del coxis anterior*, que se realiza al finalizar cada postura, es especialmente importante en Postura del Puente.

En todas las posturas de "flexión hacia atrás", el *Deslizamiento del coxis anterior* se utiliza como acción final para estabilizar las articulaciones sacroilíacas y proteger la columna lumbar de la compresión y el arqueamiento excesivo.

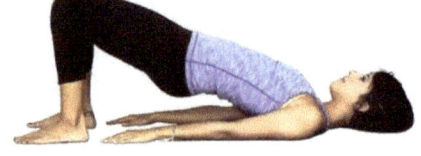

Postura del Puente

Anjaneyāsana, Ustrāsana, y **Hanumanāsana** (división hacia adelante) son posturas excelentes para Estire el psoas de la pierna trasera. Para evitar lesiones, active la *Liberación de Cadera Hacia Adentro*, inicialmente en ambas caderas para liberar los ligamentos y levantar la parte trasera del muslo. La parte interna del talón se presiona hacia abajo para liberar aún más la cadera. La efectividad de la postura general depende de que la parte posterior del muslo presione hacia atrás y esté firmemente integrada en la postura. En la etapa final de la asana, se activa el *Deslizamiento del coxis anterior*, más firmemente en la parte delantera de la cadera.

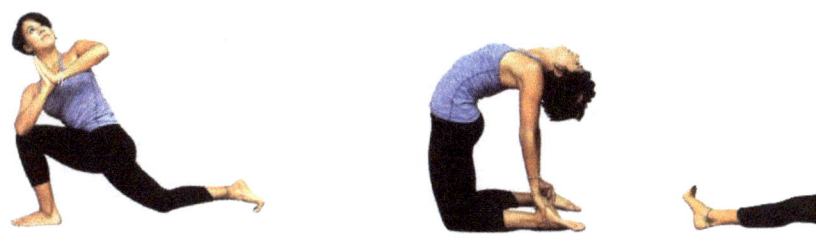

Parivrtta Anjaneyāsana *Ustrāsana* *Hanumanāsana*

En **Supta Padangusthāsana One**, levantamiento supino de una sola pierna, la parte posterior del muslo sobre la colchoneta se presiona plana, intentando eliminar cualquier espacio subyacente. Levantar, doblar o girar hacia afuera (rotación externa) son indicadores comunes de un músculo psoas corto y tenso.

En **Savāsana**, la postura del cadáver, las piernas se estiran rectas. Una curva lumbar del tamaño de un huevo indica que los músculos psoas están tonificados adecuadamente. Por el contrario, cuando las rodillas están dobladas con los pies apoyados en el suelo, el psoas bien tonificado permite que la zona lumbar se aplane sobre el suelo.

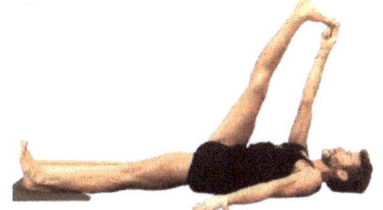

Supta Padangusthāsana Uno

El psoas y los órganos abdominales

Las condiciones de salud adversas se han asociado con músculos psoas crónicamente acortados y tensos. Los músculos psoas proporcionan una pared de soporte posterior sobre la que descansan los órganos abdominales inferiores. Si el psoas está excesivamente tenso, los órganos pueden literalmente rodar hacia adelante, creando una posible disfunción del tracto digestivo, la vejiga o los órganos sexuales. Cada uno de los riñones está ubicado en una bolsa de tejido conectivo que se expande desde el músculo psoas. La tensión en el músculo psoas puede tener un impacto en la función renal.

Cuando los músculos psoas están habitualmente tensos, los muslos sobresalen hacia adelante y la columna se aplana. Esto también da como resultado un espacio limitado en la cavidad abdominal. La participación de Uddiyana Bandha, deslizando el esternón y la parte inferior de la caja torácica hacia atrás, puede proporcionar cambios positivos en algunos de estos problemas orgánicos.

Estirar el psoas y controlar la mecánica de la inclinación pélvica puede proporcionar, quizás inesperadamente, un remedio orgánico para los problemas orgánicos crónicos. Por supuesto, la disfunción del psoas no debe considerarse la causa fundamental ni el tratamiento principal de la mayoría de las dolencias orgánicas.

¿Cuál es el sonido de un chasquido de cadera?

En **Supta Padangusthāsana Uno**, bajar la pierna estirada puede provocar un "punteo" audible, tal vez escuchado en todo el estudio de yoga. Es el tendón del iliopsoas el que generalmente causa el chasquido a medida que se desplaza de lateral a medial, quedando atrapado contra la *eminencia iliopectínea* en la parte frontal del hueso de la cadera o el collar del labrum que rodea la cabeza del fémur. Muy a menudo, el chasquido se produce cuando se baja la pierna junto con la extensión o abducción. El chasquido suele indicar que el psoas está tenso. Si el dolor acompaña al sonido, el tendón del psoas puede estar inflamado. Para reducirlo, aumente la *Liberación de la Cadera Hacia Adentro*, particularmente agregando rotación interna, y presione a través del talón interno mientras se baja la pierna. Estas acciones a menudo eliminarán la rotura del tendón.

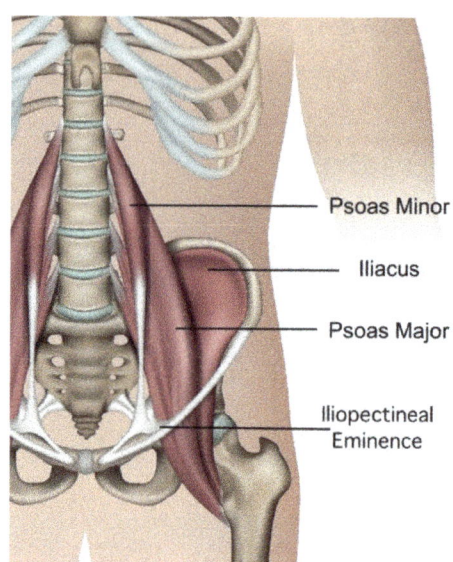

Otro chasquido de cadera, pero no relacionado, puede ocurrir cuando el músculo tensa de la fascia lata roza el borde de la cadera lateral.

Estiramiento del músculo iliopsoas

Esta postura restauradora y con apoyo se introdujo en el capítulo 18 como un estiramiento pasivo del cuádriceps y se abordó su relación con los músculos de los glúteos como su antagonista. Al igual que el cuádriceps, el iliopsoas necesita la extensión de la articulación de la cadera para estirarse, lo que se ve limitado debido a las limitaciones naturales del rango de movimiento de la cadera en extensión.

En posición supina, deje caer una pierna sobre el borde de un conjunto de bloques de yoga elevados o, si está disponible, una mesa. La pierna caída extiende la cadera, estirando el iliopsoas. El torso debe mantener firmemente la alineación de Tadāsana. Para evitar la hiperextensión lumbar y la tensión sacroilíaca en esta posición, activar: Deslizamiento del coxis anterior, Deslice el proceso de xifoides hacia atrás, Presione el ombligo hacia adentro.

La pierna caída es la pierna trasera de la postura. Al igual que con todas las piernas traseras, activa activamente la *Liberación de Cadera Hacia Adentro*, girando internamente y presionando la parte posterior del muslo.[2] Este estiramiento también se puede realizar de manera más simple colocando un bloque debajo del sacro y dejando que ambas piernas se estiren hacia el piso.

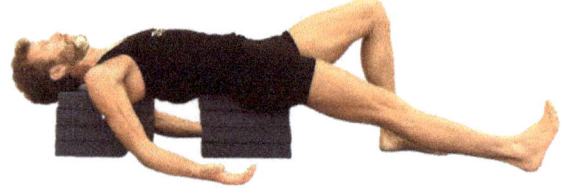
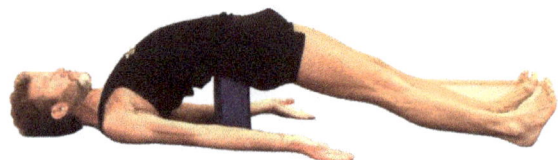

28 La columna torácica

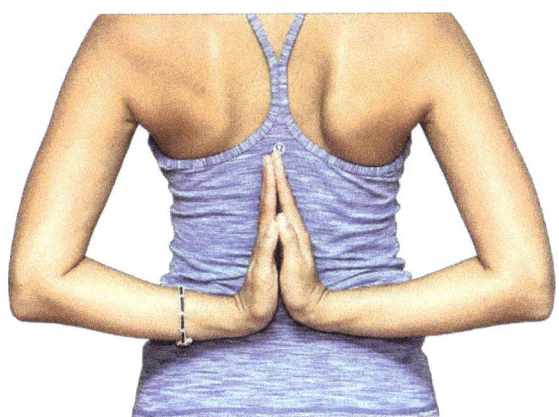

Imagínese una clase de yoga temprano en la mañana con la suave luz del sol naciente iniciando el inicio de la práctica. El maestro comienza instruyendo a los estudiantes en **Urdhva Hastāsana** (postura de las manos hacia arriba) para que deslicen las costillas inferiores hacia atrás, extiendan el pecho hacia adelante y levanten los brazos por encima de la cabeza. Para muchos estudiantes, mover la región torácica inferior en una dirección y desplazar la región torácica superior en la opuesta resulta desconcertante. La idea misma de que la columna y la caja torácica puedan moverse de forma independiente en diferentes regiones, no sólo como una unidad fija, es un concepto nuevo para algunos.

La columna torácica es el pilar posterior que sostiene la caja torácica. La columna torácica no tiene una movilidad amplia y amplia debido a sus uniones a la caja torácica. Sin embargo, sus movimientos sutiles intraarticulares son extensos. Las doce vértebras torácicas se mueven en siete direcciones diferentes en cada una de sus cuatro facetas. Esto tiene el potencial de producir un sorprendente total de 336 *movimientos intersegmentarios* individuales sutiles sólo en la columna torácica. Aprender a mover la región torácica es la esencia de la práctica del yoga; aumentar la conciencia sobre nuestro potencial de movilidad y las habilidades mecánicas para acceder a él con destreza.

Se entiende mejor que el movimiento de la columna tiene dos componentes: *amplios rangos de movimiento* que mueven una región completa de la columna y *movimientos intersegmentarios*, los movimientos más pequeños que ocurren en cada articulación facetaria individual. La columna torácica tiene un rango de movimiento general significativamente menor que las regiones cervical y lumbar, a pesar de su número de articulaciones casi el doble que las otras regiones.

Las facetas de la columna torácica se abren a lo largo del plano frontal coronal y se mueven con un deslizamiento cortante de lado a lado. Esta orientación hace que la flexión lateral sea más accesible que la flexión y extensión. La extensión está aún más restringida por las largas apófisis espinosas centrales en la parte posterior de cada vértebra que se elevan hacia abajo y están muy espaciadas, incluso en la posición neutral de la columna.[1]

Rango de movimiento en la columna torácica

Como se mencionó en el capítulo 25, es difícil aislar y medir los rangos de movimiento torácico con confiabilidad. Las pruebas ortopédicas estándar se basan en una única medición toracolumbar combinada de las regiones torácica y lumbar. La mayoría de los textos autorizados no proporcionan mediciones específicas, ya que no se ha comprobado la confiabilidad de los hallazgos.

A partir de un recuento de opiniones sobre los rangos de movimiento de la columna torácica, se pueden ofrecer los siguientes valores: [2]

- Flexión lateral   20- 40° bilateralmente
- Rotación   35° bilateralmente
- Flexión   20-45°
- Extensión   25-45°
- Extensión del eje largo   mínimo

La caja torácica

La caja torácica encierra y protege los órganos vitales de la parte superior del cuerpo. La caja torácica también debe poder expandirse y contraerse con el complejo mecanismo de la respiración. Similar a la quilla de un barco de madera, la columna torácica es el soporte central de la estructura de las costillas que crea la caja torácica.

La caja torácica consta de doce pares de costillas. Las siete costillas superiores se llaman *costillas verdaderas* porque se unen directamente tanto a la columna como al esternón. Esta unión ósea completa tanto a la columna como al esternón hace que la columna torácica superior sea la sección torácica más restringida y menos móvil. Toda la curva torácica es convexa y redondeada hacia atrás. La séptima vértebra torácica (T-7) es el vértice, lo que la convierte en la vértebra menos móvil de la columna torácica.

Los cinco conjuntos inferiores de costillas se denominan *costillas falsas*. Los tres conjuntos superiores de costillas no se unen directamente al esternón sino al cartílago que se extiende desde el esternón hasta las costillas. Los dos conjuntos inferiores de costillas se denominan costillas flotantes porque no tienen inserciones de hueso o cartílago anterior. El diafragma y otros músculos se unen a las *costillas flotantes*.

La movilidad de la columna torácica comúnmente disminuye con el envejecimiento. Insidiosamente, la parte superior de la espalda se vuelve rígida, inmóvil y visualmente redondeada. Aunque son comunes, estas características son indicativas de una salud y vitalidad disminuidas que vienen con malos hábitos posturales y desgaste.

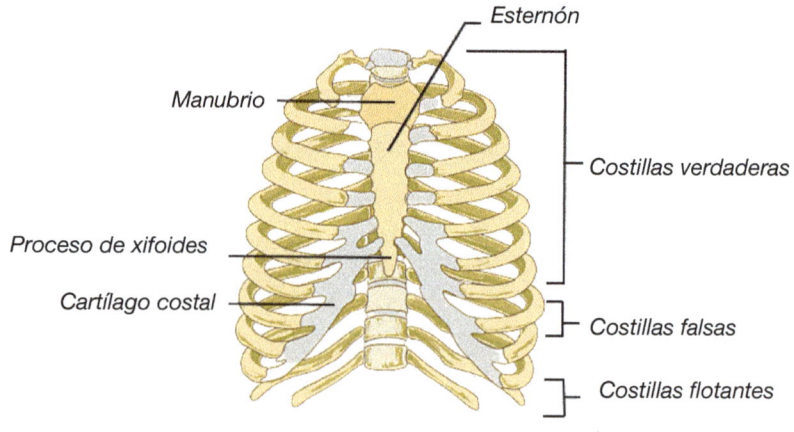

La parte superior de la espalda es un lugar predominante de pérdida ósea u osteoporosis. La pérdida ósea suele provocar fracturas por compresión en la parte superior de la espalda. Los factores hormonales y dietéticos también desempeñan un papel importante en la osteoporosis, además de la mala postura y la movilidad inadecuada. Cuando no hay movilidad, la estimulación mecánica del hueso lo hace particularmente susceptible a la pérdida de masa y densidad; y eventualmente, fractura estructural y colapso.

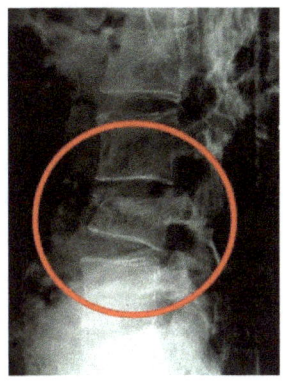

Fractura por compresión (lumbar)

La duodécima vértebra torácica

Ubicada en el punto de transición entre las curvas de la columna torácica y lumbar, la duodécima vértebra torácica es mecánicamente única. Funciona como el punto principal de giro (rotación) para todo el eje vertebral. Para facilitar la rotación, el cuerpo anterior de la vértebra es inusualmente más grande que su anillo posterior. A diferencia de la mayoría de las vértebras, los músculos profundos de la columna no se unen al anillo posterior de T-12, lo que reduce la resistencia muscular que puede dificultar la rotación. Si bien proporciona una mayor rotación, la duodécima vértebra torácica, como el resto de la columna torácica, tiene una flexión y extensión limitadas.

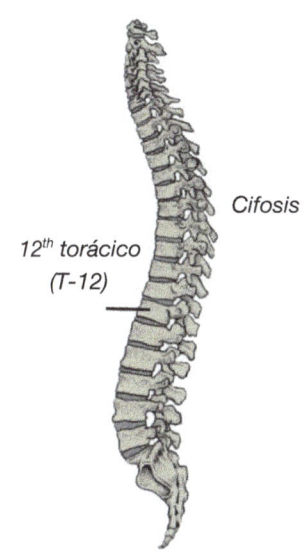

Además, los músculos diafragma, psoas y trapecio se insertan en la duodécima vértebra torácica. Este punto común de conexión en la vértebra T-12 permite que estos importantes músculos influyan en las acciones de los demás, aunque sea sutil. Dado que la respiración involucra el diafragma y los abdominales, ambos unidos a las costillas T-12, es importante alinear y activar correctamente esta región para una respiración eficiente.

Mover la columna torácica

Tanto para yoguis como para no yoguis, mover cada vértebra de la columna torácica de forma independiente puede resultar todo un desafío. Las lesiones, los malos hábitos posturales o la presencia de escoliosis se suman al desafío.

Utilice la respiración para expandir la región torácica y ayudar a descubrir las áreas más restringidas. Si no hay restricciones superpuestas obvias, inicie el movimiento desde el nivel del corazón, desde T-7 y superiores. Esto se logra mejor presionando las puntas inferiores de los omóplatos hacia la espalda y hacia el pecho.

Después de eso, expanda y ensanche la columna torácica inferior y las costillas posteriormente hacia la espalda hasta alcanzar la movilidad torácica completa. El movimiento de la columna torácica inferior tiene consideraciones adicionales que se presentan en el Capítulo 15.

La movilidad de la columna torácica es esencial para permitir que la cintura escapular se mueva de forma segura y eficiente. La columna torácica, que es anatómicamente cifótica, necesita alargarse, aplanarse y extenderse para ser móvil. Estas acciones también son necesarias para darle a los hombros un espacio más plano y menos redondeado para deslizarse hacia la espalda y hacia la columna.cuerpo y hacia la columna.

La alineación integral del hombro, que se presentará en el capítulo 31, requiere que primero se movilice la columna torácica antes de lograr la alineación completa del hombro. Dos procedimientos útiles que se presentaron en capítulos anteriores mejoran los movimientos sutiles de la columna torácica:

- Ondulación espinal (Capítulo 24): desarrolla la habilidad de aislar el movimiento independiente de la columna, vértebra por vértebra.
- *Bloquear y cargar* (Capítulo 11): lleva el ombligo hacia adentro. Dibuje la caja torácica inferior hacia atrás, lo que moviliza la columna torácica inferior y evita que la columna lumbar domine. Una vez estabilizada la columna torácica inferior, las vértebras torácicas superiores pueden moverse con mayor extensión.

Para aumentar la flexibilidad torácica, la columna torácica superior (pecho) presiona hacia adelante y la columna torácica inferior presiona hacia atrás (los riñones se ensanchan).

Cifosis: la espalda redondeada

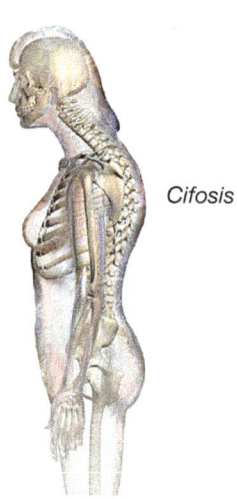
Cifosis

La curva de la columna torácica es convexa y se redondea hacia la espalda. Se llama cifosis, de la palabra griega kyphos, que significa joroba. La cifosis se refiere a cualquier curvatura posterior de la columna, ya sea normal en profundidad o exagerada. La curva torácica redondeada es un remanente de la columna fetal, que es cifótica (curva C) para proporcionar espacio para la expansión del corazón y los pulmones. Aunque la cifosis se utiliza frecuentemente para describir una curva excesivamente redonda y posterior, el término más correcto sería *hipercifosis*.

Las curvas profundas son menos móviles que las más planas. Cuanto mayor es el grado de cifosis, más difícil resulta el movimiento de las vértebras.

Aunque mantiene el espacio, la cifosis profunda puede comprometer la función del sistema cardiopulmonar. La cifosis rodea la cintura escapular y colapsa las clavículas sobre la parte superior del pecho. Esto aumenta la tensión muscular en el pecho y ejerce presión sobre los grandes vasos sanguíneos del corazón. Se impide que los pulmones se expandan completamente hacia sus cuadrantes superiores.

Vista desde la parte posterior del cuerpo, una columna con una cifosis excesiva sobresale más allá de los bordes posteriores de los omóplatos. Los músculos de la parte superior de la espalda se amontonan y se anudan, bloqueando el deslizamiento natural de los omóplatos hacia el centro de la espalda, una acción necesaria en la mecánica del hombro.

En la hipercifosis torácica, los hombros y la caja torácica superior suelen estar redondeados hacia adelante. Al levantar los brazos, los hombros son vulnerables a sufrir lesiones traumáticas. Una columna torácica redondeada es inadecuada para formar la base amplia a lo largo de la cintura escapular que es necesaria para que el cuello y la cabeza tengan un soporte adecuado.

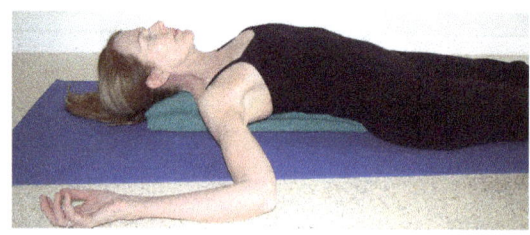

Expansión del pecho

Como una excelente herramienta para la hipocifosis, inhale e infle completamente la parte superior del pecho, 360° alrededor del nivel justo debajo de las clavículas. Infle en la parte superior de la espalda y en los costados del cuerpo al nivel de la parte interna de las axilas. Es importante permanecer inflado, incluso durante la fase de exhalación.

La expansión del pecho es similar, conceptualmente, a inflar una pequeña cámara de aire de bicicleta enrollada alrededor del pecho. El tubo permanece lleno e inflado y no se desinfla entre bombas.

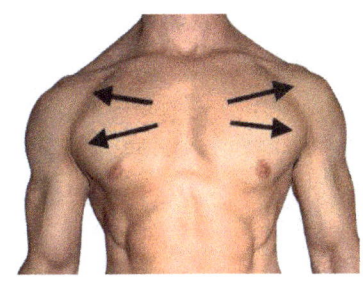

Expandir los cuadrantes superiores de los pulmones en 360° de dirección

La expansión del pecho a lo largo de las clavículas evita que los hombros se muevan hacia adelante, lo que ayuda a crear una base amplia para la cabeza y el cuello. En el Capítulo 31 se presentan detalles adicionales sobre la expansión del tórax junto con una exploración completa de la alineación integradora del hombro.

Curva torácica plana

La columna torácica también puede ser demasiado plana, lo que se conoce como hipocifosis. La columna estará más recta y su movilidad excesiva. En la hipocifosis se forma una depresión entre las escápulas con sus bordes mediales claramente visibles. Por el contrario, el tono de la piel y los músculos de la espalda en una columna normalmente curvada parece suave y forma un arco continuo.

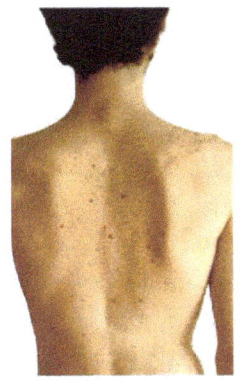

Curva torácica plana

Una técnica útil para mejorar la columna plana es la postura de la vaca. Sin embargo, no permita que los hombros se doblen sobre el pecho manteniendo las cabezas humerales profundamente en sus articulaciones durante todo el procedimiento. Expanda los pulmones, concentrándose en llevar la respiración a través de la parte superior de la espalda durante la inspiración y mantenga el volumen agregado durante la espiración. Se puede enrollar una correa alrededor de la caja torácica superior mientras se respira para proporcionar retroalimentación táctil.

¿Redondear la parte superior de la espalda? ¡No bajo mi vigilancia!

Una señal problemática que suelen dar los profesores de yoga es redondear la espalda. Esta directiva aparentemente inofensiva tiene muchas consecuencias negativas. Como se señaló, el redondeo limita la movilidad de la columna torácica, pone en riesgo los hombros, comprime el corazón, los pulmones y la sangre, los nervios y el suministro de sangre a las extremidades, y compromete la base de la cabeza y el cuello.

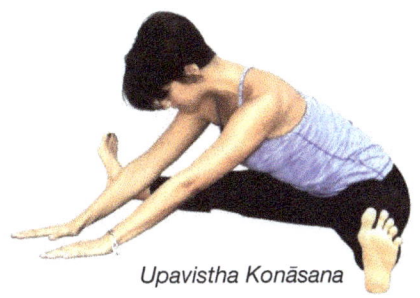

Upavistha Konāsana

Es aún más perjudicial cuando a los estudiantes se les indica que levanten desde una asana de pliegue hacia adelante, una vértebra a la vez. Este es a menudo el consejo desafortunado al entrar y salir de Upavistha Konāsana (plegado hacia adelante de gran ángulo) y en otras asanas de pliegue hacia adelante. Esta instrucción carga incorrectamente la columna con fuerzas significativas antes de que las curvas se vuelvan a formar, provocando un corte peligroso a través de los discos. En lugar de redondear la columna, mantenga sus curvas naturales durante toda la asana. La curva lumbar del tamaño de un huevo se mantiene el mayor tiempo posible. Sin embargo, si se lesiona la columna, la curva lumbar debe permanecer intacta, incluso en las etapas finales del descenso y siempre restablecerse primero al levantarse de la postura.

La extensión de la columna torácica es un desafío porque primero debe superar su curva cifótica, que coloca la columna en una posición flexionada hacia adelante. El desafío aumenta con el énfasis excesivo y el constante redondeo de la espalda en las actividades diarias. La práctica de asanas es quizás la mejor oportunidad para contrarrestar esta dominación generalizada en nuestras vidas y evitar el colapso estructural con el envejecimiento. Un estudiante de yoga nunca necesita practicar asanas que redondeen deliberadamente la parte superior de la espalda y los hombros en sus formas finales.

Algunas asanas pueden requerir inicialmente moverse a una posición redondeada, particularmente en posturas vinculantes que entrelazan las manos. Para minimizar esta acción contraproducente, inicie desde el núcleo, no desde las extremidades. Comience alargando la columna torácica y expandiendo el tórax. Mantenga las clavículas alargadas a lo largo de la parte delantera del cuerpo. En el capítulo 31 se explorarán los aspectos esenciales de la alineación de los hombros y los mecanismos que evitan el arqueamiento, incluso cuando las extremidades superiores se acoplan.

Al atar, es importante reconocer que los antebrazos pueden flexionarse y rotar independientemente de la cintura escapular. Es posible que la columna torácica y los hombros permanezcan bien alineados y permitan que la unión se produzca sólo mediante la acción de girar los antebrazos. Mantenga los hombros en la espalda, detrás del pecho, al iniciar y durante toda la unión. Comenzar un lazo con las manos juntas en Namaste mantiene los omóplatos en la espalda y permite que la columna gire libremente sobre los hombros.

En la clásica **Balāsana** (postura del niño), las palmas abiertas miran hacia arriba. Esto hace que los hombros caigan y se redondeen sobre el pecho. La columna torácica se redondea y la musculatura de la parte superior de la espalda se estira. A pesar de que resulta aliviador, el estiramiento aumenta la tensión muscular en la parte superior de la espalda. Este es el objetivo y la intención opuestos de la alineación torácica.

Simplemente girando las manos y colocando el frente abierto de las palmas hacia abajo mientras aún se está en la postura clásica, se mejora significativamente la alineación de la postura (no se muestra). Cuando la parte frontal de las palmas mira hacia adelante, el pecho y los hombros se alinean correctamente y la columna torácica se puede extender más fácilmente.

La mayoría de las prácticas de yoga reemplazan la clásica postura del niño por la postura del niño extendida, con los brazos extendidos sobre la cabeza. El pecho se "derrite" hacia la colchoneta a medida que se extiende la columna torácica. Las axilas se levantan para alinear los hombros.

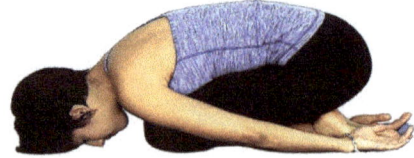

Postura del niño

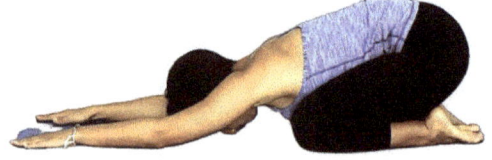

Postura del niño extendida

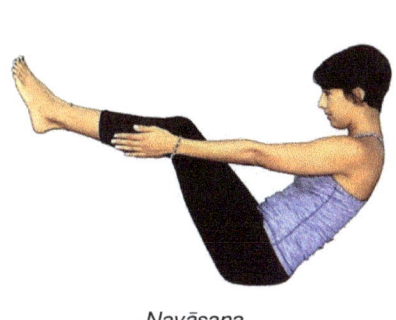
Navāsana

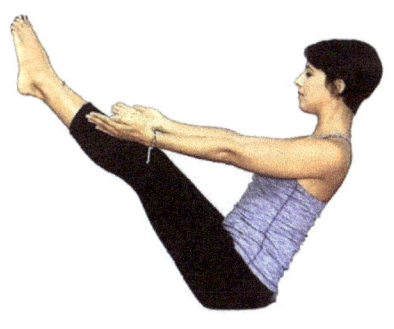
Navāsana redondeada

"¡Lo que es redondo rodará!"

La profesora de yoga, Jaye Martin, ofrece este mantra simple pero revelador. Es evidente en Navāsana (postura del barco) que curvar la columna hace que el estudiante gire hacia atrás. Una columna torácica recta y extendida presiona la parte anterior del pecho para evitar que se doble y mantiene la postura recta y erguida.

Paschimottanāsana, Sentado hacia delante, su posición final se considera una pose de "rendición". La columna torácica y los hombros reciben indicaciones para girarse y rodar hacia adelante. Los estudiantes con problemas estructurales de la columna querrán reducir o eliminar esta acción final. Es importante utilizar todos los pasos de la alineación integradora de los hombros, tal como se exploran en el Capítulo 31, en esta asana, especialmente si los brazos se levantan por encima de la cabeza al doblarse hacia adelante. Las clavículas se alargan lateralmente y el pecho presiona hacia adelante. Es esencial el compromiso de la musculatura de la parte superior de la espalda, particularmente el dorsal ancho. Esta postura es esencialmente una asana de flexión de cadera con la columna en Tadāsana durante el mayor tiempo posible. Los codos se alinean con la caja torácica lateral del cuerpo o con los hombros; Cualquiera de las posiciones mantiene los omóplatos en la espalda.

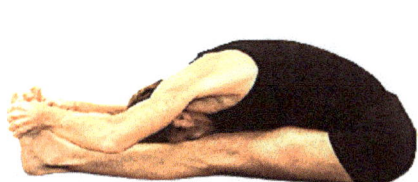
Paschimottanāsana – Columna torácica extendida

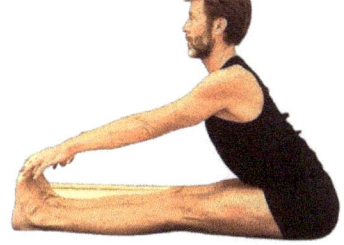
Paschimottanāsana – Plegado completo

Encogimiento de hombros

La mayoría de las personas pasan una cantidad excesiva de tiempo con los hombros metidos debajo de las orejas. No es necesario fomentar este hábito en la práctica de asanas, ni desarrollar más la "habilidad" de encogerse de hombros y tensar el cuello. Un pequeño grado de elevación de hombros al levantar inicialmente los brazos se produce de forma natural a través de los músculos supraespinoso y deltoides medio. Al encogerse de hombros se utilizan diferentes músculos, como el trapecio, el elevador de la escápula y otros músculos del cuello, que no desempeñan ningún papel en la mecánica del hombro.

Caja torácica en balancín

Muchos estudiantes mueven la caja torácica como una sola unidad, balanceándola desde arriba y desde abajo de forma sólida y en forma de balancín. Mover la parte superior del pecho hacia adelante y la parte inferior de la caja torácica hacia atrás puede ser todo un desafío. Sin embargo, con los numerosos movimientos segmentarios disponibles en la columna torácica y la caja torácica, es posible romper este patrón habitual. *Uddiyana bandha* es la acción clave para evitar que las costillas inferiores sobresalgan hacia adelante. Se puede aprender utilizando la práctica respiratoria de *Kabalbhati,* donde las costillas inferiores se desplazan naturalmente hacia atrás con la exhalación forzada. En posturas como la del Guerrero Uno, active firmemente Uddiyana bandha deslizando las costillas inferiores y la punta del esternón hacia atrás y hacia adentro. Esto estabiliza las costillas inferiores. Luego, empuja el pecho hacia adelante. Esto ayudará a romper el hábito del balancín.

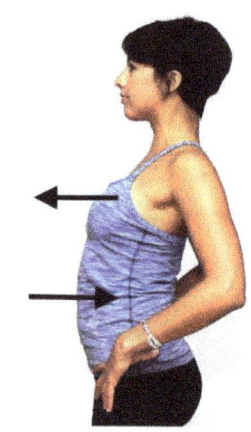

Extensión de la columna torácica con bloques

Un método eficaz para aumentar la movilidad de la columna torácica y reducir la curvatura de la parte superior de la espalda es tumbarse sobre dos bloques de yoga. Esta es una terapia poderosa que cambia la postura. La posición correcta del bloque es esencial para esta postura terapéutica.

La dirección en la que se coloca el bloqueo torácico está determinada por la anatomía del estudiante y la postura existente. Normalmente, la columna está anterior a los omóplatos cuando se observa en línea recta a lo largo de la espalda. También puede, aunque con menos frecuencia, sobresalir por detrás de los omóplatos.

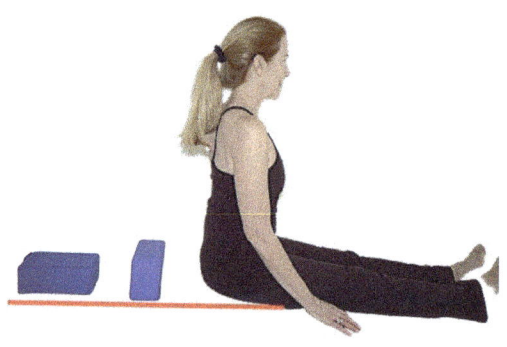

Un asistente utiliza un bloque para determinar si la columna está situada anterior o posterior a los omóplatos. Si es anterior, el asistente puede deslizar algunos dedos en un pequeño espacio creado cuando el bloque se coloca a través de la escápula. Coloque el bloque horizontalmente sobre la espalda para capturar los omóplatos. Esta posición ayuda al serrato anterior a mantener las puntas de las escápulas inferiores en posición anterior y la columna puede caer libremente hacia atrás.

Si la columna está posterior, no habrá espacio y es posible que el bloque no se apoye uniformemente sobre las escápulas. Coloque el bloque verticalmente. La columna se presionará hacia adelante y los omóplatos caerán hacia atrás, hacia la colchoneta.

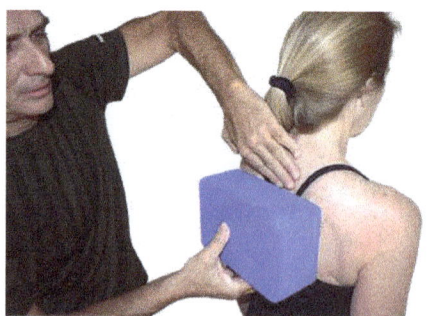

Espacio entre los omóplatos

El borde superior del bloque horizontal se coloca a una distancia de dos dedos de la parte superior de la axila (axila). Esto asegura que el bloque pueda soportar completamente las escápulas. También permite que las costillas flotantes inferiores desciendan (Uddiyana bandha). Se colocará un bloque vertical a una altura similar. Usar el lado más estrecho del bloque es mejor para dejar suficiente espacio para que desciendan las costillas inferiores, pero si es necesario para mayor comodidad, es aceptable usar otras alturas o una manta.

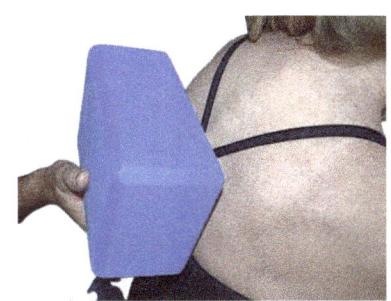

Sin espacio

Si la espalda baja se arquea o la postura es incómoda, se puede colocar una manta debajo del sacro para limitar la hiperextensión lumbar y ayudar a "relajar" la columna. La manta debajo del sacro involucra efectivamente a Mula Bandha.

Un segundo bloque colocado debajo de la cabeza permite que la garganta descienda hacia atrás y levanta la base del cráneo (Jalandhara Bandha). Lo ideal es que las orejas se alineen con los hombros, pero es posible que esto no sea posible inicialmente. Utilice una altura de bloque que le resulte cómoda y que con el tiempo pueda ir bajando. No extienda excesivamente el cuello ni lo deje colgando sin apoyo.

Para evitar espasmos musculares al salir de la postura, es mejor rodar lentamente desde los bloques hacia un lado y respirar unas cuantas veces antes de volver a subir después de que la tensión haya disminuido.

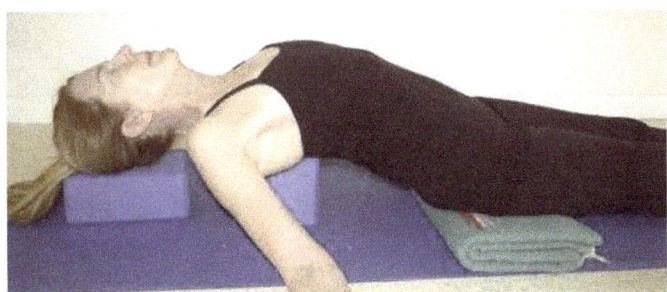

Savāsana se basa en Tadāsana, no en Mrtāsana

Savasana deriva del término sánscrito Sava, que significa cadáver. La pose mantiene la calidad yalineación auspiciosaque refleja la intención religiosa de preparar un cadáver para el tránsito entre la vida y el más allá. **Mrtāsana**, de la palabra sánscrita Mrta, significa muerte. No lleva la misma intención en su significado y rara vez en su práctica.

Muchos maestros promocionan Savāsana como la pose más importante en el yoga. "Lo más difícil para los estudiantes", dice Sri K. Pattabhi Jois, "ni despertar, ni dormir". Savāsana es el momento en la práctica en el que permanecemos plenamente conscientes mientras nos entregamos por completo. Dado que la mayoría de los estudiantes sufren de un estado inconsciente de agotamiento crónico y profundo, esta asana puede ayudar a aliviarlo.

Savasana como "entrenamiento de intervalos de energía"

Los atletas que corren, andan en bicicleta o realizan actividades HIIT están familiarizados con el entrenamiento a intervalos. Aumentar la intensidad de una actividad por intervalos cortos, seguido de un período más lento de recuperación, desarrolla la resiliencia cardiovascular. Savāsana es conceptualmente similar al entrenamiento por intervalos pero en el ámbito de la energía corporal. Ayuda a generar vigor y reduce el agotamiento profundo. El objetivo no es colapsar por el agotamiento o quedarse dormido cuando se ofrece Savāsana, sino como preparación para la siguiente serie de asanas o rejuvenecimiento después de una larga práctica.

Savāsana, la postura del cadáver

En India, un cadáver es cuidadosamente preparado para su descanso final. El pecho se levanta y los hombros se meten debajo y sobre la espalda. Las caderas se rotan suavemente internamente y la carne de los glúteos se levanta en forma oblicua y hacia arriba. Los talones internos se alargan hacia abajo, alisando los tendones de Aquiles. El cuerpo está abrazado a su núcleo por lino o túnica. Los funerarios occidentales utilizan muchas de las mismas técnicas.

Además, todos los principios de alineación de Tadāsana se activan suavemente al pasar a la posición final de Savāsana. Las curvas de la columna están completamente formadas. Una vez que la pelvis rueda hacia adentro y los talones presionan hacia abajo, todo el esfuerzo se relaja y se suelta. La columna vertebral se hunde en la colchoneta pero con los restos de su alineación hasta intactos.

Mrtasana, o como Postura de la Muerte, implica menos auspiciosidad sin ningún orden en particular. Los estudiantes a menudo colapsan, rotando externamente sus caderas, las piernas abiertas en jarras. Los hombros a veces se dejan aún tensos y redondeados hacia adelante, elevados de la colchoneta en lugar de estar firmemente plantados. Esta ausencia de alineación, aunque no dañina en la postura, no refleja la intención de Savāsana o incluso la relajación, sino más bien un agotamiento completo.

Mrtāsana puede transformarse en Savāsana acercando las extremidades al cuerpo e involucrando completamente todos los principios de alineación antes de soltar. Es similar en acción a Yoga Nidra o acción de contrato y liberación utilizada en Savāsana en algunas tradiciones de yoga.

Independientemente de los nombres que asignemos a asana, el objetivo es crear la alineación más precisa, hábil y auspiciosa que podamos lograr; cada vez y en cada momento.

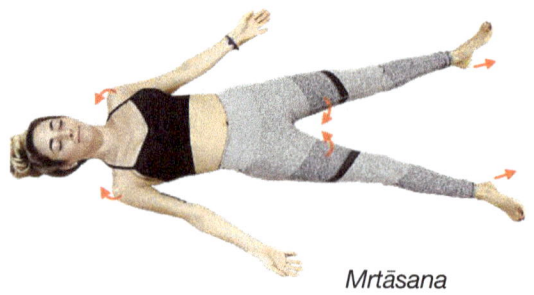

Mrtāsana

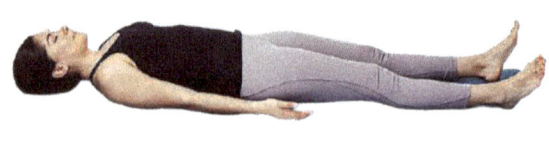

Savāsana

29 La respiración y los Bandhas

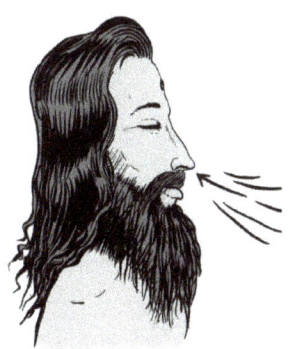

La coordinación del movimiento y la respiración es una característica distintiva del yoga. Algunas tradiciones de yoga dan gran importancia al control de la respiración durante la práctica de asanas, sincronizando los ciclos de respiración con posiciones y posturas específicas. Otros sistemas de yoga adoptan un enfoque menos estricto. La práctica yóguica de *Pranayama* aprovecha patrones complejos de respiración y postura. Independientemente de cuán formal sea la atención que alguien decida poner en la respiración, todos los practicantes de yoga parecen estar de acuerdo en que una respiración libre y sin obstáculos es necesaria para una práctica de asanas auspiciosa.

Respiración describe la actividad biológica del pulmón que intercambia oxígeno con la descarga de dióxido de carbono y agua. Hay dos etapas de respiración, *inspiración o inhalación* y *espiración o exhalación*. El adulto promedio completa entre 12 y 20 ciclos de respiración cada minuto. Los yoguis entrenados pueden reducir el ciclo respiratorio a tan solo 1-2 por minuto. La capacidad de controlar la plenitud y el ritmo de la respiración es una indicación de la salud y vitalidad de la función pulmonar y del sistema cardiovascular. La práctica del yoga ofrece una gran oportunidad para influir en este sistema vital del cuerpo.

El diafragma torácico: el músculo principal de la respiración

El *diafragma torácico* es una estructura de doble lóbulo compuesta por secciones grandes y planas de músculo entrelazadas con fascia. Separa la cavidad torácica de la abdominal, formando una barrera entre los órganos internos ubicados dentro de cada región.

En el centro del diafragma hay una aponeurosis ancha llamada *tendón central*. Una aponeurosis es un tejido conectivo plano, denso, parecido a un tendón, que conecta el músculo con otras estructuras.

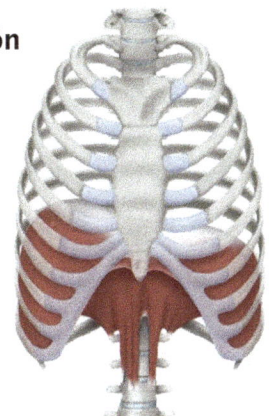

Diafragma

El diafragma durante la respiración

El diafragma es el músculo principal de la respiración con una función que es contraria a la intuición. La contracción típicamente acorta un músculo, pero con el diafragma, su contracción se aplana, se alarga y se expande 360° en las tres dimensiones de la cavidad torácica y desciende verticalmente hacia la cavidad abdominal.[1] La presión en la cavidad torácica se reduce, lo que hace que el aire surge hacia los pulmones, llenando las regiones expandidas y subiendo hasta el tejido pulmonar rudimentario en la base de la parte anterior del cuello.[2]

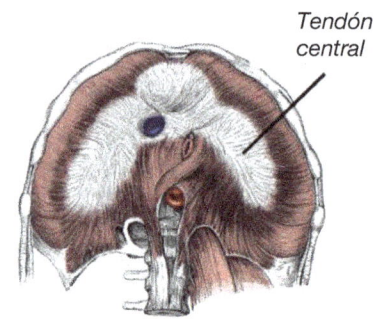

Tendón central

Al espirar, se libera la contracción y el aire se retira de los pulmones y, como un globo, el tejido muscular se arruga y acorta. El tamaño del pecho disminuye y el vientre se aplana.

El tendón central ocupa una superficie amplia y curva en el centro del diafragma. Desde arriba, se ancla al saco fibroso pericárdico, haciendo que el corazón se eleve y baje durante los ciclos de respiración. Durante la inspiración, la contracción del diafragma tira hacia abajo contra el tendón central para desplegarlo y aplanarlo. Esto es similar a abrir un paraguas al revés.

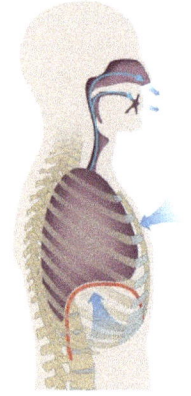

Inspiración

El pecho se expande

Gotas de diafragma

Múltiples estructuras se adhieren al diafragma. Anteriormente, el diafragma incrusta fibras musculares y ligamentos en la base de las dos costillas inferiores, el cartílago costal, y en la punta del esternón (apófisis xifoides).[3] Posteriormente, se inserta en los cuerpos vertebrales y ligamentos de T12 a L2. También entrelaza sus fibras musculares y tendinosas con los músculos psoas y cuadrado lumbar. A través de estas conexiones se establece una relación funcional entre la respiración, la zona lumbar y la pelvis.[4] La inervación del diafragma es el nervio frénico, que emana de la columna cervical media.

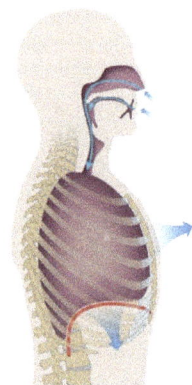

Vencimiento

El tamaño del pecho disminuye

Elevaciones de diafragma

El diafragma utiliza su unión al esternón y a la apófisis xifoides como palanca para ensancharse a lo largo de la caja torácica inferior. Las costillas inferiores sobresalen hacia adelante debido a la contracción del diafragma, a menos que se compense mediante la participación de los músculos abdominales. Este es un desafío común en la práctica de asanas que se aborda mediante la acción de *Uddiyana Bandha*.

Costillas inferiores que sobresalientes

Cuando la caja torácica inferior sobresale hacia adelante, el diafragma se estira, lo que permite que los pulmones y el tórax se expandan de manera más efectiva.[5] La eficacia del diafragma, como todos los músculos, aumenta cuando se estira; siempre que su longitud bruta no exceda del veinte por ciento. La eficiencia del diafragma se maximiza dentro de las primeras 1 a 3 pulgadas de las costillas inferiores que sobresalen hacia adelante. Más allá de ese punto, la protrusión hacia adelante de las costillas inferiores disminuirá la eficiencia general del diafragma. En las posturas de "flexión de espalda", que en realidad son posturas de extensión torácica, el volumen de la cavidad torácica se reduce a medida que la columna torácica se aplana. La respiración puede verse dificultada.

Algo de protrusión de las costillas es normal y aumenta la eficiencia del diafragma. Sin embargo, la protrusión costal excesiva comprime la curva espinal torácica inferior y puede causar lesión del disco.

Levantar y sobresalir las costillas inferiores hacia adelante en posturas de flexión hacia atrás puede "sentirse bien", incluso esencial, al principio. Sin embargo, una vez que el diafragma se estira demasiado, la respiración vuelve a ser restringida y dolorosa. Mantener una respiración cómoda en una postura de flexión hacia atrás es un indicador confiable de que la asana se está ejecutando de manera correcta y segura.

Las "flexiones hacia atrás" se realizan mejor alargando la columna torácica con extensión y, lo que es más importante, limitando el arqueamiento profundo de la columna lumbar. Aquí es donde la aplicación física de los Bandhas resulta tan valiosa. Uddiyana Bandha, que desliza la apófisis xifoides hacia atrás, evita que las costillas sobresalgan hacia adelante y reduce la tensión excesiva sobre el diafragma. La participación del Manipura Chakra evita que la columna lumbar se arquee y ayuda a llevar el xifoides y las costillas inferiores hacia atrás. Mula Bandha estabilizará las articulaciones sacroilíacas en la asana de flexión hacia atrás.

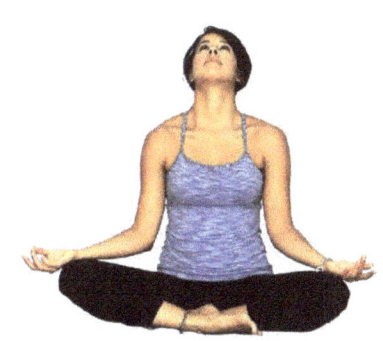

El uso excesivo de músculos accesorios tensa el cuello, hombros y parte superior de la espalda

Además del diafragma, otros músculos desempeñan un papel secundario y accesorio en la inspiración: esternocleidomastoideo, serrato anterior, dorsal ancho, trapecio y pectoral mayor/menor. Minimice el uso del esterno-cleido-mastoideo y el trapecio para evitar su indeseable efecto de encogimiento de hombros.

Los abdominales

Los músculos abdominales flexionan el torso hacia la pelvis, aplanando la cavidad abdominal. Los abdominales son los principales músculos de la espiración y el principal antagonista del diafragma. Aunque el diafragma y los músculos abdominales participan activamente durante ambos ciclos de respiración, sus contracciones primarias se realizan en ciclos inversos entre sí en una relación recíproca denominada *equilibrio flotante*.[6]

Durante la espiración, la contracción abdominal atrae la parte inferior del esternón y las costillas inferiores hacia adentro. Unido al levantamiento del diafragma en la espiración, la cavidad torácica vacía su volumen. En la cavidad abdominal, el aire atrapado se comprime, lo que proporciona una importante estabilización de la columna.

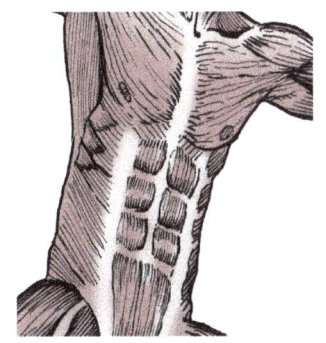

Músculos abdominales

> Todas las asanas de yoga con pliegue hacia adelante se realizan durante la exhalación con contracción abdominal

Acción eficaz del diafragma

Después de una carrera, un corredor exhausto se inclina hacia adelante, alarga la columna y echa hacia atrás las costillas inferiores. En esta posición instintiva, el diafragma agotado puede recuperarse de su fatiga. Al empujar las rodillas hacia abajo, los hombros se deslizan hacia atrás y el pecho se abre anteriormente, lo que facilita el aumento del volumen pulmonar.

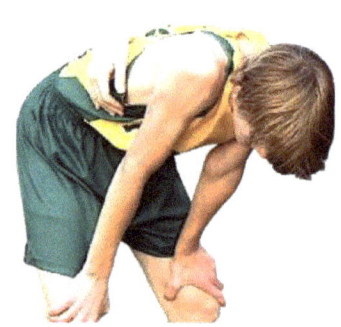

Para aumentar la eficiencia pulmonar, alargue verticalmente a través de la caja torácica lateral del cuerpo sin encogerse de hombros. La columna se alarga, las costillas se expanden y el diafragma se ensancha mientras se mantiene dentro de su rango de eficiencia del 20%.

Respiración paradójica

Golpear es una acción natural e inconsciente, pero a veces la coordinación del ciclo de la respiración con la fase correcta del diafragma o la contracción abdominal puede revertirse. A esto se le llama respiración paradójica. Si no están sincronizados, los músculos abdominales se contraen durante la inspiración en lugar de permanecer relajados. En lugar de contraerse con vencimiento, se relajan. Este patrón ineficiente de respiración no logra expandir adecuadamente la cavidad abdominal, que es esencial para proteger los discos espinales de lesiones durante las actividades con carga de peso. Crea desequilibrios musculares que conducen a malos hábitos posturales. Los detalles sobre la relación entre la cavidad abdominal y los discos lumbares de la columna se pueden revisar en la discusión del *efecto Valsalva* en el capítulo 24.

Si la respiración paradójica es un hábito, los estudiantes de yoga pueden practicar la respiración *Kabalbhati* para entrenar el abdomen para que se retraiga hacia adentro al espirar. Para hacer esto: Al exhalar, active los bandhas levantando tanto el suelo pélvico como el diafragma torácico mientras tira del ombligo hacia adentro. Al inhalar, coloque una mano sobre el abdomen y expanda el vientre hacia la mano. Se puede pasar una correa debajo de las costillas inferiores para experimentar también el efecto. Este ejercicio y otras prácticas de respiración yóguica pueden ayudar a restablecer el ciclo respiratorio natural.

Respiración nasal

Hay un adagio sencillo que se atribuye a Sri BKS Iyengar: "La boca es para comer y la nariz para respirar". Cuando se le preguntó sobre las técnicas de respiración durante las asanas, el Sr. Iyengar simplemente dijo "sí". Con las posturas mantenidas desde hace mucho tiempo en su tradición, coordinar la respiración y las asanas no era un enfoque; bastante diferente a un flujo vinyasa, como en Astañga Yoga.

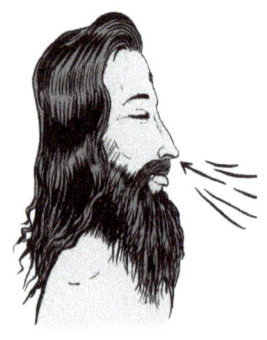

La respiración por la nariz ofrece numerosas ventajas sobre la respiración por la boca. La respiración nasal filtra las bacterias y los contaminantes a medida que el aire ingresa al cuerpo.

La circulación del aliento a través de las cavidades nasales y los senos nasales calienta y humedece el aire antes de llegar a los pulmones, manteniéndolos y sus revestimientos húmedos, necesarios para hidratar el cuerpo.[7] El aliento que entra a través de los senos nasales migra a través de las superficies internas porosas del cráneo, oxigenando las superficies externas de la cavidad cerebral y las meninges externas.

Otros beneficios de respirar por la nariz son menos obvios pero bastante importantes. Respirar exclusivamente por la nariz modifica el tipo de ondas cerebrales producidas. Los estudios de laboratorio realizados en la Universidad Maharishi (MUM) en Fairfield, Iowa, exploraron los efectos fisiológicos de la respiración. Los sujetos de prueba utilizaron combinaciones de respiración por nariz y boca durante diversas actividades físicas, como correr y levantar pesas. La respiración bucal durante cualquier ciclo de respiración produjo principalmente ondas cerebrales beta. Las ondas beta son ciclos de energía eléctrica que se producen cuando la mente participa en actividades altamente cognitivas, como pensar, hablar, permanecer alerta y concentrarse. Los estudios demostraron además que cuando la respiración nasal se utilizaba exclusivamente tanto con la inhalación como con la exhalación, había un aumento en las ondas alfa, delta y theta. Estos patrones de ondas eléctricas están asociados con la relajación profunda, la meditación y los estados "superiores" de conciencia. Estas longitudes de onda se han asociado con la curación de enfermedades, niveles hormonales mejor equilibrados y estados elevados de espiritualidad.[8]

La respiración nasal puede mantener la frecuencia cardíaca (FC) por debajo del 60 % de la frecuencia cardíaca máxima (FCM) durante el ejercicio.[9] Los investigadores de MUM mantuvieron la frecuencia cardíaca de los atletas por debajo del 60 % mediante el uso de técnicas de respiración yóguica mientras practicaban deportes que producen picos altos. en el ritmo cardíaco. Con sólo respirar por la nariz, se mantuvieron frecuencias cardíacas más bajas, *sin* pérdida de rendimiento. ¡Los beneficios de esto son inagotables! La respiración nasal retrasa la fatiga deportiva al reducir la producción de ácido láctico como resultado de que la sangre y los músculos permanecen oxigenados durante períodos más prolongados.[10]

La respiración nasal estimula el metabolismo para quemar grasas. Cuando se hace ejercicio con una frecuencia cardíaca del 60% de la MHR o menos, se le pide al cuerpo que queme la grasa almacenada como combustible. El cuerpo interpreta las frecuencias cardíacas más rápidas como si estuviera en un estado de estrés o en modo de supervivencia. El cuerpo optará por quemar combustibles que requieren menos energía para que los músculos los metabolicen: carbohidratos y proteínas, que son más adecuados para demandas de tipo estrés de lucha o huida. Una vez que se agotan los carbohidratos, el cuerpo recurre a quemar las proteínas que se encuentran en las células sanguíneas y los músculos para satisfacer sus necesidades de consumo de combustible. Ésta es una de las razones por las que los corredores de larga distancia se vuelven anémicos y demacrados en la parte superior del cuerpo. Quemar grasa requiere que el cuerpo esté en su "refugio seguro" al 60% de su FC.

Respiración bucal y estrés

Después de una situación estresante, nuestro primer instinto suele ser soltar un profundo y entrecortado "¡Uf!". La exhalación por la boca es una expresión típica de la respuesta al estrés. Sin embargo, exhalar habitualmente por la boca es estimulante y produce en exceso varias hormonas del estrés, lo que puede provocar efectos nocivos para la salud. Es cierto que existen técnicas beneficiosas de exhalación rápida por la boca, como el método Wim Hof™, que se ha demostrado que ayudan a reducir la depresión.[11]

En última instancia, la respiración por la nariz, la práctica de la meditación y otras técnicas sin respiración por la boca ayudan a desarrollar la capacidad del yoga para reducir la depresión. ansiedad y estrés.

El corazón del yogui

La exhalación bucal se enseña como el enfoque principal de la respiración deportiva. Expulsa rápidamente dióxido de carbono, reduciendo la acumulación de ácido láctico en los músculos. Sin embargo, cuando se utiliza durante décadas, puede desarrollar excesivamente el músculo cardíaco y los grandes vasos sanguíneos circundantes; una patología conocida como *hipertrofia cardíaca*. El corazón y los grandes vasos sanguíneos funcionan como otros tejidos musculares; aumentan de tamaño para satisfacer la demanda que se les impone. Bombear más sangre con la respiración bucal aumenta el volumen sistólico a través del ventrículo izquierdo del corazón, lo que hace que el corazón y la aorta se agranden.

Cuando las altas exigencias cardiovasculares de lanzar pelotas de béisbol se reemplazan por lanzar cervezas, aumenta el riesgo de que un ex atleta sufra un ataque cardíaco.

Una vez que años de actividad física intensa ya no están presentes, el corazón, ahora hipertrofiado (agrandado), a menudo se vuelve graso e ineficiente, haciéndolo propenso a sufrir incidentes cardíacos. Un corazón agrandado es una pérdida de energía grave para el cuerpo. La respiración nasal durante la inspiración y la espiración, incluso cuando las demandas cardiovasculares son altas, mantiene baja la frecuencia cardíaca. La respiración nasal ayuda a reducir el volumen de sangre que se bombea por golpe o latido que pasa a través de las paredes y cámaras del corazón. Utilizando la práctica de *Ujjayi*, que se analizará más adelante en este capítulo, mantenga los niveles de oxígeno y de intercambio gaseoso comparativamente iguales que en la respiración deportiva explosiva. Con una menor demanda sobre el corazón y la aorta, existe una menor probabilidad de agrandamiento. El carácter y la calidad del corazón pueden seguir siendo yóguicos: de tamaño apropiado y altamente eficiente, que son cualidades de Brahmacharya. (Ver Capítulo 3)

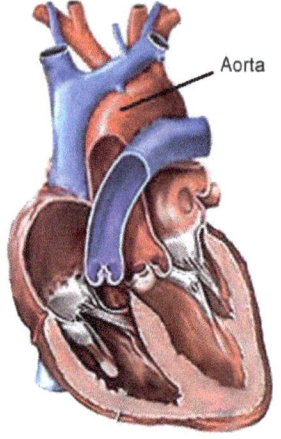
Músculo cardíaco normal

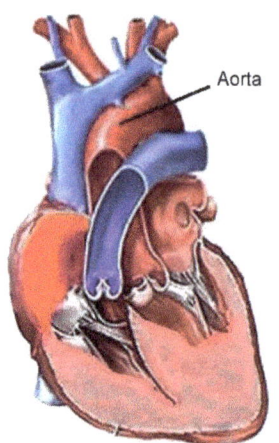
Músculo cardíaco engrosado

Presión arterial y yoga

El consejo médico es generalmente cauteloso y controvertido con respecto al ejercicio vigoroso con problemas cardiovasculares. Las preocupaciones con el yoga se centran principalmente en las inversiones, como **Sirsāsana** (Postura de parada de cabeza), que aumenta la presión generada sobre la circulación sanguínea en el cerebro. Sin embargo, algunos autores con experiencia tanto en medicina como en yoga consideran que una práctica vigorosa y las inversiones no sólo son preventivas sino también reparadoras y terapéuticas, incluso en casos de enfermedad cardiovascular avanzada. [12]

No existen respuestas absolutas a las muchas preguntas y consideraciones que surgen con respecto a la presión arterial alta. Aquí no se puede ofrecer una respuesta definitiva. Un principio fundamental del yoga es *Ahimsa*, no hacer daño, y la precaución y la consideración son los enfoques más sabios que deben adoptar todos los estudiantes. Los beneficios derivados de posturas avanzadas a menudo se pueden lograr en posturas modificadas y correctivas. Este enfoque es mejor no sólo para problemas cardiovasculares, sino también para problemas ortopédicos.

La sabiduría y la conciencia sobre las enfermedades y las dolencias son la esencia misma del yoga. Resistir el impulso del ego de intentar posturas arriesgadas es la verdadera práctica del yoga. Manejar cualquier condición de salud importante requiere una gran responsabilidad personal. Un estudiante con problemas cardíacos debe realizar una investigación diligente y buscar una consulta médica imparcial pero positiva para el yoga. Luego, con toda la sabiduría que el estudiante pueda reunir, se puede diseñar y practicar una práctica de yoga hábil para obtener vitalidad durante toda la vida.

Técnicas avanzadas de respiración yóguica

El hatha yoga incorpora sofisticadas prácticas de respiración en las asanas. Estas técnicas se derivan del *Kriya yoga* y del .[13]

Kriya yoga es un sistema de prácticas de limpieza ritualizadas que ayudan a eliminar obstrucciones: en el cuerpo, la mente y en la relación entre ambos. Los Kriyas incluyen prácticas de purga tanto fisiológica como psicológica. Estos incluyen rutinas de higiene corporal y se expanden a mudras (posiciones del cuerpo y las manos que aumentan el prana), *mantras* y *meditaciones*.

Pranayama es la cuarta rama del Árbol del Yoga, una rama por encima de Asana (ver Capítulo 3). Del sánscrito, Pranayama se traduce como control y expansión de nuestras fuerzas vitales a través de la respiración. El profesor de yoga Richard Freeman describe el pranayama como "la liberación de la energía vital de sus límites".[14] El pranayama, una rama por encima de las asanas, se practica en su forma clásica en un punto en el que el estudiante tiene una base sólida en las asanas. Como ocurre con la mayoría de las prácticas espirituales y religiosas, los estudios esotéricos son dominio del practicante "maduro".[15] Sin embargo, las técnicas de respiración se incorporan en muchas clases de asanas, incluso en los primeros niveles del estudio del yoga. En este capítulo se exploran algunas técnicas básicas de Pranayama que pueden ser apropiadas para estudiantes de todos los niveles de práctica de asanas.

Respiración básica en tres partes

1. Acuéstese en posición supina
2. Inhale hacia el abdomen; retener el aliento contando hasta cuatro
3. Inhale hacia el pecho; retener la respiración en ambas cavidades contando hasta cuatro
4. Inhale hacia la parte inferior del cuello; retener la respiración en todas las regiones durante cuatro tiempos
5. Aguante la respiración contando entre cuatro y dieciséis; luego exhale y suelte el aire contando de cuatro a doce en orden inverso

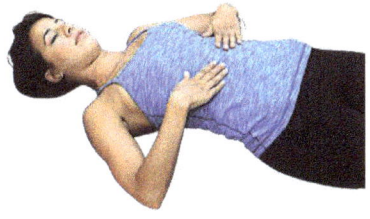

La duración del ciclo puede aumentar en cada ronda. las manos pueden ser colocado sobre el vientre o tanto el pecho como el vientre para enfocar mejor la inflación en las regiones. Se puede colocar una colchoneta enrollada o una manta estrecha a lo largo debajo de la columna y la cabeza ligeramente elevada para facilitar la práctica.

Respiración alterna por fosas nasales

La respiración alternativa por las fosas nasales, tomada del Kriya yoga, es una serie rítmica, lenta y controlada de inhalación, retención de la respiración y exhalación. Llamados **Nadi Shodhana** y **Anulom Viloma Pranayam**, son prácticas populares que se ofrecen en muchas clases de yoga. Desarrollan la coordinación de la respiración y son técnicas valiosas para equilibrar la actividad neurológica entre los dos hemisferios cerebrales.

1. Cierre una fosa nasal en la unión del cartílago y el hueso con el pulgar (una práctica más avanzada es sin presión con los dedos)
2. Inhale contando hasta 4
3. Cierra ambas fosas nasales con los dos últimos dedos; retenga el aliento contando hasta 4
4. Cierre la fosa nasal opuesta con los dos últimos dedos; Exhale lentamente contando de 4 a 8 por el primer lado que había estado cerrado
5. Inhale por la fosa nasal ahora despejada; repita el procedimiento, comenzando desde el otro lado
6. Con rondas sucesivas, el conteo de cada paso o retención sola se puede alargar proporcionalmente

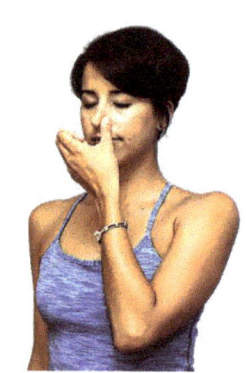

Los omóplatos permanecen completamente sobre la espalda, alineados y cuadrados entre sí. Las clavículas se alargan lateralmente, manteniendo abiertos los cuadrantes superiores de los pulmones. Dado que los antebrazos pueden girar 180°, independientemente de los codos y los hombros, los hombros se rotan externamente para estabilizar los húmeros sin redondear la parte superior de la espalda y los hombros hacia adelante. Esto ayuda a reducir la fatiga en el brazo. Una posición similar a **Chaturanga** con la parte interna del codo mantenida física o energéticamente en línea con el costado del cuerpo logrará una alineación adecuada.

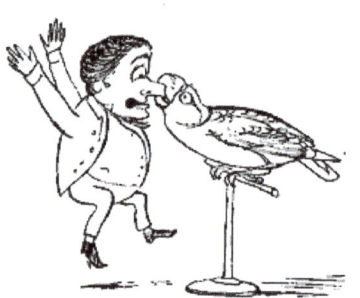

Nota: no utilice los músculos del antebrazo para sostener el brazo. En su lugar, utilice los músculos grandes del pecho y la parte superior de la espalda, liberando los músculos del antebrazo para aplicar la función motora fina de las muñecas y las manos.

Son posibles muchos métodos de conteo de respiraciones y variaciones con las configuraciones de los dedos (mudras) para la respiración por fosas nasales alternas. Se puede aplicar cualquier enfoque proveniente de una tradición particular o creando un método propio. Por supuesto, la alineación del cuerpo se mantiene durante toda la práctica, especialmente en los hombros, la parte superior de la espalda, la cabeza y el cuello.

Kumbhaka: Retención de la respiración

Kumbhaka, o retención de la respiración, se utiliza en la secuencia de respiración alternativa por las fosas nasales. La retención de la respiración fortalece los músculos de la respiración. Sin embargo, contener la respiración también aumenta la presión cardiopulmonar. Pero si se practica de manera segura y consciente, Kumbhaka no sólo evita el riesgo cardíaco sino que también proporciona beneficios para la salud del corazón similares a los que se obtienen con ejercicios cardiovasculares como correr.

El término Kumbhaka deriva de la palabra sánscrita que significa "olla", un recipiente que a veces está lleno o a veces vacío. En la retención de la respiración, el pecho es el recipiente que alterna entre estar lleno, el pecho lleno de aire, y estar vacío, el aire vaciado del pecho. Kumbhaka ocurre naturalmente en cada ciclo respiratorio: al final de cada inhalación (*Anatara*: respiración hacia adentro) y al final de cada exhalación (bahya-respiración hacia afuera). Kumbhaka se utiliza de forma destacada en Pranayama y como preparación para la meditación. La retención de Kumbhaka se aplica con los *Bandhas* o cerraduras de energía. Kumbhaka revitaliza los revestimientos de tejido blando que forman un amortiguador que reduce la fricción entre las costillas y los pulmones. Ha sido utilizado por practicantes de yoga no profesionales para afecciones de salud como la pleuresía.

Kumbhaka puede aumentar la presión en los discos espinales, por lo que debe practicarse con habilidad. La retención de la respiración no debe realizarse en posturas extremas de flexión hacia adelante, al soportar peso pesado o durante asanas activas. En cambio, **Padmāsana**, la postura del loto, y **Siddhāsana**, la postura sentada tranquila, son posturas adecuadas para la práctica de Kumbhaka.

Los Bandhas

El término sánscrito Bandha es cerradura, nudo o vínculo. Está asociado con los procesos de atar, restringir o capturar. La "cerradura" se compara con la esclusa de un canal, no con la del tipo de cerradura y llave. Los bandhas regulan el flujo de prana y se utilizan en las prácticas de limpieza de Kriya para estimular los órganos internos.

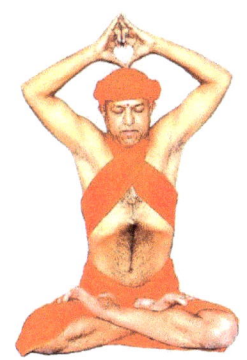

El bloqueo de Bandha se puede practicar como una asana en sí misma o como una acción energética que subyace a todas las demás asanas.

Uddiyana Bandha

Los bandhas crean una tensión central que es a la vez muscular y energética. En la tradición de yoga *Astañga* de *K. Pattabhi Jois*, los maestros a menudo instruyen a sus estudiantes a practicar una forma sutil de Mula Bandha, ¡"24 horas al día, 7 días a la semana"!

La participación de Bandha es un componente valioso y casi esencial de la práctica de asanas. A menudo, la acción es apenas física, siendo sutil y enérgica y un telón de fondo constante para la práctica de asanas. La acción contundente de apretar firmemente el ano o realizar una contracción tipo *Kegel* no es el método correcto.[16] Por el contrario, Uddiyana Bandha, practicado como práctica de Pranayama haciendo girar el abdomen y no como parte de una asana, utiliza contracciones firmes e intensas.

Los tres bandhas más comunes y los métodos para involucrarlos:

- Muladhara (Mula) Bandha: Arquee suavemente el cóccix hacia adelante y hacia arriba desde el centro del perineo [17]
- Uddiyana Bandha: Arcola apófisis xifoides posterior y hacia adentro
- Jalandhara Bandha: Nivelar el paladar blando con el canal auditivo y la base del occipucio (provoca un cierre suave de la glotis)

> La inspiración y la espiración cíclicas con una aplicación continua pero suave de los bandhas alinean el núcleo y mantienen la columna segura

Desde un aspecto esotérico, Mula Bandha es la cerradura "raíz" que impulsa el flujo ascendente de energía pránica. Prana se eleva como fundido, en espiral a través del *Sushumna*, el canal energético central del cuerpo. Prana sale del cuerpo a través de la fontanela posterior en la parte superior del cráneo. Los bandhas, que surgen de los canales pránicos exteriores, se forman en las palmas de las manos (Hasta Bandhas) y en las plantas de los pies (Pada Bandhas).

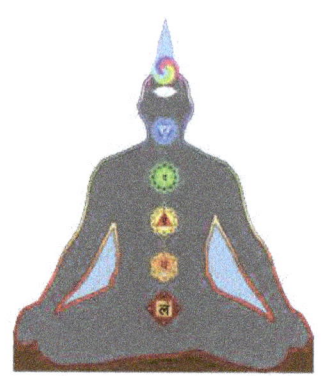

Bandhas desde un punto de vista anatómico

Como se exploró anteriormente, la participación física de los bandhas establece una alineación postural a lo largo del eje central del cuerpo. Y lo que es más importante, la participación de bandha reduce la presión del disco espinal.

Para involucrar físicamente a los bandhas, los diafragmas se contraen y se elevan en forma de cúpula. Bandha y el compromiso del diafragma se inician desde el diafragma pélvico (perineo). Continúa a través del diafragma torácico y a través del paladar blando en el techo posterior de la boca, saliendo enérgicamente a través de la fontanela posterior en la parte superior del cráneo.

Mula bandha está comprometida con el *Deslizamiento del Coxis anterior*. Esta acción de enraizamiento y conexión a tierra estimula un plexo de nervios parasimpáticos ubicado sobre la superficie interna del cóccix. El sistema nervioso parasimpático produce principalmente una respuesta calmante dentro del cuerpo que puede experimentarse cuando se activa Mula bandha. El bloqueo de Bandha y las contracciones del diafragma, en general, proporcionan una profunda sensación de integración, calma y seguridad.

Ujjayi Pranayama   Aliento victorioso

Si pasas por una clase de yoga Astañga, es posible que escuches *Ujjayi*, un silbido profundo y sincronizado que te hace girar rápidamente con tu sable de luz con toda su fuerza, buscando a Darth Vader ®. El sonido se crea cuando tanto la inhalación como la exhalación se dirigen a través de la parte posterior de una glotis parcialmente cerrada; el área en la parte posterior de la garganta que se cierra al tragar. Cuando el aire pasa sobre una glotis parcialmente cerrada, resuena y crea un sonido profundo en la garganta y las cuerdas vocales. Es un sonido gutural profundo, realizado con la boca cerrada, a través de la nariz pero no como un "olfateo".

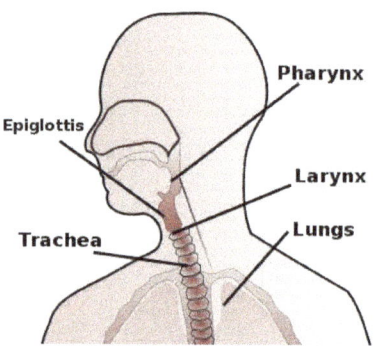

Ujjayi es una herramienta valiosa que calma el sistema nervioso y maximiza el intercambio de flujo de aire. Cuando se realiza correctamente, puede entrar más aire a los pulmones del que es posible al oler o simplemente respirar por la boca. Ujjayi puede ser difícil de aprender, pero se puede dominar rápidamente.

¿Qué tan fuerte es el llamado de Ujjayi a la victoria?

La forma en que se realiza la respiración Ujjayi audible tiene diferencias de opinión en las tradiciones del yoga. Algunas escuelas de yoga insisten en que la respiración Ujjayi se escuche claramente en todos los estudiantes y al unísono. Otras tradiciones creen que una vibración constante y profunda de las cuerdas vocales es irritante y seca las delicadas membranas mucosas de las cuerdas vocales, lo que puede provocar daños sostenidos. Fisiológicamente, Ujjayi se puede realizar de forma eficaz sin generar ningún sonido. Esto evita cualquier riesgo potencial de dañar las cuerdas vocales y parece ser el método más seguro.

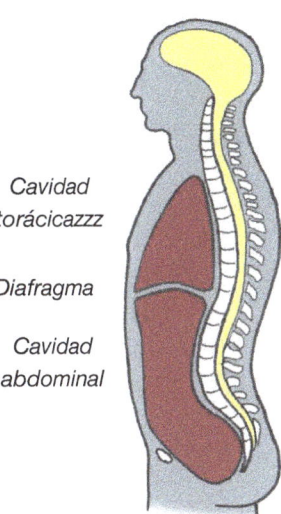

Cavidad torácicazzz

Diafragma

Cavidad abdominal

El efecto Valsalva y la respiración

El *efecto Valsalva*, presentado en el capítulo 24, es una acción de tipo neumático, generada por el diafragma y los músculos abdominales como intercambios de aire entre las dos cavidades anteriores del cuerpo. Se crea una viga rígida inflada y llena de aire que elimina la presión de los discos de la columna lumbar.

Bandhas menos intensos

Como se mencionó, la instrucción de apretar firmemente las nalgas en forma de *Kegel* para activar *Mula bandha* es quizás una directiva transmitida de maestro a maestro que nunca se explora en su totalidad. Esta acción contundente tensa los músculos de rotación externa, lo que limita la movilidad. También impedirá los efectos sutiles del procedimiento, bloqueando el efecto calmante que produce sobre el sistema nervioso.

¿Con qué intensidad se debe comprometer a Mula Bandha? Los anatomistas describen la pelvis como un cuenco. Imagina que la pelvis es un recipiente lleno de agua con jabón. Se sugiere que la cantidad de fuerza que se utilizará para activar Mula bandha sea equivalente a la cantidad necesaria para levantar una pequeña burbuja desde el centro del cuenco pélvico.

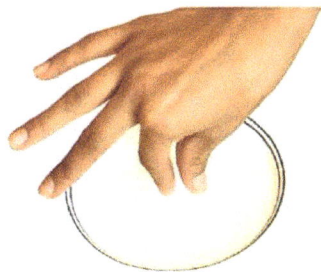

> Los estudiantes serios de yoga finalmente se dan cuenta de que la sabiduría es no necesariamente en las respuestas, sino en la exploración más profunda de las preguntas mismas

30 Anatomía del hombro

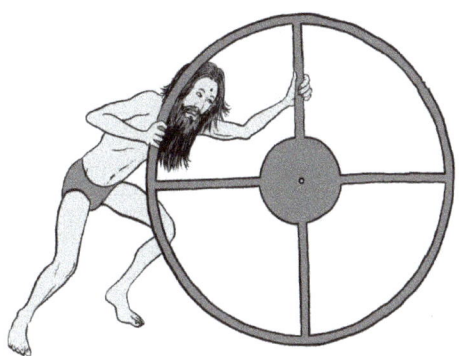

Es posible que tengas que esforzarte durante los próximos dos capítulos, pero sin duda valdrá la pena el esfuerzo. Desarrollar unos hombros fuertes, flexibles y bien alineados es necesario para que toda práctica de asanas avance con seguridad. Este capítulo se centra específicamente en la anatomía y la mecánica estructural del hombro. Comprender estos conceptos hace que sea más fácil aplicar los principios de alineación presentados en el siguiente capítulo.

Una señal común para la alineación de los hombros es "llevar los hombros hacia atrás". Como se presentará, esto es demasiado simplista e insuficiente. Cada hombro tiene varios componentes internos. Además, es sólo una parte de un sistema funcionalmente integrado que incorpora la columna torácica, las extremidades superiores, la cabeza y el cuello. A menudo, las lesiones en estas otras regiones, especialmente las lesiones repetitivas, se originan con hombros desalineados y una mecánica de movimiento inadecuada.

Con una gran fluidez y rangos de movimiento, los movimientos de gran alcance del hombro a menudo se dan por sentado, como lo demuestra la alta incidencia de lesiones de hombro atribuidas al yoga.[1] Cuanto mayor es la movilidad de una articulación, mayor es la importancia de la precisión mecánica.

Movilidad del hombro

Los hombros proporcionan una poderosa fuerza muscular y los rangos de movimiento más amplios del cuerpo. El movimiento del hombro sigue un arco hacia adelante, destinado a permitir que los ojos permanezcan paralizados ante las diferentes posiciones de las manos.

El término utilizado para describir el movimiento general de la articulación del hombro es *circunducción*. La circunducción combina todas las direcciones de los movimientos del hombro a medida que recorre un único arco en forma de cono que se irradia hacia afuera desde un eje central. Sus movimientos son fluidos, fluidos y elegantes.

Los rangos de movimiento individuales del hombro, llamados *grados de libertad,* son como sigue:

- Flexión   180°
- Extensión   50°
- Rotación externa 80°
- Rotación interna 110°
- Secuestro   180°
- Aducción   0°

La posición final de un brazo por encima de la cabeza, o 180°, es mecánicamente la misma tanto en flexión como en abducción.

Cuando el hombro es neutral, a 0° de rango, el brazo se coloca al lado del torso. La aducción mueve el hombro hacia el torso o la línea media del cuerpo. Si el hombro ya está neutral y pegado al torso, se debe combinar la aducción con la flexión o extensión.

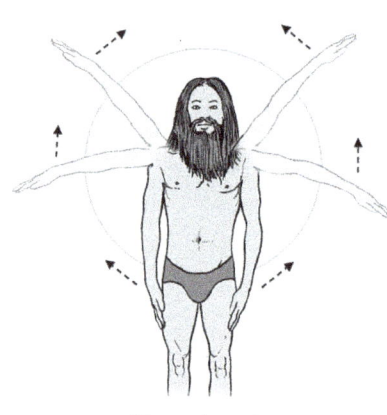
Circunducción

La circunducción requiere que el húmero rote externamente cuando el brazo recorre más de 90° por encima de la cabeza para evitar daños a los huesos y tejidos blandos entre la tuberosidad mayor del húmero y el acromion que se extiende desde el omóplato. Más adelante en este capítulo se hablará más sobre este importante concepto.

Los tres componentes mecánicos del hombro

- Articulación gleno-humeral
- Componentes claviculares: Articulación acromioclavicular Articulación esternoclavicular
- "Articulación" escápulo-torácica

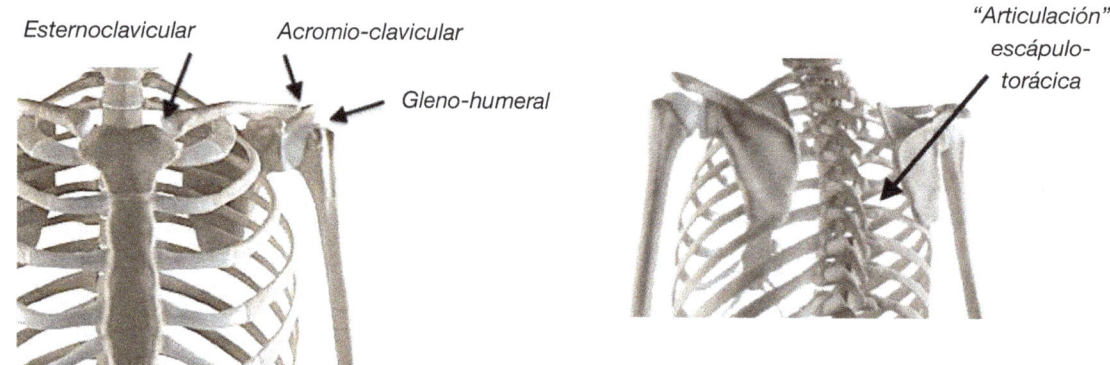

La articulación glenohumeral

La articulación *glenohumeral* forma el borde superior de la axila (axila). Es la articulación principal de la cintura escapular y la más móvil. El *húmero* (hueso de la parte superior del brazo) y la *escápula* (omóplato) se conectan con un sistema de rótula. La *fosa glenoidea*, de la palabra griega *glene* que significa cavidad, es una impresión poco profunda con forma de pera ubicada en el lateral de la escápula. Técnicamente, la fosa glenoidea es demasiado plana para clasificarla como una cavidad real.

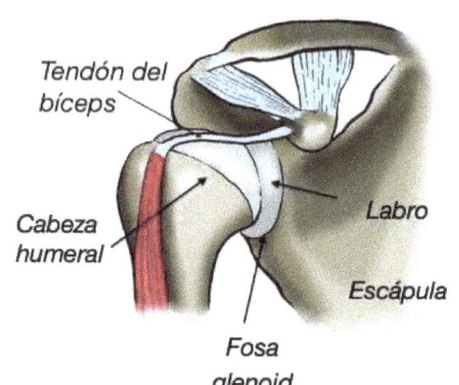

La cabeza del húmero es la "bola" de la articulación. Se conecta al eje mediante un cuello rudimentario, significativamente diferente de la articulación de la cadera, donde el cuello del fémur es sustancial y permite una mayor inclinación del fémur hacia adentro.

Al igual que con la articulación de la cadera, una junta de cartílago llamada labrum rodea la fosa glenoidea. Este collar forma un ajuste perfecto alrededor de la gran cabeza esférica del húmero.

Para permitir su amplia movilidad y lubricación del líquido sinovial, la articulación glenohumeral está unida por un ligamento capsular que envuelve toda la articulación. Para permitir la mecánica de la articulación del hombro, la cápsula está suelta en la parte inferior para facilitar la movilidad y tensa a lo largo de su borde superior para ayudar con la estabilidad.

A diferencia de la articulación acetabular-femoral de la cadera, que tiene un eje central de rotación claramente definido y un juego articular limitado, la articulación glenohumeral puede desplazarse sobre su eje articular central hasta entre uno y dos centímetros. Este diseño de eje central flotante permite que el hombro se mueva suavemente a través de grandes arcos, cambie rápidamente de dirección y ajuste el ángulo de la articulación.

Los primeros 90° de circunducción ocurren principalmente en la articulación glenohumeral. Los músculos deltoides y supraespinoso proporcionan la mayor fuerza en esta fase de circunducción. Esto requiere que el brazo se abduzca o se flexione alejándose del costado del torso. [2]

Comparación de las "cavidades" de la cadera y los hombros

La cadera: el *acetábulo* es profundo y redondo. Su gran borde mantiene la cabeza del fémur ajustada dentro de la copa de su cavidad, evitando que la cadera se desvíe de su eje central.

El hombro: la *fosa glenoidea* es una depresión poco profunda en la escápula que forma la articulación con la cabeza del húmero. Es una articulación suelta y laxa con un eje central que se desplaza entre una y dos pulgadas durante la circunducción. Esto proporciona a la articulación del hombro el rango de movimiento más amplio de cualquier articulación del cuerpo.

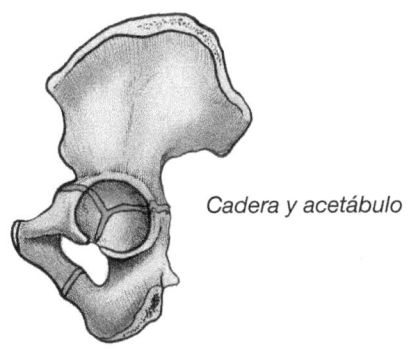
Cadera y acetábulo

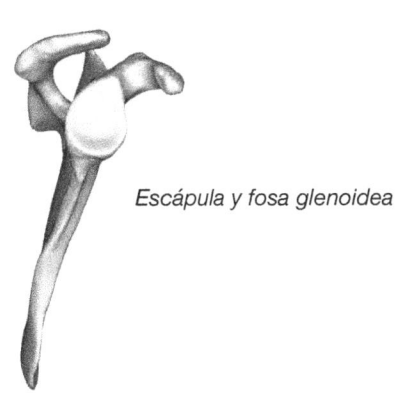
Escápula y fosa glenoidea

Tendón del bíceps braquial

El *bíceps braquial* es biarticular, lo que significa que cruza y moviliza dos articulaciones. Como indica el término bíceps, tiene dos cabezas (haces de músculos): una cabeza larga y una cabeza corta. El cabezal corto suministra la potencia inicial al cabezal largo. También ayuda a la acción de tirar del brazo hacia el pecho. Aproximadamente el 10% de la población tiene múltiples cabezas cortas; se informan entre tres y siete.[3]

El tendón de la cabeza larga del bíceps ingresa a la articulación glenohumeral y se inserta en la parte superior de la cabeza humeral, en el interior de la cápsula. Ayuda a estabilizar y prevenir la dislocación del húmero cuando se tira del brazo con fuerza desde cualquier dirección, pero principalmente desde la superior y lateral. Las fuerzas extremas sobre la articulación pueden desgarrar el tendón. El tendón es vulnerable a sufrir lesiones a medida que recorre un camino intrincado a través de la región de la articulación superior del hombro, constreñida y mecánicamente exigente.

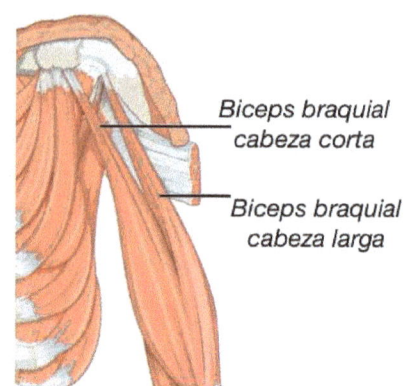

Biceps braquial cabeza corta

Biceps braquial cabeza larga

Para mantener seguro el tendón del bíceps cuando está enganchado:
- Deslice la cabeza humeral posteriormente hacia la articulación desde un vector en línea con su superficie interna. Sin embargo, utilice la misma cantidad de fuerza en las partes interior y exterior de la articulación.
- Alargue las clavículas horizontalmente a lo largo de la parte superior del pecho.

El espacio libre de las articulaciones requiere rotación externa

De manera similar al trocánter mayor del fémur y su proximidad al ilion, la *tuberosidad mayor* del húmero, en su superficie lateral, puede comprimirse con el *acromion* de la escápula cuando el brazo se levanta por encima de la cabeza, especialmente en abducción. La compresión puede dañar el tendón del bíceps, los ligamentos de la articulación del hombro, el músculo supraespinoso o directamente la articulación acromioclavicular. A pesar de la facilidad para hacer lo contrario, el hombro debe rotar externamente una vez que el brazo se levanta 90° desde el costado del cuerpo para evitar lesiones.

Aunque los antebrazos giran 180° separados de los hombros, las asanas pueden utilizar el hábito común de coordinación de manos y hombros. Cuando las palmas miran hacia arriba, los hombros giran hacia afuera. Por el contrario, cuando las palmas miran hacia abajo, los hombros rotan internamente.

Como regla general, las palmas miran hacia abajo hasta que los brazos estén horizontales para aprovechar los beneficios de la rotación interna de liberación de ligamentos. A 90°, las palmas giran hacia arriba para continuar levantando de manera segura por encima de la cabeza, agregando rotación externa para evitar lesiones y estabilizar las articulaciones gleno-humerales.

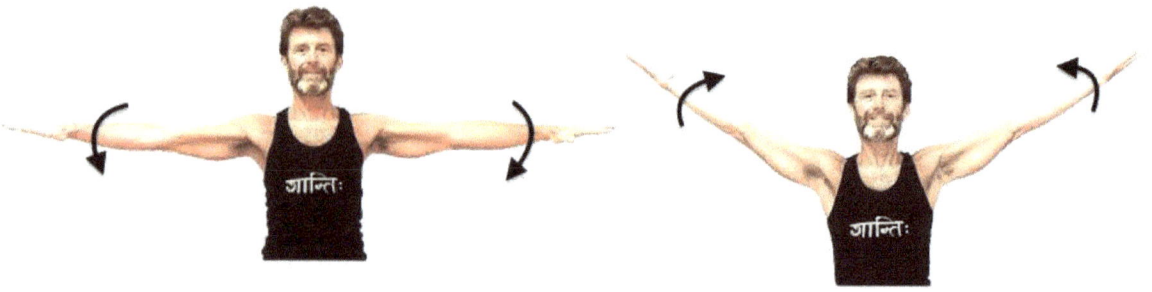

Vulnerabilidad del hombro

Cuando el hombro gira hacia adelante, ya no está alineado y no puede moverse con seguridad en sus rangos de movimiento sin riesgo de sufrir lesiones importantes. La posición del hombro menos estable y más vulnerable es una combinación de anterior e inferior; hacia abajo y hacia el pecho. En esta posición, sus ligamentos, músculos del manguito rotador y el tendón del bíceps no pueden proporcionar una estabilidad estructural adecuada. Esto sucede comúnmente en **Chaturanga**. Si los codos apuntan hacia arriba, las cabezas humerales caen hacia adelante y giran hacia abajo. En **Trikonāsana**, si la mano levantada se mueve más allá de la rotación del pecho, la cabeza humeral se fuerza hacia adelante. Extender la mano hacia atrás, con la misma facilidad que cuando se pone un abrigo, puede resultar perjudicial.

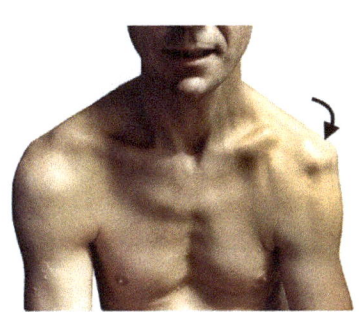

Caída anteroinferior

La luxación del hombro ocurre en dirección anteroinferior. La dislocación puede ocurrir con una fuerza moderada cuando el hombro está en esta posición.

Afectación específica de articulaciones y músculos en la circunducción

Los rangos de movimiento del hombro no se ajustan a la terminología estándar. El término circunducción se utiliza para describir las múltiples direcciones en las que viaja a través de su amplio arco. Por ejemplo: Los 90° iniciales de elevación del brazo desde el costado del cuerpo son la dirección de *abducción*. Continuando más allá de los 90°, el brazo comienza a moverse "hacia" la línea media del cuerpo o *aducción*. Cuando el brazo está completamente por encima de la cabeza, 180°, su posición es la misma que la posición final de *flexión*. El término circunducción reduce esta confusión.

Desde **0 a 90°** de flexión o abducción, el movimiento del hombro ocurre casi exclusivamente en la articulación glenohumeral. Los músculos supraespinoso y deltoides proporcionan principalmente la acción. A 90°, los ligamentos superiores de la cápsula articular se tensan, ayudando a sostener el brazo.

Continuando de **90 a 150°**, la clavícula gira 30° en cada extremo y la escápula comienza a deslizarse alejándose de la columna. En esta etapa comienzan a contribuir músculos adicionales: el trapecio medio y superior y el serrato anterior. Los romboides no juegan un papel importante en la circunducción.

En los últimos **150-180°** de flexión o abducción, todos los músculos mencionados anteriormente se activan con ayuda adicional de los músculos paraespinales. Cuando se levanta un brazo, la escápula se desplaza hacia el lado del brazo levantado. La columna se vuelve convexa en el mismo lado, lo que hace que los músculos espinales del lado opuesto (contralateral) se contraigan. Así es como siempre funcionan los músculos a lo largo de la columna. Si ambos brazos se levantan juntos, la columna torácica permanece centrada pero la columna lumbar se profundiza. su curva lordótica. Los músculos de ambos lados de la columna se contraen.

La clavícula y sus dos articulaciones

Las dos clavículas, o clavículas, forman un puente anterior a través de las dos escápulas (omóplatos), sostenido centralmente sobre el manubrio de la esternón. La unidad completa es la cintura escapular o pectoral. Las clavículas humanas han evolucionado para sujetar firmemente la cintura escapular anterior. Las clavículas son los únicos huesos largos del cuerpo humano que están en posición horizontal. Están curvados, 60° hacia adelante desde sus articulaciones acromioclaviculares laterales hasta sus articulaciones esternoclaviculares mediales en el manubrio. Las clavículas giran 30° en cada extremo a lo largo de un eje horizontal (imagínese salchichas girando en una parrilla comercial). Participan en la circunducción principalmente entre 90° y 150°.[4]

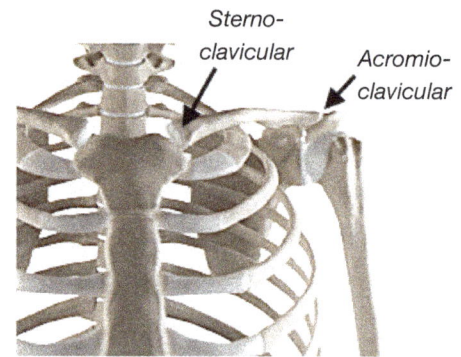

Algunos mamíferos sólo tienen clavículas del tamaño de restos y otros, ninguna. Los mamíferos que corren principalmente se benefician menos de la clavícula que los escaladores. Este diseño único les brinda a los gatos la capacidad de pasar por espacios pequeños. Los humanos, sin embargo, tenemos clavículas largas y anchas que evitan que los hombros colapsen hacia adelante. ¡Esta podría ser la razón por la que los humanos nos metemos en aprietos de los que parecemos incapaces de salir.

¡No es una declaración de moda!

A veces promocionadas como elegantes, las clavículas prominentes son una clara indicación de una pérdida de integridad postural. Las clavículas prominentes desplazan el eje central del cuerpo hacia adelante, tensan la mandíbula, tensan los músculos de la parte superior de la espalda y redondean los hombros hacia adelante. Los hombros redondeados predisponen a los tendones del bíceps a desgarrarse y a que los músculos del manguito rotador sean más vulnerables a las lesiones (los detalles se revisarán más adelante en este capítulo). ¡Esta no es una postura tan elegante!

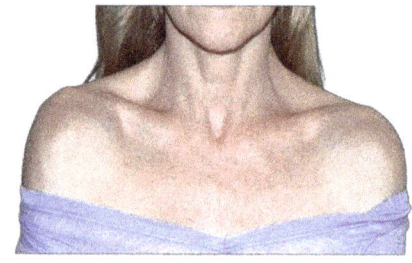

Clavículas prominentes

La articulación acromio-clavicular

La articulación AC o acromioclavicular es donde la clavícula se une al acromion; el proceso se extiende lateralmente desde la escápula superior. La articulación AC gira a lo largo de un eje horizontal cuando el brazo se eleva por encima de la cabeza. Si el hombro se mueve rápidamente con frecuentes cambios de posición, se impone una tensión significativa en las articulaciones AC. Esto hace que las articulaciones AC sean un sitio privilegiado para las lesiones relacionadas con el deporte que se presentan como rotura de ligamentos, separaciones de articulaciones y fracturas.

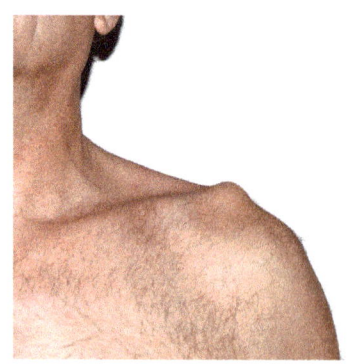

Articulación acromio-clavicular agrandada

Las articulaciones AC cambian de forma durante los períodos de crecimiento hasta casi los treinta años de edad.[3] Las actividades rigurosas como el remo o el tiro con arco pueden provocar una falta de fusión de la articulación. A veces se observa una gran protuberancia en esta articulación, lo que indica un agrandamiento permanente que refleja una historia de estrés o lesión acromioclavicular. Por experiencia personal de haber sufrido separaciones AC bilaterales, estos golpes no restringen la movilidad y han sido útiles para evitar que las correas de la mochila se deslicen de los hombros.

La articulación esterno-clavicular

La articulación esternoclavicular es la unión entre la clavícula medial, el manubrio y la primera costilla. La articulación está envuelta por ligamentos gruesos y amortiguada por un disco articular.

Esta unión es la única conexión esquelética, hueso a hueso, entre la cintura escapular y el resto del torso. Debe soportar y gestionar todo el peso y la fuerza muscular ejercida por el hombro y la extremidad superior. La "articulación" escápulo-torácica y la fuerza de los músculos de la parte superior de la espalda son importantes para evitar la compresión de la articulación.

La postura redondeada y la mala alineación ejercen una tensión excesiva sobre las articulaciones esternoclaviculares. Los ligamentos que rodean las articulaciones normalmente forman una cápsula resistente. Sin embargo, si se estiran demasiado, las articulaciones se vuelven inestables e hipermóviles. Si no se puede sujetar la parte anterior de los hombros contra la fuerza, la tensión mecánica puede hacer que la articulación se agrande y se hinche. Las articulaciones son susceptibles a la artritis y un área de infección ósea. Ensanchar las clavículas (Capítulo 31) reduce la tensión en las articulaciones y ayuda a distribuir las fuerzas entre los hombros.

Una secuencia popular de vinyasa en el Saludo al Sol es volver a saltar a Chaturanga Dandāsana (Postura del bastón de cuatro extremidades) directamente desde el pliegue hacia adelante. Esto impulsa la articulación glenohumeral hacia adelante y ejerce una fuerza de desalineación significativa sobre la articulación esternoclavicular. En su lugar, regrese solo a Plank Pose para reducir el trauma en el hombro.

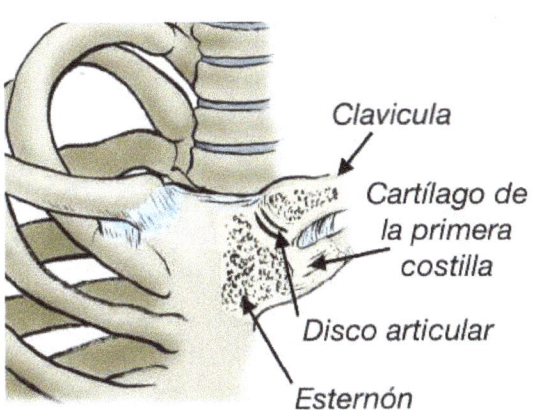

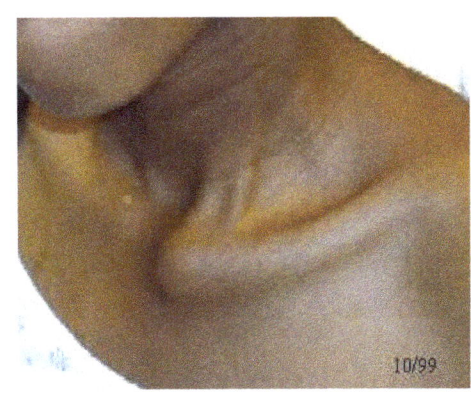

Articulación esterno-clavicular dislocada

La "articulación" escápulo-torácica

Una articulación es el lugar donde dos o más huesos se unen o conectan directamente a través de una sustancia intermedia, como el cartílago.4 Las escápulas no se unen directamente a la columna, por lo tanto, las "articulaciones" escápulo-torácicas no son articulaciones anatómicas. La conexión se realiza mediante músculos, no cartílagos, ni se mantiene en su lugar mediante ligamentos.[4] Sin embargo, los fisiólogos consideran la articulación como una "pseudo" articulación porque mecánicamente funciona como una articulación.

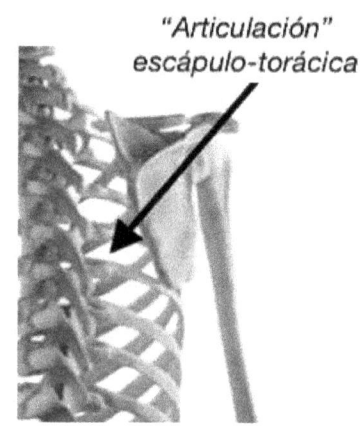

"Articulación" escápulo-torácica

Independientemente de cómo se clasifique, la articulación escápulo-torácica es extremadamente importante para la mecánica del hombro. Los principios de la alineación integradora del hombro, presentados en el siguiente capítulo, exploran las articulaciones escápulo-torácicas y su papel esencial en el equilibrio de la funcionalidad entre la cintura escapular anterior y posterior.

La escápula: datos curiosos

Los omóplatos, o escápulas, se encuentran verticalmente entre la segunda y la séptima costilla torácica. En tamaño, cada uno llenaría la enorme palma de la mano. Los bordes mediales superiores de las escápulas están aproximadamente a 3 pulgadas (5-6 cm) de las apófisis espinosas. Los bordes mediales inferiores aumentan hasta una distancia de 7 a 8 pulgadas desde la columna. El acromion y la coracoides son dos proyecciones o apófisis óseas que surgen lateralmente de cada escápula. Se extienden por encima de la articulación glenohumeral. La coracoides proporciona ligamento y unión muscular para el bíceps braquial, el coracobraquial y el pectoral menor. El acromion se une a la clavícula para formar el AC y proporciona inserción tendinosa para los músculos deltoides y trapecio.

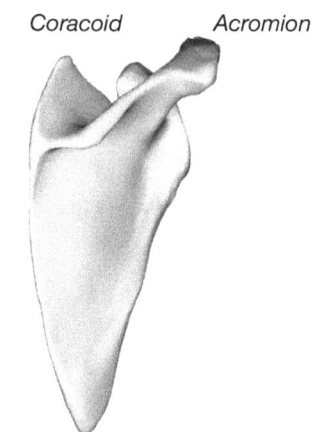

Coracoid   Acromion

Vista posterior de la escápula

Las superficies anteriores de las escápulas se curvan con un radio de 30°. Además, su posición tiene un ángulo de 30° hacia el frente de la caja torácica. Con un diseño curvo y una orientación en ángulo, los pequeños movimientos de las escápulas se amplifican hasta convertirse en grandes movimientos de los brazos. El movimiento principal de las escápulas es deslizarse lateralmente. Está más comprometido entre 90 y 180° de circunducción.[5]

La fosa glenoidea, la "cavidad" articulatoria de la escápula, actúa como una base móvil que estabiliza la cabeza humeral mientras se arquea en sus numerosas posiciones. Sigue la cabeza humeral a medida que se mueve el brazo, como una antena parabólica de seguimiento por satélite. En relación con las manos, las articulaciones de los hombros están cerca del núcleo del cuerpo. Los pequeños movimientos en la articulación glenohumeral se vuelven grandes y rápidos cuando llegan a la mano. A la inversa, los movimientos incontrolados de manos y brazos pueden tensar y lesionar los hombros. El principio de iniciar el movimiento desde el núcleo es fundamental para toda la mecánica de la parte superior del cuerpo. La Alineación Integrativa del Hombro, que se presentará en el próximo capítulo, siempre se establece antes de los movimientos de las extremidades.

Los bordes exteriores de los omóplatos forman la parte posterior de la parte interna de las axilas. Esta es la ubicación desde donde los omóplatos se deslizan medialmente hacia la columna cuando se activa la alineación integradora de hombros. Es útil palpar su cresta ósea para acceder mejor al movimiento desde esta zona. En el siguiente capítulo se explorarán más instrucciones sobre cómo mover las escápulas.

Una instrucción que a veces se da en la clase de yoga es "imagina que metes los omóplatos en los bolsillos traseros de tus pantalones". Esta visualización ayuda a deslizar las escápulas medialmente y presionarlas hacia adelante. Deja caer los hombros lejos del cuello y ayuda a romper el hábito improductivo de encogerse de hombros. Esta valiosa señal interactúa con el músculo dorsal ancho, otra acción importante de alineación del hombro que se presenta en el siguiente capítulo.

Adonde van las palmas, así van los omóplatos

Una característica útil en la mecánica corporal es que los omóplatos siguen la misma dirección en la que se mueven las manos. Las palmas de las manos se corresponden con las puntas inferiores de los omóplatos y los dedos, con las superiores. En asana, especialmente en el equilibrio de brazos, los omóplatos deben estar cerca de la columna en la espalda.

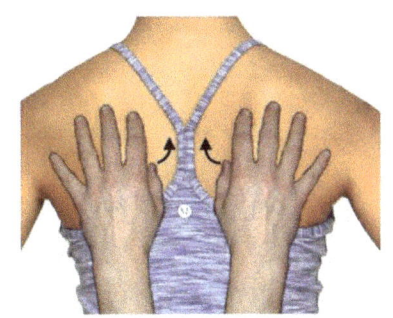

Para ayudar en esta acción, gire las palmas de las manos y los pulgares hacia la línea media del cuerpo, como si girara dos grifos hacia adentro. Las escápulas se desplazarán físicamente medialmente o enérgicamente si las manos están en tierra. Como ocurre con muchas acciones de alineación, los movimientos físicos pueden ser sutiles, en todo caso. Las contracciones musculares suelen ser isométricas o excéntricas.

¡Mantén tus alas de ángel plegadas!

Cuando los brazos se elevan por encima de la cabeza o hacia adelante, las escápulas se separan de la espalda. Ésta es la mecánica corporal normal. Es necesario hacer un esfuerzo para evitar que las escápulas se extiendan excesivamente. Esto se logra deslizando los bordes escapulares externos medialmente, aprovechando su curva de 30°. Presione las puntas inferiores de la escápula anterior (serrato anterior). Presione las puntas inferiores de la escápula anterior (serrato anterior). No apriete ni pellizque los bordes internos de las escápulas (músculos romboides).

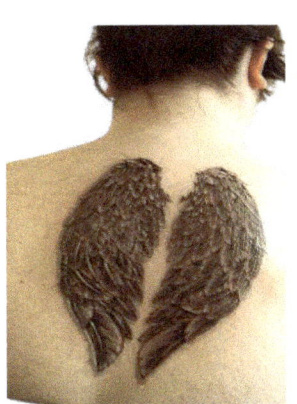

> ¡Mientras permanezcamos en forma humana, nuestras alas de ángel permanecerán plegadas!

Hombros y postura

Los hombros son parte integral de la postura. Redondear los hombros aumenta la curva torácica hasta volverse hipercifótica. La cabeza se inclina hacia adelante y el cuello se contrae, limitando su movilidad y creando tensión muscular. La musculatura de la parte superior del cuerpo se desequilibra entre la parte delantera y trasera. La columna lumbar a menudo compensa los hombros redondeados aplanando su curva.

Síndrome cruzado superior

Cuando los hombros y la parte superior de la espalda se curvan hacia adelante, la cabeza y el cuello se desplazan hacia adelante de la línea media. Esto inicia un desequilibrio muscular llamado síndrome de la cruz superior. Los músculos de los lados convexos de las curvas se debilitan y los músculos de los lados cóncavos se tensan.

Corregir este desequilibrio requiere tiempo, práctica y paciencia. Simplemente tirar de la cabeza hacia atrás no será efectivo. Los esfuerzos deben provenir de aplanar la columna torácica superior y deslizar los omóplatos medialmente en la parte posterior del cuerpo, más cerca de la columna. La alineación de las Tres "S" (Capítulo 11) es una terapia valiosa para rehabilitar una postura que exhibe el Síndrome de la Cruz Superior.

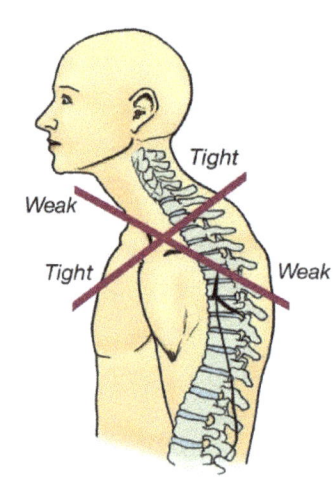

Weak = Débil
Tight = Apretado

Serrato anterior

El serrato anterior se origina como proyecciones en forma de dedos de las ocho a nueve costillas superiores y se inserta en la parte inferior lisa del borde medial de la escápula. La acción principal del serrato anterior es ayudar a llevar el hombro hacia adelante con el movimiento hacia adelante del brazo.

El serrato anterior tiene otra acción importante, aunque menos poderosa: llevar las puntas inferiores de los omóplatos hacia la parte anterior de la espalda. Esta acción es producida por una pequeña sección del serrato anterior inferior. Aunque de escala modesta, es esencial compensar la tensión más poderosa de los músculos del pecho, particularmente del pectoral menor. Se explorarán más detalles en el siguiente capítulo.

El músculo serrato anterior recibe su inervación del nervio torácico largo que se origina en las raíces nerviosas espinales cervicales cinco a siete. Las lesiones del nervio torácico largo ocurren con traumatismos por estiramiento o compresión y pueden paralizar el serrato anterior. El resultado se observa claramente con el omóplato alejándose de la espalda.[6] La parálisis del serrato anterior descarta cualquier controversia sobre el papel fundamental que desempeña en la estabilización del hombro y la alineación integradora.[7]

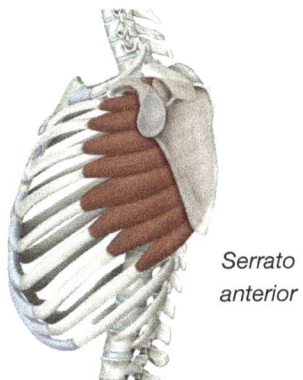
Serrato anterior

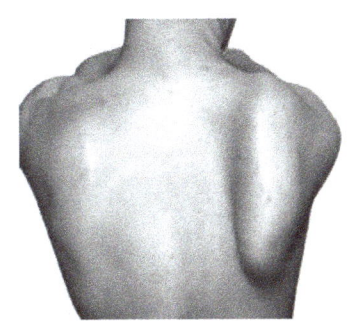
Serrato anterior paralizado

Desafíos del serrato anterior

Lo bueno: el romboides mayor y el redondo mayor forman un cabestrillo que asegura la punta inferior de la escápula a la caja torácica posterior. Ayudan a la función del serrato anterior al empujar la punta inferior de la escápula hacia adelante.

Lo malo: los estudiantes suelen tensar el músculo trapecio medio, más superficial, para llevar los omóplatos hacia la espalda. La tensión del trapecio limita la eficacia de los romboides y del serrato anterior. En su lugar, suavice la parte media del trapecio y permita que las escápulas se deslicen suavemente más cerca de sus bordes laterales, utilizando la musculatura que envuelve el torso desde debajo de las axilas internas. Este enfoque permite que los músculos serrato anterior sean más eficientes.

Lo feo: el pectoral menor, un músculo pectoral pequeño pero poderoso, es el antagonista del serrato anterior. Se inserta en la apófisis coracoides de la escápula a través de la parte anterior del hombro y tira del hombro hacia abajo y hacia la mitad del tórax, directamente en oposición al serrato anterior. Cuanto más redondeados anteriormente estén los hombros, más eficiente y dominante será el pectoral menor con respecto al serrato anterior. La postura que curva los hombros aumenta y perpetúa este desequilibrio.

Los músculos del pecho y la parte anterior de los hombros son naturalmente aproximadamente un 30% más fuertes que la musculatura de la espalda. Este ratio es consistente con una mayor demanda de actividad física que realiza la parte anterior del cuerpo. Dar fuerza adicional al pectoral menor dominará aún más el serrato anterior y hará que los hombros se doblen hacia adelante y se depriman, con el riesgo de atrapar el nervio y el suministro de sangre que corre por la parte frontal del cuello y debajo de las clavículas. También deja vulnerable el manguito rotador. Los hombros redondeados y el desequilibrio muscular excesivo entre el serrato anterior y el pectoral menor pueden provocar dolor, debilidad, entumecimiento e incluso hipertensión.

Dorsal ancho

Al levantar los brazos, muchos yoguis utilizan sus "músculos de encogimiento" junto con los músculos de la parte anterior del pecho y los hombros. En su lugar, cree un nuevo hábito y utilice los músculos de la parte interna de las axilas y el torso, todo ello desde debajo de los hombros. Tire hacia abajo para levantar los brazos. Este sigue el camino y la acción del Latissimus dorsi. La cabeza humeral se empuja hacia atrás hacia su articulación; luego, el dorsal ancho desliza los bordes laterales de las escápulas hacia la columna y hacia la pelvis. Contrariamente a la intuición, la cabeza del húmero se tira hacia abajo para levantar el brazo. Imagine una grúa de construcción: el brazo es la pluma extendida y el plumín en el aire hace el trabajo. El vientre del Latissimus en la parte media de la espalda es la base de poder para levantar el brazo. La fascia lumbar estabiliza todo el "aparato".

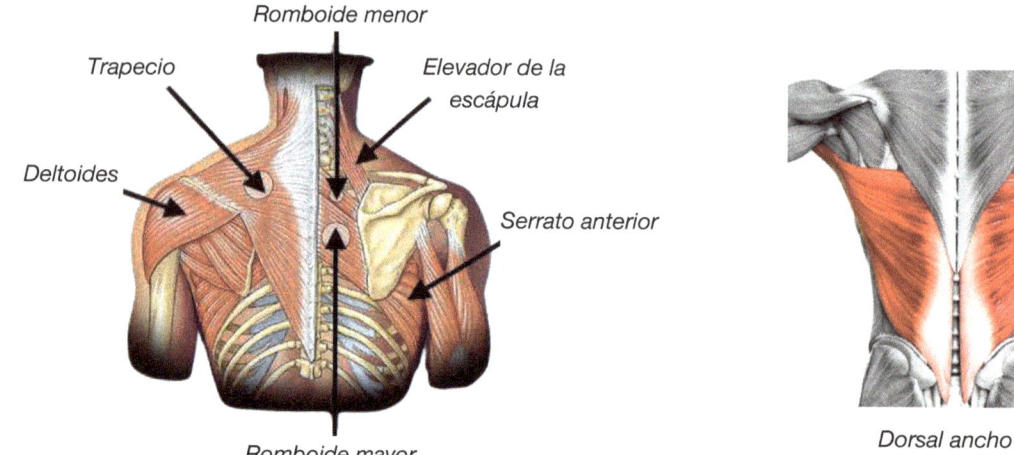

El manguito rotador

El manguito rotador consta de cuatro músculos cortos que sólo se insertan entre la escápula y el húmero. Afectan únicamente a la articulación gleno-humeral, aportando movimiento y contribuyendo a su estabilización. El manguito rotador asiste y recibe asistencia de músculos más grandes que mueven el hombro. Los músculos grandes son muy ineficientes desde un punto de reposo y requieren ayuda para iniciar su movimiento. Los músculos del manguito rotador suministran la fuerza inicial. Se consideran "claves" que desbloquean el poder de los músculos grandes. Un ejemplo de esta relación: si el supraespinoso está dañado, el músculo deltoides no puede levantar el brazo desde su posición de reposo junto al torso.

Las primeras letras de los cuatro músculos del manguito rotador explican la útil mnemónica: "SITS"

Supraespinoso

Infraespinoso

Teres menor

Subescapular

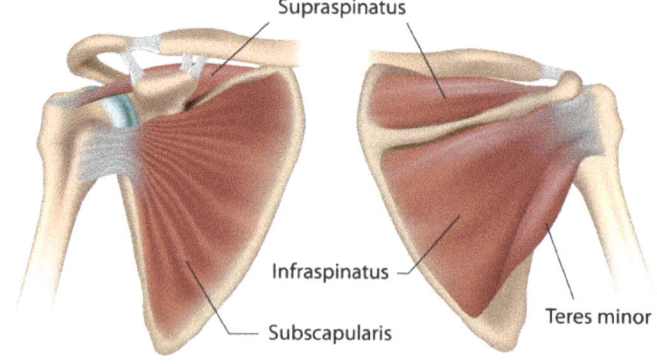

Acciones del manguito rotador

Abducción   Rotación externa   Rotación interna

Abducción: realizada por el supraespinoso. Se extiende a lo largo de la parte superior de la articulación glenohumeral, por encima de la columna de la escápula. Inicia la abducción cuando el brazo está al costado del torso, ayudando al músculo deltoides, el abductor grande y poderoso del hombro. El deltoides no puede iniciar la abducción sin la ayuda del supraespinoso. Una vez que comienza el movimiento, la afectación del supraespinoso se reduce pero aumenta progresivamente cuando la abducción entra en el rango de 90-180°. El supraespinoso estabiliza la articulación glenohumeral, evitando que la cabeza del húmero se disloque anteroinferior, la dirección más débil e inestable del hombro. Estas funciones vitales hacen que el supraespinoso sea el más propenso a sufrir lesiones en todos los músculos del manguito rotador.

Rotación externa: el infraespinoso y el redondo menor rotan externamente el hombro. Los rotadores externos reciben asistencia de los músculos trapecio y romboides. Si se encogen los hombros, el músculo trapecio pierde parte de su capacidad para ayudar a la rotación externa. El trapecio y el romboides también aducen el hombro; sin embargo, no se consideran parte del manguito rotador porque se unen a otros huesos además de la articulación glenohumeral. El infraespinoso y el redondo menor estabilizan el húmero durante la abducción.

Rotación interna: el subescapular se inserta a través de la superficie anterior interna de la escápula. Trabaja con los músculos pectorales para rotar internamente el húmero, especialmente con el brazo al costado o detrás del cuerpo. Es un importante estabilizador del hombro, evitando que se deslice hacia adelante.

Lesión del manguito rotador

En 2006, el número de pacientes médicos que informaron lesiones en el hombro y la parte superior del brazo fue de aproximadamente 7,5 millones. Más de 4,1 millones de estos casos afectaron al manguito rotador.[8] En 2013, el Journal of Orthopaedics informó sobre un estudio que sugería que el 22,1 % de la población general había sufrido un desgarro del manguito rotador y que casi la mitad de esas lesiones eran asintomáticas.[9]

La presencia y la ubicación específica del dolor en el hombro son indicadores diagnósticos de lesión del manguito rotador. El dolor causado por una lesión del manguito rotador generalmente se siente en la parte frontal del hombro. También se puede sentir en el cuello. Las lesiones del manguito rotador limitan la movilidad del hombro, especialmente para levantar el brazo. Esto resulta de un desgarro muscular agudo o de cambios degenerativos en las articulaciones y los tendones. Los cambios degenerativos a menudo resultan del uso excesivo y lesiones repetitivas que causan desgarros del labrum, esguince de ligamentos o pérdida del suministro de sangre a los tendones del manguito rotador. Se puede desarrollar pérdida ósea o necrosis (hueso muerto) en los sitios de inserción.

La lesión más común del manguito rotador es un desgarro del supraespinoso. La causa inicial suele ser una mala alineación y la consiguiente función insuficiente del músculo deltoides. El músculo deltoides debe permanecer centrado sobre la parte superior de la articulación glenohumeral. De lo contrario, el supraespinoso se ve obligado a elevarse más allá de su límite desde una posición ineficiente o torcida. Esto ocurre cuando los hombros se curvan hacia adelante.

Los hombros redondeados también comprometen y debilitan el músculo deltoides posterior, haciéndolo incapaz de estabilizar la parte posterior del hombro. El fortalecimiento del deltoides posterior (trasero) puede ayudar a prevenir lesiones del manguito rotador y, a menudo, es un determinante clave para una rehabilitación exitosa del manguito rotador. Flexiones, vuelo inverso y elevación lateral inclinada son tres ejercicios de gimnasio más adecuados para fortalecer el deltoides posterior. En la práctica del yoga, Plank Pose, **Chaturanga** y Reverse Plank pueden aumentar la fuerza del deltoides posterior.

Chaturanga Dandāsana es una asana valiosa para la rehabilitación del manguito rotador, aunque no apropiada en las fases agudas de la lesión. Para ser rehabilitador, una alineación precisa es esencial. Los codos deben permanecer alineados exactamente a lo largo del eje central, directamente en línea y nunca detrás de las costillas laterales del cuerpo. Sin una alineación correcta, Chaturanga se convierte en la causa de la lesión del manguito rotador, ¡no en su cura!

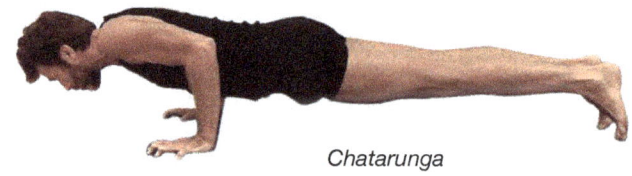

Chatarunga

Liberación profunda de la articulación del hombro

Esta es una excelente terapia para las lesiones del manguito rotador y los desgarros del labrum. Ayuda a aumentar el rango de movimiento del hombro y previene el desarrollo de un *hombro congelado* (capsulitis adhesiva) después de una lesión.

1. Piernas y caderas en posición de cadera cerrada, Estocada o Guerrero Uno
2. Coloque los brazos en posición de postura sobre la cabeza.
3. Tire de las cabezas humerales internas hacia atrás
4. Presione el pecho hacia la pared; la frente o el pecho pueden tocarse
5. Desliza los bordes exteriores de los omóplatos hacia la espalda
6. Presione las puntas inferiores de los omóplatos hacia la columna

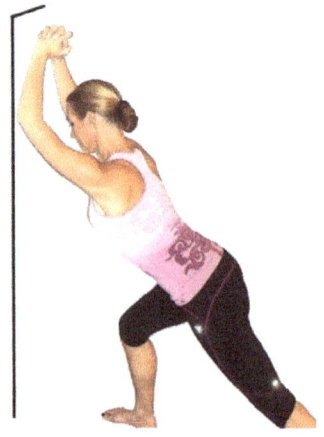

31 Alineamiento Integrativo de los hombros

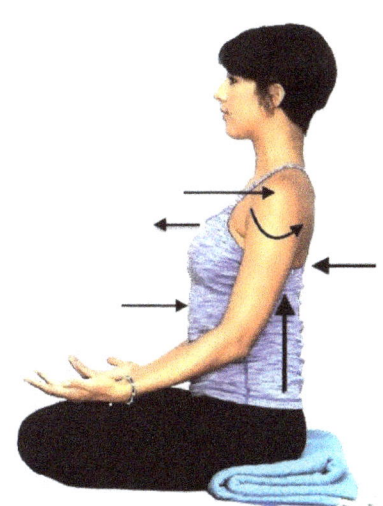

Alineación integral de hombros utiliza un procedimiento paso a paso que integra completamente los hombros con el pecho, la parte superior de la espalda y los movimientos de las extremidades superiores. La alineación de los hombros es esencial para crear la plataforma estructural y muscular que sostiene la cabeza y el cuello. Los principios de alineación de los hombros se aplican en todas las asanas, independientemente de la participación de los hombros en la postura general.

La alineación del hombro sería incompleta si se pasara por alto la función estabilizadora que tienen la columna torácica y la caja torácica al anclar la cintura escapular al torso sin dejar de ser flexible. Los principios de la caja torácica están integrados en los procedimientos de alineación del hombro.

Este capítulo describe una gran cantidad de procedimientos. Muchos han sido discutidos anteriormente en el libro. El capítulo comienza con una revisión de los principios de alineación pertinentes a los hombros. Se aplican antes de realizar los pasos detallados para la alineación integradora del hombro.

Asegúrese de respirar, estar relajado, ser paciente y compasivo mientras explora la progresión de las instrucciones que se ofrecen en este capítulo culminante. ¡Estos principios cambiarán tu vida!

Al final del capítulo se proporciona una breve lista de verificación para recordar los pasos de alineación.

Función del ligamento del hombro

El hombro tiene rangos de movimiento amplios y fluidos. Es fácil pasar por alto su complejo diseño mecánico subyacente. Comprender y respetar su anatomía puede ayudar a evitar muchos tipos de posibles lesiones: distensión muscular, tendinitis, rotura o esguince de ligamentos, compresión del cartílago articular, hematomas óseos o desgarros del labrum.

Los ligamentos de los hombros siguen la misma mecánica que los ligamentos de todas las demás articulaciones. La mecánica de los ligamentos puede resultar confusa y contraintuitiva hasta que se comprenda por completo. Es importante recordar que la apariencia exterior de una postura puede ser contraria a la mecánica de las articulaciones y los propios músculos. El compromiso de los ligamentos es a menudo sólo una acción isométrica o energética. Revise el Capítulo 8 para una exploración completa de la fisiología y mecánica de los ligamentos.

Los ligamentos se aflojan:	Flexión	Rotación Interna	Aducción
Los ligamentos se tensan:	Extensión	Rotación Externa	Anducción

Revisión: Principios de alineación para hombros/cuerpo entero

La siguiente lista revisa los principios fundamentales y los procedimientos generales empleados antes de comprometer los hombros. Estos son conceptos genéricos y se aplican a todas las demás articulaciones de todas las regiones del cuerpo. Ya se han presentado en los Capítulos 5 y 6 y es de esperar que ya les resulten familiares:

- Establecer una base estable y alineada.
- Construya las bases de cada postura desde cero, cuando corresponda.
- Muévete desde el núcleo antes que las extremidades. Estabilice el core antes de estabilizar las extremidades.
- Los huesos se atraen hacia las articulaciones y hacia la línea media del cuerpo.
- Para flexibilidad: utilice movimientos isométricos o microarticulares en las direcciones que aflojen los ligamentos.
- Estire los músculos desde el abdomen, no en las articulaciones donde se unen los ligamentos y tendones.
- Para mayor estabilidad: utilice movimientos isométricos o microarticulares en las direcciones que tensan los ligamentos.
- Contraiga los músculos de rotación externa, extensión y abducción para la estabilidad de las articulaciones.
- Contrae los músculos desde el vientre, hacia las articulaciones y desde las extremidades hasta el core.
- Abrace los músculos firmemente a lo largo de los ejes de los huesos, como si estuvieran "envueltos" en una envoltura de plástico.

Pasos previos a la alineación del tórax y la caja torácica para la alineación del hombre

1. El pecho se expande en la parte delantera del cuerpo y los omóplatos presionan hacia la espalda.
2. Las orejas se alinean verticalmente con las cuencas de los hombros y con cada brazo a lo largo del eje central coronal.
3. Si los brazos están rectos con los pulgares hacia adelante: los dedos medios se alinean con la "costura del pantalón"
4. Si los codos están doblados: los codos internos se alinean con la caja torácica lateral del cuerpo.
5. Infle la parte superior del pecho (expansión del pecho). Expande cada uno de los cuadrantes superiores de los pulmones, justo debajo de las clavículas. Expanda en todas direcciones, 360° alrededor del pecho, en las axilas y en la parte superior de la espalda.

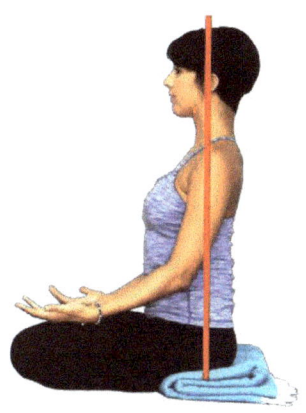

Eje central coronal

6. El aumento del volumen superior del pecho crea una barrera rígida e inflada debajo de las clavículas que evita que los hombros colapsen hacia adelante. Mantenga el pecho expandido tanto durante la inhalación como durante la exhalación. Los yoguis con una curva torácica plana encontrarán que inflar y expandir su respiración en la parte superior de la espalda es una herramienta invaluable para profundizar su curva y aumentar la estabilidad de la columna torácica.
7. Alargue los lados del cuerpo por igual, desde las crestas ilíacas hasta las axilas o "de las caderas a las fosas". Esto aplana la columna torácica, aumenta el espacio articular con una ligera extensión y permite la movilidad.

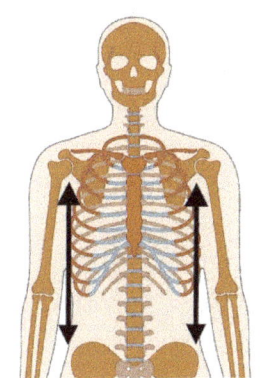

Alargar "de las caderas a las axilas"

8. La Pose del Banquero: Como si llevara pantalones con tirantes, coloca el pulgares en las axilas y presione hacia arriba. los hombros quedan nivelado a medida que la caja torácica lateral del cuerpo se alarga desde las caderas hasta las axilas.
9. Infle y expanda los cuadrantes superiores del pecho al nivel justo debajo de la clavícula; expandiéndose en todas direcciones, 360° alrededor del pecho, en las axilas y en la parte superior de la espalda.
10. Para reducir la asimetría del 30% en la fuerza entre la musculatura del pecho y la parte superior de la espalda, la alineación seguirá el camino de la dorsal ancho: las axilas internas (axilas) se deslizan hacia atrás; las escápulas se envuelven en la espalda; las escápulas descienden hasta la fascia lumbar.

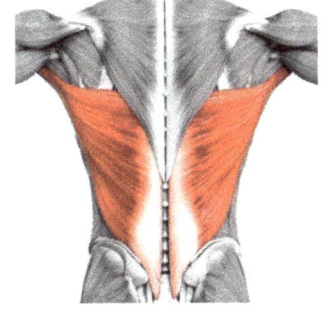

Dorsal ancho

Pasos detallados para la alineación integral del hombro

1. Levanta ligeramente los hombros sin encogerte

Los hombros se elevan por la contracción del supraespinoso y deltoides. No involucre el superiortramiento y elevador de la escápula, que provocan encogimiento de hombros. Evite encogerse de hombros al levantar los brazos. *Evite encogerse de hombros al levantar los brazos.*

2. La parte interna de la cabeza humeral se desliza hacia atrás, profundizando la axila

¿Por qué la cabeza humeral "interna"? El borde exterior del hombro se mueve más lejos y más rápido que el interior (axilar). Aunque es una diferencia menor, el movimiento desde el hombro externo rota externamente e impulsa la cabeza humeral hacia adelante. Ambas acciones impiden la movilización plena y segura de la articulación. Al deslizar la cabeza interna del húmero hacia atrás, la articulación gira internamente y se flexiona ligeramente. Estas direcciones aflojan los ligamentos y aumentan la movilidad de las articulaciones.

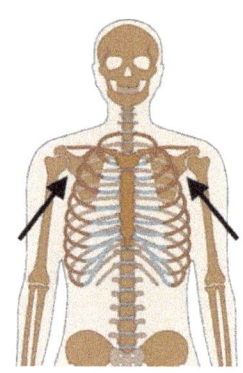

Profundizar o "chupar" las axilas. La axila interna está formada por el borde lateral de la escápula. La axila exterior está formada por el húmero medial. Esta acción gira internamente y levemente flexiona el hombro en la articulación glenohumeral; dos acciones que movilizan la articulación.

Cuando el pulgar apunta hacia arriba o se gira hacia adentro con el brazo estirado, el hombro generalmente gira internamente.

3. Alargar las clavículas lateralmente

Este paso continúa aumentando la movilidad del hombro al expandir el general espacio en toda la cintura escapular, permitiendo una mayor movimiento y reducción de la compresión de las articulaciones y los tejidos blandos.

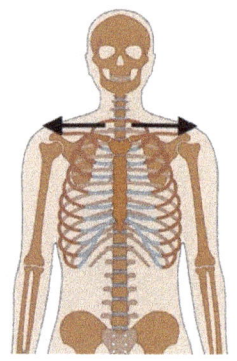

A medida que las clavículas se mueven lateralmente a través del pecho, simultáneamente, las escápulas se mueven medialmente en la espalda, hacia la columna en Tasa 1:1. Estas acciones están anatómica y mecánicamente vinculadas. y deben ocurrir juntos.

Si los brazos se levantan mediante abducción (hacia los lados), se interrumpe la rotación interna a 90° para evitar daños a los tejidos entre la tuberosidad mayor y el acromion y las apófisis coracoides de la escápula.

Los pasos 1 a 3 son la fase de movilidad para la mecánica del hombro. Los pasos siguientes comienzan a utilizar la rotación externa para proporcionar estabilidad. Continúe llevando las cabezas humerales hacia atrás y las clavículas alargándose lateralmente para mantener la movilidad una vez que comience la rotación externa y los ligamentos se tensen.

En todas las asanas, el paso estabilizador final es la rotación externa de la articulación glenohumeral. Esto rota el músculo tríceps (parte posterior del brazo) hacia la oreja si los brazos están por encima o al costado del cuerpo, si los brazos están debajo de los hombros.

4. Los bordes laterales de las escápulas se deslizan medialmente

La estabilización comienza con este paso. Las escápulas se deslizan sobre la de nuevo hacia la columna vertebral. Las fosas glenoideas giran por detrás de cara lateral, posicionando las articulaciones glenohumerales para poder Rotar externamente, la acción principal para la estabilización del hombro.

Mover las escápulas desde sus bordes laterales evita que los músculos uniéndose medialmente a la columna por pellizco. Esto es especialmente importante para los yoguis que tienen una columna torácica plana.

Esta acción está relacionada con el alargamiento de la clavícula. Juntos, ellos forme una base amplia para la cabeza y el cuello.

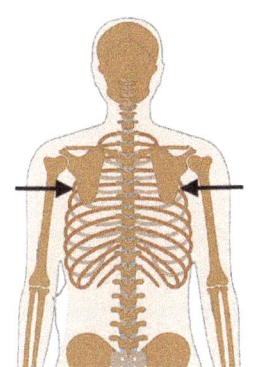

5. La articulación glenohumeral rota externamente

La rotación externa de la articulación glenohumeral está activa, especialmente cuando los brazos están por encima de la cabeza o en posturas de equilibrio.

Para aumentar la rotación externa, el músculo tríceps en la parte posterior. El húmero gira hacia la línea media del cuerpo. cuando los brazos están por encima, los músculos tríceps giran hacia las orejas. Cuando los brazos están al lado del cuerpo, como en Chaturanga, los músculos tríceps se mueven hacia la caja torácica lateral del cuerpo.

Alargue distalmente a través del cubital (lado meñique) de los brazos presionando a través de los dedos meñiques. Esto bloqueará el exterior rotación y es el "toque final" en cada asana para maximizar estabilidad del hombro.

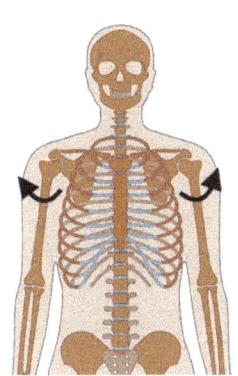

6. Las puntas inferiores de las escápulas presionan la parte anterior sobre la espalda

La punta inferior de la escápula presiona la costilla posterior del cuerpo jaula. Esta acción es producida por una porción inferior del serrato. anterior. Es un paso esencial que aumenta la eficiencia de el serrato anterior para resistir el poderoso tirón anteroinferior del pectoral menor. Sin presionar la punta inferior del escápula hacia adelante, el hombrose redondeará hacia adelante.

Una imagen útil compartida en la tradición Anusara es imaginar la omóplatos como "dos manos que sostienen el corazón desde atrás". Ayudan al corazón a "derretirse" hacia adelante y a través del pecho, permitiendo que la energía de cada asana emane desde el corazón.

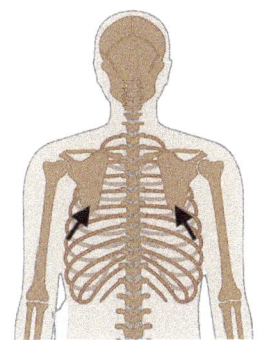

> En todas las asanas, el paso estabilizador final de la articulación glenohumeral es rotar medialmente los músculos tríceps hacia la oreja si se tienen los brazos por encima de la cabeza; o el costado del cuerpo si los brazos están debajo de los hombros

7. Saque (arquee hacia adentro) la caja torácica inferior y la apófisis xifoides

Esta acción final estabiliza la caja torácica inferior, evitando que sobresalga hacia adelante cuando los brazos se levantan, especialmente cuando se soporta peso. Ésta es esencialmente la acción de Uddiyana Bandha. El resto de la parte inferior el sistema Bandha del torso se puede incorporar para proporcionar una base sólida. para la cintura escapular y resistir la hiperextensión de la columna lumbar cuando se levantan los brazos.

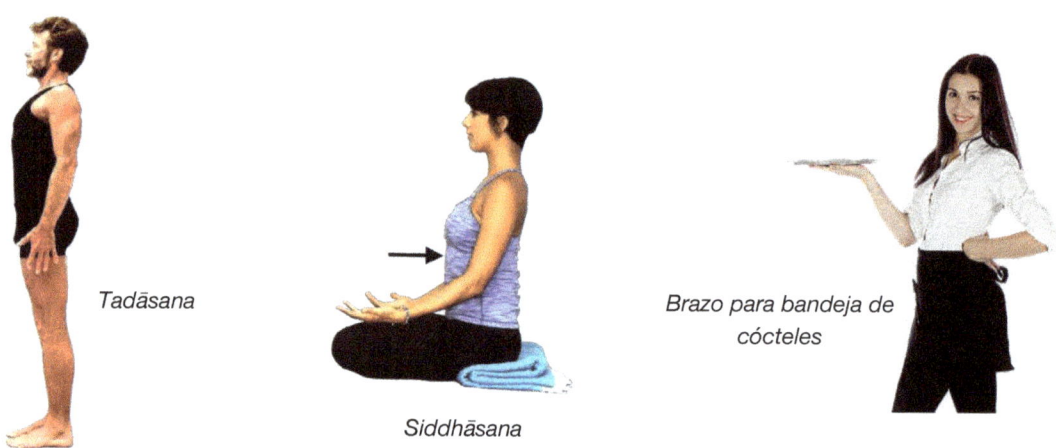

Tadāsana

Siddhāsana

Brazo para bandeja de cócteles

Viendo los brazos en **Tadāsana** desde un lado, se forma una línea vertical a lo largo del plano coronal a través del eje central del cuerpo; a través del cual se alinean los brazos. Con los brazos estirados y los pulgares hacia adelante, como en **Tadāsana**, los dedos medios se alinean con las cavidades de la cadera y a lo largo de la "costura de los pantalones". Si las palmas miran hacia adelante, los talones internos de las palmas (hueso pisiforme) se alinean con el eje. Si los brazos están doblados, los codos internos se alinean con los lados del cuerpo.

Brazo de Bandeja de Cócteles: la posición del brazo utilizado para transportar una bandeja de cócteles es muy eficaz para la integración y alineación de los hombros. Lleva el codo interior al lado del cuerpo lateral. El tríceps rota medialmente. Las clavículas se alargan y los omóplatos se deslizan más cerca de la columna. El pecho es impulsado hacia adelante. En esta posición, el hombro no puede doblarse incorrectamente hacia adelante. Estas acciones integran los hombros para lograr alineación y estabilidad. Si no estás seguro de cómo alinear el hombro cuando estás en una postura profunda, imagina sostener una bandeja de cóctel o un vaso lleno de agua con la mano extendida y trata de no derramarlo.

Evite encogerse de hombros

Como se mencionó, levantar los brazos requiere que los hombros se levanten ligeramente al iniciar el movimiento, utilizando los músculos supraespinoso y deltoides. Esto libera la tensión de los músculos del hombro. Sin embargo, el desafío es evitar comprometer los músculos elevadores de la escápula y el trapecio superior, que hacen que los hombros se encojan de hombros. Estos músculos no contribuyen de manera significativa a la movilidad del hombro. Como recordatorio, desarrolle el hábito de utilizar los músculos que se encuentran debajo de los hombros, tirando hacia atrás alrededor de la parte interna de las axilas.

Ejemplos de asanas para demostrar la alineación de los hombros

Vasisthāsana Postura de la plancha lateral

Postura de la plancha lateral explora la alineación coronal en el eje central. Las cabezas internas de los huesos del brazo se deslizan hacia atrás en sus articulaciones y los brazos forman una posición en "T" a través de los hombros en la parte posterior del cuerpo. Las clavículas se alargan hacia las extremidades y los omóplatos se deslizan desde sus bordes laterales hacia la columna. La palma superior "sostiene el corazón", evitando que el brazo se desplace más hacia atrás. El torso se eleva desde las caderas.

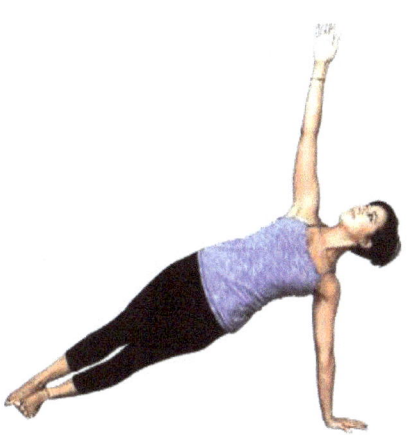

Ambas cabezas humerales giran externamente con el tríceps girando hacia las orejas. Las puntas de los omóplatos presionan hacia adelante.

Un nombre más apropiado para esta postura es Perro boca abajo, no Plancha lateral. La transición del perro boca abajo mantiene naturalmente las caderas levantadas y lleva los brazos a la posición "T". Si la postura se indica desde la plancha lateral, el antebrazo está vertical, no alineado con la parte superior del brazo. Comprime la articulación acromioclavicular (AC) de la parte inferior del hombro y ejerce una fuerza sustancial sobre la articulación del hombro que la impulsa hacia adelante e inferior con un torque creciente cuando las caderas se elevan más.

Gomukhāsana Postura de cara de vaca

Los estudiantes a menudo giran los hombros hacia adelante cuando llevan cada brazo detrás de la espalda, agregando centímetros innecesarios a la unión y dejándolos "atascados" con los hombros redondeados. Para evitar esto, infle la parte superior del pecho para crear una barrera contra el redondeo. Con cada brazo, deslice la cabeza humeral hacia atrás. Toda la cintura escapular gira ligeramente hacia atrás en ese lado, lo que evita que el hombro caiga hacia adelante cuando el brazo se lleva detrás del cuerpo, especialmente el brazo inferior que gira internamente.

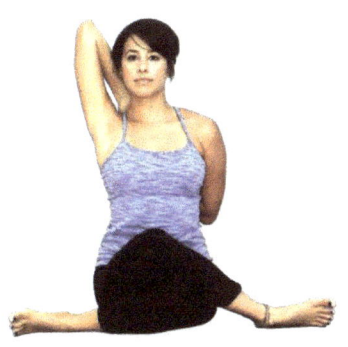

El hombro del antebrazo se centra en la rotación interna, mientras que el hombro del antebrazo rota externamente. Para ambos brazos, especialmente el superior, comience la asana llevando las cabezas humerales hacia atrás y ensanchando las clavículas hacia los lados para mantener la mayor movilidad posible.

En la postura final, con las manos entrelazadas o no, rote firmemente externamente ambos hombros. Esto lleva ambos tríceps hacia la línea media: el tríceps superior gira hacia la oreja y el tríceps inferior hacia la columna. Presione las puntas de las escápulas inferiores hacia las costillas inferiores. Presione las costillas inferiores y la apófisis xifoides hacia atrás para juntarlas.

Ardha Matsyendrāsana   Giro espinal sentado

Los estudiantes a menudo doblan la parte superior de la espalda y dejan caer los hombros hacia adelante cuando intentan agarrar la rodilla o vendar las manos. Para evitar esto, infle los cuadrantes superiores del pecho, lleve las cabezas humerales internas hacia atrás y escuadre y alargue las clavículas. Gire desde la columna torácica antes de involucrar los brazos. Luego, coloque el codo de sujeción a la altura de la rodilla y llévelo firmemente hacia la cabeza interna del húmero, especialmente si se utiliza palanca contra la rodilla. Contra esta resistencia, las clavículas continúan ensanchándose y la columna torácica se tuerce más profundamente.

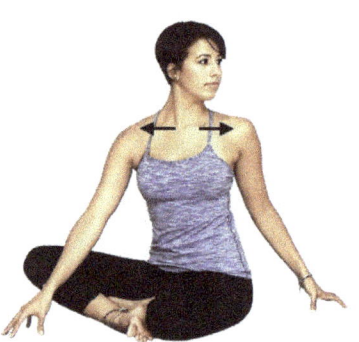

Asistencia de Bhujangāsana   Asistencia de Cobra

Hay muchas maneras de ayudar a la postura de la cobra. En el Capítulo 15 se ofrece una postura diferente que enfatiza la elevación en la postura llevando la caja torácica inferior hacia atrás. Ésta enfatiza la alineación de los hombros.

1. En esta asistencia, se coloca una correa a lo largo de la espalda del estudiante en el centro de las escápulas. El asistente se sienta frente al alumno y sujeta los extremos de la correa.
2. El asistente usa sus pies para sostener firmemente y presionar hacia atrás las cabezas humerales internas mientras anima a la estudiante a alargar las clavículas de manera amplia y lateral.
3. La correa tira de las puntas de las escápulas hacia adelante; el tórax se expande hacia adelante.
4. El estudiante practica Uddiyana Bandha, deslizando las costillas inferiores y la apófisis xifoides hacia atrás.

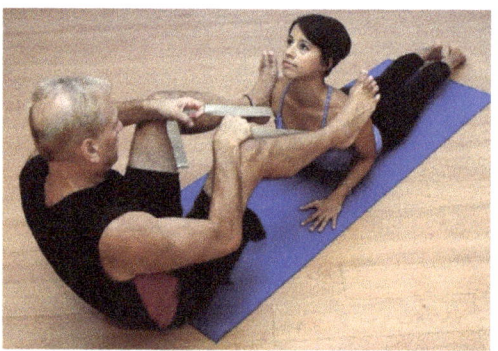

Chaturanga Dandāsana   Postura del bastón de cuatro extremidades

Algunos estudiantes suponen que se requiere una gran fuerza en el brazo para suspender el torso en posición recta en Chaturanga Dandāsana. Aunque la fuerza influye, la postura se puede lograr aumentando la distribución del peso corporal más hacia la cabeza. El torso se equilibra sobre un punto de apoyo creado por los antebrazos verticales. Se requiere una alineación integradora de los hombros para crear una postura fuerte y no dañar los hombros. Con los antebrazos verticales, la parte interna de los codos se abraza cómodamente al costado del cuerpo. Las cabezas humerales permanecen profundas en las articulaciones de los hombros. Las clavículas se alargan y los omóplatos presionan firmemente la espalda del cuerpo. En el Capítulo 32 se presentarán instrucciones adicionales de alineación para los brazos.

Una desalineación común de Chaturanga es que los codos pierdan contacto con el costado del cuerpo, se separen o apunten hacia arriba. Esto hace que los hombros giren y se redondeen hacia adelante y las cabezas humerales se fuercen hacia adelante y hacia abajo cuando se presionan contra las manos. Si los brazos están separados, los músculos del pecho hacen el trabajo en la postura, no los tríceps ni los músculos de la parte superior de la espalda. Si Chaturanga se practica incorrectamente y repetitivamente, especialmente con saltos hacia atrás, los tendones y ligamentos del hombro se estiran demasiado y se debilitan, predisponiendo las articulaciones del hombro a daños significativos.

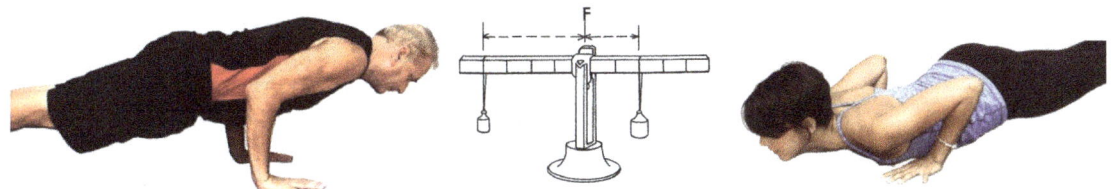

Los codos internos se abrazan a la caja torácica lateral del cuerpo

Se muestra como incorrecto: codos apuntando hacia arriba

Caminar con el hombro

A veces denominada pliegue y giro, esta acción sienta las bases para todas las asanas de equilibrio de hombros. Ayuda a la integración de los hombros con la parte superior de la espalda. Es una excelente terapia torácica superior para movilidad limitada y/o musculatura tensa de la parte superior de la espalda. Para los estudiantes con hombros y columna torácica crónicamente redondeados, esta es una terapia excelente.

1. Acuéstese boca arriba con las rodillas ligeramente dobladas
2. Doble los brazos a la altura de los codos con las manos apuntando hacia el techo (brazos de robot)
3. Levanta las caderas como si entraras en la postura del puente
4. Use la parte superior de los brazos y los codos para caminar con un hombro profundamente debajo de la espalda hacia donde había estado la punta de la escápula
5. Camine desde la base del cráneo hacia los hombros para reformar la curva del cuello sin compresión; nunca dejes el cuello largo y plano
6. Repita la secuencia con el segundo hombro; asegúrese de llevar el cráneo hacia la cintura escapular después de doblar el hombro
7. Continúe con rondas sucesivas hasta que el músculo deltoides medio (parte superior del hombro) toque la colchoneta
8. La pelvis continúa levantándose y los pies "caminan" hacia los hombros durante todo el procedimiento
9. Una vez en posición completa, coloque los pies planos y las espinillas verticales en Setu Bandha (Postura del Puente)
10. Las vértebras del cuello y la columna torácica siempre se levantan de la colchoneta; Ninguno toca la alfombra en cualquier fase de la terapia o en la postura final

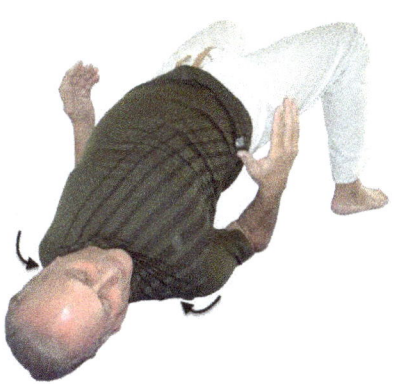

Lista de verificación para la integración y alineación del hombro

Revise con frecuencia los numerosos detalles de la alineación de los hombros. Un breve resumen y una lista de verificación como ésta serán el enfoque práctico para utilizar la información durante la práctica de asanas. Memorice estos pasos tan útiles y repítalos periódicamente siempre que los hombros y las extremidades estén ocupados:

Paso uno:
1. Alargue ambos lados del cuerpo por igual
2. Inflar los cuadrantes superiores de los pulmones, 360° alrededor de la parte superior del torso

Segundo paso:
1. Deslice la cabeza interna de los huesos del brazo hacia atrá.
2. Alargar las clavículas lateralmente
3. Desliza los bordes exteriores de los omóplatos hacia la columna
4. Los tríceps giran hacia el costado del cuerpo o las orejas
5. Presione las puntas inferiores de los omóplatos hacia adelante
6. Presione la caja torácica inferior y la punta del esternón hacia atrás

Brazos doblados: los codos internos se alinean con los lados del cuerpo.
Brazos rectos: los dedos medios se alinean con la costura de la cadera de los pantalones.

Para levantar el brazo, utilice los músculos de la parte superior de la espalda y tire hacia abajo en dirección a la pelvis

Comience en la parte interna de la axila:
- Deslice la cabeza humeral hacia atrás
- Deslice la escápula hacia adentro, luego hacia adelante y hacia abajo hasta la pelvis

Sigue el curso del dorsal ancho

32 Las extremidades superiores

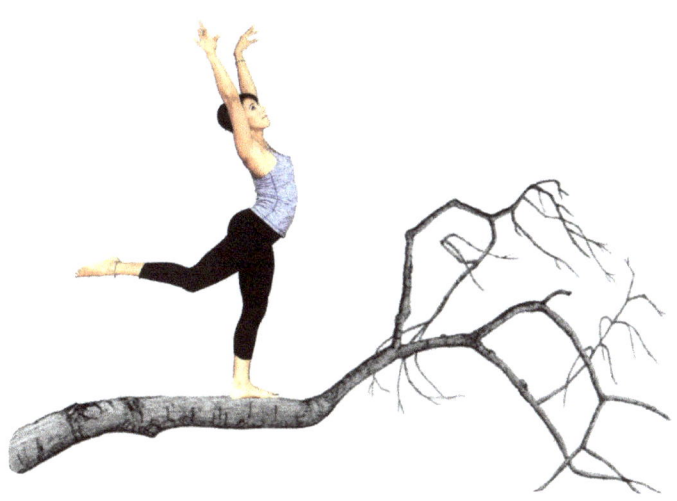

Salir en una extremidad

La mayoría de las actividades diarias se realizan en la parte delantera del cuerpo. Por ejemplo, comer lleva las manos a la boca en una integración de movimientos entre las extremidades y el centro. Debido a que estas acciones son en su mayoría instintivas e inconscientes, es fácil que se desarrollen malos hábitos mecánicos.

Las extremidades superiores son una extensión de los hombros. Ya sea realizando una postura de equilibrio de brazos o simplemente de pie en **Tadāsana**, los brazos mantienen su relación estructural con los hombros y la parte superior del torso. Intentar levantar los brazos por encima de la cabeza antes de integrar los hombros y la parte superior de la espalda rápidamente resultará un desafío. Por ejemplo, si los hombros están curvados hacia adelante y los brazos están doblados a la altura de los codos, enderezarlos por encima de la cabeza será cada vez más difícil cuanto más profunda sea la flexión. Este principio es evidente y es un factor limitante en posturas como **Urdhva Dhanurāsana** o **Chakrāsana**, la postura de la rueda. Alinear los hombros y la parte superior del torso antes de que los brazos se enganchen hace que muchas asanas, que quizás se consideraban difíciles, sean realizables. La causa de la tensión crónica y las lesiones en los codos y las muñecas a menudo tienen su origen en la falta de integración del hombro.

Dominar los principios del último capítulo permitirá fluidez y movimientos elegantes en las extremidades superiores.

Hay numerosos músculos que se unen desde los hombros hasta los brazos. Como se exploró en capítulos anteriores, el dorsal ancho integra los hombros con las extremidades superiores. Los dos músculos más asociados con los brazos son el bíceps y el tríceps. El bíceps braquial, del latín biceps, que significa dos cabezas, y brachii, que significa brazo. Flexiona y supina el antebrazo a la altura del codo y nominalmente flexiona el hombro. El tríceps braquial, con tres cabezas, extiende el antebrazo a la altura del codo y nominalmente extiende el hombro.

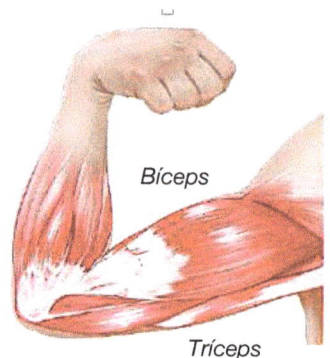

Requisitos previos para los principios de las extremidades superiores

Las siguientes acciones revisan los principios más destacados de la Alineación Integrativa antes de realizar la alineación de las extremidades superiores. Algunos de estos principios se han introducido en el Capítulo 5.

1. Iniciar movimientos desde el core

Al levantar los brazos, utilice los músculos más cercanos a las articulaciones de los hombros. Estas acciones de palanca más cortas reclutan los músculos centrales fuertes de la parte superior del torso. Previene el uso y, en última instancia, la tensión de los músculos del antebrazo, un hábito común pero negativo. No existe conexión anatómica entre las dos regiones.

2. Los huesos se acercan a la línea media; los músculos se extienden

La instrucción popular de "extender los brazos" alarga inadvertidamente las extremidades lejos del núcleo. En cambio, los huesos de los brazos se acercan medialmente a sus articulaciones, lo que reduce la tensión sobre los tendones y ligamentos. Las extremidades y los hombros se abrazan hacia el centro.

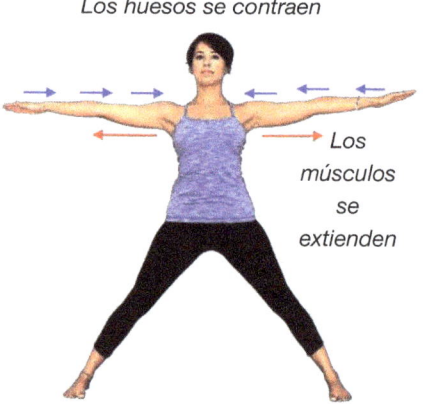

Los músculos liberan su acción de abrazar los huesos y se extienden periféricamente sin alterar la estabilidad de las articulaciones. Mantienen su contracción con sólo un sutil ablandamiento de la tensión.

Al extender los brazos, utilice los músculos deltoides medio, supraespinoso y dorsal ancho para levantar y sostener los brazos. Dibuja los brazos hacia adentro, desde los dedos medios hasta los hombros. Luego, libere ligeramente la tensión en los músculos mientras mantiene su contracción.

3. Latissimus dorsi (Dorsal ancho) Utilice los músculos centrales de la parte superior de la espalda para levantar los brazos

Básicamente, todas las actividades de la vida diaria se realizan en la parte delantera del cuerpo y la tendencia natural es utilizar los músculos del pecho y la parte anterior de los hombros para maniobrar los brazos. Como resultado, la musculatura frontal del cuerpo es mucho más fuerte que los músculos traseros relativamente más débiles.

Un objetivo principal en la práctica del yoga y su efecto sobre la dinámica corporal es aumentar la fuerza y la flexibilidad de la parte superior de la espalda para compensar el abrumador desequilibrio inherente que favorece la parte delantera.

Desarrolla el hábito de utilizar los músculos de la parte superior de la espalda, principalmente el dorsal ancho, acompañado del redondo mayor y el deltoides posterior. El dorsal ancho se adhiere al húmero desde el interior de la axila y se expande hacia la espalda y hacia la fascia lumbopélvica. Usando una variación de contracción excéntrica, el brazo se tira hacia abajo para levantarlo. Este método produce una sorprendente libertad de movimiento al levantar el brazo en lugar de la contracción de la musculatura del pecho.

La contracción excéntrica del dorsal ancho es similar a la acción de una grúa de construcción. El brazo humano simula el brazo de acero extendido de la grúa. El poder para levantarlo proviene de tirar hacia abajo los cables desde la base. De manera similar, el vientre del músculo dorsal tira de su tendón hacia abajo para levantar el brazo.

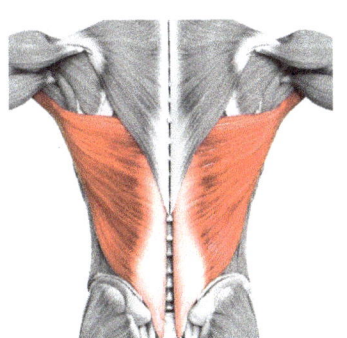

Dorsal ancho

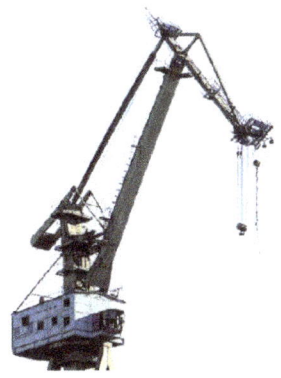

4. Los músculos tríceps giran hacia la línea media

Cuando los brazos están a lo largo del costado del torso, como en Chaturanga Dandāsana, los vientres de los músculos tríceps giran medialmente hacia las costillas laterales del cuerpo. Con los brazos por encima de la cabeza, como en Urdhva Hastāsana, los músculos tríceps giran medialmente, hacia las orejas. La rotación medial del tríceps estabiliza las extremidades y los hombros empleando la rotación externa del hombro.

5. Los músculos tríceps extienden los codos

Los codos pueden enderezarse fácilmente cuando los brazos están al frente, pero no pueden enderezarse cuando los lleva por encima de la cabeza. Para evitar esta acción no deseada, primero realice todos los pasos de la alineación integradora del hombro. Mantenga los hombros estables sobre la espalda antes de activar los músculos tríceps. Una señal verbal útil para la extensión del tríceps es "llevar la parte exterior del codo hacia la axila". [1]

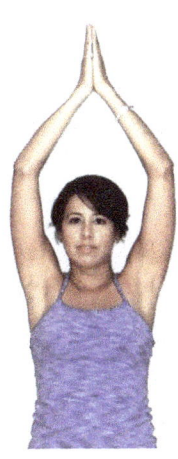

Los tríceps tienen su mayor eficiencia y potencia cuando el hombro está flexionado y el codo doblado entre 20 y 30°. Esta es la posición de balanceo de hacha.

En reposo, los tríceps aún conservan una leve contracción, lo que impide que los codos se enderecen. Cuando los brazos están completamente por encima de la cabeza, los tríceps son ineficientes y débiles. La posición correcta de los hombros permite que los codos se enderecen adquiriendo una extensión adicional del propio hombro.

6. Samasthiti: Igual tensión y equilibrio

Mantenga un equilibrio energético en longitud y tensión entre las superficies radial (pulgar) y cubital (dedo meñique) en todo el brazo.

En las asanas que soportan peso, como la del perro boca abajo, la estabilidad desde el suelo permite establecer una presión igual en los brazos. Cuando no se soporta peso como en Urdhva Hastāsana, se requiere una acción muscular específica para crear Samasthiti a través de cada extremidad y entre sí.

Pruebe esto: lleve los brazos hacia arriba con las palmas hacia la línea media. Observe la diferencia en la tensión muscular y energética entre el lado del pulgar y el lado del dedo meñique de cada brazo. Luego pruebe lo siguiente:

1. Alargar el lado del dedo meñique de los brazos alarga la parte delantera del cuerpo
2. El lado del pulgar alargado redondea el hombro y la parte superior de la espalda.

La tendencia en la mayoría de posturas es redondear los hombros hacia adelante y acortar la parte delantera del cuerpo. Es necesario alargar el lado cubital de los brazos para encontrar Samasthiti. Al alargarse por el lado cubital, el brazo rota externamente, girando la parte interna de los codos hacia la oreja.

En la parte posterior del brazo, el vientre del tríceps siempre gira hacia las orejas, la nariz o las costillas laterales del cuerpo. Si el dorso de las palmas mira hacia adelante, indica que lo más probable es que los hombros estén redondeados hacia adelante con la parte delantera del cuerpo dominando la espalda. Los levantadores de pesas que enfatizan demasiado la musculatura frontal del cuerpo a menudo tienen el dorso de las palmas hacia adelante; Samasthiti está perdido.

El codo

En su función más básica, el codo es una articulación de bisagra simple, que consta de tres huesos: el húmero: el hueso de la parte superior del brazo y los huesos del antebrazo: el radio y el cúbito. Debido a que la movilidad del codo está integrada con el movimiento general de la muñeca, la mano y el hombro, puede parecer que la articulación es capaz de moverse en múltiples direcciones. Sin embargo, los extensos ligamentos entrecruzados que unen firmemente el radio al cúbito impiden cualquier movimiento significativo que no sea la flexión y la extensión. Independientemente de esta limitación, su función es vital para la extremidad superior y la acción crucial de llevar la mano a la boca.

La epicondilitis es una Inflamación o desgarro de los tendones del antebrazo a la altura del codo. El codo de tenista es una epicondilitis lateral y la epicondilitis medial ocurre con mayor frecuencia en el golf o el béisbol.

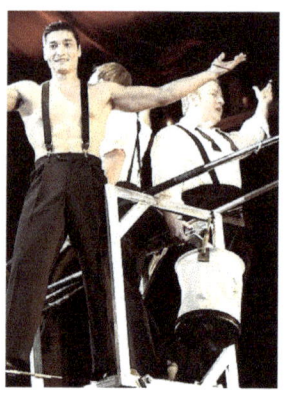

¡Ta Da! Levantando los meñiques, la forma en que los trapecistas completan una rutina, es como los brazos completan una asana

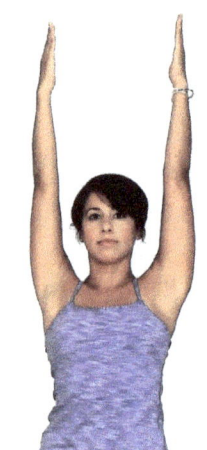

Urdhva Hastāsana

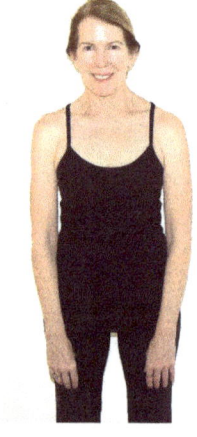

El dorso de las palmas mirando hacia adelante puede rodear los hombros

El cúbito es el hueso principal del antebrazo que forma la articulación del codo con el húmero. El radio participa sólo mínimamente en la movilidad del codo, sino que se centra en la rotación del antebrazo y la muñeca. La rotación del antebrazo y la muñeca es independiente del codo o de su grado de flexión o extensión. La posición de los hombros no interfiere mecánicamente con el antebrazo o la muñeca ni se altera su alineación si los antebrazos y las manos giran. Este concepto es importante en posturas sentadas o vinculantes.

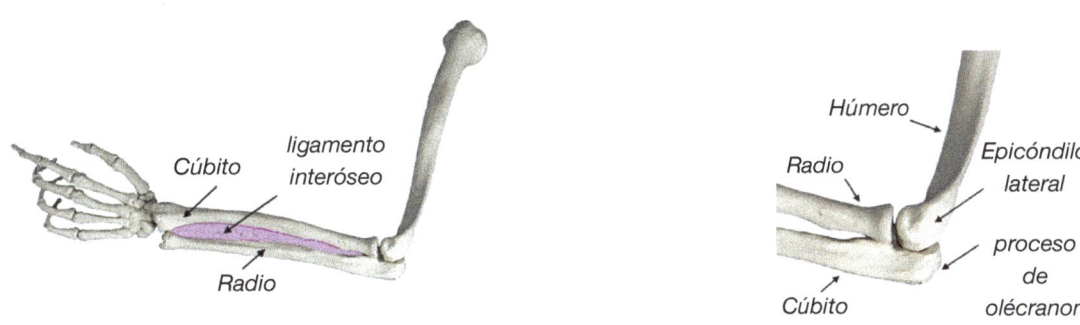

Flexión del codo

La flexión de la articulación del codo se mide desde la posición del brazo recto, que es su punto de cero grados. La flexión dobla el antebrazo hacia el hombro y alcanza su rango completo entre 140° y 160°.

Extensión del codo

Técnicamente, no hay extensión en la articulación del codo y solo es capaz de flexionarse. El movimiento que extiende el codo más allá de su posición recta o neutral a cero grados está fuera de su rango y se llama hiperextensión.

Desde cualquier posición de flexión, el codo puede extenderse hacia un brazo estirado. A esto se refiere la extensión, y técnicamente es una extensión "relativa". Las mismas consideraciones se aplican a la articulación de la rodilla.

Para prevenir la hiperextensión del codo, un gancho óseo grande en el cúbito posterior llamado proceso olécranon se bloquea en el húmero posterior a medida que el codo se endereza. Actúa como tope de puerta para detenerse en punto muerto.

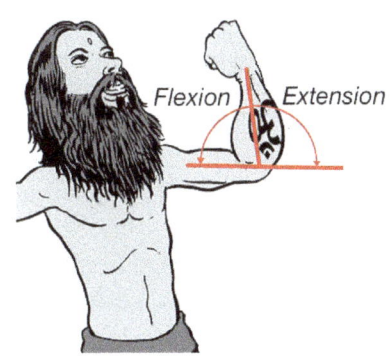

Hiperextensión del codo

Muchos yoguis flexibles habitualmente hiperextienden los codos con poca o ninguna retroalimentación que indique que han excedido la neutralidad. La hiperextensión se debe a ligamentos demasiado flexibles y, con menor frecuencia, al diseño de la articulación. Si la hiperextensión se produce con regularidad, los ligamentos se estiran demasiado, debilitan y desestabilizan las articulaciones. Los tendones asumen una función adicional y la compensan, lo que provoca tendinitis muscular. La hiperextensión crónica y habitual produce daño degenerativo en la articulación del codo.

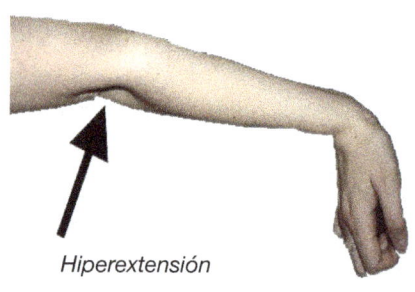
Hiperextensión

Utilice los siguientes pasos para remediar la hiperextensión en posturas de equilibrio de brazos:

1. Microdoblar los codos
2. Apriete las articulaciones del codo de lado a lado (radio a cúbito), utilizando sus músculos accesorios.
3. Gire las manos ligeramente hacia adentro en la asana de equilibrio de brazos.
4. Contrarrote los brazos (instrucciones a seguir) para normalizar y estabilizar la posición del codo.

Los "ojos" de los codos

Los pliegues internos del codo a veces se denominan ojos de los codos. En el perro boca abajo y otras posturas de equilibrio de brazos, los ojos miran hacia adentro, apuntando hacia las posiciones del reloj de diez a dos en punto.

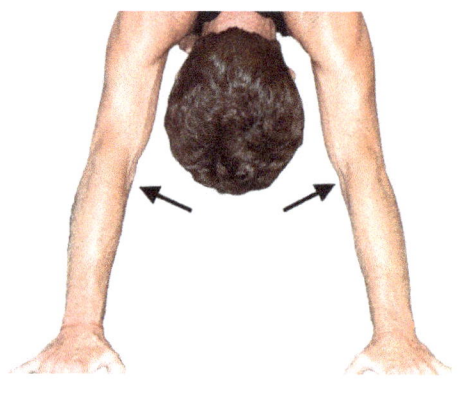

"Apretar una pelota de playa" entre ambos codos es una visualización útil que ayuda a rotar los ojos correctamente hasta su posición.

La hiperextensión es una excepción a este enfoque. En ese caso, los ojos de los codos miran más directamente, uno hacia el otro; ojo a ojo. Cuanto mayor es el grado de hiperextensión, más directamente se enfrentan los pliegues del codo.

El antebrazo

El cúbito es el hueso principal del antebrazo para la flexión/extensión del codo. La contribución del radio es menor. El radio es el rotador primario del antebrazo y la muñeca. El cúbito no participa en la rotación de la muñeca, pero actúa como un eje estacionario para que el radio se cruce y forme un arco con un rango de rotación de 180°. Aunque pueda parecer que la rotación es de casi 360°, el rango adicional proviene del movimiento del hombro, no del antebrazo.

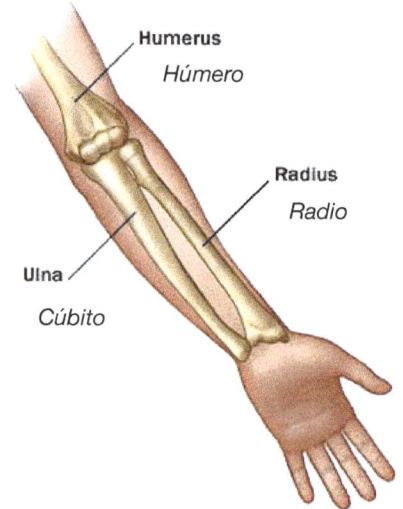

Supinación rota externamente el antebrazo y la palma para mirar hacia adelante. La *pronación* rota internamente el antebrazo y la palma para mirar hacia atrás. En la asana vinculante, los antebrazos pueden girar y engancharse independientemente de los hombros, que permanecen alineados sin necesidad de girar hacia adelante.

Terminología anatómica

En la práctica de asanas, el cuerpo se desplaza, gira y gira en muchas direcciones. ¿Pero cuál es el frente? ¿Qué es adelante? ¿En relación con la habitación? ¿En relación con el cuerpo? Hacer referencia a las orientaciones correctas puede ser un desafío. El uso de terminología basada en la anatomía ayuda a eliminar la confusión y no cambia cuando cambia la posición del cuerpo. La postura neutral universalmente aceptada para los brazos es cuando las manos miran hacia adelante. La superficie anterior de todo el cuerpo se llama ventral. En las extremidades, este también se denomina lado palmar de la muñeca y del antebrazo. La superficie dorsal del cuerpo es la parte posterior del cuerpo (piense en la aleta dorsal) y está asignada a la parte posterior de los antebrazos y las manos.

Alineación de las extremidades superiores

Existen principios de alineación específicos que permiten que las extremidades superiores modulen entre flexibilidad y estabilidad cuando cualquiera de ellas es necesaria. La alineación, por supuesto, es fundamental para la rehabilitación de lesiones en los brazos. Al igual que con el resto del cuerpo, puede haber diferencias al comparar las longitudes de la parte superior e inferior de los brazos o variaciones en el tamaño y la forma de los músculos; sin embargo, esto no altera la justificación de ninguno de los principios básicos de alineación de las extremidades superiores.

Colocando las manos

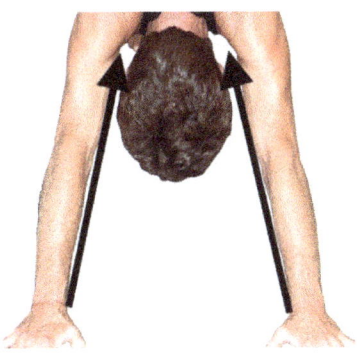

Una base estable en posturas de equilibrio de brazos requiere una alineación precisa de las manos. Esto ayudará a prevenir distensiones en los tendones del antebrazo y lesiones en la muñeca. Las sutilezas del posicionamiento de la muñeca y la mano son herramientas e indicadores importantes para la alineación general de las extremidades superiores y los hombros. Los detalles de la alineación de la mano y la muñeca se explorarán en profundidad en el Capítulo 33.

En cuanto a los brazos, en posturas de equilibrio de brazos como la del perro boca abajo, las muñecas se levantan ligeramente de la colchoneta, formando un pequeño arco entre los talones de las palmas que permanece firmemente anclado en el suelo.

Esta acción de elevación continúa hacia arriba a lo largo de la parte inferior de los antebrazos, física y energéticamente, a través de los dedos medios, el lado palmar de las muñecas y los antebrazos, y hasta la cabeza interna del húmero, profundizando la axila.

¡Los estudiantes de piano y los expertos en informática ya conocen el valor de estas instrucciones para la prevención de tendinitis y lesiones del túnel carpiano!

Los dedos medios se alinean con la costura del pantalón

En Tadāsana, los dedos medios se alinean con el eje central coronal, siguiendo el mismo recorrido por el centro de las orejas y los hombros, continuando por el centro de las cavidades de la cadera y los tobillos. Corresponde a las costuras exteriores de un pantalón. Un hábito útil es golpear con los dedos medios la parte exterior de las caderas como indicador de la alineación integrada entre la parte superior e inferior del cuerpo.

Algunas tradiciones de yoga indican que en Tadāsana se deben mirar las palmas hacia adelante, alineando el hueso pisiforme de la muñeca con el eje central coronal. Esta es una posición estilizada. Rota externamente los hombros, sin mantener la postura en un estado verdaderamente neutral. En las artes marciales, una postura neutral permite que se lleve a cabo cualquier acción, en cualquier dirección y en cualquier momento. En el yoga, una postura neutra permite libremente flexibilidad o estabilidad. Como se mencionó anteriormente, el dorso de las manos no mira hacia adelante, lo que curva los hombros hacia adelante.

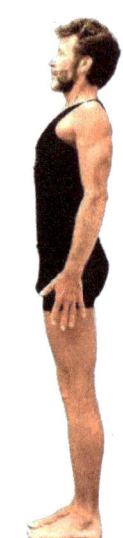

Los codos se alinean con la caja torácica lateral del cuerpo

Cuando las piernas están alineadas, los centros de las caderas están directamente alineados con los tobillos. Las rodillas no son forzadas sino que se les permite "encontrar su lugar". Lo mismo ocurre en las extremidades superiores. Los hombros están alineados con las muñecas y a través de los dedos medios, pero los codos no están obligados a alinearse con ellos. En cambio, los codos encuentran su posición natural en relación con las muñecas y los hombros. La posición de los codos suele ser posterior al eje central.

En posturas donde los brazos están doblados, el "extremo" de la extremidad que se alinea con el Eje Central ya no son las manos sino que pasan a ser los codos. Ya sea que las manos descansen sobre los muslos en Siddhāsana (postura sentada) o apoyen el torso en Chaturanga Dandāsana, los codos se alinean en el eje central entre los hombros y las caderas y están directamente en contacto con la caja torácica lateral del cuerpo. Como se presentó en un capítulo anterior, un paso final de la alineación integradora de hombros es que los codos se alineen con la caja torácica lateral del cuerpo.

Alinear los codos directamente con las costillas laterales del cuerpo es fundamental para realizar Chaturanga Dandāsana de manera efectiva y segura. Esta posición del codo accede a la fuerza de la musculatura central de la parte superior de la espalda en lugar de reclutar incorrectamente los músculos del brazo.

En Chaturanga, los antebrazos son verticales con ángulos de 90° en los codos. Con los codos pegados al cuerpo, todas las articulaciones de las extremidades superiores rotan externamente, lo que proporciona la estabilidad esencial en la postura, especialmente para los codos. Si los codos se desvían del costado del cuerpo, ya sea hacia el techo o hacia el costado del torso, se pierde la integridad de la alineación. Mantener la postura o presionar hacia abajo para pasar a la siguiente asana puede forzar significativamente la articulación glenohumeral en su punto más débil y susceptible de lesionarse. Y los brazos deben realizar contracciones forzadas e innecesarias para mantener la postura.

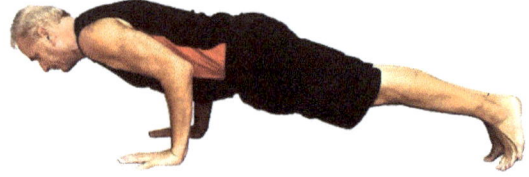

Codos al lado del cuerpo

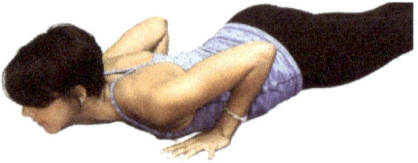

Codos incorrectamente fuera del costado del cuerpo

La contrarrotación del brazo proporciona estabilidad: Torsión de toalla

El apoyo y la estabilización de las extremidades superiores se logra rotando el antebrazo radialmente (en la dirección del pulgar) mientras se rota la parte superior del brazo externamente (tríceps hacia la línea media). El efecto es una acción de "torcer la toalla" que fortalece la musculatura de todo el brazo. Esta técnica detendrá eficazmente la hiperextensión del codo. La torsión de toallas se utiliza en todas las posturas de equilibrio de brazos.

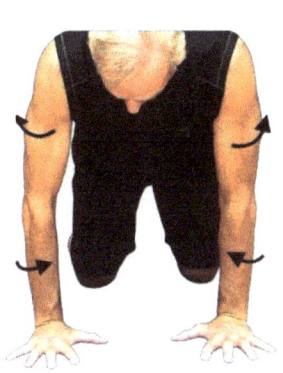

¿Qué tan separados están los brazos en posturas de equilibrio de brazos?

En Headstand, Postura del perro boca abajo y todas las demás posturas de equilibrio con dos manos, el centro de las muñecas se alinea verticalme

nte con el borde exterior de los hombros. Como se mencionó anteriormente, los antebrazos y el arco de las palmas se levantan enérgicamente de la colchoneta, dorsalmente hacia la espalda del cuerpo.

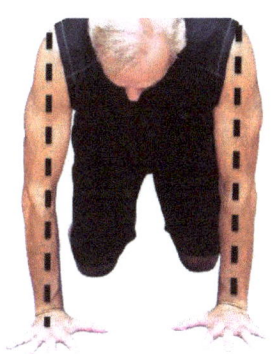

Ángulo de transporte

En la época medieval, los campesinos que llevaban los cubos de agua más grandes o los fardos de madera más grandes podían haber sido más deseados, o eso dice la mitología. Cuanto más se desvía el antebrazo del costado del cuerpo, más grande es el cubo que se puede transportar; de ahí el nombre, ángulo de transporte. Un ángulo más grande es más común en mujeres que en hombres.

Anatómicamente, el ángulo está determinado por pequeñas impresiones ubicadas en un hueso en la bisagra del codo llamado surco troclear. Cuanto más inclinado es el surco, más se alejan las manos y los antebrazos del cuerpo. Los grandes ángulos de transporte pueden presentar desafíos en el equilibrio de brazos.

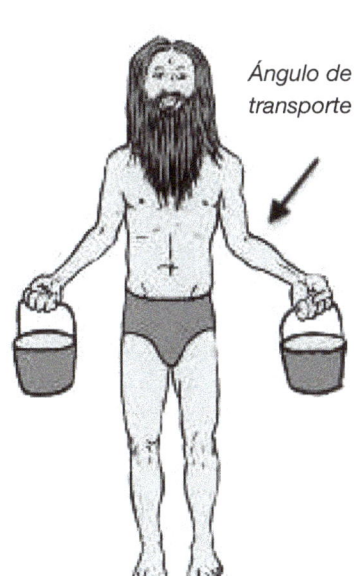

Ángulo de transporte

Continuando con el ángulo de transporte

En las asanas en las que las manos se colocan sobre la colchoneta, un ángulo de carga excesivo invierte la dirección hacia afuera del ángulo de carga. Ahora, las manos se giran hacia adentro, los codos apuntan hacia afuera y los hombros giran hacia adelante.

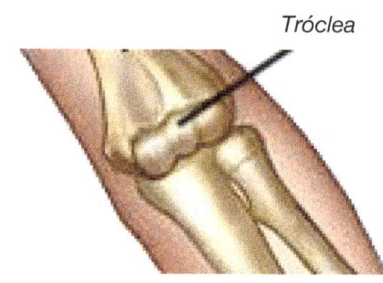
Tróclea

Para compensar un gran ángulo de carga, coloque las manos sobre la colchoneta más anchas de lo habitual. Gire las manos hacia afuera, hacia el lado del dedo meñique (desviación cúbital).

Es común que el codo se hiperextienda junto con un gran ángulo de carga. En este caso, la posición de las manos se ve comprometida. Aún así, separe las manos más para compensar el ángulo de transporte. Pero modifíquelo para hiperextensión girando las manos ligeramente hacia adentro para que los pliegues del codo miren directamente uno hacia el otro.

En el próximo capítulo, se explorará la anatomía de la muñeca y la mano y su alineación. Su alineación continúa siguiendo el flujo continuo y la interdependencia de movimiento que se produce en el resto de las extremidades superiores y los hombros.

33 Las muñecas y las manos

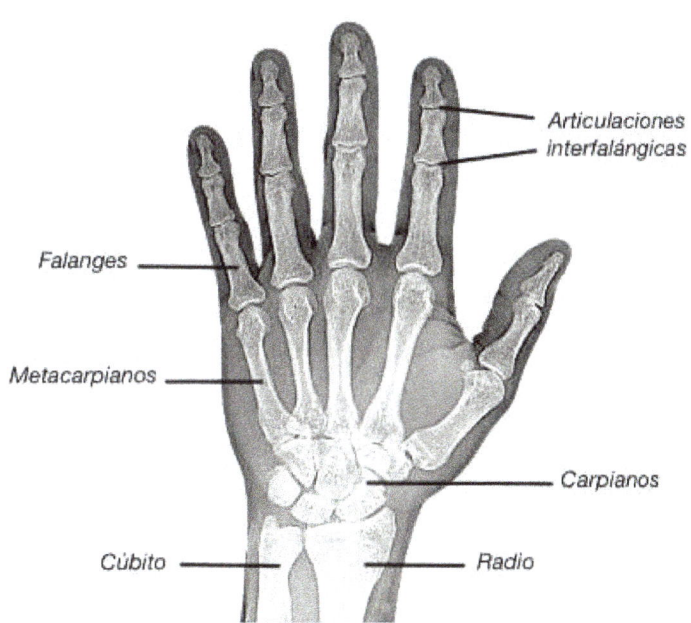

Las manos son las usuarias finales de una compleja coordinación de movimientos en las extremidades superiores que es necesaria para realizar la mayoría de nuestras tareas diarias. La capacidad de las manos para sujetar, agarrar y asir se llama prensión. Las manos demuestran un nivel de sofisticación que, por sí sola, ha elevado la experiencia humana muy por encima de nuestros hermanos animales más cercanos. La mano no sólo es un aparato mecánico magistral sino que, a través del tacto y la sensación, proporciona grandes cantidades de información sensorial al cerebro y al sistema nervioso.[1]

La anatomía de las muñecas y las manos es comparable a la de las extremidades inferiores, los tobillos y los pies. Las estrategias de alineación que se utilizan son similares. Este capítulo revisará las muñecas y las manos juntas, ya que su función está interconectada.

Los huesos que forman la muñeca se llaman huesos del carpo. Los huesos que componen la región de la palma son los metacarpianos. Se corresponden con los pies con los huesos del tarso y metatarsianos, respectivamente. Los huesos de los dedos de las manos y de los pies se llaman falanges. En la mano, la primera falange, el pulgar, se coloca en la palma de la mano en lugar de alineada con las otras falanges, como ocurre en el pie.

Los huesos del carpo de la muñeca son un grupo muy ajustado de ocho huesos de forma irregular que se organizan en dos secuencias distintas: una fila distal, que consta de los huesos cercanos a la mano que se articulan con los metacarpianos; y una fila proximal, huesos que lindan con el radio y el cúbito.

Mecánicamente, las dos filas muestran acciones sutilmente diferentes. La fila distal participa más en la extensión de la muñeca, mientras que la función de la fila proximal es más pronunciada en la flexión.

- Fila distal: Extensión
- Fila proximal: Flexión

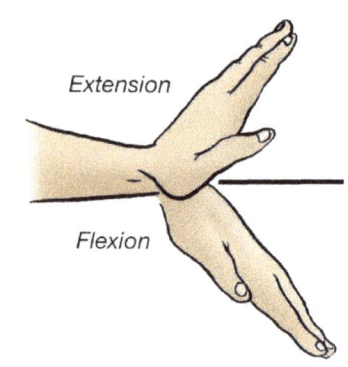

Esta información puede parecer algo oscura e innecesaria pero puede convertirse en una herramienta útil a la hora de intentar identificar la causa del dolor de muñeca y diseñar un plan de terapia de yoga para resolverlo.

Muñecas y manos en brazo equilibrando asana

Las muñecas y las manos establecen la base para soportar peso en la asana de equilibrio de brazos. Una correcta alineación evita distensiones musculares, tendinitis y otras lesiones en las muñecas, así como en el resto de las extremidades superiores.

En los equilibrios de brazos, los pliegues de las muñecas se alinean en línea recta entre sí y se colocan paralelos al frente de la estera de yoga. Las manos naturalmente tienen una ligera desviación cubital (flexión lateral hacia el dedo meñique) en relación con las muñecas. Esto posiciona el eje central de las manos entre la segunda y tercera falange y sus respectivos metacarpianos. Al igual que con los pies, el eje central de la mano se encuentra perpendicularmente con el pliegue de la muñeca y forma una "T" invertida cuando se mira desde la perspectiva del yogui.

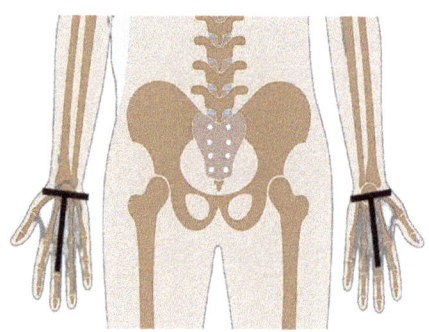

Las manos no están limitadas a una sola posición, ni en equilibrios de brazos ni de otro tipo. Como se presentó en el capítulo anterior, la colocación de la mano se modifica para controlar la hiperextensión del codo o un ángulo de carga excesivo. Energéticamente, la presión en las manos puede desplazarse, particularmente hacia el tercer metacarpiano, que reafirma los arcos de la palma central y los talones de las manos.

Los músculos responsables de los movimientos motores finos de las muñecas y las manos se originan en los antebrazos. Los flexores pasan sobre las muñecas ventrales y los extensores sobre el dorso. Los tendones se mantienen en su lugar mediante el retináculo flexor, una banda ligamentosa fibrosa gruesa que cruza los huesos del carpo.

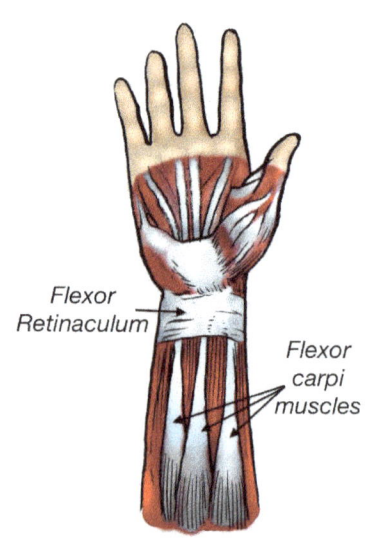

En el equilibrio de brazos, los hombros y las extremidades superiores primero se alinean y se involucran muscularmente. De lo contrario, los músculos del antebrazo luchan por estabilizar un cuerpo inestable, más allá de su diseño, lo que a menudo resulta en lesiones de tendinitis.

> **Terminología anatómica de las manos**
>
> - Ventral o palmar: se refiere a la palma de la mano
> - Dorsal: se refiere al dorso de la mano
> - Supinación: rotación externa de la palma
> - Pronación: rotación interna de la palma
> - Cúbital: hacia el quinto dígito
> - Radial: hacia el pulgar
> - Tenar: talón del pulgar en la palma
> - Hipotenar: talón de la palma en el lado del quinto dedo

Arco del talón de la palma

Con la presión correcta, la huella de una mano se asemeja a una herradura con un espacio abovedado entre la palma y la base de la mano.

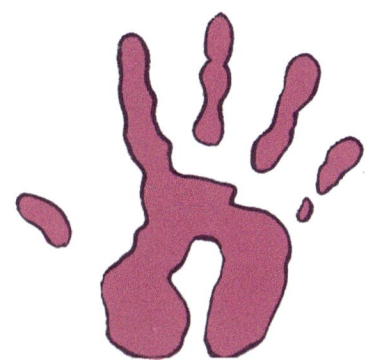

Comparando la musculatura y la carne de los talones internos y externos de la mano, el talón del pulgar (tenar) es más grande que el talón del lado del quinto dedo (hipotenar).

El espacio formado entre los dos talones se denomina arco de la palma. Este arco se puede ver mejor colocando las manos en una posición de Namaste al revés, el *Anjali Mudra*. Cuando los cuatro talones se juntan, el espacio creado en el centro de los talones es aproximadamente del tamaño de un frijol. Algunos estudiantes no tienen fácilmente este espacio. Para ayudar a desarrollar el arco, practique contrayendo los músculos palmares del talón hacia adentro y use la posición de los dedos de araña (página siguiente).

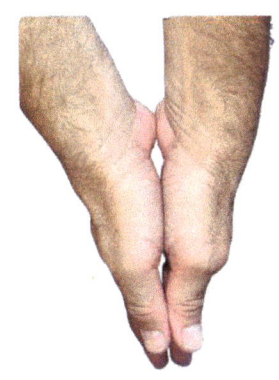

En las asanas con carga de peso en los brazos, los arcos de los talones de las palmas se mantienen y presionan uniformemente contra el suelo. Dado que el talón hipotenar es más pequeño y menos desarrollado que el talón tenar, se necesita presión adicional en la parte exterior del talón para equilibrar ambos talones. Además, la presión en la parte exterior del talón de la palma actúa como un "control remoto" para estimular la rotación externa del hombro para lograr estabilidad.

Los nudillos forman el arco transversal o metacarpofalángico. Cuando los arcos estén presionados contra la colchoneta, mantenga las palmas abovedadas y la fascia palmar y los músculos tonificados. La alineación del arco transversal se logra ensanchándolo de lado a lado y presionando uniformemente en la cara palmar de cada nudillo.

Colocación de manos en cuatro pasos para soportar peso

Al igual que con los pies, existe una secuencia ideal para presionar las manos contra el suelo con el fin de acoplar mejor los arcos palmares:

1. Nudillo del dedo índice (segunda articulación metacarpofalángica)
2. Talón del pulgar (talón tenar)
3. Nudillo del quinto dedo (quinta articulación metacarpofalángica)
4. Talón exterior de la mano (talón hipotenar)

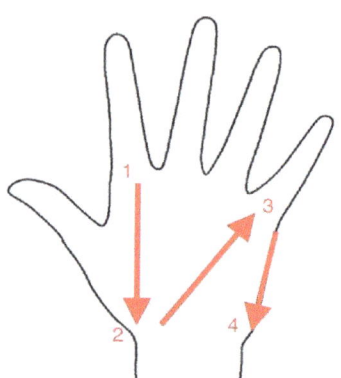

Refinamientos adicionales para la colocación de la mano

Estas acciones asientan las manos en asana. También son herramientas importantes a la hora de aplicar asanas de yoga para la prevención o rehabilitación de lesiones en manos y muñecas. No realizar un paso en particular puede usarse para determinar la causa de la lesión y usarse para abordar las quejas de la mano o la muñeca con la terapia de yoga.

1. Los nudillos (arco metacarpiano) se ensanchan y separan.
2. Los dedos no se separan, sino que se extienden directamente desde cada nudillo respectivo.
3. Cada yema de los dedos (excluyendo el pulgar) presiona uniformemente contra el tapete, haciendo que el lecho ungueal de cada dedo quede plano y nivelado de lado a lado. El pulgar presiona desde su costado.
4. Las articulaciones de cada dedo, las articulaciones interfalángicas, se levantan en forma de garra.
5. Los arcos metacarpianos (nudillos) presionan hacia abajo.
6. Las palmas permanecen abovedadas mientras los talones de las palmas se contraen en sus arcos y presionan hacia abajo.
7. Los nudillos y los talones palmares siguen el orden de colocación de las manos en cuatro partes.
8. Las muñecas se levantan (dorsalmente) desde el talón de los arcos palmares.
9. La acción de elevación continúa hacia arriba y a través de los antebrazos y los húmeros, hasta la parte interna de las axilas, donde las puntas de los omóplatos presionan hacia adelante.

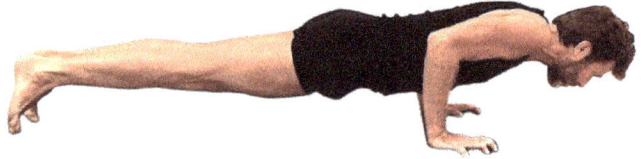

Los dedos como "estabilizadores"

Una vez que se establece en las manos la base para una asana de equilibrio de brazos, éstas permanecen estables, bien asentadas e inalteradas. Las palmas permanecen arqueadas y muscularmente activas. Las manos proporcionan su soporte de peso principalmente en los talones y los arcos transversales. El apoyo que ofrecen los dedos es como "estabilizadores" que aplican una presión sutil a través de las yemas de los dedos para restablecer una base estable cada vez que el cuerpo cambia ligeramente de posición. En muchas asanas, las manos establecen la base principal.

Dedos de araña

Esta posición crea máxima fuerza y eficiencia: extensión de 40° y desviación del cúbito de 15° (flexión lateral hacia el quinto dedo). Con la muñeca en esta posición, los arcos palmares están bien formados, los dedos parecen garras y el peso corporal se distribuye uniformemente entre las yemas de cada dedo.

Para la mayoría de los tipos de lesiones en la muñeca o las manos, como el síndrome del túnel carpiano o la tendinitis: los dedos de araña son una excelente posición terapéutica. Presione uniformemente en las yemas y el lecho ungueal de cada dedo para fortalecer y equilibrar los pequeños músculos interóseos de las manos.

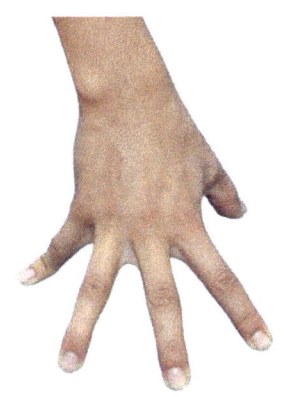

Flexión de la muñeca

La flexión palmar, la posición de "muñeca flácida", eleva la palma y la muñeca. Es necesario para agarrar y sujetar, aunque la fuerza de la mano disminuye a medida que aumenta el grado de flexión. La flexión de la muñeca no permite crear una base estable y no puede soportar una carga de peso significativa.

La flexión palmar aumenta las habilidades de movimiento motor fino de la mano. Los pianistas y los que trabajan con teclados de computadora reconocen que el salto de la muñeca es necesario para un rendimiento óptimo y evitar lesiones. La flexión palmar es una buena terapia para compensar la tensión causada por el uso excesivo de la extensión de la muñeca en la vida.

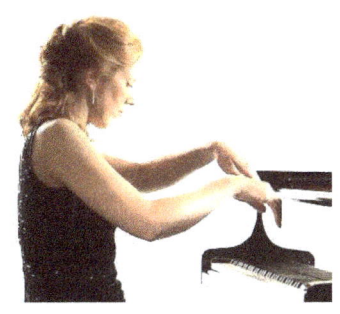

Extensión de muñeca: menos de lo que crees

La extensión de la muñeca, o dorsiflexión, dobla la mano hacia atrás. En posturas de equilibrio de brazos como Handstand o **Urdhva Dhanurāsana** (postura de arco hacia arriba), puede parecer que las muñecas pueden extenderse 90° o más. Anatómicamente, el rango de movimiento real de la muñeca está más cerca de los 85°, tanto en flexión como en extensión. El rango se reduce aún más cuando la muñeca está en pronación o supinación.2 A pesar de la aparente facilidad de la hiperextensión más allá de sus límites anatómicos, no es segura, especialmente si es repetitiva o habitual.

La hiperextensión de la muñeca provoca un estiramiento excesivo y debilitamiento de los ligamentos de la muñeca, con el resultado potencial de inestabilidad del hueso carpiano y una afección conocida como síndrome del túnel carpiano. Los tendones de los músculos del antebrazo, que están sujetos firmemente a las muñecas mediante una banda fibrosa, pueden separarse de la muñeca, provocando tensión y tendinitis. La hiperextensión de la muñeca puede provocar que los arcos de las palmas colapsen y que se reduzca la fuerza de los músculos intrínsecos de la mano.

La hiperextensión de la muñeca es muy fácil de explotar. Los estudiantes, que desconocen el diseño anatómico, extienden regularmente las muñecas en un ángulo recto completo (90°) y, a menudo, más allá. Los yoguis flexibles pueden asumir que la hiperextensión es natural y no desarrollar conciencia del daño insidioso que causa en sus muñecas.

La práctica de asanas necesita observar *Asteya* y evitar explotar el diseño estructural suelto de las muñecas. Incluso en asanas avanzadas de equilibrio de brazos, no es necesario extenderlo más allá de un ángulo recto completo (90°). El secreto: mantener los hombros completamente sobre la espalda y extender la columna torácica para encontrar los grados adicionales necesarios para alinear más hacia adelante sobre las manos en posturas de equilibrio de brazos sin "robarlo" de las muñecas.

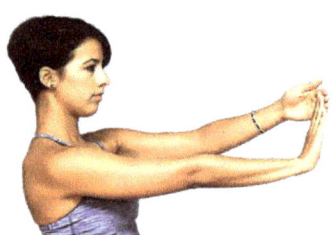
Flexión dorsal de 85°

Urdhva Dhanurāsana (Postura de arco/rueda hacia arriba) puede ejercer una presión sustancial sobre las muñecas. Los yoguis a menudo necesitan sacudir las manos por el dolor después de intentar la postura. Aunque las manos descansan total y firmemente en el suelo en la postura de la rueda, las muñecas pueden mantener un ángulo de extensión cercano a los 85° siempre que la alineación integral de los hombros esté completamente comprometida antes de que se coloque todo el peso sobre las manos y la muñeca.

La parada de manos es quizás la postura más común en la que se produce la hiperextensión de la muñeca. Los yoguis suelen comenzar la asana alineando los hombros más allá de los nudillos, aumentando la extensión de la muñeca a 90° o más. Para mantener el equilibrio, esto puede parecer necesario. Para minimizar la tensión en las muñecas, coloque los hombros y la columna torácica en extensión completa sobre la espalda antes de levantarlos. Presione firmemente las puntas anterior e inferior del tórax de la escápula anterior (lejos de las manos) para saltar a la postura, lo que reduce la tensión en la muñeca.

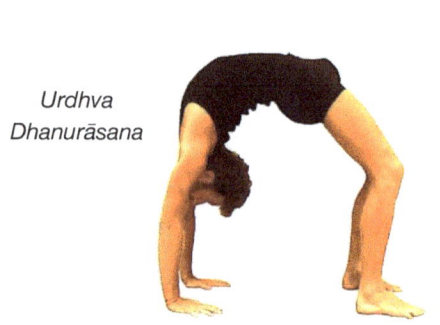
Urdhva Dhanurāsana

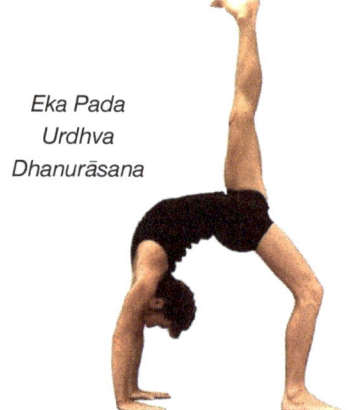
Eka Pada Urdhva Dhanurāsana

Abrigo de la muñeca

Una aponeurosis es una banda fibrosa de tejido conectivo que ancla los tendones de los músculos. El que envuelve la muñeca se llama retináculo flexor. En lo profundo de esta estructura se encuentra el ligamento transverso del carpo, un ligamento que envuelve firmemente los huesos del carpo, lo que ayuda a evitar que se separen. Mantiene pequeños túneles por los que pasan los nervios y algunos vasos sanguíneos, particularmente en el lado palmar, donde discurre el nervio mediano, uno de los principales nervios de la mano.

Los músculos que proporcionan el movimiento grueso de la mano se originan principalmente en el antebrazo. Son músculos largos que se originan cerca del codo o músculos cortos que surgen en la mitad del antebrazo. Los movimientos más finos y detallados de las manos son proporcionados por músculos ubicados más distalmente, que se unen a la articulación de la muñeca y a la palma y los dedos, donde se denominan músculos interóseos.

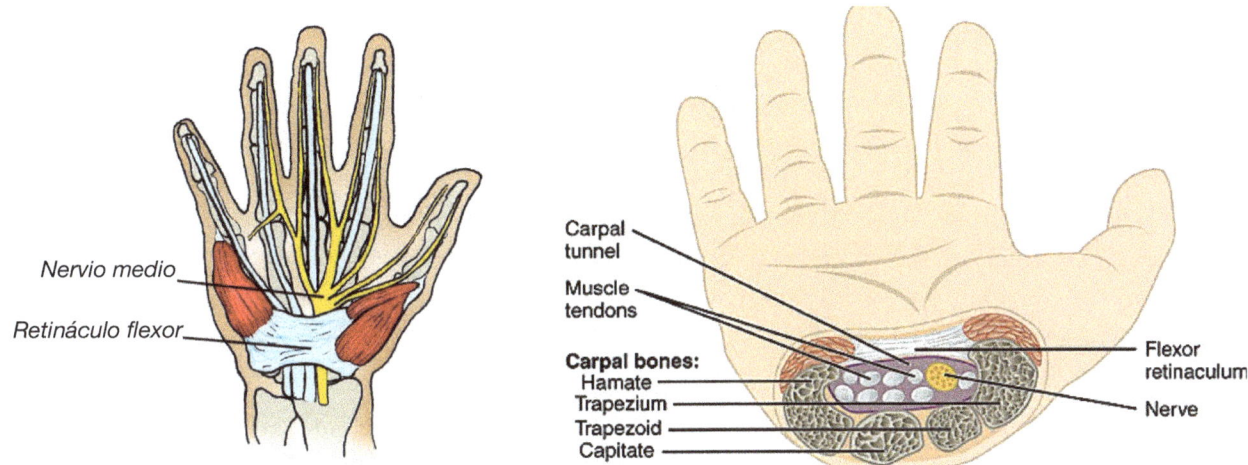

Síndrome del túnel carpiano

Una lesión muy común en la muñeca es el síndrome del túnel carpiano (STC). Los casos reportados oscilan entre el 5% en la población general y casi el 50% en ocupaciones que requieren movimientos repetitivos, agarre firme o exposición a vibraciones constantes. 3,4 CTS es una lesión repetitiva que la práctica del yoga puede crear, agravar o curar. Como se mencionó, la alineación de los hombros, la columna y las extremidades superiores es esencial para minimizar la tensión en las muñecas y las manos y beneficiarse terapéuticamente del yoga.

El síndrome del túnel carpiano ocurre cuando el ligamento transverso del carpo está traumatizado o demasiado estirado. El ligamento debilitado permite que los huesos del carpo de forma irregular se salgan de su configuración cómoda y alineada. Un túnel formado específicamente entre los huesos de la muñeca colapsa y atrapa el nervio mediano. La inflamación a menudo llena el espacio limitado y comprime aún más el nervio.

Si se sospecha del síndrome del túnel carpiano, existen algunos signos generales. Las quejas comunes del STC son dolor, entumecimiento o debilidad en la mano y los dedos. Los síntomas aumentan si la muñeca se mantiene firmemente en flexión palmar durante más de un minuto. Dar golpecitos en la parte interna de la muñeca puede producir hormigueo o dolor agudo. Si hay síntomas presentes, una evaluación neurológica determina mejor la presencia de CTS. Incluso con pruebas médicas, lo cual se recomienda, el STC se diagnostica erróneamente fácilmente. El síndrome del túnel carpiano puede confundirse con otras afecciones dolorosas de la muñeca y la mano, como la tendinitis. Otras afecciones localizadas que se confunden con el STC son las fracturas óseas de la muñeca y la artritis del pulgar. Por lo general, no producen una compresión nerviosa significativa ni resultados positivos en las pruebas neurológicas. Los síntomas similares al STC también pueden originarse en el sistema nervioso central y el cerebro. Estas condiciones son raras, pero posibles. Lo mejor es comenzar cualquier investigación considerando los problemas localizados en la muñeca antes de anticipar una afección más grave.

Mientras que el ligamento transverso del carpo asegura los huesos del carpo y mantiene el túnel del nervio mediano, el retináculo flexor ancla los numerosos tendones de los músculos del antebrazo al radio y al cúbito antes de que pasen por la muñeca. Como siempre, una mala alineación de los hombros y el intento de utilizar los músculos del antebrazo para sostener los brazos cuando se extienden en asana, una futilidad mecánica, pueden provocar que los tendones se tensen, se inflamen, se desarrollen adherencias o se rompan.

El síndrome del túnel carpiano y la tendinitis de la muñeca son fenómenos comunes debido al trabajo de escritorio y con el teclado. Colapsar habitualmente las muñecas es causa directa de lesión. Una postura redondeada de la parte superior del cuerpo, donde los músculos de la parte superior de la espalda no pueden participar de manera eficiente, también será la causa de estas lesiones.

Si el síndrome del túnel carpiano está presente, los estudiantes de yoga a menudo encuentran dolorosas posturas como la del perro boca abajo y la parada de manos. Los principios de alineación presentados anteriormente en este capítulo (evitar la hiperextensión, la secuenciación de la colocación de la mano y el mantenimiento del arco de la palma son importantes para evitar traumatismos o rehabilitación de las muñecas en caso de lesión. Siempre que sea posible, utilice los dedos de araña. Si la asana no se puede modificar para reducir la tensión en una lesión, no la practique de esa forma.

Consejos rápidos para reducir la tensión en la muñeca

- Abrace firmemente el ligamento transverso del carpo hacia el lado ventral de la muñeca. Esto estabiliza los huesos del carpo, bóveda los arcos de la palma y fortalece el intrínseco (interóseo)músculos de la mano.
- Evite la flexión o extensión de la muñeca más allá de 85°.
- Antes de apoyar completamente el peso en las manos, alinee e integre los hombros. Desliza las cabezas internas del húmero posterior; deslice los bordes exteriores posteriores de los omóplatos hacia la columna; presione las puntas inferiores de los omóplatos hacia adelante; Desliza las costillas inferiores hacia atrás.
- La mayoría de los estudiantes tienen una pequeña almohadilla de grasa que recubre el ligamento transverso del carpo y que es evidente cuando la muñeca está en dorsiflexión (extensión). Para proteger la muñeca, tire de la almohadilla de grasa hacia adentro hasta que parezca menos sobresaliente. Esta es una herramienta visual útil para asanas y todas las actividades físicas, en general.
- Las manos y las muñecas son la base de las asanas de carga de peso. Alinearlos bien antes de cargarlos.
- Utilice los dedos de araña en las posturas de estocada, presionando las yemas de los dedos de manera uniforme.

Terapia "Brazos Popeye™"

Este procedimiento puede aliviar la tensión y el malestar en las muñecas y los tendones flexores. Proporciona un gran alivio después de posturas que hacen una dorsiflexión completa de las muñecas, como **Urdhva Dhanurāsana** (postura de arco/rueda hacia arriba).

Comprometerse:

1. Lleva los brazos estirados formando una "T".
2. Flexión totalmente palmar de las muñecas.
3. Doble los codos a 90°.
4. Junte los dedos en un puño cerrado o con los dedos rectos y todas las yemas presionando juntas
5. Mantenga la flexión de la muñeca y la posición elegida de los dedos mientras endereza lentamente los codos.

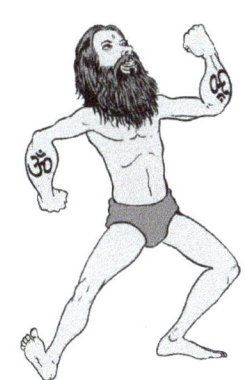

Esta terapia activa la contracción excéntrica en los músculos del antebrazos, que es eficaz para la rehabilitación del tendón.

Postura de la esfinge

Aunque es relativamente fácil de realizar, la postura de la esfinge es una postura de rehabilitación útil para lesiones de muñeca y tendones. Activa eficazmente los principios de alineación de la muñeca y la mano. Tira el ligamento transverso del carpo hacia adentro. Los arcos de la palma se desarrollan y fortalecen. Las muñecas se supinan. La supinación de la muñeca rota externamente los hombros, lo que hace que la postura de la esfinge sea un método valioso para integrar las extremidades superiores y los hombros. Asegúrese de mantener los codos internos alineados con las nervaduras laterales del cuerpo.

Para adoptar la postura de la Esfinge:

1. Alargue las clavículas, deslice los hombros hacia la espalda, extienda la columna torácica y presione el pecho hacia adelante.
2. Involucre a todos los Bandhas, especialmente a Jalandhara, que se presenta en el siguiente capítulo.
3. Presione las manos sobre la colchoneta utilizando la colocación de manos de cuatro pasos.
4. Gire isométricamente el lado del pulgar de las manos hacia medial (desviación cubital) para llevar las escápulas completamente hacia atrás y hacia la columna.
5. Una vez que los hombros estén completamente sobre la espalda, continúe realizando la desviación cubital isométricamente. Esto continúa levantando y fortaleciendo las muñecas y los arcos palmares, arrastrando internamente el ligamento carpiano y la almohadilla adiposa.

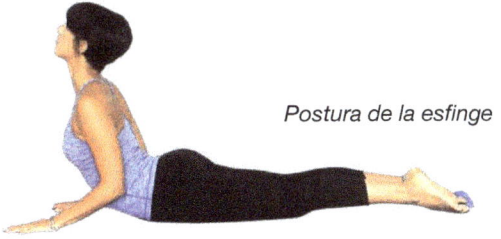

Postura de la esfinge

> El dolor y las lesiones son nuestros dos mejores maestros
>
> Si escuchamos atentamente los consejos que nos dan, el yoga ayudará a sanar y mantener nuestro cuerpo

34 La cabeza y el cuello

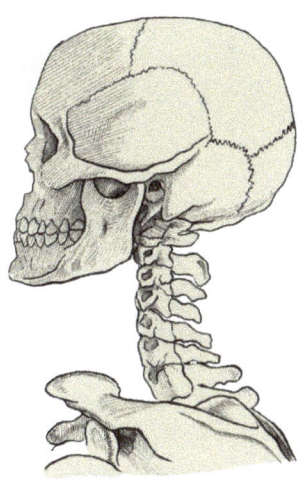

Para la mayoría de nosotros, el reflejo que nos mira en el espejo del baño representa nuestra identidad más personal. Nuestra cara, cabeza y cuello, junto con nuestras manos, son la forma principal en que interactuamos y nos expresamos ante el mundo. El resto del cuerpo y su postura y movimiento suelen ser un foco separado.

La práctica del yoga es una oportunidad para que las regiones más apagadas del cuerpo se vuelvan animadas, conscientes y articuladas. En yoga, iniciamos el movimiento desde el núcleo y resistimos el dominio de la cabeza, el cuello y las extremidades. Los principios de Alineamiento Integrativo explorados a lo largo de este libro nos han preparado para maniobrar con habilidad y gracia el cuerpo desde sus regiones de menor movilidad primero. Una vez que el núcleo está alineado y se establecen las bases para la cabeza y el cuello, la cabeza y el cuello tienen su propio conjunto de principios de alineación que los integrarán perfectamente con el cuerpo en su conjunto.

Un acto de equilibrio

La cabeza adulta promedio pesa entre 9 y 11 libras. Está sostenido sobre una columna de siete vértebras cervicales, cada una de las cuales pesa entre 2 y 4 onzas. La cabeza y la mandíbula negocian dos fuerzas de compresión: la gravedad que presiona hacia abajo desde arriba y el golpe del talón que se eleva desde abajo. Las siete vértebras forman una curva convexa anterior o lordosis que puede proporcionar estabilidad y elasticidad para absorber los impactos. La profundidad normal de la curva no comprime los discos ni los nervios espinales.

Los hombros son la base esquelética y muscular de la cabeza y el cuello y proporcionan equilibrio y apoyo. La alineación de la cintura escapular permite que la sangre y los nervios fluyan adecuadamente a la cabeza y el cuello.

La columna cervical

Las siete vértebras cervicales son las más pequeñas de la columna. Sus articulaciones facetarias están colocadas en un ángulo oblicuo, lo que les permite los mejores movimientos multidireccionales que ofrece la columna. El diseño de las cinco vértebras cervicales inferiores es esencialmente el mismo que el de todas las demás vértebras, excepto por un par de agujeros transversales a través de los cuales las arterias vertebrales llevarán el suministro de sangre a la cabeza y a la región donde se puede producir un derrame cerebral. Las dos vértebras superiores, atlas y axis, son únicas en diseño y función.

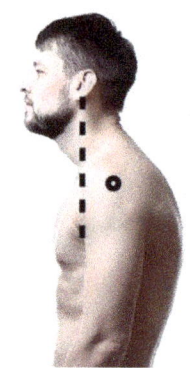

Se muestra como incorrecto
Correcto: Las orejas se alinean sobre los hombros

Atlas, la primera vértebra cervical (C1)

De manera análoga al dios mitológico Atlas que sostiene la tierra sobre la parte superior de la espalda y los hombros, la vértebra del Atlas sostiene la base del cráneo en la parte superior de la columna. El atlas es la única vértebra que no tiene cuerpo anterior. En cambio, tiene forma de anillo. Tiene dos masas laterales anchas, cada una ubicada en la unión de los anillos anterior y posterior y donde el cráneo se apoya firmemente sobre sus cóndilos occipitales.

Rangos de movimiento cervicales:	
• Flexión	45°
• Extensión	65°
• Flexión lateral izquierda	45°
• Flexión lateral derecha	45°
• Rotación izquierda	80°
• Rotación derecha	80°

El Eje (C2)

La segunda vértebra cervical es el Eje. Como su nombre lo indica, es el punto de giro del cuello donde se produce la mayor rotación. Se encuentra justo debajo de los canales auditivos. Una gran apófisis anterior, parecida a un diente, llamada apófisis odontoides o dens (diente en latín) actúa como un punto de pivote sobre el cual gira el atlas. Las madrigueras pueden romperse traumáticamente o no fusionarse en algunas condiciones genéticas como el síndrome de Down. El tronco del encéfalo, la porción más antigua y vital del sistema nervioso, desciende desde el cráneo hasta el nivel de la vértebra C2. El movimiento inadecuado, la desalineación o el traumatismo de las vértebras C1 o C2 pueden interferir con las señales del tronco encefálico y alterar las funciones corporales básicas que controlan, incluidas las del corazón y los pulmones.

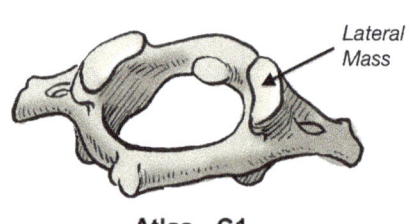
Atlas - C1 (Lateral Mass)

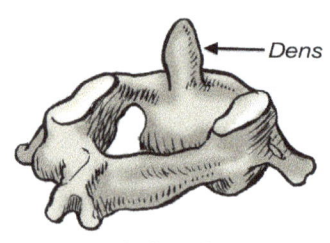
Axis - C2 (Dens)

El compartimento anterior del cuello

El compartimento anterior del cuello está lleno de músculos y huesos. Los principales nervios y vasos sanguíneos que sirven a la cabeza, el cuello y las extremidades superiores deben pasar por esta región. La alineación correcta del hombro, especialmente la acción de alargar lateralmente las clavículas, mantiene el compartimento anterior sin restricciones y libre de compresión de estos vasos vitales. Inflar los cuadrantes superiores del tórax también mantiene abiertos los compartimentos anteriores.

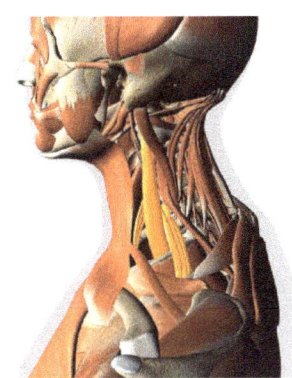

¿Puedes ver las clavículas?

Como se presenta en el Capítulo 30, la visibilidad de las clavículas se puede utilizar para evaluar la alineación de los hombros. Si las clavículas sobresalen con hendiduras profundamente visibles debajo del cuello, indica hombros redondeados anteriormente que pueden comprometer el compartimento anterior. Esto restringe el flujo de sangre y los impulsos nerviosos, especialmente hacia los rangos finales del movimiento del hombro.1 Este concepto se utiliza en pruebas de examen físico para evaluar la función de los sistemas vascular y nervioso. Cuando se realizan pruebas, los hombros redondeados pueden dar como resultado resultados inexactos, confundiendo una mala postura con preocupaciones más sistémicas. Los pacientes deben estar alineados posturalmente durante todos los exámenes físicos, especialmente aquellos que evalúan problemas estructurales.

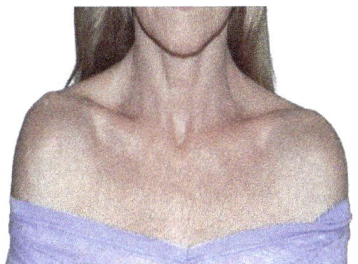

Fundación para la cabeza y el cuello

La cintura escapular y la columna torácica superior crean la base para la cabeza y el cuello. Muchos de los músculos que mueven la cabeza y el cuello se anclan en los hombros y la parte superior de la espalda. Todas las estrategias para alinear la cabeza y el cuello deben comenzar alineando e integrando primero los hombros con la columna torácica.

Postura de cabeza y cuello

Una vez establecida la base de los hombros, los siguientes pasos alinean la cabeza y el cuello:

- Plano sagital: alinee la cabeza y el cuello a lo largo del eje central del cuerpo con el "tercer ojo" de la frente directamente sobre el esternón.
- Plano coronal: alinee los canales auditivos sobre el músculo deltoides medio (centro de la articulación glenohumeral).
- Baje suavemente la inclinación de la cabeza hasta que la fontanela posterior del cráneo se alinee verticalmente sobre los canales auditivos.
- Levante la fontanela posterior verticalmente para completar la alineación del cuerpo a través del eje central.
- Horizontalmente, el paladar se alinea con los canales auditivos y la base del occipucio (Jalandhara Bandha).
- El centro de la garganta se desliza hacia atrás y se eleva detrás de las orejas y hasta la base del occipucio, completando Jalandhara Bandha (consulte la sección de latigazo cervical para conocer la posible excepción a esta instrucción).

Manejo de la curva cervical

Desde su inicio hasta su forma final, cada asana navega entre la movilidad o la estabilidad. En la columna cervical, la profundidad de la curva determina qué tan móvil y qué tan estable será el cuello. Una curva lordótica profunda proporciona estabilidad pero su movilidad se reduce. Si la curva es demasiado profunda, los discos y nervios espinales pueden comprimirse. Con una extensión rápida y profunda del cuello, las apófisis espinosas pueden provocar hematomas. Por ejemplo, una columna curvada en Headstand Pose proporciona estabilidad, sin embargo, una curva demasiado profunda provoca compresión.

Una columna cervical alargada y más plana permite la movilidad pero con pérdida de estabilidad. Una curva demasiado recta provoca debilidad en la musculatura del cuello e inestabilidad.

> La curva cervical ideal es aquella que, estando acostado en Savāsana, se redondearía sobre un limón de tamaño pequeño. La curva del mismo tamaño es ideal en Setu Bandha Sarvāṅgāsana y Sarvāṅgāsana (Puente y Soporte de Hombros)

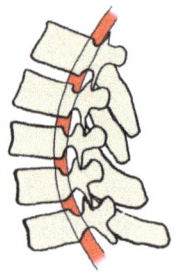 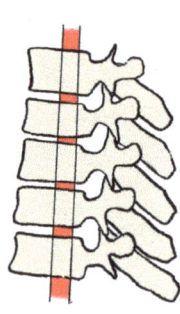

Curva lordótica normal   *Curva hipolordotica*

La extensión excesiva del cuello comprime la columna cervical posteriormente. Para evitar la hiperextensión, deslice firmemente la garganta hacia atrás. En Matsyāsana (postura del pez), "mete y gira" los omóplatos hacia la espalda, camina con el occipucio inferior hacia los hombros y expande el pecho. Luego, deslice la garganta hacia atrás.

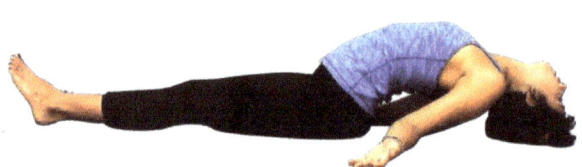 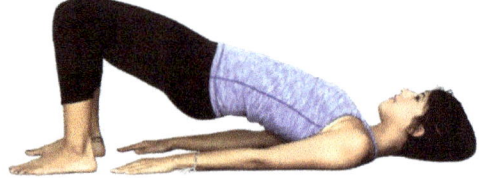

Variación Matsyāsana   *Setu Bandha Sarvangāsana – Postura del puente*

Latigazo cervical e inestabilidad de la columna cervical

El latigazo cervical, o aceleración-desaceleración cervical (CAD), puede ocurrir cuando la cabeza se acelera hacia adelante y hacia atrás con una velocidad y fuerza considerables. La lesión por latigazo cervical generalmente provoca que la curva cervical se vuelva recta o invertida, lo que se conoce como hipolordosis. Esta curvatura recta o invertida inducida por un trauma no puede soportar el peso de la cabeza ni ejecutar la mecánica espinal requerida.

En las etapas iniciales de la recuperación del latigazo cervical, los músculos están muy débiles, inflamados y rotos, incapaces de sostener la cabeza. Puede ser necesario un collar ortopédico inmovilizador.

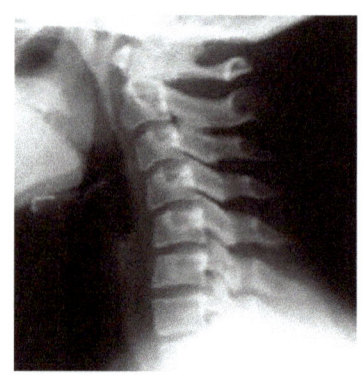

Latigazo cervical - hipolordosis

El latigazo cervical no es la única causa de una curva cervical aplanada. Las posiciones de trabajo en las que la cabeza y el cuello están crónicamente inclinados hacia adelante y la espalda redondeada con el tiempo crean una curva aplanada. Además, los malos hábitos posturales, particularmente durante el desarrollo infantil, son causantes.

Cuando se desarrolla por primera vez una curva aplanada, la columna suele ser demasiado flexible, debido a que es hipermóvil e inestable. Si la curva del tamaño de un limón no se establece o restaura, después de muchos años, se desarrolla la degeneración de la columna, cambiando el carácter de la columna de excesivamente móvil a limitada. Estas adaptaciones degenerativas intentan remediar la inestabilidad mediante adherencias, calcificación y, finalmente, el proceso natural de fusión, llamado anquilosis.

Hipermovilidad

Además de los malos hábitos posturales o las lesiones, la hipermovilidad puede resultar como una respuesta compensatoria a regiones donde la movilidad se ha visto comprometida. Se puede reclutar la columna cervical para realizar trabajo adicional para compensar la inmovilidad de la columna torácica, la mala alineación de los hombros o incluso dentro de la columna cervical de segmentos que han perdido su movilidad total debido a subluxación, traumatismo o degeneración.

La hipermovilidad cervical puede ser parte de una columna entera que es más recta y plana con curvas poco profundas. Es importante primero profundizar la curva lumbar, a menudo inclinando la pelvis hacia adelante. Esto pondrá en marcha un cambio que permitirá que la curva cervical se profundice.

¿Es segura la postura de parada de cabeza?

Uno de los focos centrales en el debate actual sobre lo que comprende una práctica de yoga segura es Sirsāsana, Headstand. Para algunos detractores, la postura sobre la cabeza es simplemente insegura: fin de la historia. En el otro lado del argumento están aquellos que creen que el yoga está divinamente inspirado con sabiduría eterna y que cada asana es incondicionalmente segura.

La cuestión de la seguridad en Headstand Pose es importante tanto para los profesores de yoga, como para los estudiantes y los profesionales de la salud. No hay una respuesta definitiva, pero explorar su relación beneficio-riesgo puede ayudar a cada individuo a tomar una decisión personal acertada.

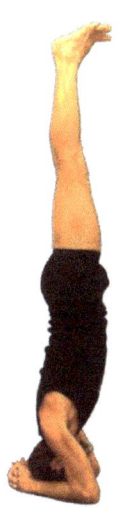

Las posturas invertidas aportan muchos beneficios para la salud. Si la columna cervical y la circulación son flexibles y saludables, una postura de parada de cabeza correctamente alineada es, en general, una parte beneficiosa de la práctica.

Sirsāsana

La circulación sanguínea en las piernas está bajo una demanda gravitacional constante. Las inversiones pueden reducir temporalmente la presión sobre las venas, ofreciendo a sus válvulas y músculos lisos un respiro saludable de la presión. Aunque no se han realizado estudios científicos específicos para confirmarlo, las inversiones pueden ayudar a fortalecer el corazón y los vasos sanguíneos principales, ya que modular la demanda, como el entrenamiento a intervalos en los deportes cardiovasculares, puede aumentar la resistencia del músculo cardíaco.

Las inversiones mejoran el drenaje linfático. El sistema linfático es un sistema circulatorio secundario al sistema cardiovascular. La linfa es un líquido acuoso creado a partir de la sangre que se encuentra dentro del tejido corporal. La linfa es importante para hacer circular los glóbulos blancos del sistema inmunológico y para eliminar los productos de desecho metabólicos de las células. La linfa vuelve a entrar al sistema sanguíneo a las dospuntos ubicados debajolas clavículas en la parte superior del pecho. Dado que no hay una bomba linfática incorporada, las inversiones pueden ayudar a recircular la linfa, especialmente si hay edema (hinchazón del tejido).

Las posturas invertidas mejoran el equilibrio. Mientras se invierten, los músculos adoptan una orientación diferente y trabajan desde un nuevo centro de gravedad. Por ejemplo, al estar de pie, los pies se prontan (aplanan) naturalmente y la parte interna de los talones cae al suelo. Cuando están invertidos, los pies no soportan peso y la parte interna de los talones está en supinación (hoz). En posturas de inversión, los estudiantes de yoga pueden aprender a presionar la parte interna de los talones, un refinamiento importante en la práctica de asanas para un estiramiento muscular eficiente y una función más segura de la rodilla.

Pararse sobre la cabeza aumenta la densidad ósea. Cargar con peso los huesos del cráneo y la columna estimula la densidad ósea. En muchas culturas indígenas, la gente suele llevar más de la mitad de su peso corporal sobre la cabeza. La incidencia de pérdida de densidad ósea (osteoporosis) y fractura de columna es muy baja en poblaciones donde, a menudo, la nutrición es deficiente. Rara vez se informa dolor de espalda. En comparación con los niveles epidémicos de pérdida ósea y dolor de espalda en las sociedades occidentales, estos hallazgos respaldan firmemente los beneficios de cargar axialmente la columna y el cráneo. En las culturas del primer mundo no es común llevar peso en la parte superior de la cabeza. Una práctica de Headstand puede ser la mejor opción.

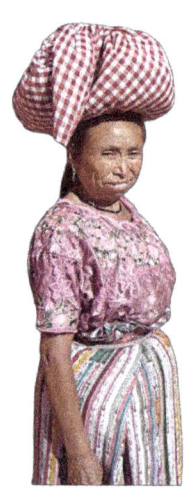

Como ocurre con todas las asanas, la postura sobre la cabeza requiere una alineación precisa. Prepárese para la postura siguiendo los pasos de la sección anterior, "Postura de cabeza y cuello".

La alineación de los hombros es la base de la postura. Levantarse hasta la parada de cabeza utiliza una acción tipo resorte que se realiza al extender firmemente la columna torácica y presionar la parte anterior del tórax.

Alineación esencial para soportar peso

Las personas que deben llevar bultos pesados sobre la cabeza mientras caminan suelen tener una postura casi perfecta, independientemente de su edad. Sin duda, a temprana edad se les enseñó que es necesaria una alineación precisa para transportar sus cargas con seguridad. Mantener una curva espinal completa en "S" es fundamental para cargar de forma segura la cabeza y el cuello. La postura sobre la cabeza requiere que toda la columna esté alineada con precisión con curvas bien establecidas y equilibradas para soportar de forma segura el peso del cuerpo. Pararse sobre la cabeza es esencialmente Tadāsana pero al revés. Sigue todos los pasos para la alineación de Tadāsana junto con la participación de los Bandhas.

¿Dónde se coloca la cabeza para Sirsāsana Uno?

Correctamente alineada, las curvas naturales de la columna le permiten soportar diez veces más peso que una columna recta. Si las curvas son demasiado profundas, se produce compresión espinal; demasiado superficial y la columna vertebral es inestable. Encontrar el "punto ideal" para la colocación correcta de la cabeza es esencial para mantener la posición segura sobre la cabeza.

El método más preciso para determinar el punto ideal se realiza mejor con la ayuda de un asistente: el estudiante se dobla desde las caderas en Postura de pliegue medio hacia adelante y presiona la parte superior de la cabeza contra una pared. El torso retiene **Tadāsana.** El objetivo es formar las curvas cervicales y lumbares naturales. El asistente observa las curvas y ayuda a ajustar el punto exacto de contacto de la cabeza en la pared, que será el punto de contacto con el suelo cuando esté en la postura **Sirāsana Uno.** Para recordar esta posición, cuente el número de anchos de yemas quep el punto de contacto está alejado de la punta de la nariz.

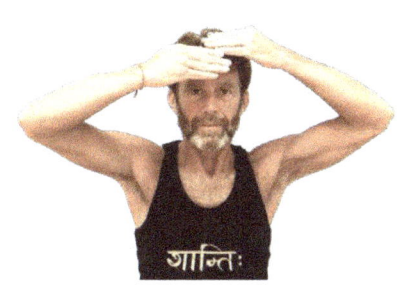

Sin ayuda, una aproximación razonable para la colocación de la cabeza es aproximadamente doce anchos de yemas desde la punta de la nariz. Si el estudiante es consciente de que su curva cervical es más plana de lo normal, el punto de contacto será uno o quizás dos dedos más cerca de la frente. Esto desplaza el centro de gravedad hacia adelante y hace que la curva cervical se profundice una vez en la postura. La posición ajustada hace que **Sirāsana Uno** sea rehabilitador para una curva cervical aplanada, lo que ayuda a desarrollar un arco más profundo.

Por el contrario, si la curva cervical ya es demasiado profunda, mayor que el tamaño de un limón, el punto de contacto en la cabeza se mueve uno o quizás dos anchos de yema hacia atrás, hacia el centro del cráneo. La posición final de la postura ahora utiliza la gravedad para aplanar la curva.

En resumen: para profundizar la curva cervical, el punto de contacto está más cerca de la frente. Para reducir la curva, el punto de contacto se mueve hacia la parte posterior de la cabeza. Sin embargo, esto es sólo un pequeño grado; una distancia de uno a dos dedos es todo lo necesario y apropiado.

El resto de la base de **Sirsāsana Uno** es la colocación del antebrazo, desde los codos hasta las muñecas. El cráneo y dos antebrazos construyen tres puntos de contacto que forman las esquinas de un triángulo equilátero. El borde cubital de cada antebrazo presiona firmemente contra la colchoneta. Las muñecas están perpendiculares o ligeramente giradas hacia adentro con respecto al suelo. No se separan.* Las muñecas se levantan ligeramente y presionan hacia abajo a través de los huesos pisiformes de la muñeca, ubicados proximales al talón del lado meñique de la palma. Las palmas de las manos se ahuecan firmemente, como si sostuvieran una pelota de tenis. Los talones de los pulgares presionan firmemente la parte posterior del cráneo.

*Aunque algunos estilos de yoga emplean una base abierta y plana con las manos, ahuecar las manos resiste la rotación externa de los antebrazos y las manos, lo que hace que la base colapse y pierda su estabilidad.

Consideraciones para la parada de cabeza

Hay algunas condiciones que pueden hacer que la parada de cabeza y otras inversiones estén contraindicadas:

- Glaucoma, desprendimiento de retina o cualquier afección en la que aumente la presión intraocular
- Presión arterial alta no controlada
- Presión arterial baja, que puede hacer que el estudiante se desmaye y pierda la postura
- Flujo sanguíneo de la arteria vertebral o cerebral comprometido, como en la aterosclerosis avanzada
- Prolapso de disco espinal o enfermedad degenerativa avanzada del disco
- Artritis espinal que ha producido una degeneración significativa o una pérdida ósea severa
- Infecciones agudas del oído interno o de los senos nasales
- Menstruación. Algunas tradiciones de yoga advierten habitualmente contra cualquier práctica de inversión durante la menstruación o el embarazo. La investigación médica aún debe determinar la validez de esta prohibición

Musculatura del cuello

El centro de gravedad de la cabeza desciende ligeramente por delante del eje central del cuerpo. Esto se puede experimentar si se queda dormido mientras está sentado y "se queda dormido". A medida que los músculos del cuello se relajan, la cabeza colapsa involuntariamente sobre el pecho. Para compensar la posición anterior natural de la cabeza, los músculos que se insertan en la parte posterior de la cabeza y el cuello evolucionaron para ser más fuertes que sus contrapartes anteriores. Este desequilibrio muscular puede predisponer a los músculos del cuello y los hombros a retener tensión de forma crónica. Además, algunas terapias cuerpo/mente consideran la musculatura del cuello y la parte superior de la espalda como un lugar donde se incrusta el estrés emocional.

Hay al menos cinco músculos cervicales profundos que estabilizan la columna cervical anterior: esternocleidomastoideo (SCM), escalenos, recto de la cabeza, largo del cuello y largo de la cabeza.

El longus colli endereza el cuello desde una posición curva. Mantiene la posición neutra del cuello y evita que la curva cervical se vuelva demasiado profunda. El largo del cuello suele resultar lesionado y debilitado en un accidente de latigazo cervical. Esto da como resultado la característica inversión de la curva. La participación del largo del cuello protege el cuello de la hiperextensión y la compresión. Para activar y tonificar el largo del cuello, deslice la garganta hacia atrás. El largo del cuello y otros músculos del cuello siguen los principios de alineación que involucran el hueso en forma de herradura suspendido dentro de los músculos de la parte anterior del cuello: el hueso hioides.

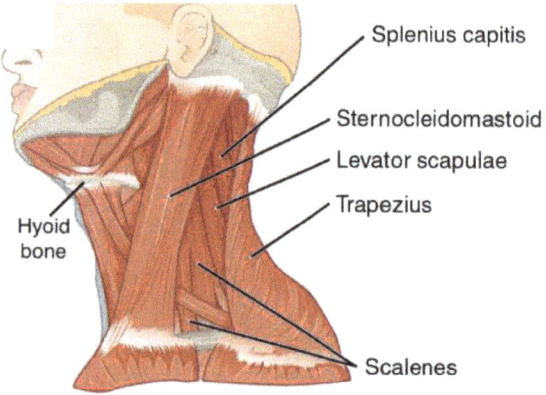
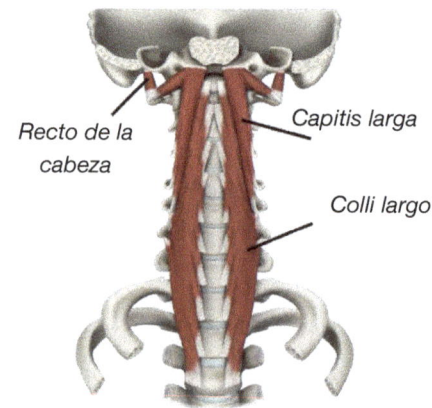

El hueso hioides

El hueso hioides, ubicado en el centro anterior del cuello, es el único hueso estructural del cuerpo que no se une directamente a ningún otro hueso.

El hueso hioides es el ancla para las inserciones musculares desde la lengua hasta la laringe (laringe). Está involucrado con movimientos complejos de la lengua que regulan el aire a través de la laringe para crear el habla. La posición del hueso hioides influye en el mecanismo de deglución y la función de la ATM, las articulaciones temporomandibulares. Un hueso hioides mal alineado que sobresale hacia adelante puede afectar negativamente la actividad digestiva.

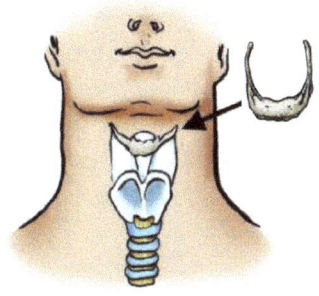

Hueso hioides

Alineación hioides: la garganta sonriente de Buda

Los profesores de yoga a veces enseñan cómo mover la cabeza y el cuello sugiriendo hacerlo desde la barbilla. Esto puede comprimir o tensar inadvertidamente las articulaciones temporomandibulares (ATM). En cambio, la forma preferida de mover la cabeza es hacerlo desde el cuello y, más específicamente, desde el hueso hioides.

El hueso hioides se alinea mediante acciones musculares similares que crean una sonrisa suave y sutil, una que imita la sonrisa que vemos representada en las imágenes de *Buda* o la *Mona Lisa*. La alineación del hueso hioides a veces se denomina garganta sonriente.

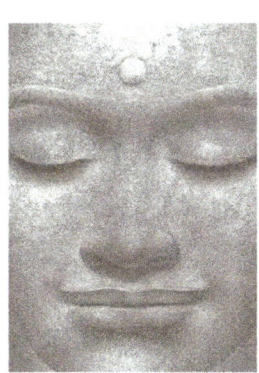

Para enganchar el hueso hioides:

1. Desde las esquinas exteriores del hueso hioides, levante y deslice suavemente la garganta hacia abajo de las orejas y hacia el occipucio. Esto provoca que se forme una pequeña y suave sonrisa en los labios exteriores. La alineación del hueso hioides involucra la porción inferior de Jalandhara Bandha. La porción superior se inicia con una alineación en línea recta a través del paladar (paladar blando), el canal auditivo y la base del occipucio (presentado en la página siguiente).
2. El hueso hioides también se puede enganchar tocando el paladar con la punta de la lengua.
3. Las grandes sonrisas de la boca tienden a involucrar los músculos de la cara y la mandíbula y menos los de la garganta. Quienes padecen el síndrome de ATM se beneficiarán al practicar y mantener una pequeña sonrisa de Buda o Mona Lisa mientras mueven la cabeza y el cuello en rangos de movimiento fluidos.
4. Separar la garganta del hueso hioides tiene un doble efecto: primero, aumenta la movilidad de la columna cervical. Segundo, reduce el potencial de compresión de los discos y nervios causado por una curva demasiado profunda, particularmente durante la extensión profunda.

Consideración importante: el compromiso del hueso hioides puede estar contraindicado si la columna cervical es plana e hipolordósica, especialmente si hay un latigazo cervical agudo. En su lugar, alinee sólo la cabeza y el cuello activando únicamente la parte superior de *Jalandhara Bandha*.

Soporte de hombros – Postura del arado – Postura del Puente

Para todas las asanas de equilibrio de hombros, ninguna de las vértebras del cuello ni ninguna otra región de la columna debe descansar en el suelo. Estas asanas descansan en la parte posterior del cráneo, los omóplatos y la parte posterior de los brazos. Se mantiene una pequeña curva cervical del tamaño de un limón que no se aplana, pero el hioides aún se desliza hacia atrás. Para evitar la compresión de la columna al salir de estas asanas, alargue el cuello pero no lo aplaste hasta el suelo. Permita que la cabeza se toque primero, luego los hombros bajen alejándose del cráneo.

Prueba de lápiz

Un lápiz debería poder deslizarse debajo del cuello y recuperarse de entre los omóplatos si la columna está correctamente levantada del suelo. La apófisis espinosa de la séptima vértebra cervical, al ser de gran tamaño y más prominente, sirve como un marcador conveniente. Si se puede mantener espacio por debajo de C7, el cuello está correctamente elevado. En ocasiones son visibles hematomas o callos en la piel que cubre C7 en los estudiantes de yoga que, durante muchos años, no han mantenido la columna correctamente levantada.

Acciones sutiles para mover el cuello

- Inicie los movimientos del cuello desde el hueso hioides como se describió anteriormente. Esta acción aplana ligeramente la curva cervical y aumenta la flexibilidad del cuello.

- Rotación: una vez que el hueso hioides esté enganchado, gire el cuello desde debajo de los canales auditivos, como si se moviera desde donde se encuentran los electrodos Frankenstein™. Esto involucra la vértebra del Eje (C-2). Como su nombre indica, el eje es la vértebra cervical que es la mayor responsable de la rotación.

- Flexión y extensión: inclinar la cabeza desde arriba de los canales auditivos. Esta acción desliza los cóndilos occipitales sobre las masas laterales de la vértebra C1 (atlas). Aunque este movimiento es mínimo en comparación con la flexión/extensión desde el centro de la columna cervical, es una acción integradora que, de lo contrario, se ve superada y se pierde si no se realiza primero.

Para rotar la cabeza hacia adelante en **Virabhadrāsana 2**, Guerrero Dos, primero deslice el hueso hioides hacia atrás; luego gire desde debajo de las orejas desde la vértebra C2.

En Trikonāsana, postura del triángulo, primero deslice el hueso hioides hacia atrás; luego gire desde debajo de las orejas desde la vértebra C2. Como opción: para abrir las articulaciones facetarias del lado que se gira hacia arriba, incline la parte inferior de la oreja directamente hacia la parte inferior del hombro. Esta es la acción de flexión lateral hacia la parte inferior del cuello. Mantenga la flexión lateral y luego gire el cuello hacia arriba para mirar hacia la mano. Libere suavemente la flexión lateral cuando se complete la rotación y se mantenga la postura.

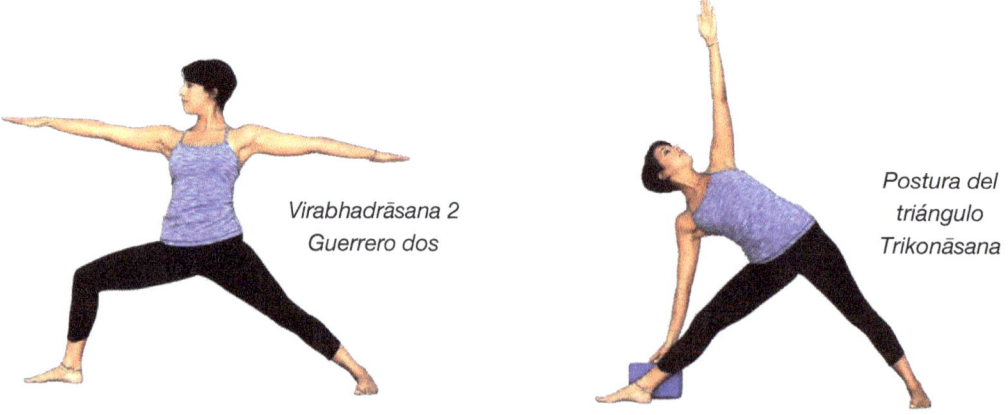

Virabhadrāsana 2
Guerrero dos

Postura del triángulo
Trikonāsana

Jalandhara Bandha — Cómo alinear la cabeza

- Con un mínimo de esfuerzo, la cabeza en el cuello "flotan" entre los hombros, centrados y equilibrados 360° en su tensión muscular
- Levante la parte superior del cráneo a través del Eje Central, desde el centro del canal auditivo a través de la fontanela posterior
- Alinee horizontalmente el paladar blando (paladar blando) con los canales auditivos y la base del occipucio. Un nivel de carpintero mostraría una burbuja centrada entre estas tres ubicaciones
- Los ojos son horizontales, profundos y suavemente encajados en sus órbitas
- Los párpados están en línea vertical entre sí
- Usar un "asentimiento" sutil, isométrico o enérgico que no moleste la alineación a través del paladar, levante la cresta posterior del occipucio (base del cráneo), como si la mano de un asistente estuviera suavemente levantando el cabello en la nuca [2]

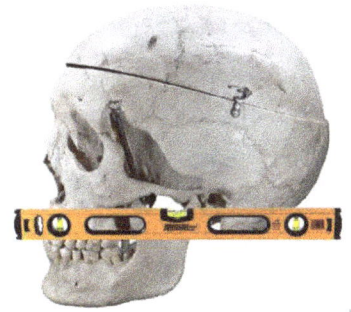

Movimientos terapéuticos del cuello

La columna cervical tiene casi cincuenta movimientos vertebrales individuales en sus facetas. Métodos de evaluación utilizado por quiroprácticos y otros profesionales puede evaluar el movimiento de cada vértebra y determinar si es normal, inmóvil o hipermóvil. Los estudiantes pueden evaluar la movilidad de su propia columna cervical y modificar los movimientos de su cuello para ayudar a restaurar la pérdida de movimiento o el desequilibrio.

Un procedimiento que los profesores y estudiantes de yoga pueden utilizar fácilmente es aquel que mueve la cabeza en forma de escalón o de "cuello de tortuga". Puede realizarse por uno mismo o con ayuda.

Procedimiento "cuello de tortuga"

Este procedimiento es más sencillo de lo que podrían implicar sus extensas instrucciones. Es mejor realizarlo con la ayuda de un asistente y con el estudiante en decúbito supino y completamente pasivo. Sin ayuda, es más fácil estar sentado.

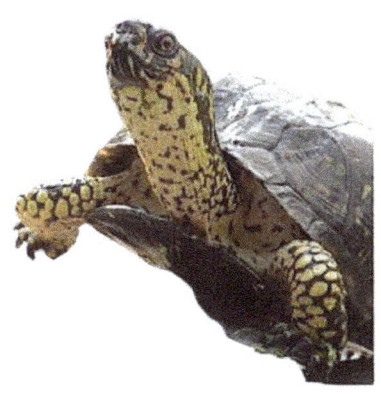
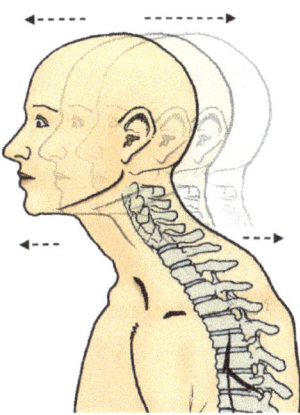

Procedimiento:

1. El asistente sostiene la cabeza con las manos abiertas debajo del occipucio.
2. Manteniendo la cara pegada al techo (o hacia adelante si está sentado), el asistente combina levantar y presionar la cabeza hacia los pies, segmento por segmento.
3. Repita el mismo procedimiento pero con un ángulo de 45° hacia cada lado.
4. Mueva la cabeza lenta y suavemente. Evite cualquier movimiento extraño de inclinación o asentimiento o comprimir la columna mientras desliza la cabeza.
5. En cada nivel del escalón, agregue movimientos de lado a lado y en forma de ocho mientras mantiene la cara plana sin inclinarse ni asentir.

C-7, la vértebra cervical más baja, es la primera en moverse a medida que los pasos sucesivos involucran cada vértebra, subiendo por la columna hasta alcanzar la articulación C1-Occipucio. Cada nivel de escalón aísla el movimiento entre el par de vértebras en ese escalón y sus articulaciones facetarias específicas.

Los movimientos en forma de ocho y de lado a lado cortan suavemente las superficies de cada articulación facetaria vertebral, alcanzando las seis direcciones de movimiento (excluida la extensión axial). Al cambiar la dirección de aplicación de presión a un ángulo de 45°, las facetas de ese lado de la columna se ven más desafiadas. Asegúrese de no comprimir la columna al levantar y balancear cada uno de los escalones de la escalera.

Este procedimiento puede evaluar el grado de movilidad versus inmovilidad en cada articulación del par facetario. Luego se puede utilizar para abordar terapéuticamente cualquier desequilibrio presente, vértebra por vértebra. Este enfoque se utiliza independientemente de la fijación profunda o la inestabilidad. La diferencia entre ambos se puede aprender rápidamente con paciencia, precisión y práctica.

- Si el movimiento entre los escalones es suave y fluido, las articulaciones facetarias funcionan normalmente.
- Si los escalones entre las vértebras se sienten atascados, abultados o quedan atrapados y no pueden deslizarse suavemente, las articulaciones facetarias han perdido movilidad y tienen cierta fijación, posiblemente adherencias o subluxación.
- Si el escalón "salta" sobre una región vertebral sin engancharse, indica una fijación articular avanzada o, alternativamente, inestabilidad en ese nivel y en esa articulación.
- Si un escalón está atascado debido a la pérdida de movilidad, deslícese repetidamente a través de ese nivel específico con movimientos hacia adelante y hacia atrás, de lado a lado y en forma de ocho hasta que se recupere la fluidez.
- Si intenta saltar un nivel subiendo escaleras, descienda ligeramente hasta el inicio de ese nivel y permanezca en ese lugar. Utilice un balanceo lento en forma de ocho hasta que se restablezca algún movimiento aislado, una sensación que se describe mejor como "captar un borde".
- El procedimiento se repite periódicamente hasta aumentar la fluidez. Realice lenta y hábilmente con conciencia de qué acción se está evaluando, inmovilidad o hipermovilidad.

Fácil en los ojos

Los profesores suelen guiar a los estudiantes a adoptar posturas con instrucciones como "mira hacia arriba; mira a la izquierda; mira bien". Desafortunadamente, estas directivas alientan que los movimientos se inicien desde los ojos, la parte más móvil del cuerpo. Ya es habitual mover bien los ojos antes de involucrarse en otras regiones del cuerpo menos móviles, en particular la columna torácica superior.

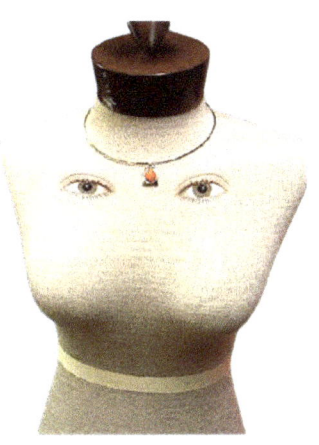

El enfoque mecánicamente seguro y eficiente es iniciar el movimiento desde los "ojos" de la parte superior del pecho, que se encuentran justo debajo de las clavículas, entre la segunda y la tercera costilla. El cuello sigue pasivamente, trayendo consigo la cabeza. Finalmente, los ojos se suman al movimiento.

Este enfoque permite que la columna torácica superior participe más plenamente y evita que dominen los ojos y el cuello, que se mueven más rápido.

Mirada suave

En algunas tradiciones yóguicas, se enseña a los estudiantes a mantener los ojos profundamente en las órbitas, manteniendo una mirada suave y pasiva. Esto fomenta la "receptividad", una visión abierta e introspectiva de la vida, liberada de las maquinaciones del mundo en lugar de imponerse a ellas.

Como aplicación mecánica, la mirada suave aumenta la conciencia y la activación del cuerpo. Mientras que un Drishti, una mirada enfocada que tiene como objetivo aumentar la intención, se enseña comúnmente con una intensidad de "ojo de águila", retroceder y atraer suavemente hacia adentro permite una experiencia de asana más integrada en el cuerpo. Si se practica como una forma de Pratyahara (retirada de los sentidos), los movimientos oculares enfocados adoptan un punto de vista diferente.

Almohada para los ojos para Savāsana

Los ojos son órganos delicados llenos de líquido. Los cambios de presión dentro de los globos oculares pueden aumentar la tensión interna en las retinas y los cristalinos. Sin embargo, una presión suave sobre los globos oculares puede activar los nervios craneales quinto y décimo, y ambos desempeñan un papel en la reducción de la frecuencia del pulso cardíaco. Este fenómeno, llamado reflejo oculocardíaco, afecta el sistema nervioso parasimpático, calmando todo el cuerpo. Una almohada para los ojos puede estimular esta respuesta. La presencia de una enfermedad ocular que aumenta la presión del líquido ocular, como el glaucoma, puede hacer que el uso de una almohada para los ojos no sea útil o apropiado.

Pasos rápidos de alineación para la cabeza y el cuello

- "Sonríe" con la garganta hacia la parte posterior de las orejas
- Levante la base del occipucio para alinearlo con el canal auditivo y el paladar
- Gire el cuello directamente debajo de las orejas

¡Eso es todo! ¡Lo hiciste! ¡Felicidades!

Si comenzó por el principio del libro y terminó aquí, habrá leído una gran cantidad de material que rara vez se condensa en un solo texto y que a menudo se enseña a lo largo de muchos años de estudio.

Se presentaron muchos detalles y probablemente hayas notado que conceptos importantes se repetían con frecuencia. Esto fue para ayudar a reforzar el proceso de aprendizaje.

Espero que hayas hecho de este un viaje compasivo y recuerdes que la mayor parte de nuestro aprendizaje proviene de la práctica. Si incorpora los principios a su práctica habitual, en un período de tiempo sorprendentemente corto, la mayor parte de este material le parecerá algo natural. Una manera exitosa de integrar material es tomar una idea a la vez y trabajar con ella durante una semana o más; luego pasa al siguiente.

Que continúe sus estudios y aplicación de alineación, integración y mecánica postural con una dedicación incesante y rigurosa a su práctica. Si tiene alguna duda sobre algún detalle particular relacionado con la alineación, vuelva al libro como referencia y hágalo claro y refinado. Mejor aún, pase a la página uno y comience una segunda lectura.

La práctica de asanas es una experiencia que dura toda la vida y que continuamente te brindará mayor salud y bienestar.

Le animo a que aplique sus propias habilidades y conocimientos únicos a todo lo que ha leído y a que comparta sus conocimientos más amplios sobre cualquier tema sobre el que pueda arrojar más luz.

¡Comparte todo lo que has aprendido con todos, libremente!

Namasté

Steven Weiss, MS, DC, C-IAYT

Notas a pie de página y Referencias

Capítulo 1
1. Estudio de mercado "Yoga en América". Diario de yoga, 26 de febrero de 2008.
2. "El yoga es el deporte de más rápido crecimiento en Estados Unidos", Bloomberg TV, 23/8/2010.
3. vox.com/2018/11/8/18073422/yoga-meditation-apps-health-anxiety-cdc.
4. Singleton, Mark, Yoga Body, Orígenes de la práctica de posturas modernas, Oxford, Oxford University Press, 2010.
5. Conferencia pública en el Instituto Omega, Rhinebeck, Nueva York. Ram Dass explica el concepto hindú de que lo máximo que podemos saber de Dios no es más que la dirección general que señala el dedo. Más allá de lo que podemos ver, el resto es misterio. Julio de 1993.
6. *Pranayama*: práctica de control de la respiración que mueve la fuerza vital a través de los tejidos del cuerpo.
7. Extracto parafraseado de BKS Iyengar de la película "Enlighten Up", Kate Churchill, Balcony Releasing, 2008.
8. Extracto parafraseado de BKS Iyengar de la película "Enlighten Up", Kate Churchill, Balcony Releasing, 2008.
9. "Lesiones comunes del yoga...Cómo evitarlas", Herndon, James, MD, Revolution Health, 2012.

Capitulo 2
1. "¡Cómo el yoga puede arruinar tu cuerpo!", Broad, William, revista dominical del NY Times, Sheila Glaser, 2012.
2. Candace Pert, PhD, Taller en el Instituto Omega, Rhinebeck, NY, 1995.
3. Patel, North, "Ensayo controlado aleatorio de yoga y biorretroalimentación en el tratamiento de la hipertensión". Lancet, 19 de julio de 1975; 2 (7925): 93-5. 1975.
4. Rajain, Archana, India, Rajesh, "Efectos beneficiosos de Yogasanas y Pranayama para limitar lo cognitive disminución de la diabetes tipo 2", Natl J Physiol Pharm Pharmacol. 2017;7(3):232-235. Publicación electrónica del 24 de septiembre de 2016.

Capítulo 3
1. Freeman, Richard, El espejo del yoga, Publicaciones Shambhala, 2010, pág. 3.

Capítulo 4
1. "Highlander", director de cine Russell Mulcahy, 1986.

Capítulo 5
1. El concepto de un modelo de alineación universal se atribuye a John Friend, presentado durante sus talleres nacionales internacionales de 2009 a 2012. Más detalles sobre el modelo presentado en el Capítulo 10.
2. John Friend, fundador de Anusara Yoga, Principios Universales de Alineación, en vivo en Covens Center, Miami, FL, 2010.
3. "Ricitos de oro y los tres osos" fue publicado por primera vez en 1837 por el autor británico Robert Southey.
4. Suzie Hurley, "Divine Play of Anusara", Garden of the Heart Yoga Center, Sarasota, FL, julio de 2011.
5. La periferia del cuerpo se mueve más rápido que el centro. Este concepto se presenta con frecuencia en las clases y talleres de yoga de Anusara.
6. Concepto presentado por BKS Iyengar. John Friend formuló un conjunto similar de principios utilizando los términos "energía muscular y energía orgánica".

Capítulo 6
1. "La forma sigue a la función", atribuido al arquitecto estadounidense L Sullivan, 1896- Wiki. en línea. Robin, Mel, Manual fisiológico para profesores de Yogasana, Fenestra Books, 2002.

Capítulo 7
1. Robin, Mel, Manual fisiológico para profesores de Yogasana, Fenestra Books, 2002, pág. 273.
2. Del ochenta al noventa por ciento del tejido conectivo del cuerpo se compone de estos cuatro tipos principales. Existen numerosas variaciones en estas clasificaciones y los porcentajes varían.
3. Robin, Mel, Manual fisiológico para profesores de Yogasana, Fenestra Books, 2002, pág. 275.
4. Robin, Mel, Manual fisiológico para profesores de Yogasana, Fenestra Books, 2002, pág. 173-274.
5. MedicineNet, definición médica de elastina, medicineNet.com/script/main/art.asp?articlekey=2454.
6. Robin, Mel, Manual fisiológico para profesores de Yogasana, Fenestra Books, 2002, pág. 27.

Capítulo 9
1. Teach PE.com, Anatomía, estructura, músculo esquelético, #17.
2. Synerstretch: Para una flexibilidad total del cuerpo, Salud para la vida, 1984.
3. Robin, Mel, Manual fisiológico para profesores de Yogasana, Fenestra Books, 2002.
4. Robin, Mel, Manual fisiológico para profesores de Yogasana, Fenestra Books, 2002.
5. Norkin y Levangie, Estructura y función conjunta: un análisis integral, 1992.
6. Carvalho et al, Journal of Strength and Conditioning Research, "Efectos agudos de un calentamiento que incluye estiramientos activos, pasivos y dinámicos en el rendimiento del salto vertical", 5/11/2011.
7. webmd.com/fitness-exercise/news/20110217.
8. Morton et al, Journal of Strength and Conditioning Research, "Entrenamiento de resistencia versus estiramiento estático: efectos sobre la flexibilidad y la fuerza", 25/12/2011.
9. Cole, Roger, Ph.D, "¿Por qué mi cabeza no alcanza mis piernas al estar de pie hacia adelante?", Preguntas y respuestas de Yoga Journal, 28 de agosto de 2007.
10. exrx.net/WeightTraining/Tidbits (referencia de Internet).
11. Crago, PE, Houk, JC y Rymer, WZ, (1975). Influencia del reclutamiento de unidades motoras en la descarga de órganos tendinosos. Resúmenes de neurociencia, 1: 280.
12. Signorile, Joseph, PhD, Doblar la curva del envejecimiento, Cinética humana, 2011.
13. Bajo, Clarence, Carol, "Ripped", Ripped Enterprises, 2011.

Capítulo 10
1. Cuando el cartílago recibe suministro de sangre, se forman cristales de hidroxiapatita que lo convierten en hueso. Este es el mecanismo para el desarrollo de los huesos largos desde el niño hasta la edad adulta. La mandíbula, la clavícula y los huesos planos (cráneo, esternón, costillas, escápula y pelvis) se forman directamente a partir del periostio y no utilizan este sistema.
2. Heinegård, Dick, "Eventos moleculares en la formación y remodelación del cartílago", Arthritis Research, Suplemento A, 2001.
3. Centro Nacional de Recursos de Osteoporosis y Enfermedades Óseas Relacionadas de los NIH, "Reposo en cama e inmovilización: factores de riesgo para la pérdida ósea", 1/2012.
4. Levy et al, "Asociaciones de la ingesta de fluoruro con las medidas óseas de los niños a los 11 años", Odontología comunitaria y epidemiología oral, 2009. Vol. 37, pág. 416-426.
5. Becker, Robert, Selden, Gary, El cuerpo eléctrico: electromagnetismo y la base de la vida, William Morrow, 1985.

Capítulo 11
1. John Friend, Taller de Terapéutica de Yoga, Miami, FL, marzo de 2009.
2. Christopher Baxter, taller "Mula y Meditación", Mandala Yoga, Sarasota, FL, 12/2011.
3. Anusara Yoga utiliza un sistema de "bucles y espirales" en su descripción de los Principios Universales de Alineación. Gran parte de la inspiración para Alignment Grid proviene de ese modelo. Se supone que BKS Iyengar han formulado conceptos similares a los de bucles y espirales en la década de 1970 (Joan White). La obra de Iyengar, sin embargo, John Friend lo amplió y codificó considerablemente.
4. Amigo, John, Manual de formación docente de Anusara, Anusara Press, 2008.

Capítulo 12

1. Educación. Yahoo .com, "El fémur", Anatomía del cuerpo humano de Gray, 2009.
2. Sesej, Nahhas et al, "La influencia de la edad en la menarquia en la geometría transversal del hueso en la edad adulta joven", Science Direct.com, Bone, Vol 51, Número 1, páginas 38-45, 2012.
3. Baxter, Christopher, "Los ADC de Core", Sarasota, FL, 1/2012.
4. Schafer, DC, RC, Biomecánica clínica: acciones y reacciones musculoesqueléticas, Baltimore: Williams & Wilkins, 1983.
5. Woodley, Kennedy, "Anatomía en la práctica: el ligamento sacrotuberoso", Revista de fisioterapia de Nueva Zelanda, vol. 33,3, 11/2005.
6. Cole, Roger, Ph.D, "Proteja las articulaciones sacroilíacas en flexiones hacia adelante, giros y posturas con las piernas anchas", Yoga Journal (profesores en línea/1027).
7. Cole, Roger, Ph.D, "Proteja las articulaciones sacroilíacas en flexiones hacia adelante, giros y posturas con las piernas anchas", Yoga Journal (profesores en línea/1027).
8. Sacro Occipital Research Society International, (Internet: definición de nuestra técnica).
9. DeJarnette, Major, DC, Técnica Sacro Occipital, Nebraska City, NE, 1984, págs. Prefacio, 66, 95.
10. John Friend, Taller de Terapéutica de Yoga, Miami, FL, marzo de 2009.

Capítulo 13

1. Este aspecto de la liberación de la cadera está totalmente inspirado en la Espiral Interior de Anusara.
2. La pala delantera del coxis está totalmente inspirada en Scoop the Tailbone de Anusara.
3. Schafer, DC, RC, Biomecánica clínica: acciones y reacciones musculoesqueléticas, Baltimore: Williams & Wilkins, 1983. Existen variaciones más sofisticadas de esta prueba que se utilizan en entornos quiroprácticos y ortopédicos donde se observan ocho puntos de referencia separados.
4. DeJarnette, Major, DC, Técnica Sacro Occipital, Nebraska City, NE, 1984, págs. Prefacio, 66, 95.
5. DeJarnette, Major, DC, Técnica Sacro Occipital, Nebraska City, NE, 1984, págs. Prefacio, 66, 95.

Capítulo 14

1. El profesor e investigador de yoga Doug Keller orienta esta acción desde los puntos frontales de la cadera, lo que se llama espinas ilíacas anterosuperiores (EIAS). En la liberación de la cadera hacia adentro, los EIAS se acercan.
2. La ubicación específica en la parte superior interna de los muslos desde donde se inician las acciones de enrollado y separación es el trocánter menor, una pequeña prominencia ósea que sobresale de la superficie superior medial de los huesos del fémur. Es el punto de unión de los músculos iliopsoas y psoas mayores.
3. El psoas mayor, junto con los músculos flexores de la cadera que lo acompañan, se inserta en el trocánter menor ubicado en la parte medial superior del muslo. En el capítulo 26 se presenta más información sobre el músculo psoas mayor y su importancia para la alineación estructural.
4. Ofreciendo otro enfoque, el profesor de yoga y autor Richard Freeman describe la acción de sacar el coxis hacia adelante como levantar el segundo segmento sacro hacia el ombligo. Doug Keller sigue su propia metodología para crear una acción similar a la extracción del coxis hacia adelante al aconsejar a los estudiantes que separe los dos ASIS lejos de la línea media.

Capítulo 15

1. Una revisión detallada de la anatomía y mecánica estructural de la caja torácica y la columna torácica. se presenta en el Capítulo 28.
2. La punta inferior del esternón forma una estructura parecida a una cola llamada apófisis xifoides. En las clases de RCP, la apófisis xifoides se identifica como el lugar a evitar al realizar una percusión en el pecho, ya que puede romperse y perforar el hígado que se encuentra debajo.

Capítulo 16

1. Frase ofrecida por la profesora de yoga Anusara Sianna Sherman en taller, 02/ 2007 Sarasota, FL.

Capítulo 17

1. El ligamento principal de la cadera es el ligamento "Y", que consta de tres partes: iliofemoral, pubofermoral e isquiofermoral. El ligamento redondo, otro ligamento femoral se inserta a la cabeza del fémur, ofrece un soporte adicional menor y, desde el núcleo hueco del ligamento, lleva la arteria irrigaci a la cabeza del fémur. Un ligamento menor, el iliotrocantérico, responde con la acción opuesta.
2. Ray Long, MD. Discusión del taller de anatomía del yoga, San Petersburgo, FL, septiembre de 2106.

Capítulo 18

1. Calais-Germain, Blandine. Anatomía del movimiento, Eastland Press, 1993.
2. Este estiramiento se asemeja a la prueba de Gaenslen, un procedimiento de examen ortopédico que evalúa la estabilidad de las articulaciones sacroilíacas. La pala delantera del coxis protege las articulaciones sacroilíacas del esguince mientras estira el iliopsoas y extiende la cadera.
3. Morton et al, Journal of Strength and Conditioning Research, "Entrenamiento de resistencia versus estiramiento estático: efectos sobre la flexibilidad y la fuerza", 25/12/2011.

Capítulo 19

1. *Espinillas en los muslos separados*es un término comúnmente utilizado en Anusara Yoga.
2. En los muslos separados participan numerosos músculos: el glúteo mayor y medio, la tensa fascia lata y el grupo de los aductores.
3. Kapangji, IA, La fisiología de las articulaciones, volúmenes 1-3. Nueva York: Church Livingston, 1982.
4. Draganich-LF; Jaeger-RJ; Kralj-AR Departamento de Cirugía, Universidad de Chicago
5. Baratta et al, "Coactivación muscular. El papel de la musculatura antagonista en el mantenimiento de la estabilidad de la rodilla", American Journal of Sports Medicine, 1988, págs. 113-122.
6. Cole, Roger, Phd. Taller Iyengar, Prana Yoga, Sarasota, FL. 10/09/15.

Capítulo 20

1. en.wikipedia.org/wiki/Ham
2. Diccionario.com
3. Woodley, Kennedy, "Anatomía en la práctica: el ligamento sacrotuberoso", Revista de fisioterapia de Nueva Zelanda, vol. 33,3, 11/2005.
4. John Friend, taller de terapéutica de Anusara, Miami, 2007.

Capítulo 21

1. El TFL "bloquea" la rodilla en extensión completa y la rota lateralmente cuando está en flexión.
2. Gage, McIlvain y col. Epidemiología de 6,6 millones de lesiones de rodilla que acudieron a los departamentos de urgencias de Estados Unidos entre 1999 y 2008.Acad Emerg Med.Abril de 2012; 19(4):378-85.
3. Academia Estadounidense de Cirujanos Ortopédicos, (Internet-OrthoInfo), 2007.
4. La rótula proporciona soporte y alineación adicionales a través del ligamento menisco-rotuliano.
5. Numerosos ligamentos más pequeños se adhieren a la rodilla, sus meniscos y la rótula y pueden ser una fuente común de dolor. En los casos en los que el dolor de rodilla no se puede aislar del ligamento cruzado o colateral, estos tejidos más pequeños ameritan una evaluación.
6. Músculos laterales: banda iliotibial, bíceps femoral (principalmente la cabeza larga). Músculos mediales: gracilis, sartorio, semimembranoso, semitendinoso. Músculos bilaterales: cuádriceps (estas fibras se unen a ambos ligamentos colaterales).
7. El ángulo utilizado para medir la torsión tibial es el creado por una línea trazada desde la rodilla hasta la parte posterior exterior del tobillo con la pierna en posición neutra, ni flexionada ni doblada, y el fémur centrado sobre la rodilla.
8. Las bursas son pequeñas almohadillas entre los tendones que sirven como espaciadores y evitan que los tendones se froten entre sí y causen irritación.
9. Tuckerman et al, "Resultados de la reparación de meniscos: seguimiento mínimo de 2 años", Bull Hospital of Joint Diseases, NYU-Hospital for Joint Diseases Department of Orthopaedic Surgery.

Capítulo 22

1. https://teachmeanatomy.info/lower-limb/joints/subtalar/
2. Kapangji, IA, La fisiología de las articulaciones, volumen dos, Nueva York: Church Livingston, 1982, págs. 136-150.
3. Los instructores de Anusara Yoga se refieren a esta acción como el bucle de pantorrilla.
4. Kapangji, IA, La fisiología de las articulaciones, volumen dos, Nueva York: Church Livingston, 1982, págs. 136-150.
5. Deltoides se refiere a un tipo de forma cuadrilátera, similar en forma a una hoja. En el cuerpo existe el músculo deltoides del hombro, el deltoides de la cadera (la porción unida del glúteo mayor y el TFL) y el ligamento deltoides del tobillo.
6. Academia Estadounidense de Cirujanos Ortopédicos; Sociedad Estadounidense de Ortopedia de Pie y Tobillo, ©1995-2012.

Capítulo 23

1. D'Costa, Krystal, Scientific American, ¿Qué hace que el pie humano sea único? Octubre de 2018.

Capítulo 24

1. Kapangji, IA, La fisiología de las articulaciones, Volumen 3. Nueva York: Church Livingston, 1982, pág. 20. Según el índice de Dlema, la resistencia a la compresión axial de una columna es directamente proporcional al cuadrado del número de curvaturas más uno.
2. Shamji, Mohammed, Phd, "Un hallazgo sorprendente puede generar una nueva vía de tratamiento para las hernias discales dolorosas", Duke Medicine News and Communications, DukeHealth.org, 6/2010.
3. Kapangji, IA, La fisiología de las articulaciones, volumen tres, NY: Church Livingston, 1982, pág. 108.
4. Sato et al, "Medición de la presión intradiscal in vivo en individuos sanos y en pacientes con problemas de espalda continuos", Spine, Volumen 24, número 23, 1999, pg.s. 2468-2474. La retención de la respiración puede ayudar a iniciar el efecto Valsalva, pero no debe continuar mientras se realizan las posturas. La retención de la respiración se utiliza mejor en posturas sentadas o acostadas, las posiciones habituales para pranayama.
5. Kapangji, IA, La fisiología de las articulaciones, volumen dos, Nueva York: Church Livingston, 1982, pág. 170-185.
6. Ser capaz de evaluar todos336Los movimientos sutiles y segmentarios pueden parecer una tarea abrumadora, sin embargo, es una habilidad que se aprende fácilmente y es la práctica diaria de un quiropráctico.
7. Doug Keller, DoYoga.com. Presentación del taller sobre la anatomía de los músculos de la espalda en la práctica del yoga, Sarasota, FL, 2012.

Capítulo 25

1. "Libro de gráficos sobre tendencias en la salud de los estadounidenses 2006, artículo especial: Dolor", Centros Nacionales de Estadísticas de Salud.
2. Vallfors B. "Dolor lumbar agudo, subagudo y crónico: síntomas clínicos, absentismo y entorno laboral". Scan J Rehab Med Suppl 1985,11: 1-98.
3. Kapangji, IA, La fisiología de las articulaciones, vol. Tres, NY: Church Livingston, 1982, pág. 126.

Capítulo 27

1. Koch, Liz "El psoas NO es un flexor de la cadera", Pilates Digest (fuente de Internet), 8/9/2009.

Capítulo 28

1. Kapangji, IA, La fisiología de las articulaciones, Volumen 3, NY: Church Livingston, 1982, pág. 132.
2. Magee, David, Evaluación física ortopédica, quinta edición, Saunders, 2008, pág. 483-490.

Capítulo 29

1. Kapangji, IA, La fisiología de las articulaciones, Vol 3, NY: Church Livingston, 1982, pág. 146-161.
2. Kapangji, IA, La fisiología de las articulaciones, Volumen 3, NY: Church Livingston, 1982, pág. 148.
3. Los ligamentos arqueados medial y lateral del diafragma se unen a las apófisis transversas vertebrales de L2 y L3. Están asociados con los pilares derecho e izquierdo, extensiones musculotendinosas del diafragma. Forman un arco para permitir que la aorta, el conducto torácico, el nervio subcostal y la vena ácigos.
4. Kapangji, IA, La fisiología de las articulaciones, Volumen 3, NY: Church Livingston, 1982, pág. 150.

5. Kolar et al, "Función estabilizadora del diafragma: resonancia magnética dinámica y evaluación espirométrica sincronizada", Journal of Applied Physiology, 109:1064-1071, 2010.
6. Kolar et al, "Función estabilizadora del diafragma: resonancia magnética dinámica y evaluación espirométrica sincronizada", Journal of Applied Physiology, 109:1064-1071, 2010.
7. Mintnet.org/content/your-nose-guardian-your-lungs, 2018.
8. Douillard, John, DC, PhD, "El atleta invencible", Taller, Westport CT, 1991.
9. Douillard, John, DC, PhD, "El atleta invencible", Taller, Westport CT, 1991.
10. Raman, MD, Krishna, Una cuestión de salud, integración del yoga y la medicina occidental para la prevención y la curación. Madrás, India: Eastwest Books, 1998.
11. sciencedirect.com/science/article/abs/pii/S0306987723001147?dgcid=author#b0090
12. Ornish, Dean, MD, Programa para revertir las enfermedades cardíacas, Mass Rustic Books, 1996.
13. Freeman, Richard, Taller del Instituto Omega - Astañga Flow, 1998. Richard Freeman describe el hatha yoga como el término general para las formas físicas del yoga. "Ha" significa sol y "tha" significa luna. Hatha une e interpenetra estos dos patrones opuestos, despertando la kundalini (serpiente energética) del cuerpo.
14. Freeman, Richard, Respiración yoga, Shambala Press, 2002.
15. Freeman, Richard, Respiración yoga, Shambala Press, 2002.
16. Un ejercicio del suelo pélvico que lleva el nombre del Dr. Arnold Kegel y que se cree que mejora el prolapso y la debilidad muscular en diversas afecciones genitales, urinarias y uterinas. Participar en Mula bandha puede ayudar en casos de prostatitis o incontinencia.
17. El suelo de la pelvis (perinio) contiene la musculatura vestigial del movimiento de la cola. Involucrar a Mula bandha puede desencadenar una energía fantasma, tal vez provocando "recuerdos" corporales arquetípicos.

Capítulo 30
1. Kapangji, IA, La fisiología de las articulaciones, Vol 1, NY: Church Livingston, 1982, pág. 60-65
2. Kapangji, IA, La fisiología de las articulaciones, Vol 1, NY: Church Livingston, 1982, pág. 44-52.
3. Arkh Anat Gistol Embriol. Biblioteca Nacional de Medicina, noviembre de 1985;89(11):75-81.
4. Kapangji, IA, La fisiología de las articulaciones, Vol 1, NY: Church Livingston, 1982, pág. 38-42
5. Kapangji, IA, La fisiología de las articulaciones, Vol 1, NY: Church Livingston, 1982, pág. 38-42
6. Kapangji, IA, La fisiología de las articulaciones, Vol 1, NY: Church Livingston, 1982, pág. 44-52.
7. Duncan et al, "Incidencia, recuperación y tratamiento de la parálisis del músculo serrato anterior después de la disección del nodo axilar", Phys Ther, Vol 63/Number 8, agosto de 1983, págs. 1243-7
8. Academ Estadounidense de Cirujanos Ortopédicos, 2006 Lesiones comunes de hombro, tema A00327
9. Minagawa, Yamamoto, Abe, et al., Prevalencia de desgarros del manguito rotador sintomáticos y asintomáticos en la población general: De la detección masiva en una aldea. Revista de ortopedia, 10 de marzo (1): 8-12.

Capítulo 32
1. White, Joan, taller de Yoga Iyengar, Instituto Omega de Estudios Holísticos, Rhinebeck, NY, julio 2009.

Capítulo 33
1. Kapangji, IA, La fisiología de las articulaciones, Volumen 1, NY: Church Livingston, 1982, pág. 164.
2. Kapangji, IA, La fisiología de las articulaciones, Volumen 2, NY: Church Livingston, 1982, pág. 134.
3. deKrom MC, Kester AD, Knipschild PG, "Factores de riesgo del síndrome del túnel carpiano". Revista Estadounidense de Epidemiología. diciembre de 1990; 132(6) 1102-10. Investigación de Medscape.
4. Miller, BK, "Síndrome del túnel carpiano: un problema común de la mano frecuentemente mal diagnosticado", Enfermera practicante. ASU, Facultad de Enfermería de Tempe, 1993 Dec:18(12):52-6.

Capítulo 34
1. John Friend, taller de Terapéutica de Anusara, Tucson, AZ 2007.
2. Los profesores de yoga Anusara se refieren a esta acción como bucle del cráneo.

Material fuente adicional

- Martin, Jaye, 2002-2019, Instrucciones semanales en clases de yoga que continuamente brindan información sobre el refinamiento de las asanas de yoga.
- Draganich-LF; Jaeger-RJ; Kralj-AR Departamento de Cirugía, Universidad de Chicago.
- Dimon, Jr., Theodore, Anatomía del cuerpo en movimiento. Berkeley, CA: Libros del Atlántico Norte, 2001.
- Earle, Roger, Baechle, Thomas, Fundamentos del entrenamiento personal de NSCA, Comisión Nacional de Fuerza y Acondicionamiento, Cinética Humana, 2004.
- Earle, Roger, Baechle, Thomas, Fundamentos del entrenamiento y acondicionamiento de fuerza.
- Cinética humana, 2000.
- ExRx.net. "Glosario de entrenamiento con pesas". (En línea) http://www.exrx.net/WeightTraining/Glossary.html#anchor1279833.
- Freeman, Richard, El espejo del yoga, Publicaciones Shambhala, 2010.
- Amigo, John, Manual de formación en terapia de yoga Anusara, Tucson, AZ, 1007.
- Friend, John, Capacitaciones terapéuticas y de alineación de Anusara, notas personales, 2004-2008.
- Iyengar, BKS, Publicaciones Tree of Yoga Shambhala, Boston 1988.
- Iyengar, BKS, Light on Yoga - Edición británica. Londres: Thorsons, 2001.
- Iyengar, BKS, Luz sobre la vida. Estados Unidos: Rodale Press, 2005.
- Keller, Doug, Anusara Yoga, Hatha Yoga al estilo Anusara. VA: Producciones DoYoga, 2001.
- Keller, Doug, El yoga como terapia. VA: Producciones DoYoga, 2004.
- Schafer, DC, RC, Biomecánica clínica: acciones y reacciones musculoesqueléticas, Baltimore: Williams & Wilkins, 1983.
- El trabajador del cuerpo. "Anatomía y Kinesiología". (En línea) http://www.thebodyworker.com/muscleslegchart.htm.
- Universidad de Washington. "Atlas musculoesquelético". (En línea) http://depts.washington.edu/ventures/UW_Technology.
- Wells, Katharine, Luttgens, Kathryn, Kinesiología: base científica del movimiento humano. Filadelfia: WB Saunders Company, 1976.
- http://education.yahoo.com/reference/gray/subjects/subject/57
- http://education.yahoo.com/reference/gray/subjects/subject/59
- Singleton, Mark, Yoga Body, Orígenes de la práctica de posturas modernas, Oxford, Oxford University Press, 2010.

Agradecimientos Fotográficos

Cubrir	Shutterstock.com 287266130
Prefacio	Carro en Mae Taeng, Thomas Kriese, 2010, Wikimedia Commons
Introducción	Símbolo hindú de Om, 2008, Wikimedia Commons
Capítulo 1	BKS Iyengar, Mutt Lunker, 2008, Wikimedia Commons
Capitulo 2	Vesalio, Andreas, Esqueleto contemplando una calavera de De Humani Corporis, pinterest.es/aliganaya/public-domain/.
Capítulo 2	Siddhasana, Mirzolot2, Yoga, arte y ciencia, Wikimedia Commons
Capítulo 3	Fuego- P3200034, Jgisbert, MorgueFile
Capítulo 4	Larus Canus, Nyman, Bengt, Estocolmo, 2010, Wikimedia Commons
Capítulo 5	Iceberg de la isla de Baffin, Paseo de Ansgar, 2000, Wikimedia Commons
Capítulo 5	Bisagra de puerta interior, Infrogmation, Nuevo Orleans, 2011, Wikimedia Com.
Capítulo 5	Estación Leyland con tren, Ben Brooksbank, 1963, Wikimedia Commons
Capítulo 6	Pesca deportiva, Administración Nac'l Oceánica y Atmosférica de EE. UU.
Capítulo 7	Paisaje pantanoso, 16071, PublicDomainPictures.net
Capítulo 7	Chica culturista, Gamer 1606, 2007, Wikimedia Commons
Capítulo 8	Shutterstock.com 296171621
Capítulo 9	Sobrepagat, 2006, Wikimedia Commons
Capítulo 10	Shutterstock.com 600559205
Capítulo 11	Afrikáans Wikipedia Mariana Villareal AHB Bene van die ribbekas, 2014
Capítulo 11	Esclusa nº 9 - Río Moscova, A. Savin, 2011, Wikimedia Commons
Capítulo 12	Shutterstock.com147789479
Capítulo 12	Gears DCS_3537, K. Connors, archivo morgue
Capítulo 12	Shutterstock.com 215800810
Capítulo 12	Com.wikimedia.org/wiki/Equator#/media/File:World_map_with_equator.jpg
Capítulo 13	Shutterstock.com 296171621
Capítulo 14	Shutterstock.com 1724788288 Pikovit, Anatomico del esqueleto del hombre humano
Capítulo 14	Shutterstock 1337698508 medical stocks Anatom del músculo psoas mayor
Capítulo 14	Dispensador de Hello Kitty PEZ, Deborah Austin, 2009, Wikimedia Comm.
Capítulo 15	Shutterstock 1724788288 Pikovit Esqueleto del hombre humano
Capítulo 17	Shuttershock.com 296171621
Capítulo 17	Creative Commons Woods, Stephen, Protohiro en Wiki en inglés, Acetábulo, 2004
Capítulo 18	Carrocero: Kevin Sperling, MCS Seaman, Eric Cutright, USN, 2007
Capítulo 19	Buscadores de oro de 1933, Warner Brothers "42nd Street", Wikimedia Com
Capítulo 21	Shutterstock.com 1520541545
Capítulo 21	Creative Commons, Samsung Salud DGR-RN5N22/WR
Capítulo 21	Bisagra de hierro de dos partes, Audrius Meskauskas, 2006, Wikimedia Com
Capítulo 21	Shutterstock.com 440565091.jpg
Capítulo 21	Wikimedia Sobo 1901 221 Sobotta Atlas de anatomía humana
Capítulo 21	Shutterstock.com 272919563
Capítulo 21	Mayoclinic.org syc 20369950
Capítulo 21	Joni Mitchell, Paul C Babin, Whoknoze, 1974, Wikimedia Commons
Capítulo 22	Creative Com DBCLS Compartimento posterior de la pierna - gastrocnemio
Capítulo 22	Creative Commons, DBCLS Compartimento posterior de la pierna - sóleo
Capítulo 22	Wikimedia Commons, trauma distorsivo caviglia sx 2013-07-18 17-04
Capítulo 23	Creative Commons, Diadema Producciones, Peroneus longus, 2019
Capítulo 23	Creative Commons, DBCLS Compartimento lateral de la pierna – Peroné largo
Capítulo 23	Wikimedia Commons, Sobotta 1909 Atlas de texto de anatomía humana, 155
Capítulo 23	Bienes comunes creative L Monfils, Radiografía de proyección del espolón calcáneo

Capítulo 23	Creative Commons Lamiot Hallux valgus o juanete 01, 2016
Capítulo 24	Creative Commons, Anatomografía, Vértebra lumbar 2 primer plano superficie lateral 2012
Capítulo 24	Creative Commons, Anatomografía, Vértebra lum 1 primer plano superficie inferior 2012
Capítulo 24	Creative Commons, Debivort, coronal en blanco ACDF
Capítulo 24	Shutterstock.com1244027518 hernia_discal_espinal
Capítulo 24	Paciente con escoliosis común de Wikimedia con aparato ortopédico Cheneau, Weis
Capítulo 24	Foro de información sobre escoliosis común Cobb Skoliose de Wiki, Alemania, 2005
Capítulo 24	Wikimedia Commons, Escoliosis, Weiss, Goodall, BioMed Central, Ltd, 2008
Capítulo 25	Shutterstock.com 29171621 Ligamentos pélvicos
Capítulo 25	Bebé jugando con los pies, Anita Peppers, morgueFile
Capítulo 25	Creative Commons, Jmarchn Estenosis espinal lumbar caso 127
Capítulo 25	Creative Commons, Gorputzenborras de Euskalanato NC-SA 2.0
Capítulo 25	Creative Commons, Blaus, Bruce Espondilolistesis, 2017
Capítulo 25	Shutterstock.com 1409078561 Devery, Nathan
Capítulo 25	Shutterstock.com 205987703 Designa
Capítulo 25	Wikimedia.com, Häggström Donnally Med. de espondilolistesis Radiografía 2019
Capítulo 25	Shutterstock 1339561676 Acciones médicas
Capítulo 25	Creative Commons, Opgespannen isquiotibiales, Hermans, Paul, 2019
Capítulo 25	Wikimedia Commons, Lululemon Athletica, Flickr: Yoga Journal Conference, 2011
Capítulo 25	Goldstein, Ben, Verywell, pose del cadáver.
Capítulo 26	Wikimedia Commons, Big Butts, Alias 0591- Países Bajos, 2009
Capítulo 26	Columna vertebral tridimensional. Creado por Kjpargeter - Freepik.com
Capítulo 26	IMG_7278 manantiales, morgueArchivo
Capítulo 27	Shutterstock 1337698508 medicalstocks Anatomía del músculo psoas mayor
Capítulo 28	Creative Commons, Heilman, Fractura por compresión de James L4, 2008
Capítulo 28	Creative Commons, Blaus, Bruce, Cifosis, 2017
Capítulo 28	Creative Commons, Atribución compartir igual 3.0, Shankbone, David, Male Chest, 2007
Capítulo 29	Shutterstock, 1962290191, Chu KyngMin, ilustración médica 3D-diafragma
Capítulo 29	Wikimedia Commons, Gray, Henry, Carter, Vandyke, Anatomía humana, Imagen 391
Capítulo 29	Corredor exhausto, Mary K Baird, 2007, morgueFile
Capítulo 29	Wikimedia Commons, Garganta, Creative Commons Atribución-Compartir
Capítulo 29	Corazón, Idhayam, 2005, Wikimedia Commons
Capítulo 29	Caricatura de loro-1872, Lear, Edward, Wikimedia Commons
Capítulo 29	Confianza hindi-yoga darshan parmarthik, 2011, Wikimedia Commons
Capítulo 29	Siddhasana, Mirzolot2, Yoga, arte y ciencia, Wikimedia Commons
Capítulo 30	Creative Commons, Jana Jaula torácica oficial y ambos húmeros, 2020
Capítulo 30	Escápula derecha, Anatomografía 3D de Body Pts, 2012, Wikimedia Commons
Capítulo 30	Creative Commons, Haygarth Dave Hombro dislocado: sale otra vez CC BY 2.0
Capítulo 30	Aarohuttunen.com/ kolmipainen-olkalihas-triceps-brachii/
Capítulo 30	Tabattoo II, Lauren Liston, 2012, Wikimedia Commons
Capítulo 30	Shutterstock 1858598899 Dorsal ancho
Capítulo 30	Creative Commons, Infografía romboidalmúsculos Un blog de salud CC BY-NC-SA 2.0
Capítulo 33	Creative Commons, OpenStax College El Túnel Carpiano 3.0Capítulo 33
	Sarah Beth Briggs (piano), Clive Barda, OTRS #2011070810011038, 2010
Capítulo 34	Shutterstock.com 64556544 Africa Studio Concepto de rehabilitación
Capítulo 34	Shutterstock.com 1814628959 Grebe, Hank, músculos escalenos del cuello renderizado 3d
Capítulo 34	Shutterstock.com 1960610323 Chu KyungMin, Ilustración médica longus colli, capitis
Capítulo 34	Wikimedia Commons, Vistas posterior y lateral del cuello, cnx.org/contents/FPtK1zmh
Capítulo 34	Buda, Kittyela_P1000528_h, morgueFile
Capítulo 34	Wikimedia Commons, Cráneo_humano#/media/Archivo:Crane3.png
Capítulo 34	Wikimedia Commons, Archivo:Nivel de herramienta.jpg
Capítulo 34	Tortuga IMG_2142, morgueFile
Capítulo 34	Mf118, Jeotocski, 2007, archivo morgue
Capitulo 34	Auge (Ojo) – 1983, Leviatán, Wikimedia Commons – 2009

Agradecimientos

Agradezco a las muchas personas cuya experiencia y apoyo han sido invaluables en la creación de este texto, Principios y práctica de la alineación del yoga.

Quiero reconocer a los maestros que han guiado directamente mi práctica y desarrollo durante cuarenta años. Algunos inspiraron mi crecimiento personal y mi práctica, mientras que otros compartieron información que influyó en la dirección de este libro. Los más notables son Jaye Martin, Betsey Downing, Joan White, John Friend, Kofi Busia, Glenn Black y Doug Keller. Estoy especialmente agradecido a Jaye Martin, mi instructor semanal durante casi veinte años. Aprecio su capacidad excepcional para impartir conocimientos de alineación de una manera clara y accesible. Jaye también aparece como modelo en muchas de las fotografías de este libro.

Se valoran especialmente las tradiciones de yoga Iyengar y Anusara. Sus inspiradoras investigaciones y enseñanzas han proporcionado enfoques innovadores para la alineación como base de las asanas.

Un agradecimiento especial al Instituto Omega de Estudios Holísticos en Rhinebeck, Nueva York. Ser miembro del personal y de la facultad durante veinticinco años como practicante de bienestar y profesora de yoga me presentó a muchos maestros excelentes y me brindó una oportunidad única de explorar y desarrollar mi oficio.

Gracias a Christin Neisler, Jaye Martin, Esther Veltheim, Kate Honig, Catherine Barefoot, Janie Pieper y Karine Woodley, quienes amablemente modelaron para las fotografías del libro.

Gracias a Walter Fritz por sus habilidades fotográficas.

Aprecio a Ben Schikowitz y sus ilustraciones creativas y caprichosas que aparecen a lo largo del libro.

Muchas gracias por los recursos ilustrativos disponibles a través de Shutterstock, Wikimedia y Creative Commons. Estas generosas organizaciones han mejorado enormemente la presentación del libro.

Profundo reconocimiento y admiración para Esther Veltheim, cofundadora de BodyTalk, quien brindó apoyo constante y motivación incansable en cada etapa de la primera edición. Esther proporcionó edición, corrección de pruebas, fotografía y equipo, referencias y un flujo constante de sugerencias creativas. Gracias al diseñador gráfico Cliff Berry por su diseño de portada en la primera edición.

A Debra Gitterman, editora senior y experta en redacción, por su paciencia y profesionalismo y por ser la voz de la razón al guiarnos a través del arduo proceso de edición.

A Ronni Geist por configurar el estilo y el formato, sus habilidades de edición y sus consejos. A Carol Weiss, por el diseño gráfico y la asistencia fotográfica en ambas ediciones. A mi hijo, Joshua Nodiff, por su trabajo en el estudio de fotografía y por ayudarme a entender Word para Mac.

Y gracias a Gizelle Cabrera por su edición y su gran paciencia en la revisión y edición de esta versión en español de nuestro libro.

¡Gracias a todos!

Sobre el autor

Steven Weiss, MS, DC, E-RYT, C-IAYT es un quiropráctico holístico, nutricionista y terapeuta de yoga con cuarenta años de experiencia profesional y yóguica. Ha estudiado yoga en muchas tradiciones, con énfasis en los sistemas Iyengar y Anusara. Steven ha tenido una larga afiliación con el Instituto Omega de Estudios Holísticos en Rhinebeck, Nueva York, como quiropráctico y nutricionista residente. También es profesor frecuente de Sivananda Yoga. El Dr. Weiss enseña anatomía, principios de alineación postural y terapéutica del yoga a nivel internacional. Le apasiona ayudar al desarrollo del yoga como terapia física. Su enseñanza se centra en los principios de alineación de asanas basados en la anatomía y la mecánica postural manteniendo la rica filosofía del yoga.

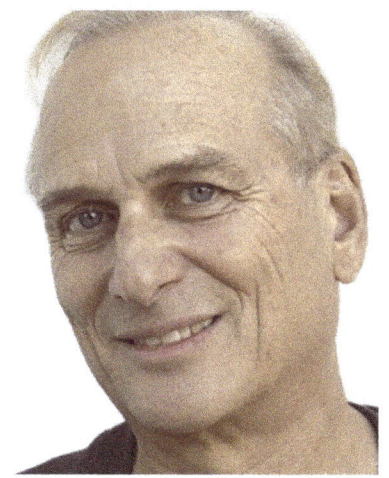

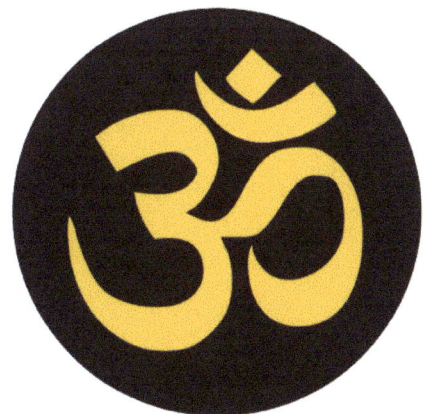

www.ingramcontent.com/pod-product-compliance
Lightning Source LLC
Chambersburg PA
CBHW040901040426
42333CB00053B/3376